安徽省高职高专护理专业规划教材

外 科 护 理

（第 2 版）

主　编　田　彪　胡忠亚
副主编　徐元江　徐幼坤　沈建华
编　者　（按编写章节先后排序）

田　彪　（安徽省阜阳卫生学校）

钱立晶　（安庆医药高等专科学校）

王叙德　（安徽人口职业学院）

沈建华　（安徽省宣城职业技术学院）

徐元江　（安徽省淮南卫生学校）

徐　宇　（安徽省皖西卫生职业学院）

胡忠亚　（安庆医药高等专科学校）

潘　淳　（安徽人口职业学院）

徐幼坤　（安徽省阜阳卫生学校）

余宜龙　（安徽省阜阳卫生学校）

高立峰　（安徽省滁州城市职业学院）

东南大学出版社
·南京·

内 容 提 要

本书主要介绍了外科无菌技术,损伤病人的护理,伤口护理,麻醉病人的护理,围手术期病人的护理,外科感染病人的护理,外科体液代谢失调病人的护理,外科病人的营养支持与护理,外科休克病人的护理,肿瘤病人的护理,移植病人的护理,断肢(指)再植病人的护理,颅脑外科疾病病人的护理,颈部疾病病人的护理,乳房疾病病人的护理,胸部疾病病人的护理,急性腹膜炎与腹部损伤病人的护理,腹外疝病人的护理,胃、十二指肠疾病病人的护理,肠疾病病人的护理,直肠、肛管良性疾病病人的护理,肝胆外科疾病病人的护理,胰腺外科疾病病人的护理,外科急腹症病人的护理,周围血管疾病病人的护理,泌尿及男生殖系统疾病病人的护理,骨关节疾病病人的护理,小儿常见外科疾病病人的护理。

本书在注重职业教育理念的同时,照顾到护士执业资格考试,突出以就业为导向、职业能力为本位的原则,培养"毕业证书+护士执业资格证书"的"双证书"护理人才。本书内容丰富、精炼、实用,可操作性强。

本书可作为高职高专护理专业教材,也可供中职中专、在职护理人员参考。

图书在版编目(CIP)数据

外科护理/田彪,胡忠亚主编. -- 2版. --南京:东南
大学出版社,2012.8(2015.7重印)
安徽省高职高专护理专业规划教材
ISBN 978 - 7 - 5641 - 3724 - 3

Ⅰ.①外… Ⅱ.①田… ②胡… Ⅲ.①外科学—护理学—高等
职业教育—教材 Ⅳ.①R473.6

中国版本图书馆 CIP 数据核字(2012)第 189403 号

外科护理(第 2 版)

出版发行:东南大学出版社
出 版 人:江建中
社　　址:南京市四牌楼 2 号
邮　　编:210096
印　　刷:南京京新印刷厂
开　　本:787mm×1092mm　1/16
印　　张:31
字　　数:771 千
版　　次:2012 年 8 月第 2 版　　2015 年 7 月第 2 次印刷
书　　号:ISBN 978 - 7 - 5641 - 3724 - 3
定　　价:77.00 元

如有印装质量问题,请直接与营销部调换,电话:025-83791830

序

　　随着社会经济的发展和医疗卫生服务改革的不断深入,对护理人才的数量、质量和结构提出了新的更高的要求。为加强五年制高职护理教学改革,提高护理教育的质量,培养具有扎实基础知识和较强实践能力的高素质、技能型护理人才,建设一套适用于五年制高职护理专业教学实际的教材,是承担高职五年制护理专业教学任务的各个院校所关心和亟待解决的问题。

　　在安徽省教育厅和卫生厅的大力支持下,经过该省有关医学院校的共同努力,由安徽省医学会医学教育学分会组织的安徽省五年制护理专业高职规划教材编写工作,于2005年正式启动。全省共有10余所高校、医专、高职和中等卫生学校的多名骨干教师参加了教材的编写工作。本套教材着力反映当前护理专业最新进展的教育教学内容,优化护理专业教育的知识结构和体系,注重护理专业基础知识的学习和技能的训练,以保证为各级医疗卫生机构大量输送适应现代社会发展和健康需求的实用型护理专业人才。在编写过程中,每门课程均着力体现思想性、科学性、先进性、启发性、针对性、实用性,力求做到如下几点:一是以综合素质教育为基础,以能力培养为本位,培养学生对护理专业的爱岗敬业精神;二是适应护理专业的现状和发展趋势,在教学内容上体现先进性和前瞻性,充分反映护理领域的新知识、新技术、新方法;三是理论知识要求以"必需、够用"为原则,因而将更多的篇幅用于强化学生的护理专业技能上,围绕如何提高其实践操作能力来编写。

　　本套教材包括以下30门课程:《卫生法学》、《护理礼仪与形体训练》、《医用物理》、《医用化学》、《医用生物学》、《人体解剖学》、《组织胚胎学》、《生理学》、《病理学》、《生物化学》、《病原生物与免疫》、《药物学》、《护理心理学》、《护理学基础》、《营养与膳食》、《卫生保健》、《健康评估》、《内科护理技术》、《外科护理技术》、《妇产科护理技术》、《儿科护理技术》、《老年护理技术》、《精神科护理技术》、《急救护理技术》、《社区护理》、《康复护理技术》、《传染病护理技术》、《五官科护理技术》、《护理管理学》和《护理科研与医学文献检索》。本套教材主要供五年制高职护理专业使用,其中的部分职业基础课教材也可供其他相关医学专业选择使用。

　　成功地组织出版这套教材,是安徽省医学教育的一项重要成果,也是对安徽省长期从事护理专业教学的广大优秀教师的一次能力的展示。作为安徽省高职高专类医学教育规划教材编写的首次尝试,不足之处在所难免,希望使用这套教材的广大师生和读者能给予批评指正,也希望这套教材的编委会和编者们根据大家提出的宝贵意见,结合护理学科发展和教学的实际需要,及时组织修订,不断提高教材的质量。

卫生部科技教育司副司长 李群

2006 年 2 月 6 日

再版前言

安徽省五年制护理专业高职规划教材《外科护理技术》第一版自2006年出版,已历时6年,得到了各兄弟院校同仁们的关心、支持和好评,同时他们也提出了许多宝贵意见。为了适应护理专业教育教学改革和发展的需要,在总结第一版教材编写和使用情况的基础上,编委会确定对该书进行修订,编写第二版教材,并更名为《外科护理》。

外科护理是护理专业的主干学科之一,完善的教材不但对学生学好本门课程至关重要,也能为教师讲好课提供良好的教科书。

本教材再版,在注重职业教育理念的同时,照顾到护士执业资格考试,突出以就业为导向、职业能力为本位的原则,培养"毕业证书+护士执业资格证书"的"双证书"护理人才。

修订过程中力求体现职业教育的发展要求,以护理专业应用能力和基本职业素质为主线,对教材内容进行科学的选择配置,基本理论和基本知识以"必需"、"够用"为度,适当扩展。教材内容的深度和广度,贴近护士岗位定位,适当兼顾护士执业资格考试的要求,注意避免过多扩展或过于简单。突出职业教育应用能力培养的特点,不过分追求学科的系统性、完整性,以够用为原则,适当降低难度,尽量避免了高深繁琐的推导、分析和解释。一些与基础学科或其他学科相重复、与外科护理不太密切的内容不再编入本教材。

此次修订结合护士执业资格考试大纲,对外科护理总论部分进行精简,主要介绍外科护理的普遍性问题和常规性操作技能;教材的主体内容为外科护理的各论部分,具体介绍外科各系统常见病、多发病病人的护理。前十二章为外科护理总论部分,其后内容为外科护理的各论部分。在教材正文中插入一些"小贴士",并适当增加了插图,以唤起学生的学习兴趣。本教材结合国内各学校课程设置特点,在内容方面进行了适当的调整,所以对于职业教育护理专业学生来说,本教材的实用性及可读性更强。

在此次修订编写思想的指导下删去或精简整合了部分与护士执业资格考试关系不大以及与其他教材相重复的内容。删去的章节有外科重症病人监护、老年外科病人围手术期护理,外科疼痛病人的护理,介入检查治疗病人的护理,颈部肿块、肝棘球蚴病、脑血管疾病、心脏外科疾病、肾上腺疾病病人的护理和皮肤病病人的护理。增加的内容有犬咬伤病人的护理、断肢(指)再植病人的护理、肩关节周围炎、小儿常见外科疾病病人的护理等内容。

本教材结合全国和我省护理教育现状，注重护理理念，以人的健康为中心，以整体护理为方向、护理程序为框架进行编写。基于教材所述内容并不直接涉及某个个体，编写重点放在护理评估和护理措施，护理目标、护理评价等内容在临床实习及其他实践中再进一步学习。

本教材在编写过程中，参考了不同版本的本、专科相关教材，在此向各位教材编写专家表示衷心的感谢。同时在编写过程中，得到了东南大学出版社常凤阁编审的悉心指导，各位编者所在单位也给予了大力支持和鼓励，在此一并表示诚挚的谢意。

由于编写时间较紧张，加之编写资料有限，书中难免存在错误与疏漏，恳请各位专家、使用本教材的师生和护理界尤其外科临床护理界同仁多提宝贵意见，以便进一步修订提高。

田 彪

2012 年 5 月 28 日

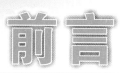

前言

为贯彻落实国务院《关于大力推进职业教育改革与发展的决定》，按照安徽省教育厅、卫生厅的布置，安徽省医学会医学教育分会于 2005 年 3 月组织成立了"安徽省五年制护理专业规划教材编审委员会"，并召开了"安徽省五年制护理专业规划教材主编会议"，制定了本套教材编写的原则和出版计划。据此，我们邀请了全省多所学校的资深外科护理老师编写了本教材。

本书根据"三特定"（特定对象、特定要求、特定限制），以"三基"（基本理论、基本知识、基本技能）、"五性"（思想性、科学性、先进性、启发性、适应性）为基础，以应用为目的，以必需、够用为度，以讲清概念、强化应用、突出技能为教学重点，以"保障出口"（毕业时的知识和技能水平）为目标，努力汲取"外科护理"各种教材的精华编写而成。

外科护理技术是一门理论性与实践性较强的临床课程。考虑到学生和教师使用的实际需要，本教材的内容涵盖了各级外科护理技术人员所需知识，在注重基础理论的同时，强调基本技能培训；结构上既反映了现代护理学的发展，又兼顾到外科临床护理的现实，立足整体护理，以护理程序为框架，按护理评估、护理诊断及相关合作性问题、护理目标和护理措施四个方面编写，将健康教育纳入护理措施。本书前十四章为外科护理概论部分，主要介绍外科护理的普遍性问题和常规性操作技能；第十五章以后为各论部分，具体介绍外科各系统常见病、多发病患者的整体护理。在每章末编写了思考题，以方便学生课后复习。

本书各章内容都经过编委互审和反复修改才定稿，因此，虽篇幅不大，但简明扼要，概念清楚，结构严谨，材料来源可靠。

学生在阅读本教材时，可根据教学大纲，有针对性地学习教学内容，课后通过做思考题，复习巩固所学知识。

通过本教材的学习，学生应能初步掌握常用外科护理技术，了解外科常见问题的机制和处理原则，具备做好外科护理工作的基本素质。

本书在编写过程中，学习并引用了许多外科护理学界前辈和同行的学术成果，也得到了各编委所在单位的大力支持，谨此一并致谢。

由于水平和时间所限，本书可能会存在不少缺点，敬希读者不吝赐教。

胡忠亚

2006 年 2 月

目录 CONTENTS

绪 论

一、外科护理与外科学

外科护理是研究如何对外科病人进行护理的一门临床护理学科。外科护理与外科医疗相配合,通过护理程序,可以使病人的健康问题得到解决,更加顺利地恢复身心健康。

外科护理的服务对象是外科病人,外科病人即患了外科疾病的病人,外科疾病是指以手术或手法处理为主的疾病。外科疾病一般分为损伤、感染、肿瘤、畸形和功能障碍五大类,研究这五大类疾病病人的护理知识和技能,就成了外科护理的主要内容。

外科护理与外科学紧密相连,外科学是研究外科疾病的发生与发展规律,诊断、治疗和预防方法,手术技能以及围手术期处理的一门学科。手术是外科所特有的一种治疗方法,而围手术期护理就成为外科护理中的重要任务之一。

近些年来,随着科学技术的发展,现代外科学在深度和广度等各方面均得到蓬勃发展,形成了许多分科,如普通外科(简称普外科,又称基础外科)、麻醉科、骨科、胸心外科、泌尿外科、男性科、烧伤外科、肝胆外科、整形外科、矫形外科、脊柱外科、神经外科、肿瘤外科、显微外科、血管外科、小儿外科、内镜外科等,而且越分越细,出现了很多亚专科。目前,内镜外科技术发展比较迅速,促进了微创外科的发展,腹腔镜胆囊切除术就是内镜外科的普及典范。机器人手术也正在趋向成熟,并逐渐普及。面对外科技术的发展,外科护理也要与时俱进,不能停滞不前。

外科学的发展对护理工作不断提出新的要求,从而促进外科护理的发展;而外科护理技术的提高又有助于外科学的发展。"三分治疗,七分护理",在外科病人的治疗和康复过程中,护理工作起了极为重要的作用。良好的外科护理,减轻了手术对病人的不利影响;减少了术后并发症的发生;对病情变化的密切观察,及早发现异常,及时报告,为医生制定和修改治疗方案提供依据。有了合格的围手术期护理,使得手术适应证不断扩大,增加了手术安全性,减少了手术并发症。如心血管外科、显微外科、器官移植、内镜外科等蓬勃发展,与外科护理的发展是分不开的。从术前准备、术中配合、术后护理、病情观察、术后并发症的预防及护理、移植病人术后排异反应的严密观察,到病人最终康复,始终凝聚着外科护士的智慧和爱心。

二、外科护理的发展

外科护理随着外科学的发展而发展。目前我们称谓的外科学是西医外科学,起源虽然也很早,但快速发展阶段也只有一百多年的历史。

以前发展缓慢的第一个主要原因是外科工作者缺乏解剖知识;第二个主要原因是没有

得到宗教的许可。中世纪的西方国家受封建、宗教势力的统治和约束,散布"教堂憎恨(厌恶)血",并禁止尸体解剖,不准做流血的手术。

19世纪以前,西方国家也很少有医院,人们患了病,除了由亲属照料外,往往求助于宗教,由修女照料病人,即护理工作。

英国工业革命之后,由于战争不断,伤员的处理引起重视,加上对解剖学研究的进展,使外科学得到发展。但在科学的道路上还有许多障碍,其中以手术疼痛、术后感染、切口出血三个问题影响最大。

到了1846年,美国牙科医生W. T. G. Morton在美国麻省总医院第一次公开示范用乙醚作全身吸入麻醉,由当时著名外科医生Warren从病人下颌部成功切除一个肿瘤。当时在场的有医生、学生及新闻记者不下四五十人,次日报纸登载了"乙醚示范"的消息,轰动全世界。1887年德国的Schleich开始用可卡因作局部麻醉,由于其毒性大,很快被普鲁卡因所替代,至今,普鲁卡因仍是一种安全有效常用的局部麻醉药。此后各种吸入麻醉药、局部麻醉药、静脉麻醉药陆续应用于临床,解决了手术疼痛问题。

在100多年前,手术感染是一大难题。当时,截肢手术病人的死亡率高达40%~50%。英国的Lister(抗菌外科创始人)用石炭酸浸泡器械、喷洒手术室,他施行的截肢手术病人死亡率从45%降至15%。后来人们又提倡手术者戴口罩,消毒手臂,戴无菌手套等等,无菌术得到初步完善。1929年英国Fleming发现了青霉素,1935年德国的Domagk提倡应用百浪多息(磺胺类药),使预防和治疗术后感染提高到了一个新的水平。此后,抗菌药物被广泛发现和研制,消毒、无菌技术的逐步提高,解决了手术感染问题。同时人们又发明了止血钳、止血带,1901年发现了ABO血型,1907年输血术研究成功,解决了止血、输血问题。再加上麻醉术的不断改进,输血、补液和营养支持的日益受到重视,扩大了外科手术范围,并增加了手术的安全性,使之得以快速发展,并逐渐形成了"现代外科学"。

与此同期,南丁格尔在克里米亚战场上,经过艰苦努力,克服重重困难,使伤员的死亡率由原来的50%降至2.2%。通过实践,以极有说服力的数字和惊人的业绩充分证实了护理工作在外科病人治疗过程中的重要地位和意义,由此创建了护理学,并延伸出外科护理。

尽管外科护理作为一门学科在我国的发展历史较短,但早在1958年,首例大面积烧伤病人在上海瑞金医院的抢救和1963年世界首例断肢再植在上海市第六人民医院的临床诊治成功,充分说明了我国外科护理工作者对外科护理所作出的卓越贡献。

早期,以疾病为中心的医学模式下,治疗的是疾病,护理的也是疾病,护理的方式是执行医嘱并完成护理操作。

20世纪50~70年代,基于"人和环境的相互关系学说"和世界卫生组织(WHO)提出的"健康"新概念,即"健康不仅是没有身体上的疾病和缺陷,还要有完整的心理状态和良好的社会适应能力"的理念,使人们对健康的认识发生了根本性变化。由此,护理工作的重点从疾病护理转向以病人为中心的护理。医护和护患关系均发生了变化,护理从医疗的从属地位转为合作关系。

20世纪70年代后期,基于疾病谱和健康观的改变,WHO提出"2000年人人享有卫生保健"的战略目标,极大地推动了护理事业的发展。以人的健康为中心的护理理念,使护理对象从病人扩展到对健康人群的预防保健,工作场所从医院延伸至家庭和社区,护理方式是以护理程序为框架的整体护理,使护士的职能更加丰富而全面。

《中国护理事业发展规划纲要》制定了"加强护士队伍建设,提高护士队伍整体素质,规范护士执业行为,提高护理服务质量和专业技术水平,拓展护理服务,加强护理管理,规范护理教育,促进护理事业与社会经济和医学技术的协调发展"的总目标。展望未来,外科护理的发展前途是广阔的。有许多新的理论知识、新的技术、新的仪器设备需要去学习、去掌握,任重道远。

三、学习外科护理的指导思想

1. 明确学习外科护理课程的目的,树立正确的职业理念 学习外科护理的基本目的是为了掌握知识,更好地为人类健康服务。作为一个护理工作者,仅有知识还不够,还要有为人类健康服务的职业思想,将护理工作仅看作是谋生的手段,就成不了一个好护士。为人类健康服务并非一句空话,需要有正确的思想指导和实质性内容,这就是在全心全意为病人服务的思想指导下,在实践中运用知识、奉献爱心。只有学习目的明确,具有学习的欲望和乐于为护理事业无私奉献,才能主动付出精力并学好外科护理。只有当一个人所学的知识为人所需、为人所用时,才能真正体现知识的价值。

2. 以现代观为指导 现代护理学理论包括四个框架性概念:人、环境、健康、护理。生物-心理-社会医学模式的出现,为护理专业指明了新的发展方向。1980 年美国护士学会提出"护理是诊断和处理人类现有的或潜在的健康问题的反应",充分体现出护理的根本目的是为服务对象解决健康问题。

新的医学模式拓宽了护士的职能。护士不仅要帮助和护理病人,还要提供健康教育和指导服务。护理是护士与病人之间的互动过程,护理的目的是增强病人的应对和适应能力,满足病人的各种需要,使之达到最佳的健康状态。如外科病人面对手术总会存在种种顾虑,外科护士可以运用护理知识与之交流,消除病人的紧张情绪及恐惧心理,增强信心,使其主动配合治疗和护理。

3. 遵循整体护理的理论 整体护理可以概括为"以人的健康为中心的全面护理"。包括:① 对人的生理、心理和社会方面的需求进行全面的照顾;② 兼顾服务对象疾病及健康不同状态时的护理,不仅帮助病人减轻痛苦、恢复健康,而且指导健康人保持健康和促进健康;③ 兼顾医院内病人的护理、家庭护理和社区护理,即不只是做好个体服务对象的护理,还有群体的护理服务;④ 对人生命过程中不同阶段的健康问题给予关怀和照顾,即对胎儿、新生儿、婴儿、儿童、青少年、中年、老年及临终关怀的不同生命阶段的护理。

4. 运用科学的护理程序 护理程序是有计划地、系统地开展整体护理工作的程序,反映了完整的、科学的临床护理工作过程。具体步骤:评估病人的健康状况、提出护理诊断或护理问题、制订护理计划、实施护理计划、评价护理结果。外科护理是一门综合性、应用性、实践性课程,学习者要能运用护理程序,学会对外科病人实施整体护理。

5. 注重理论联系实际 外科护理是一门实践性很强的应用性学科,一方面要认真学习书本上的理论知识,另一方面必须参加实践,将书本知识与临床护理实践相结合,才能真正掌握外科护理技术。

四、外科护士应具备的素养

外科疾病大部分需要手术治疗,围手术期需完成大量的护理工作;外科急诊多、抢救多,工作强度大;外科疾病复杂多变,麻醉和手术又有潜在风险;外科疾病的突发性或病情演变的急、危、重常使病人承受巨大的痛苦和精神压力,必须紧急处理。正是由于上述特点,对外科护士的综合素养提出了更高的要求。

1. 高尚的职业道德素养　要有为人类健康服务的职业思想,树立正确的人生观和世界观,把为人类健康服务作为自己的奋斗目标,在实践中运用所学知识为人类健康服务视为自己的一种荣耀。能爱岗敬业,吃苦耐劳,遵守工作制度,执行操作规范,养成认真负责的工作作风,对病人富有爱心、同情心,并能做好宣传教育工作。

2. 扎实的职业知识和职业技能素养　职业知识除必要的文化基础知识、基础护理知识外,就是专业护理知识,如外科常见病病人的护理知识,外科急、危、重症病人救护知识等。要刻苦钻研业务,通过实训和实践掌握操作技能,能运用职业知识和职业技能轻、准、快地完成各项临床护理工作。配合抢救工作中,要反应迅速,快而不乱,有条不紊。

3. 高度的责任心　护士之所以被誉为"白衣天使",因为护士的职责是治病救人、维护生命和促进健康。如果护士在工作中疏忽大意、掉以轻心,不仅会增加病人的痛苦,甚至丧失抢救治疗病人的有利时机。人的生命是宝贵的,每个护士都应认识到护理工作的重要性和具备高度的责任心,树立对自身职业的认同感和爱岗敬业的精神,热爱护理事业。要有无私奉献的思想,严谨的工作作风,全心全意为人类健康服务。

4. 稳定的心理素质　外科病人心理负担重,多有复杂的心理活动。他(她)们除了身体上的痛苦之外,常担心伤后发生残疾、麻醉或手术发生意外、惧怕疼痛等,病人及其亲属一般都很焦急,易躁易怒,有时不能克制自己的情绪,发出过激的言语或动作。因此,外科护士应有乐观和开朗的性格,能体谅病人的心理变化,富有同情心,运用所学知识向病人及其亲属作出解释,应用沟通技巧,做好心理护理,并以自己镇静和关切的态度使病人产生安全感,减轻其心理负担,增强其战胜疾病的信心。

5. 良好的身体素质　外科的特点是创伤病人多、急症病人多、抢救多、手术多。所以,节奏快、突击性强是外科护理工作的特点之一。当发生较大的创伤性或特发性(如地震)事故时,短时间内可能有大批伤员被送达并需要立即提供治疗和护理。此种情况下,外科护理工作者往往是争分夺秒,夜以继日地连续工作。这就要求外科护士必须具有良好的身体素质和健康的心态,才能保证及时、有效地参与抢救工作。

6. 广泛的团结协作精神　外科护理工作协作性比较强,不但手术需要集体完成,要有团队精神,在日常工作中也需要与其他护士、医生以及医院内外(如医院辅助科室、社会服务部门等)诸多单位的人员共同处理某些事情,在工作中应互相尊重,共同协作,才能很好地完成护理任务。

护士的仪表也是护士职业素质的一项内容,要求护士仪表文雅大方,举止端庄稳重,服装整洁美观,言语轻柔,待人有礼貌,加强自身修养,在病人心目中树立起"白衣天使"的崇高形象。

护理是人类的一项崇高事业,愿在校学习的每一位白衣"天使",牢记"服务宗旨",勤奋学习,做一个有追求、有能力的护理事业接班人,为保护人民健康而服务,为祖国的繁荣昌盛而努力,为现代护理学的发展作出贡献。

(田　彪)

第一章

外科无菌技术

第一节　无菌技术与无菌观念

一、无菌技术

在自然界中的空气、尘土、飞沫、水、物体表面，到处都存在着微生物；而在人体皮肤表面及其附属的毛囊、汗腺、皮脂腺中，以及呼吸道、消化道、生殖道、泌尿道远端等部位，也存在着微生物，即人体本身及周围环境中均存在着微生物。在外科手术及各种有创诊疗如穿刺、插管、换药以及注射等操作过程中，若不采取恰当而有效的防护措施，微生物就可通过直接接触、飞沫或空气等途径侵入伤口或组织，引起感染。

无菌技术就是运用消毒和灭菌的方法，通过严格的操作规则和管理制度，针对微生物及感染途径所采取的一系列预防措施，是临床医学的一个基本操作规范。本章主要介绍外科无菌技术，以预防手术伤口感染为主。

二、消毒与灭菌

能将物品上的病原微生物和其他有害微生物杀灭的措施称为消毒，消毒法又称抗菌法。消毒，一般不能完全清除或杀灭所有微生物，如一般杀不死芽孢，只能达到相对无菌，但可达到使微生物的种类和数量减少到暂时不至于引起外科感染程度的目的。

灭菌，是指能杀灭物品上一切活的微生物（包括芽孢）的措施，可以达到绝对无菌。过去认为，灭菌的措施就是采用物理的方法进行杀菌，实际上有些化学消毒剂也可杀灭一切微生物，达到灭菌效果。应用于灭菌的物理方法有高温、紫外线和电离辐射等。在医院内以高温的方法应用最多。手术器械和物品常用高温的方法灭菌。电离辐射主要用于药物、一次性医疗用品等的灭菌。紫外线可以杀灭悬浮在空气中和附着于物体表面的微生物，常用于室内空气的灭菌，如换药室内的灭菌。

无菌操作规则和管理制度是在医疗护理实践中总结出来而人为确定的规范，目的是为了防止已经灭菌和消毒的物品，已进行无菌准备的手术人员的手、臂，已消毒铺巾单的病人手术区再被污染，是无菌技术的保障。

物理灭菌虽然杀菌彻底、可靠、效果好，但应用范围受限，如高压蒸汽灭菌法、煮沸灭菌法等不能用于人体,只能用于物品的灭菌。化学消毒剂可用于某些特殊手术器械如刀片、剪刀、缝合针等锐利器械的消毒,还可用于内镜的消毒、手术人员及病人的皮肤消毒、手术室的空气消毒等。大多数化学消毒剂对人体正常组织有明显损害,只有几种化学消毒剂毒性很小,适合用于人体皮肤的消毒。因此,外科无菌技术要综合应用物理灭菌和化学消毒,根据需要选择合适的方法,通过严格的操作规则和管理制度,达到预防感染的目的。但在选择灭菌或消毒方法时,能用灭菌法的最好用灭菌法。

三、树立无菌观念

所有外科工作人员不但要掌握好各项无菌技术,更重要的是要树立无菌观念。在进行手术或诊疗操作过程中,应牢记:一切与伤口或体内组织器官相接触的器械物品必须是无菌的,而机体组织又不致因消毒措施受到损害。无菌物品若与有菌物品接触后,则被视为有菌物品,必须重新灭菌或消毒后才能使用。所有外科工作人员都要严格遵守此规则,否则,某一个细节上的疏忽,都有可能造成伤口或组织器官的感染,严重者可危及病人生命,所以外科工作人员必须自觉地树立无菌观念。

第二节 手术野污染的预防

一、手术野受污染的途径及预防措施

1. 手术人员的手、臂 在正常情况下,经过严格的外科洗手、泡手后,其手和前臂皮肤表面在短时间内是无菌的,但是,若未严格地进行外科洗手、泡手,手术人员手和前臂的皮肤上就会残留细菌。另外,在手术过程中,皮肤附属器深部的细菌也会逐渐移到皮肤表面,当手套破损时,便容易污染手术野。所以,除严格的外科洗手外,还要遵守手术过程中的无菌原则。

2. 手术器械、物品 经过灭菌或消毒处理的手术器械、物品应达到无菌程度。如果个别工作人员没有按照操作规程进行灭菌、消毒处理,或使用了过期的灭菌用品,或灭菌后又被污染等,手术器械、物品上的细菌就会污染手术野。所以外科工作人员必须自觉地树立无菌观念。

3. 手术室空气 手术室空气中的细菌主要附着在微粒(如尘埃、飞沫等)上,含有细菌的微粒落在伤口、器械或与手术有关的其他物品上,就可能造成手术野污染。预防措施主要是加强手术室管理,进入手术室的人员必须正确戴口罩帽子。

4. 病人手术区皮肤 皮肤上有正常菌群,术前要进行病人手术区皮肤准备,在手术开始前还要进行病人手术区的消毒,防止病人手术区皮肤上的细菌污染手术野。

5. 感染病灶或空腔器官内容物 这是手术感染的重要因素,这些部位一般无法消毒或灭菌。因此,术中严格按照隔离技术进行操作避免污染,术后加强护理等措施防治感染。

以上前三个途径为外源性污染途径,后两个途径为内源性污染途径。

二、器械物品的无菌处理

1. 清洁 主要采取机械除菌法,事先将要消毒、灭菌的物品进行彻底刷洗,除去器械物品上的污垢和部分微生物。普通病人用过的器械物品可直接进行清洁,严重的化脓性感染、特异性感染、肿瘤等病人用过的器械、物品,能销毁者则销毁,不能销毁者先经消毒等处理后

再按常规进行清洗。

2. 高温灭菌法 又称热力灭菌法,常用的方法有下列几种:

(1) 高压蒸汽灭菌法:又称压力蒸汽灭菌法,是目前临床应用最普遍、效果最可靠的灭菌方法。其原理是用饱和水蒸气在高温高压下杀死微生物,因为高压下水的沸点相应提高,温度也随之升高,高温下的蒸汽借助高压,其穿透力增大,可在短时间内杀灭器械、物品表面及内部的一切微生物。在相同的温度下,湿热的灭菌效力比干热灭菌效力大,这是因为:① 湿热中的细菌菌体蛋白比较容易凝固;② 湿热的穿透力比干热大;③ 湿热的蒸汽中存在潜热。

高压蒸汽灭菌的设备主要是高压蒸汽灭菌器,又称高压蒸汽锅,可分为下排气式和预真空式两类。

下排气式高压蒸汽灭菌器又称卧式压力蒸汽灭菌器,是由耐高压高温的锅炉构成,内腔为灭菌柜室。蒸汽自上而下进入灭菌柜室内,逐渐积聚,冷空气由下排气孔排出,柜室内蒸汽逐渐饱和,室内压力和温度也逐渐升高。当室内蒸汽压力达到 104.0～137.3 kPa(15～20 lbf/in²;1.06～1.40 kg/cm²)时,温度可达 121～126 ℃,维持 30 分钟,可杀灭包括芽孢在内的一切微生物。

现在常用的是预真空高压蒸汽灭菌器,主要是增设了真空泵,灭菌时柜室内压力更高,灭菌时间明显缩短。使用预真空高压蒸汽灭菌器灭菌时,放好待灭菌物品,先通入蒸汽进行预热再用抽气机(泵)抽吸灭菌柜室内的空气,形成负压,并接近真空,停止抽气,输入蒸汽,在负压作用下,蒸汽得以迅速透入物品内部达到灭菌作用。抽气方式有:一次性使负压达 −98.66 kPa,相当于抽出原有空气的 98%;或用脉动式抽气法,每次使负压达 −90.66 kPa,重复 3～4 回。充入蒸汽使压力达 182.41～199.08 kPa,温度可达 132～134 ℃,灭菌时间只需 4～6 分钟。灭菌器带有电子程控装置和温度、湿度记录仪,可以准确地调压调温。

高压蒸汽灭菌法主要用于能耐受高压、高温和耐湿的器械物品,如金属器械、搪瓷、玻璃、敷料、硅胶类、橡胶类、药物等物品的灭菌。

(2) 煮沸灭菌法:有专用的煮沸灭菌器,但一般的不锈钢锅或铝锅也常用作煮沸灭菌的容器。煮沸灭菌法适用于金属器械、玻璃制品和橡胶类等耐热耐湿的物品。在水中煮沸至 100 ℃后再持续 15～20 分钟,一般细菌可被杀灭,但带芽孢的细菌至少煮沸 1 小时才能被杀灭。若在水中加入一定量的碳酸氢钠,配成 2% 的溶液,沸点可提高到 105 ℃,灭菌时间可缩短至 10 分钟,不但能增加灭菌效果,还有防锈、去油污等作用。在高原地区气压低,水的沸点也低,灭菌时煮沸时间也需相应延长。海拔每增高 300 m,煮沸时间应延长 2 分钟。为保证灭菌效果,高原地区可用压力锅煮沸灭菌。

(3) 火烧灭菌法:将需要灭菌的金属器械放置在搪瓷或铝盆中,加入适量 95% 乙醇点火燃烧灭菌。此法虽然简便,但易使锐利器械变钝,会使器械失去原有的光泽及不同程度的损坏,灭菌效果也不非常可靠,只有在急需的特殊情况下才被应用。

3. 紫外线灯照射法 微生物受紫外线照射后细胞蛋白质发生破坏,菌体结构改变,产生消毒灭菌作用。这种方法常用于手术室、治疗室、换药室、隔离病房等的消毒灭菌。为了充分发挥杀菌作用,物体表面应清洁,室温 20～40 ℃,湿度应低于 60%,照射时间 25～30 分钟。

物理灭菌方法除以上介绍的几种以外,还有电子灭菌灯照射法、臭氧灯灭菌法、微波灭菌法、超声波灭菌法、烘烤灭菌法、电离辐射灭菌法等。

4. 化学消毒灭菌法 是利用化学药物渗透到微生物体内,使其蛋白质凝固变性,酶蛋白失去活性,导致微生物代谢紊乱,或破坏微生物细胞膜的结构,使细胞破裂、溶解,从而达到消毒、灭菌的作用。一般认为,浓度低或作用时间短只能起到消毒作用,如果浓度高或作用时间长可达到灭菌效果。使用的化学药液习惯上称为消毒剂,可采用擦拭、浸泡、喷雾或熏蒸的方法进行消毒灭菌。此方法常用于不耐高温的物品,如锐利器械、内镜、腔镜、有机玻璃、塑料导管、生物制品等消毒灭菌。常用的化学消毒剂有:

(1) 2%戊二醛:其作用机制是与菌体内的酶发生反应,阻碍细菌的新陈代谢使其死亡,能杀死包括芽孢在内的所有微生物,属高效杀菌剂,是目前首选的化学消毒剂。常用于锐利器械、显微器械、内镜等消毒,浸泡30分钟。若需灭菌,浸泡时间应延长为6~10小时。注意事项:① 使用的消毒液应每周过滤1次,每2~3周更换1次。② 浸泡金属器械或器材类物品时,可加入0.5%亚硝酸钠作为防锈剂。③ 杀菌后的物品,在使用前应当用无菌水(生理盐水、冷开水、蒸馏水等)冲去消毒剂。④ 内镜在连续使用时,需间隔消毒10分钟,每天使用前后各消毒30分钟,消毒后用无菌水冲去消毒剂。

(2) 70%乙醇:又称酒精,杀菌的作用机制是使菌体蛋白质凝固变性,对芽孢一般无效。常用于锐利器械的消毒,需浸泡30分钟,也可用于皮肤消毒。乙醇易挥发,需加盖保存,并定期检测,保持有效的杀菌浓度;还应注意乙醇有刺激性,不宜用于黏膜及创面消毒;因乙醇使蛋白凝固,所以也不能用于伤口内的消毒。

(3) 2%~3%碘酊:高效杀菌剂,但刺激性大,多用于成人皮肤消毒,涂擦后需再用70%乙醇脱碘。

(4) 碘伏(又称碘附):为碘的有机复合物,络合碘的一种,属高效杀菌剂,作用持续时间较长、刺激性小、毒性低、不致敏、不需脱碘、容易洗去,既可用作皮肤消毒,也可用作器械物品浸泡灭菌。但络合碘中的游离碘可被皮肤、黏膜吸收,若用量过大或过于频繁,可有较多的碘进入甲状腺,并逐渐经肾排泄。所以,有甲状腺或肾脏疾患或妊娠期人员应慎用碘伏,尤其手术人员经常洗手时应当注意。

(5) 甲醛溶液:高效杀菌剂。10%甲醛适用于输尿管导管、膀胱镜、塑料、有机玻璃等杀菌,需浸泡30分钟;40%甲醛即福尔马林,主要用于熏蒸手套、丝线等,熏蒸1小时可以达到灭菌效果。

(6) 苯扎溴铵(新洁尔灭):低效消毒剂,毒性小,对皮肤黏膜无刺激性。0.05%溶液用于黏膜消毒,0.1%溶液用于皮肤消毒及浸泡器械等,加入0.5%亚硝酸钠可防锈。使用时注意不能与肥皂、血液、脓液等相混合,否则药效降低。

(7) 氯己定(洗必泰):0.02%溶液用于皮肤消毒;0.05%溶液用于黏膜消毒;0.1%溶液常用于器械等消毒。氯己定的性质与苯扎溴铵相似,但杀菌效力优于苯扎溴铵,有取代苯扎溴铵的趋势。

(8) 环氧乙烷:为不损坏物品的广谱气体灭菌剂,穿透力强,是目前主要的冷灭菌法之一。适用于熏蒸电子仪器、光学仪器、陶瓷、织物类、塑料类、木制品、金属等。但环氧乙烷易燃、易爆、有毒,需要特殊的设备,并要严格按规范要求进行管理和操作。

使用化学消毒灭菌剂时的注意事项:① 根据器械、物品的性质和要求以及病原微生物的特点,选择合适的消毒剂及合适的有效浓度、消毒灭菌时间、使用方法等。② 器械在浸泡前先清洗干净并擦干。③ 被消毒灭菌的器械、物品应全部浸入消毒液内;有轴节的器械应把轴节张开再浸泡;导管、瓶、盒等内腔也应灌注消毒剂,使物品与消毒液充分接触。④ 经浸泡消毒灭菌后的器械,使用前需用无菌水将消毒液冲洗干净。

三、手术人员的无菌处理

1. 手术人员洗手前准备 手术人员进入手术室,首先换穿手术室专用的清洁鞋,洗手前先在更衣室换穿洗手裤、褂,戴好手术室准备的清洁帽子、口罩。袖口卷起至肘上 10 cm 以上,下摆扎收于裤腰之内;帽子要盖住全部头发;口罩要盖住口和鼻孔(图 1-1);剪短指甲。

2. 手和前臂的清洁和消毒 手术人员的术前洗手消毒,过去都是用肥皂水刷洗和消毒液浸泡的方法,现在由于消毒剂增多,国内外各医院所用的方法已经改进,且有所不同。但洗手消毒的步骤基本相同,都是在肥皂水刷洗和消毒液浸泡的方法上形成的,肥皂水刷洗和消毒液浸泡的方法是最基础的方法。

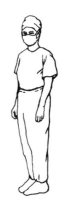

图 1-1 洗手前准备

(1) 肥皂水刷手法

1) 清洁:按普通洗手方法,先用普通肥皂将双侧手及臂清洗 1 遍超过肘上 10 cm,再用清水洗净肥皂。

2) 刷手:用消毒毛刷蘸取煮好的液体肥皂,刷洗双侧手和臂,按顺序两侧依次交替从指尖刷至肘上 10 cm,不能漏刷,不能逆向刷洗,应特别注意指甲、甲沟、指蹼、肘后等部位的刷洗。刷洗时可将手和臂分成三部分:手,为第一部分;前臂,为第二部分;肘部至肘上 10 cm,为第三部分。两侧第一部分都刷好后,才能刷第二部分,即两侧交替逐渐向上刷。刷完一遍后,手向上,肘部位于最低位,用流动清水冲净手及臂上的肥皂沫,冲下的水从肘部滴落,目的是保持手部相对最清洁。将肥皂冲干净后,重新取一个消毒毛刷重复进行第二、第三遍刷洗,三遍共约 10 分钟。

3) 擦干手和臂:刷手完毕,取灭菌小毛巾 1 块,先擦干两手,然后由前臂顺序擦至肘上。注意擦前臂至肘上时用折叠成三角形的小毛巾的两面分别各擦一侧,将手和臂上的水擦干,不能逆向擦,以免手部被污染。

4) 浸泡消毒:将双手及前臂浸泡在 70% 乙醇桶内至肘上 6 cm,浸泡 5 分钟;也可在 0.02% 氯己定或 0.1% 苯扎溴铵等泡手桶内浸泡 3~5 分钟。每桶 0.1% 苯扎溴铵溶液只能浸泡 40 人次,泡够 40 人次后即应重新配制。

5) 浸泡消毒达到时间要求后,抬起手和臂,使消毒液从肘部滴落,并保持拱手姿势,待干。

(2) 碘伏(附)擦手法

1) 清洁,用以上清洁法或用肥皂水刷手法清洗手臂一遍,并用无菌小毛巾擦干。

2) 用浸透 0.5% 碘伏的纱球或海绵,按顺序两侧依次交替从指尖向上涂擦至肘上 6 cm 左右处,更换浸透 0.5% 碘伏的纱球或海绵,再擦一遍。然后,保持拱手姿势,让药液自然干燥。

(3) 灭菌王或其他消毒液刷手法

1) 清洁,灭菌王是不含碘的高效复合型消毒液,使用前先用普通肥皂洗一遍手和臂,再用清水冲洗双手及手臂。

2) 用消毒毛刷或海绵蘸取灭菌王消毒液按顺序两侧依次交替从指尖开始向上刷洗双手、前臂至肘上 10 cm,刷洗一遍约 3 分钟,流动清水冲净,用无菌小毛巾擦干。

3) 再用浸透消毒液的纱布或海绵,按顺序两侧依次交替从指尖向上涂擦至肘上 6 cm 左右处,完整涂擦一遍,保持拱手姿势,让药液自然干燥后穿手术衣和戴手套。注意灭菌王消毒液禁与肥皂、甲醛、红汞、硝酸银等合用。

(4) 聚烯吡酮碘手臂消毒法:聚烯吡酮碘是聚烯吡酮与碘的复合物,简称PVP-1,为一种碘和表面活性剂的复合体,聚烯吡酮表面活性剂作为碘的载体和助溶剂,使碘易溶于水,逐渐释放出游离碘,能较长时间保持有效杀菌作用。先用含碘肥皂液擦洗手及前臂15~30秒钟,清水冲洗后拭干,再用10%PVP-1溶液擦双手及前臂1~2分钟,戴无菌手套。

(5) 氯己定手臂消毒法:先用普通肥皂洗手臂,清水冲净一遍。取无菌毛刷蘸4%氯己定溶液,从指甲到肘部顺序刷洗3分钟,温水冲洗,用无菌小毛巾拭干。用手取0.5%氯己定乙醇溶液(90%)10 ml,从手指涂到腕部,直至搓干为止,约需2分钟,然后再取5 ml搓手指,揉进甲沟使其自然干燥,即可穿无菌手术衣、戴手套。氯己定化学成分为双氯苯双胍乙烷,其1.8%(w/v)浓度者俗称灭菌王。

3. 穿普通无菌手术衣　在手术间内,将折叠的手术衣拿起,认清衣服的上、下和前后,选择较大的空间处,将手术衣的内面朝向自己,双手提起手术衣领轻轻抖开,使手术衣自然下垂;将手术衣轻轻向上抛起,双手顺势插入袖筒,双臂前伸,两手自袖口伸出,请巡回护士帮助拉紧衣角,系好系带;双臂交叉,稍弯腰,用手指夹起腰带递向后方,由巡回护士在背后系好(图1-2)。

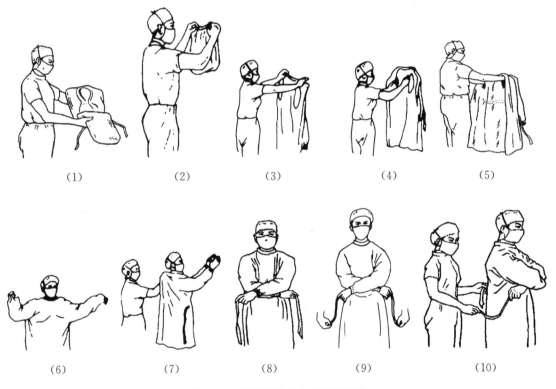

| (1) | (2) | (3) | (4) | (5) |

| (6) | (7) | (8) | (9) | (10) |

图1-2　穿普通手术衣步骤示意图

4. 穿包背式无菌手术衣　目前,许多大医院已使用包背式无菌手术衣(又称全遮盖式手术衣、遮背式手术衣),在手术中,手术人员的背部,往往会触及手术器械台以及手术人员相互接触而造成无菌区的污染。包背式手术衣是在普通手术衣的背部增加了一块三角形后襟,呈叠盖状,穿妥后可将穿者背部包裹,减少了手术中污染的机会,腰带由其本人在前腹部系结。

穿包背式无菌手术衣方法的前6个步骤与穿普通无菌手术衣相同,巡回护士帮助穿手术衣,戴好无菌手套。然后解开胸前衣带的活结,右手捏住三角部相连的腰带,递给巡回护士或已穿戴好手术衣和手套的手术人员;巡回护士应用消毒钳夹住腰带的尾端,穿衣者原地自转一周,接传递过来的腰带并于胸前系好(图1-3)。

注意事项:取衣时应一次整件地拿起,不能只抓衣领将手术衣拖出无菌区。穿衣时,双手不能高举过头或伸向两侧,否则手部超出视野范围,容易碰触未消毒物品。未戴手套的手不能触及手术衣的正面,更不能将手插入胸前衣袋里。传递腰带时,不能与协助穿衣人员手相接触。

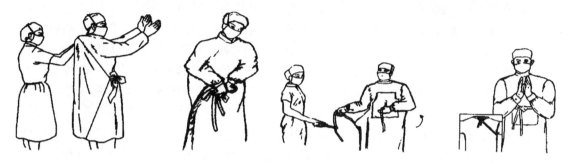

图1-3　穿包背式无菌手术衣示意图

5. 戴无菌手套　先从手套袋中取出滑石粉涂抹双手,使之光滑;再捏住手套的翻折部取出手套,分清左、右侧,并使两只手套的掌面对合,用一只手捏住手套翻折部里(内)面,另一只手插入手套内,然后将戴上手套手的2～5指插入空手套翻折内协助另一只手戴上手套。应注意,未戴手套的手只能接触手套里面,不能接触手套外面;而戴好手套的手只能接触手套外面,不能接触手套里面。两个手都戴上手套后,将手套翻折部翻下罩在手术衣的袖口上(图1-4)。上台前由手术护士用无菌水帮助冲去手套外面的滑石粉。

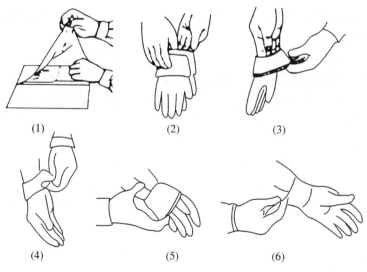

(1)　　　　　　(2)　　　　　　(3)

(4)　　　　　　(5)　　　　　　(6)

图1-4　戴手套步骤示意图

6. 连台手术更衣法　本台手术结束后,需连续进行另一台手术时,如果手套未曾破损,可按下列顺序更换手套和手术衣:洗净手套上的血渍,解开手术衣各系带,先将手术衣向前翻转脱下,后脱手套,注意手臂不能与手术衣及手套外面接触;以流动清水冲去手上的滑石粉,用无菌小毛巾擦干,在泡手液中浸泡5分钟(也可用灭菌王或其他消毒液涂擦);重新穿无菌手术衣戴无菌手套,冲去手套上的滑石粉,即可参加另一台手术。但应注意,如果先做的是感染手术,又需参加连台手术时,必须按常规重新刷洗手。

四、病人手术区的无菌处理

病人在进入手术室前的皮肤准备,将在第五章"围手术期病人的护理"中介绍,本章主要介绍病人被安置到手术台上进行手术之前手术区的无菌处理。病人手术区的皮肤消毒一般由第一助手施行,泡好手后暂不穿手术衣,先给病人手术区皮肤消毒、铺巾。

1. **手术区皮肤消毒**　手术区皮肤消毒范围与备皮范围相同(见第五章"围手术期病人的护理")。常用2.5%~3%碘酊涂擦病人手术区皮肤,待碘酊干后,用70%乙醇脱碘2~3遍。皮肤过敏者,黏膜、面部、会阴部、婴幼儿、植皮时供皮区的皮肤禁用碘酊消毒。这些部位可用灭菌王、碘伏等消毒剂涂擦2遍进行消毒。消毒方法:左手持卵圆钳或大镊子,从盛放消毒纱球的缸子内夹出碘酊或其他消毒液纱球,右手持卵圆钳接过纱球。若为腹部手术,先滴数滴消毒液于脐孔内,然后以拟作切口处为中心向四周涂擦。按从上到下、从内到外自清洁处逐渐向污染处的顺序涂擦皮肤,擦过外周的纱球不能再擦内部。若有空白处,则换取碘酊纱球再擦一遍。但感染伤口或肛门会阴部手术,消毒顺序则应由手术区外围逐渐向内涂擦。消毒的范围要超出切口边缘15 cm以上,若估计术中有延长切口的可能时,则应适当扩大消毒范围。消毒时,消毒区内不能留有空白,已接触污染部位的消毒纱球不能再返擦清洁部位,更不能来回涂擦。也可用10%活力碘(含有效碘为1%)、碘伏或其他消毒液消毒;对于黏膜、婴儿皮肤、面部皮肤、肛门、外生殖器等部位,一般用5%活力碘、1%苯扎溴铵酊或1%氯己定消毒。

2. **手术区铺巾(单)法**　手术区皮肤消毒后,即开始铺无菌巾(单)(图1-5),其目的是遮盖手术切口周围所不需要显露的区域。小手术盖一块有孔洞巾即可。较大手术的手术野边缘最少要有4层巾或单,其他部位最少要有2层。以腹部手术为例,通常由手术护士(又称器械护士或洗手护士)协助手术医生中的第一助手进行铺巾(单),手术护士传递,医生铺巾单,一般铺以下三重单:

(1) 铺皮肤巾(又称切口巾):即用4块皮肤巾遮盖手术切口周围皮肤,由手术护士将每块的一边折叠1/4,分次递给第一助手,铺巾的顺序一般有两种方法,若第一助手未穿无菌手术衣先铺病人相对不干净的一侧,腹部手术一般先铺会阴侧,最后铺第一助手面前的一侧,4块皮肤巾均铺好后,用4把巾钳分别夹住皮肤巾的4个交角处,防止滑动;若第一助手已穿无菌手术衣,铺巾的方法则相反,即先铺第一助手面前的一侧,最后铺病人相对不干净的一侧。手术护士传递折叠1/4的皮肤巾时,应注意使第一助手铺巾时顺手,铺好后即不应再移动,若需调整,只允许自内向外移动。现在临床上常在铺巾前先用医用高分子材料(多为塑料)制成的外科手术薄膜粘贴在切口部位,薄膜连同皮肤一起被切开后薄膜仍粘附在伤口边缘及周围,可防止病人皮肤上残存的细菌在术中进入伤口。铺好皮肤巾后用乙醇、碘伏或灭菌王纱球涂擦双手,穿无菌手术衣和戴无菌手套后再铺中单和大孔单。若消毒过程中手及前臂被污染,需重新刷手和泡手。

(2) 铺中单:由手术护士和第一助手或其他医生共同完成,两人分立于病人两侧,手术护士将中单对折面翻开,将中单的一端递给医生,手术护士持另一端,将中单完全打开,一边平手术切口放下,另一边以中单角裹住自己的手,向外展开后松手,使中单自然下垂,铺头侧一块时应盖住麻醉架。

(3) 铺大洞单(又称剖腹单):先将大洞单有标志的一端即短端朝向病人头侧,开孔处对准切口部位放在病人身上，翻开对折面，然后与穿好手术衣的医生一起，一手压住大洞单尾端即足端，另一手掀起头端展开并盖过麻醉架松手，使之下垂，再压住已展开的大洞单上部，将其尾端铺向床尾，两侧和足端应下垂超过手术台边缘以下 30 cm（图 1-5）。布单一旦被浸湿，即失去无菌隔离的作用，应另加无菌单覆盖保护无菌区。

3. 切开前消毒及切口缘保护　皮肤在切开前、延长切口及缝合前，均需用 70% 酒精再消毒切口及其周围皮肤一次，手术护士应及时供给所需器械及物品。如果手术野皮肤上未贴薄膜，皮肤切开后，递给大纱布垫或无菌巾覆盖切口边缘，并用缝线或组织钳将其固定于皮下组织。

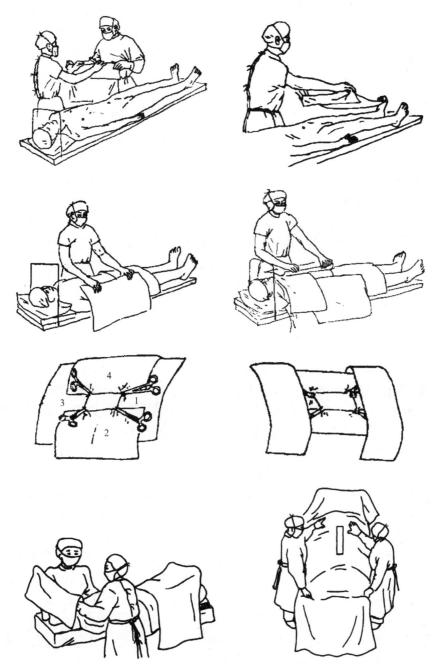

图 1-5　铺巾（单）法示意图

五、污染手术的隔离技术

进行胃肠道、泌尿生殖道等空腔脏器手术时,在切开空腔脏器之前应先用纱布垫保护周围组织,并随时吸除外流的内容物。切开空腔脏器时被污染的器械和其他物品应放在污染盘内,污染的缝合针和持针器(钳)应随时在生理盐水中刷洗。全部沾染步骤结束后,手术人员应用无菌生理盐水冲洗或更换手套,以减少污染。

六、手术室的清洁与消毒

手术室不可避免地会受到人员活动的影响以及在手术时引流物、分泌物等不同程度的污染,为保证手术时的无菌环境,必须建立一套完整的卫生、消毒工作制度。

1. 日常清洁消毒工作

(1) 每天手术结束后应做的工作

1) 每次手术结束后或每日工作结束后,先打开门窗通风,清除手术间内的污物和杂物。

2) 手术间内桌面、手术床及其他设备等均用消毒液进行湿式清洁处理,再用清水清洗并擦干,地面和墙壁用消毒液喷洒,并拖洗和擦拭。

3) 经短时通风后,关闭门窗,可选用以下方法进行空气清洁杀菌处理:① 循环风紫外线空气消毒器,能有效滤除空气中的尘粒,并可将随空气进入消毒器中的微生物杀死。开机 30 分钟可达清洁空气和杀菌的目的,此设备可连续反复工作,即每隔 15 分钟开机 1 次,持续 15~30 分钟,室内有人活动时仍可使用。② 静电吸附式空气消毒器,能过滤和吸附空气中的尘粒及微生物,一般工作 30 分钟可达消毒标准的要求,也可在室内有人的情况下使用。③ 紫外线灯照射杀菌,按每平方米地面面积约用紫外线灯管功率 2 W 进行计算,选择合适的紫外线灯管。照射有效距离一般不超过 2 m,照射时间一般为 2 小时。④ 电子灭菌灯照射杀菌,要关闭门窗,以确保消毒效果。

(2) 每周大清洁和消毒工作:每周定期大扫除 1 次,清洁通风后,关闭门窗,用消毒液熏蒸法或其他方法进行手术间消毒。① 乳酸熏蒸法,按手术间空间大小,以 0.12 ml/m³ 计算应用 80% 乳酸的用量,加等量的水,放置于酒精灯上加热,直至乳酸蒸发完毕,手术间继续关闭 30 分钟后再开窗通风。② 也可用中药苍术的乙醇浸剂替代乳酸熏蒸消毒,苍术按 1 g/m³ 空间计算,加乙醇 2 ml,浸泡 24 小时后,放置于酒精灯上加热蒸发完毕,维持 4 小时再开窗通风。苍术在熏蒸时有一种清香味,且无腐蚀性。③ 甲醛熏蒸法,按 2 ml/m³ 空间 40% 甲醛加高锰酸钾 1 g 计算,将甲醛溶液倒入高锰酸钾中,即产生蒸汽,12 小时后再开窗通风。甲醛杀菌效果好,但易污染环境,并有一定的毒性,不提倡应用,目前主要用于严重感染手术后手术间的消毒灭菌。④ 过氧乙酸熏蒸法,按 1 g/m³ 空间计算过氧乙酸用量,加水稀释成 0.5%～1% 浓度,加热使其蒸发,维持 2 小时左右。

(3) 为了保持手术室内空气清洁,应做到:① 手术室的门应保持关闭状态,尽量减少人员走动,窗户应有合适的防护。② 手术室内不宜使用有粉尘的物品,清洁工作应采用湿式操作,拖把、抹布等应保持清洁,定期用消毒液浸泡消毒。③ 手术室内要定期进行空气细菌培养及其他监测,须符合国家规定的卫生标准。

目前,对手术室内空气和物品消毒的观念正在发生变化,逐渐趋向于彻底清洁、干燥以及环境、空气的自然通风,而不强调采用消毒方法。

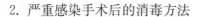

2. 严重感染手术后的消毒方法

（1）破伤风、气性坏疽等特殊病人手术后：① 手术间清理后立即进行空气熏蒸消毒，可选用甲醛或过氧乙酸熏蒸，药液蒸发完后，继续关闭手术间维持 2 小时左右。② 消毒结束后，开窗通风，彻底清扫，用消毒液擦拭手术间内各种物体表面，并喷洒地面、墙壁及手术台，30～60 分钟后拖洗和擦拭。③ 用紫外线照射或电子灭菌灯照射杀菌后开窗通风。④ 必要时可再次进行空气熏蒸消毒。⑤ 手术间内物体表面和空气监测，常用细菌培养的方法进行监测，应符合消毒灭菌的标准要求。⑥ 手术所用的器械应进行"消毒-清洗-灭菌"的方法处理，手术尽量使用一次性物品，术后集中焚毁。

（2）肝炎、结核、铜绿假单胞菌感染等病人手术后：① 手术间清理后立即用消毒液熏蒸，药液蒸发完后，继续维持 2 小时左右。② 用消毒液擦洗手术间内各种物体表面，并喷洒地面、墙壁及手术台，维持 30～60 分钟后拖洗和擦拭。③ 开窗通风。④ 手术所用的器械也应进行"消毒-清洗-灭菌"的方法处理，手术也应尽量使用一次性物品。

第三节　手术过程中的无菌原则

手术室的所有工作及参观人员都应严格执行无菌操作原则，以预防术后切口感染，保证病人的安全。手术中的无菌原则包括：

1. 严格区分有菌和无菌的界限，凡无菌物品与有菌物品接触后均不可再用。手术人员"洗手"后的手臂不得接触未经消毒的物品。穿无菌手术衣及戴好无菌手套后，手术人员的胸前及双上肢为无菌区，肩部以上、腰部以下、背部，手术台边缘以下，无菌桌桌缘平面以下均视为有菌区。手及前臂不可垂至腰部和手术台边缘以下。

2. 手术开始前，由手术护士和巡回护士共同清点器械及其他手术所用的各种物品并记录，术中若有增减，也应及时记录。凡跌落或下坠超过手术台边缘以下的器械、物品，应视为被污染，即使未与地面接触，也不可取回再用，必须重新消毒或灭菌后才能使用。手术接近结束时核对器械、物品无误后方可关闭胸、腹腔或其他部位切口。

3. 切开皮肤或缝合皮肤之前，常规用 70% 乙醇棉球再消毒切口处皮肤一次。切开皮肤和皮下组织后，切缘应以纱布垫或手术巾遮盖并固定，仅显露手术切口。凡与皮肤接触的刀片及器械可能被污染，不应再使用。手术因故暂停时，手术野用无菌湿纱垫覆盖保护。

4. 手术台上使用的器械物品只能在手术人员前面传递，不能在手术人员的肩部以上、腰部以下及背后传递。

5. 手术人员的手套一旦破损或接触无菌区以外部位，应及时更换手套，手指被污染处消毒后再戴手套。前臂或肘部不慎碰触有菌区，应立即更换手术衣或加戴无菌袖套。布单浸湿应加盖无菌巾。

6. 切开空腔器官前，应取湿纱垫将空腔器官与周围组织隔开，以减少溢出内容物对周围组织的污染，并准备好吸引器，随时吸除外流的内容物；切开后应用消毒液将空腔器官切开处进行消毒；被污染的器械物品另外放置一个容器内，与清洁器械严格分开；全部沾染步骤完成后，手术人员即应用无菌流动水洗手或更换无菌手套，尽量减少污染。

7. 在术中，同侧手术人员若需调换位置，其中一人应先退后一步，与另一人背对背地换位，然后再面对手术台；如与对侧手术人员调换位置，则应面向手术台绕到对侧；当经过未穿无菌手术衣人员面前时，应互相让开，避免碰触，以防污染。

8. 手术过程中尽量保持安静,不要高声说话或嬉笑,避免不必要的谈话。当将要出现咳嗽、打喷嚏时,应将头转离手术台。当手术人员面部汗水较多时,可请其他人帮助擦汗,但是头应转向一侧。

9. 若有人员参观手术,每个手术间参观人数最好不要超过2个人,参观者不能过于靠近手术人员或站得过高,尽量避免在手术间内频繁走动。

10. 巡回护士用持物钳从无菌容器或无菌包内夹取物品时,其身体应与无菌物和无菌区保持一定的距离,并避免前臂跨越无菌区;倾倒无菌溶液时只许瓶口进入无菌区边缘的上空;无菌容器打开取物后,应及时盖好,避免长时间暴露。无菌包中的物品一次未取完时应及时包好,并在规定的时间内使用(一般限4个小时内),否则应重新灭菌后才能使用。无菌物品一旦被取出,虽未被使用,也不能再放回无菌包(或缸子等)内。

11. 手术进行中不应开窗通风或用电风扇,室内空调机风口也不应吹向手术台,以免扬起尘埃。

12. 对特殊感染病人手术时,例如为破伤风、气性坏疽、艾滋病病毒等感染的病人手术时,应尽量选用一次性用物,用后焚毁;手术人员要做好个人防护,必要时使用防渗漏手术衣和护目镜,戴双层手套,严防手术人员手损伤。

1. 实习护士小陈跟随带教田老师上台实习器械护士,外科洗手、消毒手臂后,田老师示范并指导小陈穿无菌手术衣和戴无菌手套。请问:
   (1) 穿无菌手术衣的主要步骤有哪些?
   (2) 怎样戴无菌手套?

2. 男性病人,26岁,因急性阑尾炎入院。急诊行手术治疗,已完成麻醉、安置体位等准备工作。器械护士小李已完成外科洗手、消毒手臂,进入手术间准备器械桌和协助医生铺单。请问:
   (1) 小李如何准备器械桌?
   (2) 如何协助医生铺单?

(田　彪)

第二章

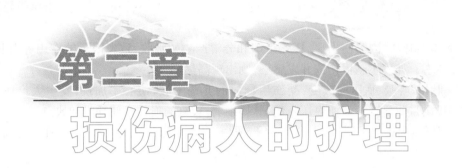

损伤病人的护理

损伤是指各种致伤因素对人体组织器官造成的结构破坏和功能障碍。其原因通常分为:机械性因素、物理性因素、化学性因素、生物性因素四大类。

第一节 概 述

一、分类

1. 按致伤因素分类

(1) 机械性损伤,如锐器切割、钝器打击、重力挤压、火器射击等所致的损伤;

(2) 物理性损伤,如高温、低温、电流、放射线、激光、火器等引起的损伤;

(3) 化学性损伤,如强酸、强碱、磷等化学物质的损伤,战时可受化学毒气造成损伤;

(4) 生物性损伤,如毒蛇、犬、昆虫等咬伤或螫伤。

平时以机械性损伤多见,战时以火器伤多见。两种以上性质不同的因素同时或相继作用于人体所致的损伤称为复合性损伤,如核爆炸所致的复合伤。

2. 按致伤部位分类 一般分为颅脑损伤、颌面部损伤、颈部损伤、胸(背)部损伤、腹(腰)部损伤、骨盆损伤、脊柱脊髓损伤和四肢损伤等。如伤及多部位或多器官,则称为多发性损伤。

3. 按伤后皮肤黏膜的完整性分类 皮肤黏膜保持完整者,称为闭合性损伤;如皮肤黏膜破损,称为开放性损伤。

4. 其他类型 如按系统、按损伤轻重分等类型。

二、临床表现

1. 局部表现

(1) 疼痛:其程度与受伤部位的神经分布、损伤轻重、炎症反应强弱等因素有关,一般在伤后 2~3 天后可缓解。严重损伤并发休克时,伤员常不能自诉疼痛;内脏损伤所致的疼痛常定位不确切。若疼痛持续或加重,可能并发感染。

(2) 肿胀:为受伤局部出血和(或)炎性渗出所致。

(3) 功能障碍:组织局部结构破坏可直接造成功能障碍,局部炎症、疼痛也常使病人活动受限。

（4）伤口或创面：是开放性损伤共有的表现，其形状、大小、深度不一，有出血或异物。

2. 全身表现

（1）体温升高：因损伤出血、坏死组织和分解产物的吸收、致炎因子的作用等引起，一般在 38 ℃左右。如发生脑损伤或并发感染，则出现高热。

（2）脉搏、呼吸、血压的改变：受伤后释放的儿茶酚胺，使心率加快；发生大出血或休克时，因心排出量明显减少而使血压降低，脉搏细弱；较重的损伤常使呼吸加快。

（3）其他：因失血失液，病人可有口渴、尿少、食欲下降、疲乏、失眠，妇女月经失调等。

3. 并发症　损伤可引起多种并发症，导致愈合时间延长，甚至危及生命。

（1）感染：是最常见的并发症。开放性伤口沾染细菌，闭合性损伤如消化道、呼吸道受累或破裂，都可引起感染。同时，由于损伤后机体免疫力下降，肠道细菌移位等原因，也是并发感染的重要原因。损伤后还可能发生破伤风、气性坏疽等特异性感染。

（2）休克：因严重的创伤、失血、并发严重感染等，均可引起有效循环血容量锐减、微循环障碍而发生休克。休克后可发生多系统器官衰竭。

第二节　机械性损伤病人的护理

由机械性致伤因素所致的损伤，又称为创伤。如工伤事故、交通意外、打架斗殴、自然灾害等，可导致组织破损、出血、器官破裂、骨折、关节脱位等。手术是一种特殊性创伤。

一、创伤的修复

创伤修复是指伤后组织的缺损，由增生的细胞和细胞间质填充、连接或代替的过程。

1. 创伤修复的过程

（1）炎症期：在伤后立即发生，常可持续 3～5 日。早期伤口由血凝块充填，进入炎症反应期后，因炎性细胞的渗出，使局部血块、坏死组织及异物分解、吸收、被吞噬而清除，伤口内由血浆纤维蛋白取代血凝块充填并构成网架，起到止血和封闭创面的作用。

（2）增生期：成纤维细胞、内皮细胞、毛细血管在局部大量增生，共同构成肉芽组织充填伤口。成纤维细胞合成胶原纤维，使伤口愈合逐渐牢固；同时，新生的上皮细胞也由创缘向伤口中心逐渐覆盖整个创面，达到创面愈合。本期为 1～2 周。

（3）塑形期：随着胶原纤维的增多，成纤维细胞和毛细血管开始减少，肉芽组织转变为坚硬的瘢痕组织。过多的胶原纤维分解、吸收，使瘢痕组织软化，新生组织重新调整排列以适应组织功能的需要。本期需 1 年左右。

2. 创伤愈合的类型

（1）一期愈合：又称原发愈合。创面组织修复以原来的细胞层次为主，组织损伤小，创缘整齐，炎症反应轻，留下功能良好的线状瘢痕。

（2）二期愈合：又称瘢痕愈合。创面组织修复以纤维组织为主，组织缺损大，创缘不齐，伤口开放或伴有感染，炎症反应明显，主要通过肉芽组织增生和伤口收缩达到愈合，预后功能不良。

3. 影响愈合的因素

（1）全身因素：凡营养不良、血液循环障碍、抑制组织炎症反应和影响组织生长等因素，均不利伤口愈合。如年老体弱、慢性消耗性疾病使机体蛋白质缺乏、伤口水肿;维生素及铁、锌等微量元素缺乏,影响合成代谢与细胞呼吸;水、电解质紊乱使伤口组织缺水或水肿;激素、抗癌药使伤口炎症反应受到抑制等。

(2)局部因素:伤口内出血,血液积聚形成血肿,使创面分离;伤口坏死组织和异物,增加局部渗出,并引起感染;感染伤口引流不畅;细菌产生的酶溶解蛋白质和胶原纤维,引起出血和血栓形成;伤口缝合过密影响血运;伤口对合不良;伤口周围静脉淤血,供氧不足;伤口引流填充物过紧或包扎过紧等。

二、创面处理

根据伤情将伤口分为三类:① 清洁伤口,指未被细菌沾染的伤口,包括无菌手术切口,一般经对合缝合,可达一期愈合;② 污染伤口,指沾染细菌但未发生感染的伤口,通过清创术使之转化为清洁伤口;③ 感染伤口,指已发生感染的伤口,此类伤口多需换药治疗,保持引流通畅,以争取二期愈合。

清创术又称扩创术,即在无菌操作下,彻底清除伤口内的异物、切除失活和污染严重的组织、修整创缘、止血和缝合,使污染伤口变为清洁伤口,以减少感染的机会,达到伤口一期愈合。

1. 清创术的时机　一般伤口争取在伤后 6～8 小时内施行,此时细菌仅存在伤口表面,尚未形成感染,是清创的最佳时机。但清创时限也可根据情况适当延长,如伤口污染较轻、伤口位于头面部血液供应较丰富的部位、早期已应用了有效抗菌药物等,清创缝合的时限可延长至伤后 12 小时,甚至更长时间。对关节附近以及有神经、大血管、内脏等重要组织器官暴露的伤口,如无明显感染现象,尽管时间较长,原则上也应清创并将伤口缝合。

2. 术前准备　① 协助医生对病人全身和局部做全面检查,以明确诊断和对伤情作出准确的估计;② 对有休克或重要器官损伤的病人,应先处理休克和器官损伤,待伤情稳定后尽早行清创术;③ 按急诊手术要求做好必要的准备工作,如备皮、药物过敏试验、配血等;④ 根据伤情选择麻醉方式。

3. 清创术的步骤

(1)清洗:用无菌纱布覆盖伤口,剃去伤口周围毛发,去除油污,用肥皂水自内而外刷洗创口周围皮肤,然后用无菌盐水冲洗干净。去除覆盖伤口的纱布,用无菌盐水、3%过氧化氢液反复多次冲洗创面,除去明显的异物、血凝块,用无菌纱布擦干伤口及周围皮肤。

(2)清创:术者更换无菌手套后,按常规消毒皮肤和铺无菌手术巾。仔细检查伤口,清除异物、血块或碎骨片,切除无生机的组织,彻底止血。深部伤口,可适当扩大伤口和切开筋膜,随时用无菌盐水冲洗伤口,修剪出较整齐的健康组织创面,使创缘整齐。

(3)缝合:根据损伤部位和伤情决定缝合方式。对伤后在 6～8 小时内得到彻底清创的伤口,可按组织层次缝合伤口,称一期缝合(又称初期缝合)。对创面大、渗血多、污染重、处理较晚的伤口,清创术后不予缝合或只缝合深部组织,观察 2～3 天无感染征象再行缝合,称二期缝合(又称延期缝合),也能达到一期愈合的目的。清创时伤口内根据需要放置的各种引流物,如引流条、引流管等,一般于术后 24～48 小时拔除。

三、护理评估

1. 健康史　了解致伤物种类、暴力直接作用的部位、受伤当时人体姿势及既往健康状况,伤后出现的表现及严重程度,经过何种处理和处理的时间。

2. **身体状况**　进行局部和全身情况检查,将伤员迅速分类。

(1)局部表现

1)闭合性创伤:伤后皮肤黏膜保持完整者,多由钝性外力或牵拉造成。① 挫伤:最常见的软组织创伤,为钝器或钝性暴力引起;② 扭伤:外力使关节异常扭转,造成关节囊、韧带、肌腱撕裂;③ 挤压伤:肢体或躯干肌肉丰富部位,遭受重物较长时间挤压,严重时肌肉组织广泛缺血、坏死、变性,随着坏死组织的分解产物(肌红蛋白、钾、乳酸等)进入血液循环,可发生挤压综合征,出现高钾血症和急性肾衰竭;④ 爆震伤:是由爆炸产生的冲击波造成的损伤,体表多无明显伤痕,内脏损伤严重。

2)开放性创伤:创伤部位皮肤或黏膜的完整性破坏,有伤口及出血,由于深部组织与外界直接相通,易被污染而发生感染。① 擦伤:皮肤被粗糙物擦过,造成浅层组织损伤,创面有擦痕、小出血点和浆液渗出;② 刺伤:尖锐物体刺入人体所造成的损伤,创面细而深,可能将异物带入伤口深部,易引起厌氧菌的感染;③ 切割伤:被锐器所致损伤,创缘整齐,周围组织损伤较少,但常可造成深部组织损伤;④ 裂伤:钝器打击引起软组织、皮肤裂开,创缘不整齐,周围组织破坏较重;⑤ 撕脱伤:由于旋转的外力碾压或撕拉,造成大片皮肤、皮下组织、肌肉、肌腱等组织的剥脱,损伤严重、出血多;⑥ 火器伤:是弹片或枪弹所致,可能发生贯通伤(有入口和出口者),也可能导致盲管伤(只有入口而无出口者),伤情复杂,污染重,损伤范围大、坏死组织多。

(2)全身表现:严重的损伤可出现生命体征的变化及并发症的发生。如低血容量性休克、合并颅脑、胸腹等部位损伤、继发感染等。

3. **心理状况**　由于发生意外的损伤,病人往往缺乏心理准备,严重创伤可急剧地改变病人的生理、心理及社会状况,使其出现复杂的心理反应。意识清楚的病人,可能表现出焦虑不安、暴躁易怒,或者表现出异常的镇静和冷淡、面无表情,对周围的一切都毫无反应,处于"情绪休克期"。另外,肢体的伤残、面容的受损、个人的生活前途及社交活动受影响、家属对疾病的态度、经济困难等,也使病人情绪抑郁,意志低沉,表现自责,甚至绝望。

4. **辅助检查**　血常规和红细胞比容可提示失血、血液浓缩或感染;尿常规可提示泌尿系统损伤;血电解质、肝肾功能检测有助于了解内脏功能;血气分析有助于判断体液失衡和呼吸功能。各种穿刺有较可靠的诊断价值,如胸腹腔穿刺可用于判断内脏器官有无受损破裂情况。X线检查可提示骨折、气胸、肺实变或异物的存留等。超声检查可诊断胸、腹腔内的积血及肝脾包膜内破裂。CT检查可辅助诊断颅脑损伤和某些腹部实质性器官、腹膜后损伤。MRI检查有助于了解颅脑、脊柱、脊髓等损伤。

四、护理诊断及合作性问题

1. **焦虑**　与精神受强烈刺激、机体创伤有关。

2. **疼痛**　与局部组织损伤及创伤性炎症反应有关。

3. **组织完整性受损**　与组织器官受损、结构破坏有关。

4. **体液不足**　与失血、失液有关。

5. **体温过高**　与创伤性炎症反应、脑损伤、并发感染有关。

6. **躯体移动障碍**　与开放性伤口或有内脏破裂、疼痛限制活动有关。

7. **潜在并发症**　休克、挤压综合征、多器官功能障碍综合征、伤口或其他部位感染等。

五、护理措施

1. **急救** 对于各种类型的创伤,应遵循"抢救生命第一,恢复功能第二"的原则。因此,现场急救是挽救伤员生命的重要保证,并为治疗奠定基础。急救时优先解决危及生命的紧急问题,如呼吸循环骤停、窒息、大出血、张力性及开放性气胸和休克等。经过紧急处理后,应迅速进行全面、简单而有重点的检查,注意有无合并其他创伤,并做出相应的有效处理。

(1)心肺复苏:呼吸循环骤停时,在现场立即进行胸外按压及口对口人工呼吸;接着在急诊室(车)内使用药物和器械对循环呼吸进一步支持,并同时进行脑复苏。

(2)保持呼吸道通畅:呼吸道阻塞可导致病人窒息死亡,故抢救时必须争分夺秒地解除各种阻塞原因,维持呼吸道的通畅尤为重要。如清除口鼻咽腔内异物;进行环甲膜穿刺或切开;气管插管或气管切开等。

(3)止血:大出血可使病人迅速发生休克,甚至致死,所以必须及时止血。常用的止血方法有指压法、加压包扎法、填塞法和止血带法。

(4)包扎:可保护伤口、减少污染、压迫出血。伤口应用无菌敷料或现场用干净布料包扎。若腹腔内脏脱出,不可现场轻易还纳,应先用干净器皿保护后再包扎,不可将敷料直接包扎在脱出的内脏上,以免器官因受压而缺血坏死。

(5)固定:对有骨折或关节损伤的肢体,用夹板或就地取材作临时固定,以减轻疼痛,避免搬运过程中患部再损伤,便于转运。

(6)转运:根据伤情采用适当运输工具迅速送到就近的医疗单位进行进一步检查和治疗。运送途中应有医护人员护送,并继续采取抢救措施:保持适当的体位,汽车、飞机运送时注意头于后位,避免脑缺血;保证有效输液、止痛和保暖;密切观察病情变化,如生命体征、意识等,并做好记录。

2. **心理护理** 关心病人的心理状态,帮助其面对现实和压力,给予心理支持,缓解其紧张、恐惧、焦虑情绪,保持情绪稳定,配合治疗。

3. **全身治疗** 主要是维持病人的循环及呼吸功能。补充血容量,保持呼吸道通畅,防治感染,维持体液及电解质平衡和能量代谢,保护肾功能等。

4. **闭合性损伤的护理** 除合并有重要器官损伤或血管损伤需紧急手术处理外,一般采用对症处理。① 局部制动、抬高患肢,在受伤关节处可用绷带或夹板等包扎固定,可减轻疼痛,避免继发出血和加重损伤,以利于静脉、淋巴液回流,减轻肿胀;② 局部理疗,早期用冷敷以减轻出血和肿胀,1~2 日后用热敷,以促进消肿和损伤愈合;③ 口服或局部外敷活血化瘀、消肿止痛的中草药;④ 病情稳定后,可配合应用理疗、按摩和功能锻炼等,促进功能恢复。

5. **开放性损伤的护理** 经清创术后的护理要点:① 密切观察生命体征的变化、伤肢血液循环及伤口情况,注意有无继发性出血;② 维持适当体位,如伤肢适当抬高,以减轻肿胀,胸腹部术后取半卧位等;③ 预防感染,继续应用有效抗菌药物,根据伤口情况应及时注射破伤风抗毒素,预防破伤风;④ 病情稳定后,鼓励并协助病人进行早期活动,指导病人进行肢体功能锻炼,促进功能恢复和预防并发症。

6. **健康指导** 在病人及社区人群中,应加强注意安全及劳动保护、避免意外损伤的宣传和教育。指导病人加强营养,提高机体的抵抗力。病人出院后,督促其坚持进行功能锻炼,促进各部位功能康复。

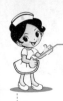

第三节　烧伤病人的护理

一、概述

烧伤指由各种热力、光源、化学物质或放射线等因素作用于人体而引起的损伤。临床最多见是因热力烧伤,如火焰、热液、热蒸汽、热金属物体等所引起的组织损伤。我国自1958年上海成功地抢救了一例特大面积深度烧伤的工人以来,烧伤外科的临床治疗和科研水平不断提高,已进入国际前列。

热力烧伤的病理变化,其严重程度主要取决于温度的高低和作用于人体组织时间的长短。轻度烧伤时,局部毛细血管扩张、充血,少量血浆渗入细胞间隙,引起局部红肿。烧伤较重时,局部毛细血管壁损坏,血浆渗出增多,导致局部组织水肿及出现在表皮和真皮之间的水疱,部分细胞变性坏死。严重烧伤时,烧伤面积大,损伤深达皮肤全层,甚至肌肉及骨骼,引起组织蛋白凝固或炭化,并可形成焦痂。大量血浆成分渗出到组织间隙或经创面丢失,使有效循环血量减少,常发生休克。机体局部和全身抵抗力下降,容易引起烧伤脓毒症。因血容量不足、组织缺氧、组织坏死产物和感染毒素作用,以及应激反应释放的炎症介质和细胞因子的影响,可导致多系统器官功能衰竭。

二、护理评估

1. **健康史**　烧伤是一种常见损伤。幼童、老人及劳动者为易发群体,男性多见。最常见者为居室内单发烧伤,其次为社会场所意外事故的群体烧伤。应了解受伤的时间和经过、致伤物以及现场处理情况。

2. **身体状况**　通过对烧伤严重程度和病程的评估,能全面了解病人病情严重性、并发症发生的可能性和危险性及预后等情况。

(1)烧伤程度评估:主要依据烧伤的面积和深度。

1)烧伤面积:以烧伤区占全身体表面积的百分率来计算。人体表面积的计算常用中国新九分法和手掌法两种方法,既简单实用又便于记忆,两者常结合应用。①中国新九分法,即将全身体表面积划分为11个9%,另加1%,构成100%的体表面积(表2-1、图2-1),适用于较大面积烧伤的评估。12岁以下小儿头部面积较成人大,双下肢面积较成人小,并随着年龄增大而改变,应结合年龄进行计算;②手掌法,五指并拢,一手掌面积即为1%,此法不论年龄、性别,均以病人自己手掌面积的大小来计算(图2-2)。对小面积的烧伤可直接以手掌法来计算,大面

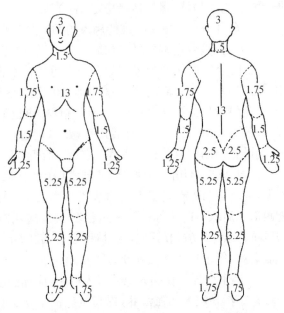

图2-1　成人体表各部所占比例示意图

积烧伤则以手掌法减去未烧伤的面积,使用更为方便。

表 2-1 中国新九分法

部位	成人各部位面积(%)	小儿各部位面积(%)
头颈部	9×1=9(发部3,面部3,颈部3)	9+(12-年龄)
双上肢	9×2=18(双手5,双前臂6,双上臂7)	9×2
躯干	9×3=27(腹侧13,背侧13,会阴1)	9×3
双下肢	9×5+1=46(双臀5,双大腿21,双小腿13,双足7)	46-(12-年龄)

注:① 在临床诊断中总面积均为整数,小数点后的数字四舍五入。
② Ⅰ度烧伤面积一般不记入烧伤总面积之中。
③ 成年女性双臀、双足各为6%。

2)烧伤深度:采用三度四分法,即根据烧伤的深浅分为Ⅰ度、浅Ⅱ度、深Ⅱ度和Ⅲ度。临床上为表达方便,将Ⅰ度和浅Ⅱ度称为浅度烧伤,将深Ⅱ度和Ⅲ度称为深度烧伤(表2-2、图2-3)。判断烧伤深度时,应注意不同深度之间有移行部,不容易在伤后即刻识别;烧伤深度还可随病情变化而加重,如创面感染、局部受压等均可加重组织烧伤深度。

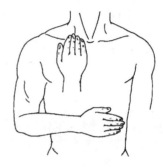

图 2-2 手掌法

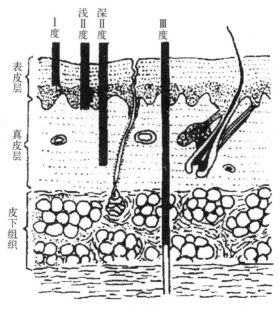

图 2-3 烧伤深度示意图

表 2-2　烧伤深度鉴别表

深度分类	损伤深度	临床表现	愈合过程
Ⅰ度(红斑)	表皮层	局部红、肿、热、痛,烧灼感,无水疱	3～5 天内痊愈,不留瘢痕
浅Ⅱ度(水疱)	真皮浅层	水疱较大,创底潮湿、鲜红、肿胀、剧痛、感觉过敏	10～14 天愈合,无瘢痕,有色素沉着
深Ⅱ度(水疱)	真皮深层	可有或无水疱,感觉迟钝,创面浅红或红白相间,或可见网状栓塞血管	3～4 周可愈合,有瘢痕
Ⅲ度(焦痂)	全层皮肤、有时深达皮下组织,甚至肌肉和骨骼	无水疱,呈蜡白或焦黄色甚至炭化,皮革状;痛觉消失;痂下可见树枝状栓塞的血管	2～3 周后焦痂自然分离,形成肉芽组织,难愈合,多需植皮

　　3) 烧伤程度:为了对烧伤严重程度有一基本估计,作为设计治疗方案的参考依据,我国常用下列分类法(表 2-3)。

表 2-3　成人烧伤程度分类

程度	烧伤总面积(%)	Ⅲ度面积(%)	并发症
轻度烧伤	≤9	0	无
中度烧伤	10～29	≤9	无
重度烧伤	30～49	10～19	休克、呼吸道烧伤、有较重的复合伤
特重度烧伤	≥50	≥20	有严重并发症

　　注:烧伤程度分类中烧伤总面积、Ⅲ度烧伤面积和并发症为并列条件。如"烧伤5%Ⅲ度"为中度烧伤。

　　小儿由于生理上的特点,休克、全身性感染与病死率均明显高于成人,故烧伤严重程度的分类见表 2-4。

表 2-4　小儿烧伤严重程度分类

严重程度	烧伤总面积(%)	Ⅲ度面积(%)	并发症
轻度烧伤	≤9	0	无
中度烧伤	10～29	≤5	无
重度烧伤	30～49	5～14	休克、呼吸道烧伤、有较重的复合伤
特重度烧伤	≥50	≥15	有严重并发症

　　注:烧伤严重程度分类中烧伤总面积、Ⅲ度烧伤面积和并发症为并列条件。

　　临床上所指的大面积烧伤是指成人Ⅱ度、Ⅲ度烧伤面积超过 15%,小儿超过 10%,多需住院治疗。反之,就是小面积烧伤,一般在门诊处理。

　　(2) 病程分期评估:根据烧伤创面引起病理生理变化的特点,病程大致分为三期,但各期之间往往互相重叠,互相影响。

　　1) 休克期:此期主要特点是烧伤后由于体液大量急性渗出,引起有效循环血量锐减,从而发生低血容量性休克。体液渗出的速度一般以伤后6～8小时为最快,随后渗出逐渐减慢,至48

小时渐趋恢复,48 小时后体液开始回吸收。休克是烧伤病人早期的并发症或死亡原因。

2)感染期:烧伤 48 小时后,病人进入感染期。此期特点是由于渗出液的回吸收,创面的细菌和坏死组织亦随之吸收进入血液循环,全身免疫功能处于降低状态,易引起全身性感染,严重导致感染性休克,是病人死亡的主要原因。感染的威胁将持续到创面愈合,全身感染致败血症有三个高峰期:① 早期,在伤后 3～7 天内发生,创面及组织中渗液的回吸收,使大量病菌和毒素随之进入淋巴液和血液;② 中期,在伤后 2～3 周内,Ⅲ度烧伤的大片焦痂溶解脱落,创面暴露,病菌大量侵入所致;③ 后期,多在伤后 1 个月之后,因病人全身情况差,免疫力下降,创面长期不愈而再度感染所致。

3)修复期:组织烧伤后,在炎症反应的早期同时开始组织修复。浅度烧伤多能自行修复,深Ⅱ度靠残存的上皮岛融合修复;Ⅲ度烧伤靠皮肤移植修复。严重深度烧伤的修复过程需要较长的时间,有的还需要做整形手术。

3.心理状况 烧伤病人因突然发生的意外事故,心理反应很强烈,尤其是严重烧伤和头面部烧伤的病人,不仅威胁病人的生命,同时创面修复后,可能给病人造成容颜的损坏、功能的障碍、遗留严重的心理创伤及经济问题。病人早期有精神紧张、浑身颤抖、呻吟、大哭,或者表现迟钝、麻木及凝视等行为异常的恐惧反应;中期因换药疼痛、经济拮据或手术治疗等而出现惶恐不安或忧心忡忡;后期可能因容颜损毁、躯体功能障碍或致残而悲观厌世。

4.辅助检查 较严重的烧伤有红细胞、血红蛋白减少,血红蛋白尿。烧伤感染时血白细胞及中性粒细胞百分率明显增多。严重者有肾功能的损害,可引起尿素氮的变化。X 线胸片,提示肺部有无损伤及感染。尿量的记录有助于了解血容量及肾功能状况。

三、护理诊断及合作性问题

1.疼痛 与组织损伤、感染、换药时刺激、体位改变等因素有关。

2.体液不足 与烧伤时血管壁通透性增加,导致体液大量渗出有关。

3.组织完整性受损 与烧伤损坏皮肤有关。

4.营养失调:低于机体需要量 与烧伤病人高代谢状态、大量蛋白质经创面丢失、消化功能障碍及营养摄入不足等因素有关。

5.恐惧 与意外灾害的刺激、担心毁容或致残等预后有关。

6.自我形象紊乱 与体表形象的改变和功能障碍有关。

7.潜在并发症 低血容量性休克、烧伤全身性感染、肢体畸形等。

四、护理措施

1.现场急救

(1)迅速脱离热源:要迅速脱离现场,采取有效措施,消除致伤原因。火焰烧伤应尽快灭火,迅速脱去燃烧的衣服,或就地打滚压灭火焰,或跳入附近水池、河沟内灭火。互救者可就近用非易燃物品(如棉被、毯子)覆盖,隔绝灭火。忌奔跑呼叫,以免风助火势,烧伤头面部和呼吸道。避免双手扑打火焰,造成有重要功能的双手烧伤。若被热液烧伤,应立即脱去或小心剪开浸湿的衣服,切勿强力剥脱,易撕脱表皮而引起创面的感染;小面积烧伤立即用清水连续冲洗或浸泡,既可缓减疼痛,又可降温。

各种强酸(碱)等化学物质烧伤的部位,应立即用流水反复冲洗干净,尽快缩短化学剂接触皮肤的时间,不可用布擦拭。磷烧伤时立即将烧伤部位浸入水中或用大量清水冲洗,同时在水中拭去磷颗粒;不可将创面暴露在空气中,避免剩余磷继续燃烧;并忌用油质敷料,以免磷溶于油脂被吸收中毒。

(2)保护创面:在现场避免创面再污染或损伤,可用干净敷料或布类保护,或行简单包扎后送医院处理。创面禁涂抹药物,影响清创和创面的观察。

(3)维护呼吸道通畅:火焰烧伤常伴呼吸道受烟雾、热力等损伤,应注意保持呼吸道通畅,及时清除口鼻腔内的分泌物,呼吸道烧伤者要早期行气管插管或气管切开。合并一氧化碳中毒者应移至通风处,必要时应吸入氧气。

(4)预防休克:安慰和鼓励受伤者,使其情绪稳定,疼痛剧烈可酌情使用地西泮、哌替啶等,但应注意避免抑制呼吸中枢。及时补充液体,对一般伤员可口服含盐饮料,大面积烧伤均应及早静脉补液。对大出血、开放性气胸、骨折等病人应先施行相应的急救处理。

(5)快速转运:对于大面积烧伤伤员,最好在伤后 4 小时内送达医院进行抢救。如不能在此时间内送到,应就地抗休克,待休克已基本平稳后再转送。转送途中应保持呼吸道通畅,给予输液,必要时用镇静剂,尽量减少路途颠簸。

2. **休克期护理** 液体疗法是防治烧伤休克的主要措施。

(1)补液量估计:小面积烧伤病人如无严重恶心呕吐,能口服者,可及早服烧伤饮料。大面积烧伤病人,口服量有限,必须及时、足量、快速静脉补充液体,以迅速恢复有效循环血量。静脉补液量计算可参考下列公式:烧伤后第 1 个 24 小时补液量(ml)＝Ⅱ度、Ⅲ度烧伤面积×体重(kg)×1.5 ml(儿童 1.8 ml,婴幼儿 2.0 ml)＋2 000 ml(儿童约 80 ml/kg 体重,婴幼儿约 100 ml/kg 体重)。另加生理日需量 2 000 ml。胶体和电解质溶液的比例,一般为 0.5∶1.0,特重度烧伤为 0.75∶0.75。烧伤后第二个 24 小时的体液渗出减少,输入电解质和胶体溶液的量为第一个 24 小时的一半,生理日需量仍为 2 000 ml。

(2)液体的种类与安排:胶体常用血浆或全血,以血浆为主。紧急时也可选用血浆代用品,如中分子右旋糖酐、706 代血浆等,其用量不超过 1 000 ml。电解质溶液首选平衡盐溶液,其次为等渗盐水。生理日需量用 5%葡萄糖溶液。由于烧伤后第一个 8 小时内渗液最快,所以应在首个 8 小时内液体总量的 1/2,其余的 1/2 在后 16 小时内均匀输入。

例:某成年病人,体重 50 kg,Ⅱ度、Ⅲ度烧伤总面积为 60%。伤后第一个 24 小时输入量(ml)＝60×50×1.5＋2 000＝6 500 ml。该病人是特重度烧伤,其中胶体溶液、电解质溶液各为 2 250 ml,5%葡萄糖溶液为 2 000 ml。伤后第二个 24 小时补液量为 4 500÷2＋2 000＝4 250 ml。

补液的一般原则是先晶后胶、先盐后糖、先快后慢,晶胶体溶液交替输入。特别应注意不能集中在一段时间内输入单一种类液体,不利于休克的防治,还可能引起其他体液的紊乱,如持续输入大量水分,可引起水中毒。

(3)液体疗法的有效指标:按输液公式计算的液体量与液体成分,仅提供一个近似值,供实施输液时有所遵循。但在实际执行中必须依据病人病情特点、年龄、体质强弱、开始输液的时间等,作适当的调整,以达到下列输液有效的监测指标。① 成人每小时尿量以 30～50 ml 为宜,小儿每千克体重每小时尿量不低于 1 ml;② 病人安静,神志清楚,无烦躁不安;③ 无明显口渴;④ 脉搏有力,脉率在 120 次/分以下;⑤ 收缩压维持在 90 mmHg 以上、脉压差大于 20 mmHg;⑥ 呼吸平稳。如出现血压低、尿量少、烦躁不安等现象,则应加快输液速度。老年人和心肺功能障碍的病人,在输液时要避免液体输入过快、过量,防止心肺负荷过重而引起肺水肿和心力衰竭。

3. 创面护理 正确处理创面是整个烧伤治疗的关键。一般处理原则：① 保护创面，减少渗出；② 彻底清创，尽快地清除失活的组织；③ 预防和控制创面感染，选用适当的创面外用抗菌药；④ 积极预防烧伤后期瘢痕挛缩畸形，争取最大程度地恢复功能。

（1）创面初期护理：I度烧伤创面一般只需保持清洁和防止再损伤，II度以上烧伤需做创面清创术。在休克得到基本控制，全身情况允许时，应在充分的镇痛、镇静和无菌条件下尽早进行。

清创顺序一般按头部、四肢、胸腹部、背部和会阴部进行。剃净创面周围毛发，剪短指（趾）甲，擦净创面周围皮肤。创面可用1：1 000苯扎溴铵或1：2 000氯己定等清洗，去除异物。浅II度水疱应予保留，大水疱者，可用消毒注射器抽去水疱液。水疱已破损、撕脱者，应剪除水疱皮。对于深II度、III度创面的坏死表皮需去除，以利创面清洁与干燥。酌情采用包扎或暴露疗法。清创术后应注射破伤风抗毒素（TAT），必要时及早使用抗菌药物。

（2）包扎疗法护理：包扎疗法即在清创后用药物纱布或凡士林纱布覆盖创面，加盖多层吸水性强的消毒纱布与棉垫，以绷带由远端至近端包扎，全层敷料应有2～3厘米厚。包扎时压力应均匀，指（趾）尖应露出，以便观察血循环改变；指趾分开包扎以防止并指畸形的发生；注意关节部位的功能位，以免功能障碍。适用于污染较轻、创面清洁的四肢浅度烧伤、转运的病人以及寒冷季节无条件使用暴露疗法者。其优点是：护理方便，对病室环境要求较低；病人较舒适，肢体便于保持功能位；便于转运。其缺点是：炎热季节或地区，病人不易耐受；不利于观察创面，细菌容易生长繁殖；更换敷料时有一定的痛苦；不适用于头面部和会阴部的创面。

护理时：① 观察肢端血运情况，应注意指（趾）末端皮肤的颜色、温度、感觉、运动及动脉的搏动等及时调整绷带包扎松紧度；② 抬高患肢，经常变换受压部位；③ 保持敷料清洁干燥，如外层敷料被浸湿，须立即更换；④ 注意创面是否有感染，如发现创面渗出多、有恶臭、病人主诉创面跳痛，且伴有高热、血白细胞计数增高等感染征象时，应及时检查和处理创面，或改为暴露疗法。

（3）暴露疗法护理：暴露疗法是指病人经清创后，创面暴露在清洁、温暖而干燥的空气中，促进创面结痂。适用于头面部、会阴部等不适于包扎部位的烧伤；污染重或已经发生感染的大面积创面；炎夏季节尤为适用。暴露疗法的优点是创面干燥不利于细菌生长，便于观察创面，节省敷料。暴露疗法的病房应具备恒定的温、湿度，室温保持在28～32℃，湿度以50%为宜室内清洁，有必要的消毒、隔离条件，便于抢救治疗。缺点是病室环境要求较高，不适于转送。

护理时：① 保持床单清洁干燥。② 促进创面干燥、结痂，可用烤灯或红外线辐射促进创面结痂；若有渗液，随时用无菌纱布或棉球吸干；创面涂收敛、抗菌等药物。③ 保护创面，为避免创面长期受压，应经常翻身；若环行烧伤肢体，可用支架将伤肢悬吊使创面悬空；若躯体环行烧伤，使用翻身床可使躯干腹侧、背侧充分暴露，防止创面继续受压而加重病情。

翻身床由支撑架、旋转盘、双层床片三个主要部件构成（图2-4）。床片分为俯卧位用和仰卧位用两个，通过旋转转盘使病人

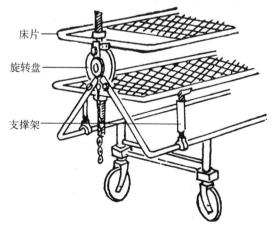

床片

旋转盘

支撑架

图2-4 翻身床的主要部分

呈俯卧或仰卧体位,解决病人的翻身问题。使用翻身床前,应先检查各部位是否牢靠,所需物品齐全,保证安全。向病人说明使用翻身床的目的和方法,消除病人的恐惧和顾虑。翻身床一般在休克期度过后开始使用,翻身操作时要求两人合作,先在创面上覆盖无菌纱布和纱垫以及消毒海绵床垫,然后将两个床片合拢,旋转螺帽将床片固定,并系好安全带以防病人滑落。放下支撑架,安置好输液架,然后翻转床片,再将支撑架固定,去除上面的床片,即完成翻身(图2-5)。对于首次翻身,要特别注意呼吸道通畅,防止喉头水肿,备好急救用品及药物,必要时随时改为仰卧。对于有气管切开的病人,应注意保持套管口的暴露与通畅。昏迷、休克、心肺功能不佳和应用冬眠药物的病人禁用翻身床。

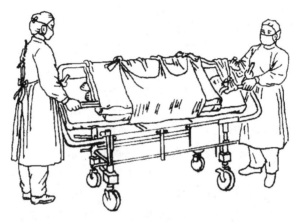

图 2-5　翻身床的应用

（4）去痂和植皮的护理：深度烧伤的创面愈合过程缓慢,甚至不能愈合,且形成瘢痕可造成功能障碍。因此,Ⅲ度烧伤常需要采取切痂(即切除烧伤组织达深筋膜平面)、削痂(削除坏死组织至健康组织平面)和植皮处理。植皮术还可用以各种畸形的矫正,应做好植皮手术前后的护理工作(见移植章节)。

（5）感染创面的处理：感染创面应用湿敷、浸浴等方法,除去坏死组织,痂下感染时应剪去痂皮或坏死组织,充分引流脓性分泌物,控制感染。要加强换药,每日换药的次数应视创面感染的程度而定,应根据创面细菌感染的特征或药敏试验的结果选择外用药,如乙酸、磺胺米隆、烧伤药膏或油剂等中西药制剂。

（6）特殊部位烧伤护理：头面部、呼吸道及会阴部等这些部位的烧伤,创面愈合后导致的畸形对功能的影响较大。

1）头面部烧伤：头面部为外露部位,神经和血管丰富,且组织疏松,故烧伤后水肿和渗出明显,易合并眼、耳、鼻及上呼吸道等部位烧伤,表现为面部肿胀变形、睑外翻、呼吸困难等。及时用棉签拭去眼、鼻、耳的分泌物,保持其清洁干燥。双眼使用抗生素眼药水或眼膏,保持角膜湿润和预防感染,有角膜暴露者,宜用油纱布遮盖眼部防止异物进入,避免角膜干燥而发生溃疡。避免耳郭受压。做好口腔护理,防止口腔黏膜溃疡及感染。

2）吸入性损伤(呼吸道烧伤)：是较危重部位的烧伤。其致伤因素除热力以外,还可因燃烧时吸入大量含有化学物质的烟雾,引起呼吸道损伤或窒息。吸入性损伤病人应保持呼吸道通畅,尽早作气管切开,有利于呼吸道分泌物的排出,防止坏死组织发生溶解脱落或出血造成呼吸道阻塞而导致窒息。

3）会阴部烧伤：将大腿外展,使创面充分暴露,并防止大小便污染创面。接触创面的便器应清洁,大小便后用生理盐水或 0.1% 苯扎溴铵溶液清洗会阴部,注意保持创面及周围皮肤的清洁。

4. 防治感染的护理　烧伤病人由于皮肤黏膜的损伤,免疫力低下,在水肿回吸收和焦痂分离及广泛切痂时均易发生感染。感染是烧伤的主要死亡原因,及早发现感染征象、及时处理,是防治感染的关键。

(1) 密切观察病情:护理中要密切观察生命体征、意识状况、胃肠道反应,及早发现和处理创面感染灶和脓毒症。① 体温骤升至 39 ℃ 以上或下降至正常值以下。② 心率加快达 140 次/分以上,呼吸增加,不能以其他原因解释者。③ 精神症状,如谵妄、烦躁、幻觉等。④ 食欲减退,腹胀或腹泻。⑤ 创面恶化,焦痂变潮湿或其深 Ⅱ 度痂皮见针尖大小的溢液点或出血点,数目在不断增加或渐趋扩大,肉芽创面灰暗,高低不平,有暗红色的点状坏死;已成活的皮片呈蚕蚀状被侵袭,不见扩大反而缩小。⑥ 白细胞增高或不断下降,中毒颗粒增多。这些症状或体征均是早期脓毒症的表现。如创面出现紫黑色出血性坏死斑、有腥臭味,是铜绿假单胞菌感染的征象。

(2) 掌握无菌原则:在创面的护理和各种治疗性导管的护理中,应严格无菌操作。

(3) 合理应用抗菌药物:及时做好创面细菌培养及抗菌药物敏感试验,以便选用有效的抗菌药物。在应用过程中须注意不良反应及二重感染的发生。

(4) 严格消毒隔离:烧伤病人应进行保护性隔离。宜单间病室,工作人员出入病室要更换隔离衣、口罩、鞋、帽,接触病人前后要洗手,做好病房的终末消毒工作。

5. 改善营养状况　烧伤病人因蛋白质消耗增加,应加强营养。给予高蛋白、高热量以及多种维生素饮食,根据不同病情给予口服、鼻饲或胃肠外营养,以促进创面修复及身体功能的康复。对大面积烧伤病人,输入适量血浆或全血或人体清蛋白,以增强抵抗力。

6. 心理护理　烧伤病人的心理压力较大,尤其担心自己的容貌或外形的改变而影响生活、工作及社交。在护理工作中,应根据不同病人的心理状态,采取相应措施。鼓励病人表达情感,尽可能满足病人的心理需要,帮助其采取消除恐惧及悲哀情绪的方法,正视现实,能有效地应对心理压力;对经济不宽裕者,应避免在病人面前谈论医药费问题,并及时给予安慰;对伤残或者面容受损者,应注意沟通技巧,避免无意中伤害病人自尊心,鼓励病人认识自己的人生价值,正确对待伤残,鼓起生活的勇气,积极配合治疗和护理。

7. 疼痛的护理　由于烧伤创面感觉神经末梢的暴露、心理压力和处理创面时的反复刺激,造成病人的严重疼痛。疼痛因个体特点、烧伤程度、面积大小、部位及演变过程不同而异。要判断病人所表现的疼痛反应是否与恐惧、不适、焦虑或缺氧有关,因重病人的痛苦表现往往与心理失衡有密切关系。疼痛护理包括非药物性方法和药物治疗。① 非药物性方法,可采取精神放松、引导和转移注意力、音像良性刺激等方法,以减轻病人的痛苦;② 药物治疗,应用麻醉止痛剂,如吗啡、哌替啶等有抑制呼吸和成瘾的危险,对有吸入性损伤和老年烧伤者应慎用。一般性止痛药,应选用多种剂型,多种途径给药。

8. 健康指导　烧伤是一种破坏性很强的损伤,对病人以后的生活质量有很大的影响。因此,预防火灾发生至关重要。

(1) 增强安全意识:在社区人群中应作好健康宣教,讲解预防烧伤及自救的知识。要进行安全操作、安全用电、安全用火、安全生活等。

(2) 尽快恢复功能:创面愈合过程中,可出现皮肤干燥、痒痛,指导病人避免用刺激性肥皂或温度较高的热水清洁,更不要搔抓。烧伤部位一年内应避免太阳暴晒对皮肤造成损害。

早期进行功能锻炼,以减轻瘢痕挛缩、肌肉萎缩等原因造成的功能障碍。

第四节 冷伤病人的护理

一、概述

冷伤是机体遭受低温侵袭所引起的局部或全身性损伤,分为非冻结性冷伤和冻结性冷伤两类。非冻结性冷伤是人体接触 10 ℃以下、冰点以上的低温,加上潮湿条件所造成的损伤,包括冻疮、战壕足、水浸足(手)等。冻结性冷伤(又称冻伤)是由冰点以下低温所造成,包括局部冻伤和全身冷伤(又称冻僵)。

1. 病因　寒冷是导致冷伤的主要原因。潮湿、刮风可加速身体散热;衣袜过紧、长时间静止不动、衣服单薄等均可造成局部血液循环障碍;饥饿、失血、创伤、休克、营养不良等可使全身抵抗力降低,减弱对温度变化的调节和适应能力。

2. 病理

(1) 非冻结性冷伤:当机体局部长时间暴露于冰点以上的湿冷环境中,动脉痉挛、皮肤血管强烈收缩,血流滞缓,影响细胞代谢。待局部复温后,血管扩张,组织反应性充血、渗出,局部出现水肿、水疱,可形成溃疡。

(2) 冻结性冷伤:当人体局部接触冰点以下低温时,由于局部组织血管强烈收缩,使细胞外液甚至细胞内液均可形成冰晶。复温后,局部血管扩张、充血、渗出,并可有血栓形成;组织内冰晶剂融化过程,可造成组织细胞坏死及邻近组织炎症反应。全身受低温侵袭时,除了外周血管强烈收缩和寒战反应,还造成体温由表及里降低,致使体内重要器官受累。

二、护理评估

(一)健康史

冻疮在我国一般发生于冬季和早春,由于长江流域比较潮湿,防寒措施也不及北方地区,因此冻疮比北方地区发生率高。冷伤常发生在北方的严寒季节、高海拔地区,或是在雪崩、暴风雪等自然灾害状况下发生。

(二)身体状况

1. 冻疮　好发于手、足、耳郭及鼻尖等处。表现为局部出现红斑,弥漫性水肿,并出现大小不等的结节,感觉异常,灼痒,胀痛,有时出现水疱。水疱破溃后形成溃疡,可感染化脓。

2. 局部冻伤　皮肤苍白发凉、麻木或丧失知觉,不易区分其深度。复温冻融后可按其损伤的不同程度分为四级。

Ⅰ度冻伤(红斑性冻伤):损伤在表皮层。局部皮肤发红、充血,有热、痒、刺痛的感觉。一般能在短期内(约1周)痊愈,表皮脱落、不留瘢痕。

Ⅱ度冻伤(水疱性冻伤):损伤达真皮层。有局部充血和水肿,复温后12～24小时内形成水疱,疱液呈血清样。局部疼痛较剧,但感觉迟钝,对针刺、冷、热感觉消失。如无并发感染,水疱逐渐干燥结痂,2～3周后开始脱痂痊愈,可有轻度瘢痕形成。

Ⅲ度冻伤(腐蚀性冻伤):损伤达皮肤全层或皮下组织。创面由苍白变为黑褐色,感觉消失,创面周围红、肿、痛并有水疱形成。若无感染,坏死组织干燥结痂,愈合甚慢且留有瘢痕。

Ⅳ度冻伤(血栓形成与血管闭塞):损伤深达肌肉、骨骼,甚至肢体坏死,表面呈灰色、无水疱;通常呈干性坏死,也可并发感染而成湿性坏疽。治愈后多留有功能障碍或致残。

3. 全身冷伤　先有寒战、皮肤苍白或发绀、疲乏、无力等表现,继而出现肢体僵硬、意识障碍、呼吸抑制、心律失常,最后呼吸、循环停止。如抢救不及时,即可死亡。

（三）心理状态

冻伤大多发生于意外事故,严重者可能患肢受损致残甚至危及生命。这使病人产生忧虑、悲伤、恐惧等复杂心理。

（四）辅助检查

并发感染时,血白细胞及中性粒细胞增多。当重要器官功能受累时,相应的检查内容出现异常。

（五）治疗

冻疮,局部外用冻疮膏,每日温敷数次,已破溃者也可涂抹含抗菌药物的软膏。

冻伤,局部冻伤和全身冷伤要进行局部或全身用 40 ℃左右的温水复温,同时提高室温。防治休克,改善血液循环,促进损伤细胞修复,抗感染,局部创面保持清洁干燥,待坏死组织分界清楚时予以切除。并发湿性坏疽者常需截肢。

三、护理诊断及合作性问题

1. 体温过低　与受到寒冷侵袭有关。
2. 组织完整性受损　与局部血液循环障碍和细胞代谢紊乱有关。
3. 组织灌注量改变　与有效循环血量减少有关。
4. 潜在并发症　感染、休克、急性肾衰竭、呼吸及循环衰竭。

四、护理措施

（一）急救和复温护理

尽快使伤员脱离寒冷环境。衣服、鞋袜等连同肢体冻结者,不可勉强卸脱,应用温水(40 ℃左右)使冰冻融化后脱下或剪开。立即进行局部或全身的快速复温,伤员应置于 15～30 ℃温室中,将冻肢或冻僵的全身浸浴于足量的 40～42 ℃温水中,使受冻局部在 20 分钟内,全身在 30 分钟内复温。复温以肢体红润,循环恢复良好、皮温达 36 ℃左右。若无温水,可将冻肢立即置于救护者怀中复温,或用热水袋置于身体周围复温。救治时严禁火烤、雪搓、冷水浸泡或猛力捶打患部。对呼吸、循环骤停者要施行胸外心脏按压和人工呼吸、吸氧等急救措施。

（二）全身治疗的护理

1. 继续保暖,复温后,较严重的冻伤病人应置于暖室中,轻度冻伤者置于一般室温下,加盖被服保暖即可。
2. 保持呼吸道通畅,给予吸氧、呼吸兴奋剂,维持呼吸功能。
3. 改善血液循环,应用低分子右旋糖酐静脉输液,避免血细胞凝聚和血栓形成。
4. 防治并发症,使用血管活性药物和利尿药以防休克和急性肾衰竭。
5. 加强营养支持,给予高热量、高蛋白、高维生素饮食。

6. 防治感染,给予有效抗菌药物,预防继发感染。严重冻伤者,应注射破伤风抗毒血清和气性坏疽抗毒血清,预防厌氧菌感染。

(三)局部治疗的护理

复温后冻伤的皮肤应小心清洁,维持干燥,抬高病变部位,减轻水肿。Ⅰ度冻伤保持创面清洁干燥,数日后可自愈。Ⅱ度冻伤未感染创面,消毒后用软干纱布包扎,小水疱待其自然吸收;大水疱用注射器抽出疱内液体后,用软干纱布包扎,或涂冻伤膏后暴露局部创面;创面已感染则先用抗菌纱布湿敷,再涂冻伤膏。Ⅲ度、Ⅳ度冻伤创面须采用暴露疗法,保持创面清洁干燥。如并发湿性坏疽,或有脓毒症且对清创、抗菌药物治疗无效者,则需截肢。由于发病早期很难区分冻伤组织的破坏程度,手术宜在较晚时间进行。

(四)心理护理

对病人耐心解释疾病的基本过程,消除焦虑和恐惧。当病人因冻伤致残时,更应及时稳定病人情绪,应避免伤害病人自尊心,引导其正确对待伤残,树立生活的信心。

(五)健康指导

1. 要宣传防寒保暖的基本知识,加强耐寒锻炼。手、足、耳处可涂防冻疮霜剂。如冻疮发生后,局部摩擦与按摩并无益处,反可加重损伤并导致继发感染。

2. 寒冷环境中工作人员,要做好"三防"准备工作,即防寒、防湿、防静。进入低温工作环境之前,提供高热量饮食,但不宜饮酒,因饮酒可增加散热;衣着宜保暖不透风,及时更换沾湿的衣物;避免长时间静止不动。

第五节　咬伤病人的护理

一、蛇咬伤

(一)概述

毒蛇咬伤是我国南方农村和山区的常见生物性损伤,会引起急性中毒,严重者可致死亡。毒蛇头部多呈三角形,斑纹色彩鲜明,有一对毒牙与毒腺相通。蛇毒主要由多肽蛋白质组成。分为三种类型:① 神经毒,对神经的传导功能有选择性的抑制作用,可引起呼吸麻痹和肌肉瘫痪,常见于金环蛇、银环蛇;② 血液毒,有较强的溶组织、溶血或抗凝作用,导致全身广泛出血、溶血、甚至心力衰竭和肾衰竭,局部症状出现早而严重,常见于竹叶青、五步蛇;③ 混合毒,兼有神经、血液毒的特点,局部症状明显,全身症状发展也较快,但常以一种毒素为主,如蝮蛇以血液毒为主,眼镜蛇以神经毒为主。

(二)临床表现

了解蛇咬伤的时间、部位、蛇的形态特点及咬伤后的处理经过,查看咬伤处齿痕特点、伤口情况,判断为何种毒蛇咬伤。

1. 毒蛇咬伤伤痕　咬伤处有两个较大的毒蛇牙痕,有伤口、出血、局部麻木、疼痛、高度水肿、青紫、淤斑、张力性水疱等局部表现。

2. 神经毒类毒蛇咬伤　全身软弱、疲乏、视物模糊、眼睑下垂、言语不清、吞咽困难、四肢麻木、感觉迟钝、嗜睡昏迷,呼吸肌受抑制时出现胸闷、呼吸困难,最后可致呼吸停止。心肌

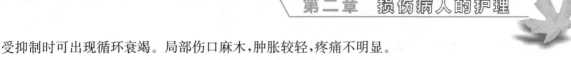

受抑制时可出现循环衰竭。局部伤口麻木,肿胀较轻,疼痛不明显。

3. **血液毒类毒蛇咬伤** 全身有出血现象,如广泛的皮下淤斑、眼结膜下出血、咯血、呕血、便血、尿血等,并可引起畏寒、发热、心律失常、谵妄等。严重者因休克、心力衰竭、急性肾衰竭而死亡。局部伤口剧烈疼痛、肿胀;并迅速向近端扩散,皮下出现大片淤斑,有血水疱;伤口内有血性液体不断渗出,有的出血不止;伤口经久不愈甚至致残。

（三）现场救护

1. **缚扎** 毒蛇咬伤后,立即以布带等物绑扎伤肢的近心端 5～10 cm,松紧以能阻断浅静脉和淋巴液回流即可,不可影响动脉血供。每隔 15～30 分钟应放松缚扎 1～2 分钟,以免静脉过度淤血影响血液循环,在排毒处理结束或服用有效蛇药后半小时可解除缚扎。

2. **冲洗** 用大量清水冲洗伤口及周围皮肤,再用过氧化氢或 1：5 000 高锰酸钾反复冲洗伤口,减少毒素吸收,破坏蛇毒。

3. **排毒** 伤口冲洗后用消毒尖刀以齿痕为中心作组织切开,扩大伤口,使毒液外流,周围肿胀皮肤也可用尖刀多处挑破,增加引流。将患肢下垂,用手自上而下向创口挤压出毒液,持续 10～20 分钟;也可用拔罐法或吸乳器在伤口处抽吸,促使蛇毒排出。但血液毒素类毒蛇咬伤者禁忌多处切开,防止出血不止。

4. **伤口处理** 经急救处理后,可用高渗盐水或 1：5 000 高锰酸钾溶液湿敷伤口,肢体肿胀处可外敷中草药或蛇药,并保持伤肢下垂,有利于引流毒液和消除肿胀;一般在毒蛇咬伤后 1～4 小时内,取胰蛋白酶 2 000～6 000 U 加入 0.05％普鲁卡因 10～20 ml,在伤口外周做皮下及肌层浸润注射,或在绑扎上方进行封闭。

（四）护理措施

1. **卧床休息** 给予高热量、高蛋白质、多维生素饮食,必要时输液。
2. **防治感染** 常规使用破伤风抗毒素及抗菌药物。
3. **重症病人的护理** 应密切观察神志、血压、脉搏、呼吸和尿量变化,注意有无中毒性休克、急性肾衰竭、心力衰竭、呼吸衰竭以及内脏出血等严重并发症的发生。如每日给予肾上腺皮质激素,能提高机体对蛇毒的耐受性。病人呼吸困难、缺氧时,应及时给氧,使用呼吸兴奋剂,并准备好气管插管及人工呼吸机等器械。有呕血、便血或血尿时,应使用止血剂,如出血过多应予输血。因蛇毒对心、肾的毒性较大,故不宜大量快速静脉输液,以防补液过量过快而发生心力衰竭和肺水肿。
4. **心理护理** 及时与病人沟通,稳定病人情绪,消除恐惧心理。
5. **健康指导** 宣传毒蛇咬伤的有关知识,提高自我防范意识。外出时应尽可能避开树林茂密、人迹稀少处,在山村、丘陵地带应穿鞋行走,同时可将裤口、袖口扎紧,避免意外伤害的发生。一旦被毒蛇咬伤后,切忌慌乱奔跑,学会就地缚扎、冲洗、排毒等自救和互救的方法。

二、犬咬伤

（一）概述

一般的犬咬伤有伤口、有出血,其性质视同一般创伤。若狂犬咬伤后,狂犬病毒经伤口进入人体可发生狂犬病。

（二）临床表现

被狂犬咬伤者经过半个月至三个月的潜伏期后,发生临床症状:早期饮水时咽喉部肌肉发生痉挛,随之出现烦躁不安,见水、听水声也可以引起喉头痉挛,因此又称为恐水症。后期发生呼吸、循环衰竭而死亡。

（三）现场处理

犬咬伤后立即使用一定压力的流动清水（如自来水）冲洗伤口,再用 20％肥皂水（也可用肥皂）或其他弱碱性清洁剂清洗伤口。重复以上步骤至少 15 分钟。

（四）护理措施

1. **伤口处理**　送医院后先对伤口处理:先用肥皂水清洗、清水彻底冲洗伤口,再用消毒剂（如 75％乙醇、碘制剂或季铵类化合物）消毒伤口后,不缝合伤口。伤口深者应注射破伤风抗毒素。

2. 适当应用抗菌药物防治感染。

3. 注射狂犬疫苗,预防狂犬病的发生。由于部分感染狂犬病病毒的狗在尚未出现异常表现时唾液中就已含有病毒,具有传染性,因此,被看似正常的狗咬伤后也需注射疫苗。

4. 注意观察病人生命体征。

5. 对症处理。

6. **健康指导**　不要招惹狗,尽量避开疯狗。如果遇到疯狗追赶,最好不要突然转身跑开,不要直接瞪视狗的眼睛。眼睛盯住地面,然后缓慢向后移动,逐渐离开。

1. 某成年男性,60 kg,不慎被开水烫伤,Ⅱ、Ⅲ度烧伤面积为 60％。问:伤后第一个 24 小时补液总量是多少? 如何制定三个 8 小时补液计划? 液体应如何分配? 其主要护理诊断是什么（请说出 2～3 个）?主要的护理措施有哪些?

2. 病人男性,26 岁,在丛林行走时,被蛇咬伤后,局部皮肤留下一对大而深的齿痕,伤口出血不止,周围皮肤迅速出现淤斑、血疱。现场可采取哪些措施?

（钱立晶）

第三章

伤口护理

本章主要介绍伤口换药。换药,即更换敷料,是指对经过初期治疗的伤口(包括手术切口)作进一步的处理。其目的是动态观察切口变化,清除坏死组织和异物,保持引流通畅,控制感染,促进切口愈合。换药是外科的一项基本技术操作,规范、熟练的操作是提高治疗效果的关键。

第一节 换药室的设备和管理

换药应在专用的房间(换药室)内进行,住院病人也可在床旁换药。换药室要求宽敞、光线充足、通风良好、温度适宜,室内陈设要求简单适用,便于清洁消毒。

一、换药室的设备

换药室的基本设备:换药床、换药台或换药车、药品柜、各类器械、托盘架、肢体扶托架、立式聚光灯或无影灯、紫外线灯、污物桶等。

1. 换药台(车) 台上的物品安放位置应相对固定,排列有序,取用方便。常用的物品有无菌持物钳和分别盛放碘伏棉球、乙醇棉球、盐水棉球、依沙丫啶(又称雷夫奴尔、利凡诺)纱布引流条、无菌止血钳、无菌镊等有盖容器数个。

2. 器械类 持物钳、敷料镊、手术刀、组织剪和线剪、止血钳及探针等常用器械均用无菌包形式保存。

3. 药品类 换药室常用外用药物见表3-1。

4. 敷料及引流物类 无菌纱布、纱垫、棉球及棉签,各类引流物、绷带等。

5. 其他 无菌手套、手电筒、胶布、剪刀、保安刀、橡胶单和治疗巾等。

表3-1 常用的外用药物及用途

常 用 药 品	用 途
70%乙醇,2.5%碘酊,0.5%碘伏	皮肤消毒
0.1%氯己定,0.5%碘伏,0.9%氯化钠	伤口冲洗
0.1%依沙丫啶(雷夫奴尔)	感染伤口湿敷
3%过氧化氢,0.02%高锰酸钾	厌氧菌感染伤口的冲洗、湿敷

续 表 3－1

常 用 药 品	用 途
0.9%氯化钠,凡士林纱布	健康肉芽伤口外敷
3%～5%氯化钠,30%硫酸镁	水肿肉芽伤口湿敷
10%～20%鱼石脂软膏	局部炎症早期外敷
1%苯氧乙醇,0.5%乙酸,1%～2%磺胺嘧啶银	铜绿假单胞菌感染伤口的湿敷
大蒜液,碘甘油,克霉唑,酮康唑	真菌感染伤口的湿敷
碘仿,1%氯胺,20%鞣酸	慢性溃疡伤口外敷

二、换药室的管理

1. **无菌管理制度** 换药室由专人负责管理,严格执行无菌操作规则,严格区分清洁区与污染区,防止交叉感染。

2. **清洁消毒制度** 保持环境清洁,每日做好房间、地面及物体表面的清洁、消毒处理。定期做空气及物体表面细菌培养,应符合相应管理标准的要求。

3. **物品管理制度** 保持敷料、器械、药品等无菌物品供应充足,并分类固定放置,以便取用。确保物品无菌和有效,药品应定期检查,保持瓶签清晰。

第二节　伤口评估

一、缝合伤口的评估

1. **伤口类型** 指手术切口分类。① 清洁伤口(Ⅰ类切口):指无菌切口,如甲状腺大部切除术、疝修补术的切口;② 可能污染伤口(Ⅱ类切口):指手术时可能污染的切口,如胃大部切除术、肠切除术的切口等;③ 污染伤口(Ⅲ类切口):指邻近感染区或组织直接暴露于污染区或感染物的切口,如空腔脏器穿孔、急性腹膜炎手术的切口等。

2. **伤口愈合情况评估** ① 甲级愈合:指伤口愈合良好,无不良反应;② 乙级愈合:指伤口愈合处有炎症反应,如红肿、硬结、血肿、积液,但未化脓;③ 丙级愈合:指伤口化脓,需要做切开引流等处理。

伤口愈合情况的记录方式则根据上述伤口分类和愈合分级而定。如胃大部切除术,手术切口曾发生红肿、硬结,但完全吸收而愈合,记录为Ⅱ/乙;腹膜炎手术切口愈合良好,无感染发生,记录为Ⅲ/甲,余类推。

3. **伤口拆线时间** 以切口部位、局部血液供应情况、病人年龄和全身营养状况等情况而定。一般头、面、颈部在术后4～5日拆线;下腹部、会阴部在术后6～7日拆线;胸部、上腹部、背部、臀部手术7～9日拆线;四肢手术10～12日拆线(近关节处可适当延长);减张缝合14日拆线;也可根据病人的实际情况采用间隔拆线;年老体弱或营养不良、糖尿病者,酌情延迟拆线时间;青少年可适当缩短拆线时间。

二、肉芽组织伤口评估

1. **不同肉芽组织创面评估** 见表3－2。

表 3-2 不同肉芽组织创面评估

	健康肉芽组织	不健康肉芽组织	慢性溃疡
颜色	鲜红	苍白或淡红(水肿)、深红(感染)	灰暗或淡红
状态	致密细小颗粒状	无明显颗粒、肿胀	无明显颗粒
紧张感	有紧张感	较松弛	质硬
血供	触之易出血	触之不易出血	触之不易出血
脓苔	无	可能有	可能有

2. 伤口感染的表现　了解伤口分泌物的颜色、形状及量。如为金黄色葡萄球菌感染,则脓液稠厚色黄;化脓性链球菌感染,脓液稀薄量大;铜绿假单胞菌感染,脓液色绿,有甜腥臭味,且伤口有褐色坏死组织;无芽孢厌氧菌感染时,脓液恶臭有气泡等。可做伤口脓液细菌培养加药敏试验,了解细菌种类和合适的抗菌药物药物。

三、脓腔伤口评估

多由脓肿切口引流或缝合伤口感染形成。伤口往往较深,不断有脓液流出。

1. 评估脓液引流是否通畅　如伤口所盖敷料沾有多量脓液,而脓腔内积脓甚少,脓腔逐日变浅变小,肉芽组织生长快,说明引流通畅。如揭除敷料时干燥脓液少,引流物松动或拔除时有大量脓液流出,说明引流不畅。引流不畅应查明原因,如切口位置和大小、引流物选择不恰当或放置不妥等。

2. 伤口经久不愈的原因　常为引流不妥当或伤口有异物如线头等。瘘管、窦道形成,则难以愈合。伤口不愈也见于毒蛇咬伤、烧伤后期、放射性损伤形成的溃疡、下肢静脉曲张合并小腿溃疡、皮肤压疮以及慢性骨髓炎等。

第三节　换药的原则和方法

一、换药的原则

1. 严格遵守无菌操作原则,防止发生院内感染。

2. 根据伤口情况合理安排换药顺序,应按先清洁伤口、再污染伤口、后感染伤口的次序换药。特异性感染伤口,如破伤风、气性坏疽的伤口,应专人换药,严格消毒。

3. 换药的次数根据伤口情况而定,一期缝合伤口术后 2~3 日换药 1 次,如无感染至拆线时再换药;分泌物不多,肉芽组织生长良好的伤口,每日或隔日换药 1 次;脓性分泌物多、感染重的伤口,每日 1 次或数次。

4. 置管引流的伤口,如是手术伤口的预防性引流(橡皮片、烟卷条),一般在术后 1~2 日无明显引流液时即可拔出;用于深层引流的烟卷式引流条或乳胶管,在每次换药时须转动并稍向外拔、剪去少许;感染伤口的引流时间较长,须及时更换引流物;一般待感染控制、脓腔明显缩小、基本无脓液分泌时,才停止引流。

二、换药的步骤和方法

1. 换药前准备

(1) 环境准备:换药操作要求在安静和清洁的环境中进行,因此安排在晨间护理之前为宜。不宜在铺床扫地、查房治疗、进餐探视等时间换药。

（2）病人准备：向病人做好解释工作，以取得配合。协助病人取舒适体位，充分暴露伤口，便于操作。严重损伤或大面积烧伤的病人，必要时在换药前应用镇静止痛剂，减轻病人痛苦。

（3）换药者准备：换药者应事先了解病人伤口情况，戴好帽子和口罩，换药前后洗手，防止交叉感染。

（4）常规物品准备：无菌换药碗2只，内放乙醇棉球和盐水棉球若干、引流物、纱布块、镊子2把等。根据需要准备血管钳、手术刀、手术剪、探针之类物品。另备胶布、剪刀、汽油、棉签、弯盘、橡胶单和治疗巾等物品。

2. 换药方法

（1）揭去污敷料：外层绷带和敷料用手取下，内层敷料用镊子揭去。揭敷料的方向应与伤口纵轴方向平行（图3－1）。如内层敷料因分泌物干结与创面粘贴紧密时，可用生理盐水棉球湿润后再轻轻揭下，避免损伤肉芽组织和引起病人疼痛。

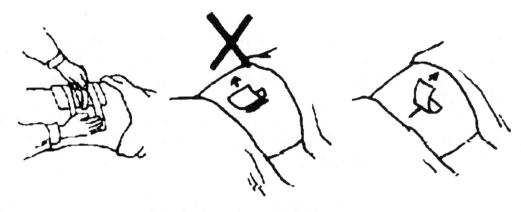

图3－1　揭除敷料方向

（2）清理伤口：是换药中的主要步骤。要用双手持镊操作法，即右手持镊接触伤口，左手持镊从换药碗中夹取无菌物品并传递给右手的镊子，两镊不可相碰触。用乙醇棉球消毒伤口周围皮肤两次，一般伤口由创缘向外消毒，脓液较多的伤口由外向创缘消毒。后用盐水棉球清洗伤口，根据伤口情况放置引流物或外敷药物纱布。

（3）覆盖无菌敷料：伤口处理完毕，用无菌敷料覆盖，胶布粘贴固定，胶布粘贴方向应与肢体或躯干长轴垂直，胶布不易固定时可用绷带包扎。

3. 换药后整理　换药完毕应妥善处理污染的器械和敷料。污敷料倒入污物桶内，换药碗、弯盘及器械冲洗后送供应室处理。特殊感染的敷料应全部烧毁，用过的器械单独消毒、灭菌。

三、不同伤口处理

1. 缝合伤口处理　一般缝合伤口在手术后2～3日更换伤口敷料，乙醇棉球消毒伤口及周围皮肤，然后覆盖无菌纱布，包扎妥当。其目的是观察伤口情况，如无异常情况，按规定时间拆线，更换敷料。

拆线方法：拆线时先用2.5%碘酊、70%乙醇棉球将切口及周围皮肤消毒两次，左手用镊子夹起线结,右手用线剪在线结下贴近皮肤处剪断缝线,向切口方向拉出缝线(图 3-2)。再用乙醇棉球消毒切口,盖好无菌敷料用胶布固定。

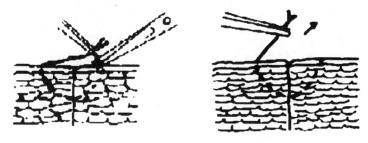

图 3-2 拆线方法

有下列异常情况应分别处理:① 缝线反应,针眼处发红稍肿胀,应以 70%乙醇湿敷;② 针眼处小脓疱,针眼周围暗红、肿胀,直径一般不超过 1 cm,应拆除此针缝线并去除脓液;③ 切口感染,局部红肿范围大,有波动,压痛明显,压之有脓液流出,应拆除部分缝线,敞开切口并放置引流,抗感染。

2. 肉芽组织伤口的处理 ① 肉芽生长健康,以盐水棉球拭去分泌物后,外敷盐水纱布或凡士林纱布即可;② 肉芽生长过度应予剪平或用 10%～20%硝酸银烧灼,并棉球压迫止血;③ 肉芽水肿,可用 3%～5%氯化钠溶液湿敷,并注意病人全身营养状况;④ 创面脓液量多而稀薄,可用 0.1%依沙丫啶或 0.02%呋喃西林溶液纱布湿敷;⑤ 创面脓液稠厚而坏死组织多者,可用优琐溶液纱布湿敷。

3. 脓腔伤口的处理 脓腔较深者可予以冲洗,必要时可向脓腔插入引流管,选用 0.9%氯化钠溶液、碘伏溶液等冲洗脓腔。

复习思考练习

某病人伤口创面肉芽组织光滑晶亮、淡红色、触之不易出血,可选择什么药物进行换药?

(钱立晶)

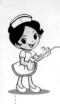

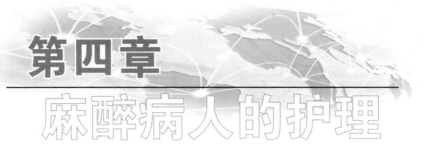

第四章

麻醉病人的护理

第一节　概　述

一、麻醉的概念和理想麻醉的要求

麻醉是应用药物或其他方法,使病人在手术时痛觉暂时丧失。理想的麻醉要符合以下三个条件:① 病人手术时无痛;② 确保病人生命安全;③ 适度肌肉松弛。目前临床常用的麻药及麻醉方法对机体的生理功能有不同程度的干扰,甚至危及生命安全。因此必须做好麻醉前准备工作,针对不同的病人采用不同的麻醉方法,并在麻醉的过程中及麻醉后的一段时期内密切观察病情变化,及时发现问题,及时处理,才能更好地保障病人麻醉成功和生命安全。

二、麻醉的分类

根据麻醉作用的部位和所用药物的不同,可将麻醉分为:全身麻醉、局部麻醉和椎管内麻醉。全身麻醉又分为吸入麻醉和静脉麻醉;局部麻醉又分为表面麻醉、局部浸润麻醉、区域阻滞麻醉和神经阻滞麻醉;椎管内麻醉又分为蛛网膜下隙阻滞麻醉和硬膜外腔阻滞麻醉。广义的局部麻醉包括椎管内麻醉。

第二节　麻醉前护理

一、评估病人对麻醉的耐受力

(一)健康史

麻醉前必须访视病人,了解病人的健康状况、焦虑程度;了解既往麻醉史、手术史、药物过敏史、吸烟及饮酒史;询问是否使用抗高血压药、降血糖药、激素类药、镇静药,并了解使用时间及剂量。

(二)身体状况

1. 生命体征　手术前病人的体温、脉搏、呼吸、血压等生命体征的变化。

2. 病人的营养状况。

3. 心、肺、肝、肾和脑等重要脏器的功能情况。

4. 水、电解质和酸碱平衡情况。

5. 脊柱是否有畸形,活动是否受限。

6. 牙齿有无松动、缺损,有无义齿。

7. 手术部位及麻醉穿刺部位有无感染及破损。

（三）辅助检查

1. 常规实验室检查 包括血尿常规、肝肾功能、凝血功能等。

2. 心电图、胸部 X 线检查 了解心肺功能。

（四）心理-社会状况

一般病人对手术和麻醉不了解,对疾病及有关知识缺乏,担心麻醉和手术的成功率等,病人对手术和麻醉都有不同程度的顾虑、紧张、畏惧的情绪反应。

根据上述评估项目对病人耐受麻醉和手术的能力作出正确估计。临床上多采用国际通用的美国麻醉学医师协会(ASA)制定的病情分级法(表 4-1)。

表 4-1　ASA 分级标准和对麻醉及手术耐受情况的评估

分级	标　　准	麻醉和手术耐受情况	围手术期死亡率(%)
I	体格健康,发育营养良好,各器官功能正常	能耐受麻醉和手术	0.06～0.08
II	除外科疾病外,有轻度其他脏器疾病并存,功能代偿健全	对一般的麻醉和手术能耐受	0.27～0.40
III	并存疾病较重,体力活动受限,但尚能应付日常活动	麻醉和手术均危险,经充分准备后,能耐受麻醉和手术	1.82～4.30
IV	并存疾病严重,丧失日常活动能力,经常面临生命威胁	施行麻醉和手术有危险	7.80～23.0
V	无论手术与否,生命难以维持 24 小时的濒死病人	麻醉和手术异常危险	9.40～50.7

急症病例注"急"或"E"(emergency),表示风险较择期手术增加。

二、心理护理

麻醉前访视病人,了解病人对麻醉的认知程度,耐心听取病人提出的问题,酌情讲解麻醉的方法、效果及可能出现的问题和应对方法,取得病人的理解、信任与合作,消除病人的恐惧和焦虑,确保麻醉与手术的顺利实施。

三、饮食护理

成人麻醉前应常规禁食 12 小时,禁饮 4 小时;小儿术前禁食(奶)4～8 小时,禁饮水 2～3 小时,以减少手术中、手术后因呕吐物误吸导致窒息或吸入性肺炎的危险。局部麻醉,除门诊小手术外,也应禁食,以便局麻效果不好而需中转全麻。急症手术,如果病情、时间允许,麻醉前应做适当的准备,如插胃管或催吐排空胃。立刻全麻时,胃内容物多者应清醒时行气管内插管,有利于避免或减少呕吐与误吸的发生。

四、麻醉前用药护理

(一)麻醉前用药目的

1. 稳定病人情绪,缓解焦虑。

2. 抑制唾液腺和呼吸道分泌,保持呼吸道通畅。

3. 减少麻醉药的不良反应,避免不良的神经反射。

4. 提高痛阈,增强麻醉药镇痛的效果,减少麻醉药量。

(二)麻醉前常用药物

1. 抗胆碱药　是全麻和椎管内麻醉前的常用药物。有抑制呼吸道黏液和口腔唾液的分泌,松弛平滑肌,有利于呼吸道通畅;抑制迷走神经兴奋,避免术中心动过缓或心脏停搏。常用阿托品 0.5 mg,麻醉前 30 分钟肌内注射。但由于阿托品能抑制汗腺分泌,提高基础代谢率和加快心率,故甲状腺功能亢进症、高热、心动过速等病人不宜使用,必要时改用东莨菪碱 0.3mg 肌内注射。

2. 催眠药　有镇静、催眠和抗惊厥作用,并能防治局麻药毒性反应。一般成人用苯巴比妥钠 0.1 g,麻醉前 30 分钟肌内注射。

3. 安定、镇静药　有镇静、催眠、抗焦虑、抗惊厥及中枢性肌肉松弛的作用,并且可以防治局麻药毒性反应作用。成人常用地西泮(安定)5～10 mg,麻醉前 30 分钟肌内注射。

4. 镇痛药　具有提高痛阈,镇痛作用,可减少麻醉药的用量。术前不做常规用药,局部麻醉时可作为辅助用药。成人常用吗啡 5～10 mg 皮下注射,或哌替啶 50～100 mg 肌内注射。此类药物可引起呼吸中枢抑制,故小儿、老人应慎用,临产妇、新生儿及呼吸功能障碍者禁用。

第三节　局部麻醉病人的护理

局部麻醉简称局麻,是用局部麻醉药暂时阻断某些周围神经的冲动传导,使受这些神经支配的区域产生无痛的麻醉方法。这种阻滞作用是暂时的、可逆的。局部麻醉对重要脏器功能干扰较小,操作简便,并发症较少,适用于浅表、局部的中小型手术。根据给药方法及部位不同分为以下几种:表面麻醉、局部浸润麻醉、区域阻滞麻醉和神经阻滞麻醉。

一、常用局麻药和局麻方法

(一)常用局麻药

按照化学结构不同,麻醉药可分为两大类:① 酯类:如普鲁卡因、丁卡因等。② 酰胺类:如利多卡因和布比卡因等。

使用局部麻药时必须对局麻药物的药理性能、维持时间、毒性及一次用药的最大剂量有所了解,临床常用的局麻药物情况见表 4－2。

表 4-2 三种常用局麻药物的比较

	普鲁卡因	利多卡因	丁卡因
麻醉强度	1	4 倍	10 倍
毒性	1	4 倍	12 倍
组织穿透力	弱	强	最强
显效快慢	较快	快	慢
维持时间(小时)	1	2	3
主要用途及一次最大限量(mg)	浸润麻醉(1 000) 腰麻(150)	浸润麻醉(400) 神经阻滞(400)	表面麻醉(40) 神经阻滞(80)

（二）常用局麻方法

1. 表面麻醉 将穿透力强的局麻药直接应用于黏膜表面，药物透过黏膜使浅表神经末梢受阻滞，称为表面麻醉。常采用喷雾、灌注和涂敷等方法，用于眼、鼻、咽喉、气管、尿道等处浅表手术或内窥镜检查。常用药物为丁卡因或利多卡因。

2. 局部浸润麻醉 将局麻药注射于手术区的组织内，使手术范围内的组织受到麻药浸润，阻滞神经末梢而达到麻醉作用，称局部浸润麻醉。是临床最常用的局麻方法，适用于身体浅表部位的小手术。常用药物为 0.5％普鲁卡因或 0.25％～0.5％利多卡因。

3. 区域阻滞麻醉 在手术区四周及基底部注射局麻药，阻滞手术区内的神经纤维传导，称区域阻滞麻醉。主要用于体表良性肿块切除术。

4. 神经阻滞麻醉 在神经干、丛、节的周围注射局麻药，阻滞其支配区域内的冲动传导而产生的麻醉作用，称神经阻滞麻醉。优点是使用较少量的麻药可获得较大的麻醉区域。常用的有颈丛神经阻滞，适用于颈部手术；臂丛神经阻滞，适用于上肢手术；指(趾)根神经阻滞，适用于手指(脚趾)手术。

二、护理评估

（一）健康史

了解既往麻醉史和手术史、麻醉药物过敏史；了解心、肺、肝、肾等重要脏器功能情况。

（二）局麻药的毒性反应

局麻药吸收入血，血药浓度超过机体耐受量即可发生毒性反应，严重者可致死。

1. 常见原因 ① 药物用量过大、浓度过高；② 药物误注入血管；③ 局部血运丰富，药物吸收过快；④ 病人因体弱、特殊体质等原因致耐受力降低；⑤ 药物间相互作用使毒性增加。

2. 局麻药毒性反应的分型与临床表现 ① 兴奋型，较多见，主要见于普鲁卡因中毒，病人出现中枢神经和交感神经兴奋。一般表现为眩晕、多语、出冷汗、烦躁不安，继而出现面部、四肢抽搐和惊厥。可导致呼吸困难、缺氧、呼吸和循环衰竭而致死。② 抑制型，少见，但较严重，主要见于丁卡因中毒。表现为嗜睡，呼吸浅慢，脉搏徐缓，血压下降。严重者昏迷，心律失常，发绀，甚至休克和呼吸心跳停止。

（三）局麻药过敏反应

主要见于脂类局麻药。表现为使用很少量局麻药后，出现荨麻疹、呼吸困难、面色潮红、低血压等，严重者可发生过敏性休克而死亡。

三、护理诊断及合作性问题

1. 焦虑与恐惧　与担心麻醉与手术安全等有关。
2. 潜在并发症　局麻药毒性反应、局麻药过敏反应。

四、护理措施

（一）麻醉前护理

1. 饮食　一般小手术可不必禁饮食，较大局麻手术者，按常规禁食禁饮。

2. 麻醉前用药　应用巴比妥类药物，具有镇静和预防局麻药中毒的作用。较大局麻手术前可加用镇痛药增强麻醉作用。

3. 局麻药皮肤过敏试验　普鲁卡因使用前常规做皮肤过敏试验，并准备好肾上腺素和氧气等急救用品。

4. 心理护理　向病人及家属介绍麻醉方法、术中可能出现的意外、急救准备情况及其处理方法等，并针对其顾虑的问题作耐心解释，消除病人及其家属的顾虑。

（二）局麻药毒性反应的护理

1. 局麻药毒性的预防　① 麻醉前应用巴比妥类、抗组织胺类药物。② 限量用药。准确掌握注药的剂量，年老体弱病人应酌减用药剂量。普鲁卡因成人一次不超过 1 g、利多卡因不超过 0.4 g。③ 注药前回抽，无回血时方可注药。④ 局麻药中加适量肾上腺素以减慢麻药吸收，但高血压、心动过速、甲状腺功能亢进症者以及末梢动脉供血部位不宜使用。

2. 急救处理　① 立即停用局麻药。② 保持呼吸道通畅并吸氧。③ 躁动不安者可用地西泮 0.1mg/kg 肌内或静脉注射。④ 抽搐或惊厥者可用硫喷妥钠 1～2mg/kg 静脉注射。若抽搐不止，在可行控制呼吸的条件下，用短效肌松药琥珀胆碱 1 mg/kg 静脉注射。⑤ 低血压需给予静脉输液加血管收缩剂（如麻黄碱）等升压。⑥ 发生呼吸心跳骤停者，应立即进行心肺复苏。

（三）过敏反应的护理

一旦发生，必须停药。遵医嘱给予抗过敏及对症处理，对病情严重者应立即静脉注射肾上腺素 0.2～0.3mg，吸氧，给予糖皮质激素和抗组胺药物等。预防局麻药过敏反应的关键是麻醉前询问药物过敏史和进行药物过敏试验。

第四节　椎管内麻醉病人的护理

一、概述

椎管内麻醉是将麻醉药注入椎管内不同腔隙，暂时阻滞脊神经根或脊神经的传导，达到相应区域的麻醉效应。根据注药部位不同，分为蛛网膜下隙阻滞麻醉（简称腰麻）和硬脊膜外腔阻滞麻醉(图 4 - 1)。椎管内麻醉,具有镇痛效果确切,肌肉松弛良好和管理方便的优点。

二、蛛网膜下隙阻滞麻醉及护理

(一)蛛网膜下隙阻滞麻醉方法

蛛网膜下隙阻滞麻醉是将局麻药注入蛛网膜下隙,阻滞部分脊神经传导达到相应区域麻醉效应的麻醉方法。由于穿刺部位在腰部,故又称腰麻。由于腰麻对生理功能的干扰较大,麻醉时间也受限制,已多被硬膜外阻滞麻醉所取代。

1. 适应证 蛛网膜下隙阻滞麻醉适用于 2～3 小时以内的脐平面以下的手术,如下腹部、盆腔、下肢和肛门会阴部手术。

2. 禁忌证 ① 中枢神经系统疾患,如颅内压增高等;② 休克、严重贫血及循环代偿不良者;③ 穿刺部位感染;④ 脊柱畸形;⑤ 不合作者,如婴幼儿或精神病人。

3. 常用药物 普鲁卡因 150mg 或丁卡因 10mg,使用时用 5% 葡萄糖溶液或脑脊液溶化,其比重比脑脊液重,称重比重液;如用蒸馏水溶化药液,其比重比脑脊液轻,为轻比重液。临床上多用重比重液,有利于控制和调整麻醉平面的高度。

4. 麻醉方法 成人一般选 L3～L4 或 L4～L5 间隙,小儿的脊髓终止比成人低,穿刺部位也相应下移。穿刺时病人取侧卧位,两膝弯曲,大腿向腹壁靠拢,头则向胸部屈曲,以便腰背部尽量向后弓屈,病人低头、弯腰、抱膝姿势,使棘突间隙张开,以利于穿刺(图 4 - 2)。穿刺成功者拔出针芯见有脑脊液自针内滴出,即可注入药物。注药后应在短时间内调节麻醉平面达到手术操作要求,平面过低达不到麻醉效果,过高对生理功能影响较大。影响麻醉平面的因素有病人体位、穿刺间隙、注药速度、针斜面朝向和麻药比重等。

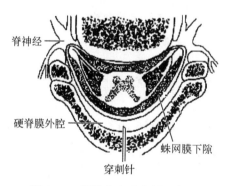

脊神经
硬脊膜外腔
蛛网膜下隙
穿刺针

图 4 - 1 椎管内麻醉穿刺示意图

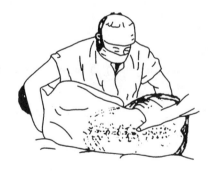

图 4 - 2 脊椎穿刺的定位

(二)护理评估

1. 健康史 了解心、肺、肝、肾等重要脏器功能情况;有无腰椎畸形;有无腰麻禁忌证;既往麻醉史和手术史、麻醉药物过敏史。

2. 术中并发症

(1)血压下降:因交感神经被阻滞后,麻醉区域血管扩张,回心血量减少、心排出量减少造成血压下降。血压下降的程度与麻醉平面有密切关系,麻醉平面越高,阻滞范围越广,发生血管扩张的范围也越大,因此血压下降越明显。

(2)心率减慢:因交感神经被阻滞,迷走神经张力增高,特别是麻醉平面超过 T4 时,以及内脏牵拉反应等,都可导致心率减慢。

（3）呼吸抑制:系腰麻平面过高,抑制呼吸肌运动功能所致。麻醉平面越高,呼吸抑制越严重,病人出现胸闷、气短、发绀等。

（4）恶心呕吐:发生的原因是低血压或呼吸抑制,造成脑缺氧而使呕吐中枢兴奋;迷走神经亢进;牵拉腹腔内脏,反射性引起恶心呕吐等。

3. 术后并发症

（1）头痛:较常见,年轻女性发生率较高。头痛多在麻醉作用消失后 6～24 小时内出现,2～3 天最剧烈,轻者 3～4 天内缓解,重者可持续一周至数周。坐起或站立时加重,平卧后减轻,以枕、额部痛明显。发生的主要原因是脑脊液从穿刺孔漏入硬膜外腔,致颅内压下降而引起。

（2）尿潴留:常见。主要是支配膀胱的骶神经阻滞后恢复较慢引起;另外,下腹部或肛门、会阴部手术后切口疼痛以及病人不习惯在床上排尿,也都是发生尿潴留的重要因素。

（三）护理诊断及合作性问题

1. 焦虑与恐惧　与对手术室环境陌生、担心麻醉与手术安全等有关。

2. 潜在并发症　血压下降、心率减慢、呼吸抑制、恶心呕吐、术后头痛、尿潴留等。

（四）护理措施

1. 完善麻醉前准备　麻醉前需禁食禁饮;做麻药过敏试验;检查脊柱有无畸形,穿刺部位有无感染;遵医嘱使用麻醉前药物。

2. 严密观察病情　麻醉中和麻醉后均应严密观察生命体征变化,并做好记录;观察肢体的感觉和运动情况;观察有无并发症的发生。

3. 并发症的护理

（1）血压下降或心率减慢:一旦发现病人血压下降,应暂停手术刺激;快速静脉输液以扩充血容量;经处理无效者,静脉注射麻黄碱收缩血管,提升血压。对心率减慢者,可静脉注射阿托品。

（2）呼吸抑制:应立即给予面罩吸氧或辅助呼吸。一旦呼吸停止,应立即做气管内插管和人工呼吸。

（3）恶心呕吐:麻醉前应用阿托品,以降低迷走神经兴奋性,并针对原因采取治疗措施,如提升血压、吸氧、暂停腹腔内脏牵拉等。

（4）头痛:为预防头痛,术后常规去枕平卧 6～8 小时,防止因脑脊液流失而引起的颅内压降低。头痛出现后,应保持平卧;每天补液或饮水 2 500～4 000 ml;使用镇痛药对症处理;严重者可向硬膜外腔注入 0.9%氯化钠溶液或中分子右旋糖酐减少脑脊液外溢,以缓解头痛。

（5）尿潴留:应先行下腹热敷和诱导排尿;不习惯卧床排尿者,可酌情改变体位或下床排尿;仍不能自行排尿时,应予无菌导尿。

4. 心理护理　向病人及家属介绍有关麻醉知识,术中、术后可能出现的意外及其处理方法,并针对其顾虑的问题做耐心解释,消除顾虑。

三、硬脊膜外麻醉及护理

硬脊膜外腔阻滞麻醉是将局麻药注入硬膜外腔,暂时阻滞脊神经根,使躯干的某一节段产生麻醉作用,简称硬膜外麻醉(图4-3)。具有镇痛效果确切、肌肉松弛良好、不受时间限制和安全性大的优点。

知识拓展

病人自控镇痛(PCA)术:传统的术后镇痛方法是注射吗啡、哌替啶等止痛药物,但存在镇痛时间短、需反复用药等缺点。PCA术是目前临床较普遍采用的一种镇痛方法,由麻醉医生根据病人情况和对疼痛的耐受力,将镇痛药液通过镇痛泵经硬膜外或静脉途径持续小剂量输入,起到止痛作用。根据疼痛程度不同可选择不同的泵入速度,泵的上面有一个自控按钮,由病人自控给药。PCA泵分两种:一种是微电脑控制泵(电子泵),自动化控制程度高,速度可任意调节,使用方便,但价格较昂贵;另一种是一次性PCA泵,注药速度相对固定,价格较低。

(一)硬膜外腔阻滞麻醉方法

1. **适应证**　适用于除头部和开胸手术外的任何手术,最常用于腹部、胸壁及下肢手术。

2. **禁忌证**　禁忌证与腰麻相同,但对循环系统的要求可适当放宽。

3. **常用药物**　2%利多卡因,一次最大用量400 mg;0.5%～0.75%布比卡因,一次最大用量150 mg。

4. **麻醉方法**　穿刺点应根据手术部位选定,一般选取支配手术范围中央的相应椎间隙穿刺。判断穿刺针进入硬膜外腔的方法:① 一次突破感,穿过黄韧带时阻力突然消失。② 回抽无脑脊液。③ 负压试验,穿刺针口的液体被硬膜外腔负压吸入。确定针尖已在硬膜外腔,然后在针管内插入硬膜外导管,拔针后导管应留置2～3 cm于硬膜外腔内。先经导管注射试验剂量,试验剂量是指相当于一次腰麻的剂量3ml,5分钟后再注入维持量。硬膜外麻醉有单次和连续两种给药方法,单次法一次注入量大,可控性小,现临床上主要使用连续硬膜外阻滞。

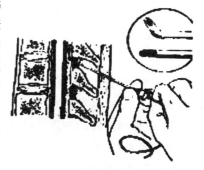

图4-3　硬膜外腔阻滞麻醉

(二)护理评估

1. **健康史**　了解心、肺、肝、肾等重要脏器功能情况;有无脊柱畸形;既往麻醉史和手术史、麻醉药物过敏史。

2. **术中并发症**　最常见的并发症是血压下降和呼吸抑制,最严重的并发症是全脊髓麻醉。

(1)全脊髓麻醉:这是硬膜外阻滞麻醉最危险的并发症。原因是穿刺针或导管误入蛛网膜下隙,将大量的局麻药误注入蛛网膜下隙,引起全脊髓的阻滞,造成病人血压下降、呼吸抑制、意识模糊或意识不清,进而呼吸和心跳停止。

(2)血压下降:其机制和腰麻相同。和腰麻比较,由于硬膜外麻醉呈节段状、范围较小,所以对血压的影响比腰麻小。

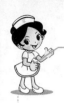

（3）呼吸抑制：主要见于颈部和上胸部麻醉阻滞，因呼吸肌无力或麻痹所致。

（4）恶心呕吐：其机制和腰麻相同。

3．术后并发症

（1）脊神经根或脊髓损伤：主要原因是穿刺针直接损伤，或因导管质硬而损伤脊神经根或脊髓。一旦发生，将产生不同程度的神经功能障碍，甚至发生截瘫。

（2）硬膜外血肿：多因硬膜外穿刺和置管时损伤血管而导致硬膜外出血，血肿压迫脊髓可致瘫痪，多见于有凝血机制障碍的病人。表现为麻醉后麻醉作用持久不退，或消退后再次出现肌无力、截瘫等。

（3）硬膜外脓肿：多因无菌操作不严，或穿刺针经过感染组织，将细菌带入硬膜外腔导致感染后逐渐形成脓肿。表现为神经根或脊髓受刺激和压迫的症状，如放射性疼痛、肌无力或截瘫，并伴有感染征象。

重点提示 ★

椎管内麻醉术后体位：腰麻后常规去枕平卧 6～8 小时，　　硬膜外麻醉后常规平卧 6～8 小时。

（三）护理诊断及合作性问题

1．焦虑与恐惧　与对手术室环境陌生、担心麻醉与手术安全等有关。

2．潜在并发症　全脊髓麻醉、血压下降、呼吸抑制、恶心呕吐、术后神经损伤、硬膜外血肿、硬膜外脓肿等。

（四）护理措施

硬膜外麻醉的术前准备，病情观察，心理护理，以及术中血压下降、呼吸抑制、恶心呕吐的护理措施与蛛网膜下隙阻滞麻醉相关内容基本相同。

1．全脊髓麻醉的护理　麻醉过程中应密切观察病人生命体征和意识改变，注意有无迅速出现的低血压、意识不清、呼吸困难，甚至呼吸、心跳骤停的全脊髓麻醉表现。一旦发生，应立即气管内插管行人工呼吸，加快补液和用麻黄素升压；若心跳骤停，应迅速做心脏按压，维持呼吸和循环功能。

2．硬膜外血肿的护理　术前纠正凝血机制障碍，对有凝血机制障碍的病人，禁用硬膜外麻醉。加强观察，尽早发现和处理，一旦发现血肿压迫征兆，应立即做好手术准备，争取在血肿形成后 8 小时内进行椎板切开减压术，清除血肿，解除压迫。若超过 24 小时，一般很难恢复。

3．硬膜外脓肿的护理　应严格无菌操作，避免从感染部位穿刺。加强观察，一旦明确为硬膜外脓肿，应用大剂量抗菌药物，并积极做好手术准备，尽早行椎板切开引流术。

第五节　全身麻醉病人的护理

一、概述

全身麻醉（简称全麻）是麻醉药物作用于中枢神经系统，使病人的意识和痛觉暂时消失、肌肉松弛、反射减弱的麻醉方法。全身麻醉手术时无痛苦、无时间限制,随着麻醉技术的改进,全麻的应用越来越广泛。全身麻醉包括吸入麻醉和静脉麻醉。

（一）吸入麻醉

将挥发性的麻醉药经呼吸道吸入产生的全身麻醉称为吸入麻醉。吸入麻醉的优点有：① 作用全面：能有效地使病人进入无知觉状态,消除疼痛和焦虑,使肌肉松弛。② 麻醉深度易于监控：与静脉麻醉相比,吸入麻醉的可控性更强。③ 心肌保护作用：恩氟烷、异氟烷和七氟烷对缺血心肌具有一定的保护作用。缺点：① 环境污染：吸入麻醉药排放到手术室,将污染手术室内的空气。② 有些麻药有易燃易爆性。③ 抑制缺氧性肺血管收缩：在胸内手术单肺通气给予吸入麻醉药时,有导致低氧血症可能。④ 恶心呕吐：比静脉麻醉术后恶心呕吐的发生率高。⑤ 恶性高热。⑥ 肝毒性,主要见于氟烷。

1. 常用吸入麻醉药

（1）氧化亚氮：又称笑气,无色、无刺激性的气体麻醉剂,不燃烧、不爆炸。氧化亚氮的麻醉作用较弱,需与其他的麻醉药复合应用。氧化亚氮必须与氧合用以避免缺氧,吸入氧浓度应在30%以上。短时间内使用,它是毒性最小的吸入麻醉药,对循环系统无抑制作用,对呼吸道无刺激性,对肝肾功能无影响。

（2）恩氟烷（安氟醚）：它是一种无色透明的挥发性麻醉药。恩氟烷麻醉效能较强,诱导比较迅速,苏醒较快而且平稳。恩氟烷能扩张外周血管,抑制心肌,可导致心排血量降低；对呼吸也有抑制作用,表现为潮气量减少,呼吸频率轻度增快；对肝肾功能有轻度影响；有明显的肌肉松弛作用。

（3）异氟烷：异氟烷是恩氟烷的同分异构体,为无色的挥发性液体,性能稳定,不燃烧、不爆炸,有轻度的刺激性气味。对循环、呼吸及肝肾功能的影响都比恩氟烷小,诱导快、苏醒迅速,有肌肉松弛作用。因有刺激性,不宜用于麻醉诱导。

（4）七氟烷：有芳香气味,化学性质稳定,不燃烧、不爆炸。对呼吸道无刺激；麻醉效能强,诱导与苏醒速度快,用面罩诱导,数次呼吸即可使病人意识消失；肌肉松弛作用较好。

（5）地氟烷：不燃烧、不爆炸,化学性质稳定。对循环和对呼吸的抑制和异氟烷相似,经肺排出,体内代谢率极低,因而其肝、肾毒性很低。但有较强的呼吸道刺激作用,不宜用于全身麻醉的诱导。麻醉性能较弱,苏醒最快,因此,特别适应于短时间小手术。

（6）氟烷：无色透明液体,有苹果香味,不会引起燃烧和爆炸。作用快,用量小,恢复迅速,对呼吸道无刺激。缺点是有扩张血管和抑制心肌作用,可引起血压下降和心动过缓；对肝有损害,肌肉松弛不够理想。

2. 吸入麻醉方法　有开放式和密闭式两种方法。气管内插管后密闭式吸入麻醉是当前最常用的吸入麻醉方法。

（1）开放式滴药吸入麻醉：以覆有6～8层纱布的金属丝麻醉罩,盖在病人口鼻上,将麻醉药液直接滴在纱布上,病人呼吸时吸入药液的挥发气体而进入麻醉状态。此法简单易行,但药液消耗大,且不易控制呼吸,目前已很少使用。

（2）密闭式气管内吸入麻醉：是将特制的气管导管经口腔或鼻腔插入病人的气管内,经此管道吸入全麻药（图4-4）。此法可使病人同时吸入氧气,

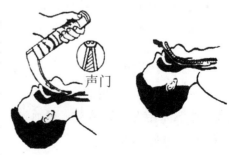

声门

图4-4　密闭式气管内吸入麻醉

可确保呼吸道通畅,进行控制呼吸或辅助呼吸,适用于各种大手术,尤其是胸部手术。为目前全身麻醉中比较安全、常用的方法。

(二)静脉麻醉

将麻醉药注入静脉,通过血液循环作用于中枢神经系统,产生全身麻醉的方法叫静脉麻醉。静脉麻醉的优点:① 诱导迅速、比较平稳,病人感觉舒适;② 对呼吸道没有刺激,对环境没有污染;③ 不需要特殊设备;④ 对缺氧性肺血管收缩不产生抑制作用。缺点是:① 与吸入麻醉相比其可控性较差;② 除氯胺酮外,都没有良好的镇痛作用;③ 肌肉松弛效果差。

1. 常用的静脉麻醉药物

(1)硫喷妥钠:是一种超短效的巴比妥类药物。主要适用于全麻诱导、短小手术和小儿基础麻醉。静脉注射后 15～30 秒病人神志消失,持续 15～20 分钟,因此需小量反复注射。由于药物作用发生快,消失也快,病人醒后无任何不适,麻醉效果佳。主要不良反应有:① 对呼吸中枢有明显抑制作用;② 刺激喉头引起喉痉挛和支气管痉挛;③ 有引起心律失常或血压下降的可能。常用浓度为 2.5%,用量为 4～6 mg/kg。

(2)氯胺酮:为强镇痛静脉麻醉药。主要适用于全麻诱导和小儿基础麻醉。它选择性地抑制丘脑-新皮质系统和大脑的联络径路,丘脑皮质与边缘系统功能分离,因此有良好的躯体镇痛作用,用药后病人意识抑制较浅,甚至保持"清醒"状态,这种意识与感觉分离的现象称为分离麻醉。静脉注射后 30～60 秒起效,维持时间 15～20 分钟。肌内注射 5 分钟起效,15分钟时作用最强。主要不良反应有:① 一过性呼吸暂停;② 可使心率增快、血压增高;③ 醒后可有复视、幻觉现象;④ 可使眼压和颅内压增高。因此高血压、冠心病、颅内压增高和青光眼等病人应慎用。

(3)丙泊酚:为起效迅速的超短效静脉麻醉药,具有镇静、催眠和轻微的镇痛作用。丙泊酚可作麻醉诱导与麻醉维持,对肝肾功能无明显影响。主要不良反应是对心血管系统和呼吸系统有明显的抑制作用。静脉注射诱导剂量为 2.0～2.5 mg/kg,麻醉的维持剂量为 6～12 mg/(kg·h)。

(三)基础麻醉

基础麻醉是一种辅助麻醉。肌内注射硫喷妥钠或静脉注射羟丁酸钠等,使病人进入睡眠状态,以利手术操作,常用于小儿外科中、小手术,故又称小儿基础麻醉。因使用剂量小,止痛不全,维持时间短,故常需配合局麻。

(四)复合麻醉

复合麻醉是指两种以上药物(如麻醉药、镇痛药、镇静药及肌松药合用)或两种以上麻醉方法复合使用的麻醉。优点是有利于减轻单一药物和方法的不良影响,提高麻醉效果。临床常用的有全静脉复合麻醉和静-吸复合麻醉。

二、护理评估

(一)了解心、肺、肝、肾等重要脏器功能情况;既往麻醉史和手术史;了解术中应用麻药种类、剂量;术中失血量、输液和输血量;术中有无异常情况发生。

(二)呼吸系统并发症

1. 呼吸道梗阻 主要原因有以下几点。

（1）呕吐与误吸：引起呕吐及误吸的主要原因是麻醉前未禁饮食，某些全麻药物对胃肠或对呕吐中枢的刺激也会引起呕吐。主要表现：呛咳、呼吸困难，甚至窒息。

（2）舌后坠：麻醉后病人下颌肌肉松弛致舌后坠，使上呼吸道发生不全性梗阻。主要表现是产生鼾声。

（3）呼吸道分泌物增多：因麻醉药的刺激、术前未用抗胆碱药或用量较小、术前呼吸道感染未控制等原因，均可使呼吸道分泌物增多。主要表现：呼吸困难、喉及胸部有干、湿啰音。

（4）喉痉挛：因麻醉药刺激、麻醉过浅等原因均可诱发喉痉挛。主要表现：吸气困难，喉部发出高调鸡鸣音。

2. **呼吸抑制** 因麻醉过浅或过深，导致呼吸节律和深度的变化而引起。主要表现：呼吸减弱，甚至呼吸停止。

3. **肺炎和肺不张** 多因误吸、痰液黏稠致呼吸道阻塞，机体抵抗力降低所致。主要表现：发热、胸痛、胸部有干湿啰音。

（三）循环系统并发症

1. **血压下降** 出现血压下降的原因有麻醉过深引起血管扩张、术中牵拉脏器引起迷走神经的反射、术中大量失血失液等。主要表现：收缩压下降超过基础值的 30%，或收缩压低于 80 mmHg。

2. **心律失常** 手术刺激、低血容量、缺氧及二氧化碳蓄积，可引起心动过速；内脏牵拉反应、体温过低等可引起心动过缓，严重者可致心搏停止，此为全麻中最严重的并发症。

3. **体温失常** 有些全麻病人出现高热，甚至发生惊厥。可能与全麻药不良作用引起中枢性体温失调有关。小儿生理调节功能差，因此常见于小儿。

4. **苏醒延迟或不醒** 与麻醉药种类、麻醉深浅程度、有无呼吸和循环系统并发症等因素有密切关系。主要表现：躁动不安和幻觉、昏睡不醒、瞳孔散大、神经反射活动消失、撕抓伤口等。

三、护理诊断及合作性问题

1. **焦虑与恐惧** 与对手术室环境陌生、担心麻醉与手术安全等有关。
2. **知识缺乏** 缺乏有关麻醉前后需注意和配合的知识。
3. **有受伤的危险** 与全麻未完全清醒等有关。
4. **体温失常** 与全麻药不良作用引起中枢性体温失调有关。
5. **潜在并发症** 呼吸道梗阻、血压下降、心律失常、麻醉药过敏、苏醒延迟或不醒等。

四、护理措施

（一）一般护理

1. **体位** 全麻未清醒者平卧位头偏向一侧，或侧卧位，以防呕吐误吸。

2. **维持体温正常** 多数全麻病人术后出现体温偏低，应注意保暖；小儿全麻后可出现高热甚至惊厥，应给予物理降温。

3. **防止意外损伤** 全麻苏醒前，病人应有专人护理；小儿及烦躁不安者应使用护栏，必要时予以适当约束。

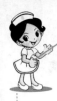

4. 吸氧　全麻术后应常规给予吸氧,直至血氧饱和度在自主呼吸达到正常为止。

（二）严密观察病情

在接受病人时,立即测血压、脉搏、呼吸一次;然后根据不同情况,每15～30分钟测血压、脉搏、呼吸一次,直至病人完全清醒,循环和呼吸功能稳定。有条件的医院,全麻手术后未清醒前需留住麻醉恢复室或ICU室,对危重病人进行呼吸、循环功能监护。

知识链接

全麻病人转回普通病房的标准：① 神志清醒,能辨认人物、时间、地点。② 血压、脉搏平稳在 30 分钟以上。③ 呼吸平稳,能做深呼吸和有效咳嗽,动脉血氧饱和度＞95％。④ 末梢循环良好,皮肤红润、温暖等。

（三）治疗配合

1. 维持呼吸功能　主要是预防和及时解除呼吸道梗阻,防治呼吸抑制。

（1）防治误吸:① 麻醉前禁食4～6小时以上。② 若病人饱食后,又必须立即在全麻下施行手术时,应于麻醉前放置粗大胃管抽吸和清洗以排空胃内容物,或采用清醒气管插管。③ 在全麻苏醒前,病人出现呕吐先兆时,应立即将其头偏向一侧,摇低床头,便于呕吐物的排出,并及时清除口鼻腔内食物残渣。

（2）防治舌后坠:出现鼾声时,用手托起下颌,鼾音即消失;必要时置入口咽或鼻咽通气管,以解除呼吸道梗阻。

（3）呼吸道分泌物过多的处理:用吸引器吸去呼吸道内分泌物;术前遵医嘱注射阿托品,以减少唾液和呼吸道腺体的分泌。

（4）喉痉挛的处理:立即去除诱因,加压给氧;如不能缓解,可用粗针头经环甲膜刺入气管输氧;若痉挛仍不能解除,需静脉注射肌肉松弛剂后做气管插管,用麻醉机控制呼吸。

（5）呼吸抑制的处理:立即加压给氧,必要时气管插管人工呼吸。

2. 维持循环功能

（1）低血压:应变浅麻醉,同时补充血容量;减少内脏牵拉,必要时监测尿量、中心静脉压来指导输液和输血。

（2）心律失常:① 心动过速伴低血压时,考虑有低血容量休克,应立即停止手术操作,补充血容量。② 手术牵拉内脏引起迷走神经反射而导致心动过缓,严重时导致心跳骤停,应立即停止手术操作,必要时给予阿托品。③ 针对原因进行处理:偶发房性早搏不需处理,频发房性早搏可给予β受体阻滞剂或洋地黄类药物;室性早搏可给予利多卡因;心室纤颤应立即进行电除颤,并按心肺复苏处理。

（四）心理护理

护士应在术前访视和日常护理中关心病人,以亲切的语言安慰病人,向病人适当介绍全麻的知识,并针对其顾虑的问题做耐心解释。

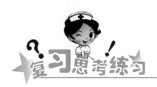复习思考练习

1. 某男性,40 岁,行局部浸润麻醉,局部注入 1‰普鲁卡因 100 ml 后,出现眩晕、多语、出冷汗、烦躁不安,继而出现面部、四肢抽搐和惊厥。问:
   (1) 你认为可能的原因是什么?
   (2) 应如何急救处理?

2. 某女性,60 岁,在硬膜外麻醉下行胆囊切除术,硬膜外置管后给予 1‰利多卡因和 0.2‰丁卡因 8 ml,数分钟后病人出现低血压、意识不清、呼吸困难,最后呼吸、心跳骤停。问:
   (1) 你认为可能的原因是什么?
   (2) 应如何护理?

3. 某男性,42 岁,在气管插管吸入麻醉下行胆总管切开取石、"T"管引流术后 2 小时,已拔除气管插管,病人意识模糊,生命体征稳定。问:
   (1) 对该病人的护理措施有哪些?
   (2) 目前最重要的护理措施是什么?

(王叙德)

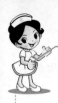

第五章
围手术期病人的护理

第一节 概 述

一、概念

围手术期是指从病人确定手术治疗时起,到与本次手术有关的治疗基本结束为止。围手术期护理包括手术前、手术中及手术后护理。

手术是一种创伤性的治疗方法,围手术期的病人因疾病、麻醉及手术创伤的影响,存在不同程度的代谢紊乱和器官功能障碍;加上病人对疾病的焦虑、对手术的畏惧及对预后的担心等心理压力,削弱了病人的抗病能力和对手术的耐受力,增加了手术的危险性。因此,围手术期护理的主要任务是全面评估病人的生理和心理状况,减轻病人心理压力,提高病人对手术的耐受力,保证手术顺利进行,避免或减少术后并发症,尽快地恢复生理功能,促进病人早日康复。

二、手术分类及特点

根据疾病的轻重缓急,手术的时限性,手术可分为三类:

1. 急症手术 需在最短的时间内进行紧急手术、及时挽救生命者,如器官坏死、内脏及大血管的破裂等。

2. 限期手术 手术时间应有一定的限度,不应延迟过久,尽可能在短时间内进行手术者,如恶性肿瘤根治术等。

3. 择期手术 通过充分准备后选择合适时机进行手术者,如腹股沟疝修补术、乳房纤维瘤切除术等。

第二节 手术前病人的护理

病人自确定手术起至进入手术室时止,这一时期的护理,称为手术前护理。此期的护理重点是正确评估病人的身心状况,去除影响手术顺利进行和术后康复的种种因素,增强病人对手术的耐受力,使之处于接受手术的最佳身心状态。

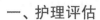

一、护理评估

1. 健康史 了解病人的有关病史和健康状况,是手术前系统评估的重要方面。

（1）疾病史:了解病人与手术预后有关的疾病发生、发展情况,如有无心脏病、高血压、糖尿病、慢性呼吸系统疾病、严重贫血、营养不良、遗传性疾病及传染病史等。

（2）手术史:有无接受过手术,了解手术的时间、方式、手术过程及手术后的恢复情况。

（3）用药史:有无服用抗凝血药物、降压药、降血糖药、皮质激素等。

（4）药物过敏史:有无青霉素、普鲁卡因等药物过敏史。

（5）个人生活史:了解病人的饮食习惯和睡眠情况,生活自理程度如何,有无烟酒嗜好及其他不健康的生活方式。

（6）其他:年龄、职业、文化程度、家庭经济情况、社会及环境影响因素等。

2. 身体状况 手术前应正确评估病人对手术的耐受力,纠正病人现存或潜在的健康问题,使手术顺利进行,避免或减少术后并发症的发生。

（1）年龄:婴幼儿和老年人对手术的耐受力较成年人差,手术风险较大。

（2）营养状况:病人的营养状况与手术的耐受力有着密切的联系,营养不良者会导致手术后的并发症和手术死亡率增高。

（3）重要器官功能状况:手术前要通过各方面的检查,对病人重要器官的功能状况做出准确的评估,特别对患有心、肝、肺、肾等疾病的病人。

（4）体液平衡状况:病人是否有水、电解质代谢失调和酸碱平衡紊乱状况。

3. 心理状况 手术前期,病人和家属的心理问题很多,特别是接近手术日时,病人的紧张不安心理会达到高峰。由于疾病的折磨、角色的变化、家庭及经济问题、对疾病及有关知识的缺乏、担心手术的成功率等心理问题,直接影响病人的情绪、食欲、睡眠和休息,严重的可导致机体内环境紊乱,给手术造成诸多不利的影响。

4. 辅助检查

（1）血、尿、粪便常规检查。

（2）血型及血交叉试验、凝血功能测定。

（3）血生化检查。

（4）心电图检查。

（5）影像学检查。

（6）肺功能测定。

护士应掌握正确采集标本的方法,了解各项检查的正常值及临床意义,以便及时发现问题。

通过以上全面评估,有利于掌握病人全身情况,正确判断病人对手术的耐受性,及时采取有效措施,以提高手术的成功率。

二、护理诊断及合作性问题

1. 焦虑、恐惧 与对手术效果的担忧、对麻醉和手术的不了解、经济情况不佳及对医护人员不够信任等因素有关。

2. 体液不足 与体液丢失过多或补充不足有关。

3. 营养失调 与机体需要量增加或消耗量过多有关。

4. 有感染的危险　与病人自身抵抗力下降、手术前感染未控制、手术中造成的污染等原因有关。

5. 知识缺乏　与病人缺乏对疾病有关知识的了解、缺乏配合治疗及护理的知识有关。

三、护理措施

（一）加强心理护理

要运用心理学的知识对手术前的病人进行心理护理,减轻焦虑和消除恐惧,使病人保持良好的心态和积极健康的情绪,对手术治疗充满信心。

1. 热情接待病人和家属　主动介绍主管医师和护士,介绍环境、病友及有关规章制度,帮助病人尽快地适应环境,进入病员角色,使病人对医院产生安全感和信赖感。

2. 具备优良的护士素质　护士在工作中要表现出认真负责、一丝不苟的工作作风以及对病人和蔼、热情的态度,要以细致、娴熟的技术操作赢得病人的信任。

3. 建立良好的护患关系　加强与病人沟通,注意观察病人的情绪变化,及时进行心理疏导,提供心理支持和社会支持系统的帮助,以减轻心理压力。谈话要有艺术性,要实事求是,不可过于夸张或片面地回答病人提出的各种问题,做到客观实际、恰如其分。特别是对手术的危险性和术后可能发生的并发症,既不能过分强调,避免增加病人的心理负担,又要使病人充分了解,做好心理准备,达到调动病人的积极性和主动性、增强对疾病治疗的安全感和自信心的目的。

4. 同室病友现身说法　可请同病房经历过同类手术的病人介绍他们在手术治疗和护理全过程中配合的成功经验和切身体会,以帮助病人正确认识自己的病情,消除对手术的恐惧、不安等心理反应,增强对手术的信心。

（二）手术前常规准备

做好手术前的常规准备工作,是提高病人对手术的耐受性、使手术顺利进行的关键。

1. 呼吸道准备　做好呼吸道准备工作的目的是预防手术中呼吸道分泌物阻塞支气管,引起手术后的肺部感染或肺不张。

（1）训练病人深呼吸,增加肺通气量。手术前应根据不同部位的手术,指导病人做不同方式的深呼吸。如胸部手术病人要学会腹式深呼吸的方法,腹部手术病人要学会胸式深呼吸,以利于肺泡扩张,增加肺通气量。

（2）指导病人掌握有效咳嗽和排痰的方法。在排痰前先轻轻咳嗽几次,使痰液松动,再深吸一口气,用力咳嗽,有可能将痰液顺利排出。痰液黏稠者应给予雾化吸入稀释痰液,采取拍背、体位引流等方法,促使痰液的排出。哮喘发作者,术前用地塞米松 0.5mg 做氧气雾化吸入,较口服给药效果好,能减轻支气管黏膜水肿,有利于痰液排出。

（3）吸烟者须戒烟 2 周以上方可手术,避免呼吸道因黏膜受刺激而引起分泌物过多造成的呼吸道阻塞。

（4）及时治疗呼吸道急慢性感染,待感染控制后才考虑手术。有呼吸道感染者,手术前 3～5 天给予口服或注射抗菌药物抗感染治疗,防止手术后出现肺部并发症。

2. 胃肠道准备　手术前保持胃肠道空虚的目的是预防呕吐物误吸、避免手术中污染、减少术后腹胀等。

（1）饮食和营养:术前常规禁食 12 小时,禁饮 4 小时,防止在麻醉或手术中引起呕吐,导致因呕吐物误吸引起的窒息或吸入性肺炎。胃肠道手术病人应限制饮食,在术前1~3日开始进少渣流食。在禁食和限制饮食期间,通过静脉途径提供人体代谢所需的营养素。

(2)置胃管或洗胃:胃肠道手术病人术前常规放置胃管;幽门梗阻病人术前3日每晚洗胃,以减轻胃黏膜充血。

(3)灌肠:除急症手术病人术前禁灌肠外,非肠道手术病人于术前晚常规灌肠,以防手术中病人因麻醉后肛门括约肌松弛,粪便排出污染手术台。肠道手术病人应于手术前晚和手术日晨做清洁灌肠。

3.手术区皮肤准备(备皮)　备皮是手术前准备的重要措施。手术前一日须协助病人洗头、沐浴、修剪指甲、剃须、更换清洁的衣服。

(1)备皮目的:预防术后切口感染。

(2)备皮要求:重点是清洁手术区域的皮肤和剃除毛发。目前认为剃刀在剃除毛发时可造成肉眼看不到的表皮损伤,成为细菌生长繁殖的基础及增加手术切口感染的可能性,所以一般认为,如切口周围毛发不影响手术操作,可不予剃除,以减少表皮的损伤。

(3)备皮时间:一般在术前一日进行,特殊部位除外。

(4)备皮范围:各手术部位的备皮范围见表5-1。

表5-1　手术区皮肤准备的范围

手术部位	备皮范围
颅脑手术	剃尽全部头发及颈部毛发,保留眉毛
颈部手术	上自唇,下至乳头连线,两侧到斜方肌前缘
乳房手术	上自锁骨上窝,下至脐平,前至健侧锁骨中线,后过患侧腋后线,包括患侧的上臂、肩及腋窝
胸部手术	上自锁骨上窝及肩上,下至脐平,前过健侧锁骨中线,后过健侧肩胛下角,包括患侧上臂、肩及腋窝
上腹部手术	上自乳头连线,下至耻骨联合,两侧至腋后线
下腹部手术	上自剑突,下至大腿上1/3前内侧及外阴部,两侧至腋后线
肾区手术	上自乳头连线,下至耻骨联合,前后过正中线
腹股沟及阴囊部手术	上自脐平,下至大腿中1/3前内侧及外阴部,两侧至腋后线
会阴部及肛门部手术	上自髂前上棘连线,下至大腿中1/3前内后侧,包括外阴部及臀部
四肢手术	以切口为中心,上、下各超过20 cm,一般多为整个肢体备皮

(5)备皮内容:剃除毛发(小儿除外,眉毛不剃)、清洁皮肤、乙醇消毒、无菌巾包扎。

(6)备皮用物:治疗盘内置剃毛的刀架及刀片、纱布、弯盘、橡胶单及治疗巾、肥皂液及软毛刷、毛巾、脸盆、热水、汽油、棉签、手电筒、70%乙醇、无菌巾、绷带和胶布等。

(7)备皮操作步骤:① 向病人解释备皮的目的和意义,以利配合。② 将病人接到备皮室,如病人行动不便可在病室用屏风遮挡,注意保暖。③ 铺垫橡胶单(或塑料单)和治疗巾保护床单,暴露备皮部位。④ 用软毛刷蘸肥皂液涂于局部,一手用纱布绷紧皮肤,另一手持剃刀分区剃尽毛发。⑤ 用手电筒仔细检查毛发是否剃尽及皮肤有无剃破。⑥ 热水清洗局部皮肤。⑦ 腹部手术病人要注意脐部的处理,应用棉签蘸汽油或乙醚清除脐孔内的污垢。

⑧ 用70％乙醇由内向外、由上至下消毒皮肤2次。⑨ 整理用物,妥善安置病人。

（8）备皮注意事项:① 剃刀要锐利,在剃毛时剃刀应顺毛方向与皮肤呈 45°角,均匀用力操作,防止损伤皮肤。如皮肤有感染或剃破皮肤的病人,应考虑延迟手术。② 备皮范围要准确,毛发要剃净。③ 操作中应保护病人,避免受凉或过多暴露隐私部位。④ 备皮至手术的时间应尽量缩短,备皮时间越临近手术,形成切口感染的机会就越少,最好是手术日晨。如备皮至手术的时间超过 24 小时,应重新备皮。

（9）特殊部位备皮

1）颅脑手术:术前 3 日剪短头发,每日洗头一次,术前 2 小时剃净头发,用肥皂水洗头,戴上清洁帽子。

2）颜面部手术:以清洁为主,尽量保留眉毛不予剃除。

3）口腔内手术:入院后经常保持口腔卫生,术前 3 日起每天用复方硼酸溶液漱口清洁口腔。

4）阴囊、阴茎手术:入院后每日温水浸泡手术部位,用肥皂水洗净,术前一日剃净毛发,范围同会阴部手术。

5）骨、关节、肌腱手术:术前 3 日开始备皮,前 2 天应每日先用肥皂液刷净各部位后清水洗净,然后用 70％乙醇消毒皮肤后再用无菌巾包扎,第 3 日剃净毛后清洗、70％乙醇消毒皮肤后再用无菌巾包扎,手术日晨重新消毒后用无菌巾包扎。

4. 手术日晨准备

（1）注意观察病人的情绪、精神状态,如有异常应寻找原因及时处理。

（2）测量体温、脉搏、呼吸、血压,如有感冒、女病人月经来潮或其他病情变化时,应考虑延迟手术。

（3）检查备皮是否完善。

（4）取下义眼、义齿、眼镜、发夹、手表和首饰等贵重物品,交给病人家属或清点后给予妥善保管。

（5）给病人更换清洁衣裤和帽子。

（6）遵医嘱术前半小时注射术前药物。

（7）进手术室前须排空尿液,根据手术需要给予灌肠、安置胃管或留置导尿,并予固定。

（8）将手术中需要的病历、X 线摄片、检查报告单、抗癌药等术中特殊用药、胸带或腹带等用物一起随病人带入手术室。

（9）病人送往手术室后,根据手术及麻醉类型,准备好床单位及床旁物品。

（三）特殊病人手术前准备

手术前除上述一般的常规准备外,还需根据病人的具体情况,对手术耐受性较差及情况特殊的病人,手术前应做好准备,以提高手术的成功率。

1. 高血压　病人因血压过高易出现术中大出血、并发脑出血和心力衰竭的危险。手术前应用降压药控制血压在 160/100 mmHg 以下,待血压平稳在一定的水平后方可手术。

2. 心脏病　心脏病病人手术死亡率较高。由于麻醉、手术刺激、大出血、缺氧等原因都会诱发心律失常,甚至心脏停搏,所以手术前应药物治疗使心律恢复正常。急性心肌梗死者 6 个月以上无心绞痛发作,可考虑手术。心力衰竭病人须控制症状 3～4 周后再进行手术。

3. 糖尿病　糖尿病病人手术耐受性较差,易出现感染和酮症酸中毒。手术前血糖应控制在 5.6～11.2 mmol/L,尿糖＋～2＋,改善营养状况,同时应用抗菌药物预防感染。

第三节 手术室工作和术中病人的护理

病人自进入手术室起至手术结束的整个手术治疗时期为手术中期。

一、手术室概况

(一) 手术室的设施与设备要求

1. **手术室内设备** 在有条件的医院,手术室内应设有隔音设备、中央空调、高效空气净化装置、中心供氧、中心吸引、心电监护、闭路电视和电视录像等设备。为防止意外停电,手术室还应备有双电源或双重供电装置。

2. **手术间内基本设备** 手术床(台)、器械桌、升降托盘器械台、吊式无影灯、立式聚光灯,麻醉桌、转凳、药品柜、麻醉机、氧气装置、负压装置、输液架、垫脚凳、污物桶、挂钟及各种固定手术体位的用物等。

(二) 手术室内布局要求

手术室内的布局要求:合理、简洁、无菌。

1. **手术间** 根据手术的性质可分为三类:① 无菌手术间,最好设在限制区的最里侧,供心血管、甲状腺、骨科等无菌手术使用。② 相对无菌手术间,供胃肠手术等可能污染的手术使用。③ 污染手术间,应设在限制区的最外侧,供感染隔离手术使用。

2. **附属工作间** 器械清洗间、器械及敷料准备间、灭菌间、无菌物品贮藏间、刷手间、石膏间、麻醉准备间和麻醉恢复间等,应分别安置在合理的作业线上。如器械在清洗间处理后,进入器械准备间,根据手术需要打包后进入灭菌间进行消毒灭菌,然后存放在无菌物品贮藏间备用。

3. **手术室的三个区域**

(1) 非限制区,设在最外侧,属污染区,包括接收病人处、更衣室、休息室、办公室、会议室、电视教学室、污物处理室等,尽量做到分开隔离,避免交叉感染。

(2) 半限制区:设在中间,属清洁区,包括附属工作间(器械清洗间、器械敷料准备间、灭菌间、麻醉准备间和石膏间等)、手术间外走廊等。

(3) 限制区:设在内侧,属无菌区,包括手术间、刷手间及无菌间。

(三) 手术物品的准备和无菌处理

手术室的物品主要有布类、敷料类、引流物、缝线类及手术器械五大类。

1. **布类** 布类物品较多,包括手术衣和手术单,用于铺盖手术区域或建立无菌区。各种布类的制作应选用质地细柔、厚实的白色和蓝色纯棉布为宜。目前,纯棉布的手术衣、帽子、口罩及手术单类已多被一次性使用的无纺布代替,颜色多为白色、蓝色和墨绿色,具有价格低廉、使用方便、包装严密、不予回收、有效期长等优点。密闭包装的无菌物品可保持半年至一年。无纺布因透气性和吸水性较差,不宜用于敷料包。手术单分为大单、中单、手术巾、包布、剖腹单、洞巾等。各类手术单可根据手术的需要包成手术包经高压蒸汽灭菌后使用,如胸部手术包、剖腹包等有固定内容的手术包,也可根据不同的种类分散包裹。

2. **敷料类** 手术敷料包括纱布类和棉花类,多由吸水性较强的脱脂纱布和棉花制成,采用高压蒸汽灭菌。特殊敷料需经过特别的制作,如碘仿纱条是由碘仿、甘油、95％乙醇及纱布条制成,用于消毒、止血。

3. 引流物　外科引流物种类很多,用于引流出人体组织间或体腔中积聚的脓液、血液或其他渗出液等。常用的引流物有管状引流、纱布条引流、烟卷式引流、橡皮片引流。在手术中,应根据不同的手术部位、深浅度选择不同种类的引流物。

(1) 管状引流:可为橡胶类、硅胶类、乳剂类制品。① 一般引流管和双腔式引流管用于腹腔或深部组织引流;② 胸腔引流管多由硬质橡胶管制成,用于引流胸膜腔内的积液和积气;③ T 型引流管用于胆总管引流;④ 蕈状引流管用于膀胱或胆囊手术引流;⑤ 导尿管用于引流尿液。消毒的方法按橡胶类煮沸法或高压蒸汽灭菌法。

(2) 纱布条引流:用于表浅部位的引流。常用凡士林纱条、碘仿纱条等。放置引流条应记录数目,防止遗留伤口内。消毒后的纱条置于无菌容器中备用。

(3) 烟卷式引流:用于腹腔或深部组织的引流。制作时将纱布松松地卷成卷烟状,外包橡胶膜,长 15～20 cm,内径粗 1.5 cm。高压蒸汽灭菌后备用。

(4) 橡皮片引流:用于浅层组织的引流。制作后用 70％乙醇浸泡消毒或高压蒸汽灭菌。

4. 缝线类　用于缝合手术中的各类组织和器官、结扎血管止血等。各种缝线的粗细用号码表明,号码越大表示线越粗,常用 1～10 号线。细线用零表示,零位数越多,线越细。缝线根据在体内是否吸收分为不吸收缝线和可吸收缝线两类。

(1) 不吸收缝线:指不能被组织酶消化、体内不吸收的缝线。有丝线、金属线、尼龙线等。其中丝线应用广泛,其特点是抗张力强、组织反应轻、质地软、结扎不易滑脱等。常用于缝合伤口各层组织、结扎血管等。一般用黑色丝线,因白丝线染血后不易辨认。丝线消毒最好用甲醛熏蒸,也可用化学消毒剂浸泡,但高温消毒会影响丝线的牢度。金属线和尼龙线用于减张缝合。

(2) 可吸收缝线:指能被组织酶消化、体内可吸收的缝线,包括天然及合成两种。天然缝线有肠线和胶原线,合成缝线有聚乳酸羟基乙酸线(XLG)、聚酯酸维尼龙线(PVA)、聚羟基乙酸线(dexon)及聚二氧杂环己酮线(PDS)等。肠线应用较广,分普通肠线和铬制肠线两种。肠线由羊肠黏膜下层组织制成,常用于缝合胃肠、膀胱、胆管等,以避免因线结在体内引起结石或导致腹腔内肠管发生粘连。肠线的特点是可在体内吸收,普通肠线 6～10天被吸收,铬制肠线 10～20 天逐渐吸收。但肠线抗张力较丝线弱、组织反应大、价格较贵。肠线包装上注明"可煮"或"不可煮",可煮表示可高温消毒;不可煮表示只可用化学消毒液浸泡消毒。

5. 手术器械　手术器械通常分为两类,基本手术器械和特殊手术器械。

基本手术器械是指一般手术均需使用的手术器械,包括刀、剪、钳、镊、拉钩、缝针、吸引器头、探查及扩张器等。除手术刀、剪和缝针等锐利器械用化学消毒液浸泡消毒外,其他均采用高压蒸汽灭菌。

(1) 手术刀类:有手术刀和高频电刀。

1) 手术刀:由刀片和刀柄组成(图 5-1),用于切割组织。刀片分为圆头和尖头,刀片和刀柄有大小不同的规格,根据需要配备不同的型号。手术刀使用时须用持针钳夹持刀片与刀柄槽对合安装和取下,不可用手安装,以免割伤手指。

2) 高频电刀:一般有两个电极,一个手术电极(电刀头)接触组织,另一个锌极电极涂上电极膏紧贴臀下皮肤使用,肢体绝缘。用于切割组织和电灼止血,在使用过程中应注意电流功率不可过大,避免接触过湿物品及易燃易爆物品。电刀头和输出线用甲醛熏蒸消毒。

(2) 手术剪类:分组织剪和线剪两类(图5-2),使用时组织剪和线剪不可混用。

1) 组织剪:有弯直两种,头呈圆形或方形,柄长。用于浅、深部组织的剪开、分离及解剖。

2) 线剪:为直剪,一侧尖头、一侧圆头或两侧头均尖,柄短。用于剪线。

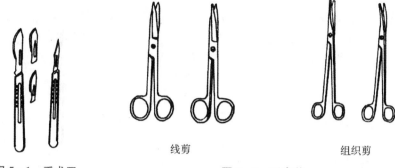

图5-1 手术刀

线剪　　　　　　　　　组织剪

图5-2 手术剪

(3) 手术钳类:根据不同的用途分为止血钳、布巾钳、卵圆钳、持针钳、组织钳及肠钳等(图5-3)。

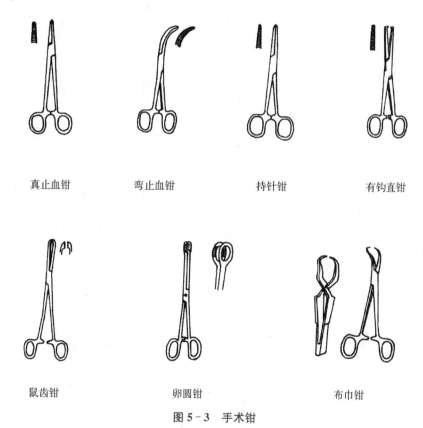

真止血钳　　　弯止血钳　　　持针钳　　　有钩直钳

鼠齿钳　　　　　卵圆钳　　　　　布巾钳

图5-3 手术钳

1) 止血钳(血管钳):有弯、直、大、中、小、全齿、半齿、有钩、无钩等不同规格。用于手术止血、钳夹和钝性分离组织。① 直止血钳用于皮下止血;② 弯止血钳用于深部组织止血和钝性分离组织;③ 蚊式钳用于精细手术;④ 有钩直钳,又称 KoCher 钳,用于钳夹较厚易滑脱的组织。

2）持针钳：头端粗短而直，柄长，咬合面有纵横交错的齿纹。用于夹持缝针进行缝合组织、持钳打线结操作、安装和取下手术刀片。

3）组织钳：又称鼠齿钳或 Allis 钳。头端有一排细齿，用于夹持皮肤、牵引筋膜等组织。

4）布巾钳：用于钳夹固定手术巾。

5）卵圆钳（海绵钳）：分有齿和无齿两种。有齿的用于夹持敷料做皮肤消毒；无齿的用于夹持和牵拉器官。

6）肠钳：钳内面光滑无齿，用于肠道手术钳夹肠管。

（4）手术镊类：手术镊分有齿、无齿及大、中、小号不同型号（图5-4）。有齿镊用于夹持皮肤、筋膜等较坚硬的组织；无齿镊用于夹持血管、神经及较软弱的组织。

（5）手术拉钩类（牵开器）：拉钩形状各异、用于牵开不同部位的手术区周围组织，暴露手术部位，有利于手术（图5-5）。① 直角拉钩用于牵开浅层腹壁；②"S"形拉钩用于牵开深部腹腔器官；③ 爪形拉钩用于牵开头皮、肌肉；④ 自动拉钩用于暴露胸腹腔。

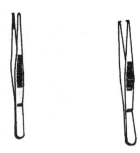

图5-4 手术镊

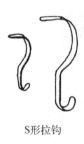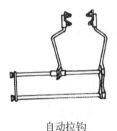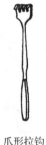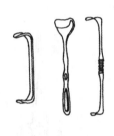

| S形拉钩 | 自动拉钩 | 爪形拉钩 | 直角拉钩 |

图5-5 手术拉钩

（6）缝针类：分为圆针和三角针，有弯、直和大小不同型号，临床多用弯针缝合组织（图5-6）。圆针的针尖及针体的截面为圆形，对组织损伤小，用于缝合神经、血管、肌肉、器官等；三角针的针尖截面为三角形，针体截面为圆形，用于缝合皮肤、软骨、韧带等坚韧组织。

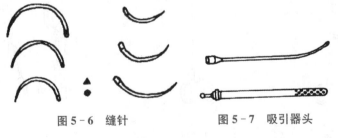

图5-6 缝针　　　　图5-7 吸引器头

（7）吸引器头：用于吸除手术野中的渗血、积液及切开空腔器官时漏出的内容物等，减少手术野污染（图5-7）。

（8）探查及扩张器：有胆管探子、尿道探子及各种探针。用于空腔或窦道的探查和扩张。

特殊手术器械：① 各类内镜，如膀胱镜、腹腔镜、胸腔镜、纤维支气管镜、关节镜、子宫镜等；② 专科器械，如血管、食管及胃肠吻合器、植皮机、电钻及电锯等手术器械；③ 精密仪器，如心肺复苏仪器、手术显微镜、超声波血流仪等。

各类内镜、精密仪器应建立保管制度,严格按规则操作,并实行定人保管、定位放置、定期检查和保养。各类仪器可依据其制作材料选择不同的消毒方法,用环氧乙烷气体灭菌、甲醛熏蒸或2%戊二醛浸泡消毒灭菌。

二、手术室管理

手术室的工作任务需要多方面的协助和共同配合来完成。因此,手术室健全的管理体系,是确保手术区域的严格无菌与安全、提高手术成功率的关键。

（一）手术室一般规则

1. 手术室内应保持肃静,不得大声谈笑喧哗和随便走动。

2. 手术室内严禁吸烟。

3. 进入手术室的人员,必须更换手术室的清洁衣、裤、鞋、帽子、口罩,穿戴时头发、内衣裤不得外露,手术室内的衣裤和鞋不可穿出手术室外。

4. 参加手术人员须提前20分钟进入手术室做个人无菌准备。

5. 与手术无关人员一律不准进入手术室,患急性呼吸道感染和手臂急慢性皮肤疾病者不可进入手术室。

6. 手术室减少不必要的人员流动,参观手术人员应经过医院有关部门批准后方可观看手术,最理想是观看闭路电视。如无条件,可按指定的手术时间和手术间限定人数观看手术,不可频繁走动和过于靠近手术人员。

7. 严格执行无菌技术操作原则。

8. 手术室内的急救物品必须专人管理、准备齐全、定点放置、及时补充,并保证良好的性能,以便随时抢救之用。手术室内的物品不得外借,以免影响手术和急救。

9. 手术室工作人员应具备高度的责任感和敬业精神,坚守工作岗位,不可擅自离岗,随时准备接收和抢救急危重症病人。

（二）手术室无菌管理原则

手术治疗的成败与手术中的无菌操作有着密切关系。手术人员必须认真严格地执行无菌管理原则,预防手术污染,以保证手术成功。

1. 严格分开无菌手术和有菌手术 先安排无菌手术,后接有菌手术。如因诊断不明,在无菌间内施行了有菌手术,手术后必须进行严格消毒处理。

2. 建立和确保无菌区域 建立和确保无菌区域的目的是避免手术中污染。

（1）手术人员应树立牢固的无菌概念,穿上无菌手术衣和戴好无菌手套后,手臂和胸前视为无菌区,不可触及有菌物;肩以上、腰以下、背部、腋下均视为有菌区,手臂不可触摸;在手术中手术人员两人换位置,应两背相对转位,一人的前胸禁触及另一人的背后,以免污染手臂和前胸。

（2）手术台和无菌器械台的台缘平面以上区域可视为无菌区,不应触及台缘以下的手术单,凡挂落于台缘以下的物品(缝线、器械、皮管等)均视为有菌物,亦作为已污染物处理,不可向上提拉或再使用。因此在手术过程中,不能随意调整手术台或器械台面的高度,以免破坏无菌区范围。尖锐器械应避免穿透无菌单而导致污染,缝针必须固定于持针钳上,针尖向上。

（3）无菌物品不可长时间暴露在空气中，所以铺置无菌区应尽量接近使用时间。无菌器械桌上备用的物品应盖上无菌巾，减少暴露和污染的机会。

（4）铺无菌手术单时，应与有菌区保持距离，避免污染手术衣。

（5）手术无菌区域中的布单若潮湿或污染，应更换或加盖新的无菌单。

（6）手术人员手套破损应及时更换，若手臂污染应更换手术衣或加套无菌袖套。

（7）手术人员在手术过程中说话要轻，尽量避免手术中大声交谈，防止唾液透过口罩沾染手术无菌区。出汗时应头转向一侧，由巡回护士擦去汗液，防止滴入手术无菌区内。

3. 正确使用无菌物品

（1）无菌包：无菌包的内面为无菌区，外面为有菌区。无菌包如有破损或潮湿，视为污染，应重新消毒灭菌。在手术中取用无菌物品时，应将包布的四角翻转并用手握住，以包布的内面向外提供手术台上的所需物品，包内用剩的无菌物品，有效期为4小时。

（2）无菌容器：无菌容器的外面和边缘视为有菌区域。无菌容器用于放置无菌敷料、器械或药液，取无菌溶液时，为保证药液无菌，应先倒出少许液体在弯盘中冲洗瓶口后方可使用，冲洗瓶口的药液应弃去，防止瓶口杂质和玻璃碎屑。

4. 保护手术切口、器官及组织

（1）保护手术切口：手术切口皮肤虽经消毒，但只是相对无菌，随着时间的延长，皮肤上的细菌会逐渐增多而污染切口。因此，消毒皮肤后，用无菌聚乙烯薄膜粘贴于切口皮肤上，经薄膜切开皮肤，以保护切口不被污染。当手术临近结束，在缝合皮下组织之前，撕脱手术薄膜，消毒皮肤后再做缝合。如果手术切口皮肤上未贴薄膜，皮肤切开后，用大纱布垫或手术巾覆盖切口边缘，并用缝线或组织钳将其固定于皮下组织。凡与皮肤接触过的刀片和器械不可再用，作污染处理。

（2）保护器官及组织：进行胃肠道等可能污染的手术时，在切开空腔器官前，需用纱布垫保护周围组织，并用吸引器随时吸净外流的内容物，防止污染周围组织和器械物品。在切除恶性肿瘤前，应注意与周围的正常组织和器官隔离开，保护它们不被肿瘤细胞和渗出物沾染。被污染的器械和其他物品应在无菌生理盐水中刷洗或放在污染盘内，移至非无菌区。手术人员的手套被污染后，应用无菌生理盐水冲洗或更换，以免污染手术野。

（三）手术室清洁消毒制度

建立严格的清洁、消毒制度，目的是保持手术室洁净的环境，减少手术中的污染，具体内容详见第一章。

（四）手术室接送病人制度

1. 用平车接送病人安全出入手术室，接送至手术室非限制区。在接送小儿时平车禁同时运载二人，以防差错。

2. 接病人时要严格执行查对制度，应根据手术通知单，认真仔细核对病人的姓名、性别、年龄、病区、病室、床号、住院号、疾病诊断、手术名称、手术部位、麻醉方法等，经核对无误后方可进入手术室。

3. 老人、小儿、失明及精神异常者，进入手术室后需有专人陪护。

4. 手术室巡回护士应与病区护士做好病人、病历、药品等有关物品的交接工作。

（五）手术室护士工作职责

详见"器械护士工作"和"巡回护士工作"。

三、器械护士工作

手术的成功是医护人员密切配合的结果,手术由手术医师、手术护士和巡回护士共同参与完成。直接参与手术,配合手术医师完成手术全过程的护士称手术护士、洗手护士或器械护士,手术护士的主要工作任务是管理好手术器械台,传递器械,主动默契配合手术操作。手术护士应严格执行无菌管理原则,确保手术台上整洁和无菌,具体工作职责如下:

1. **手术前准备**

(1) 手术护士应有高度的责任心和严格的无菌观念,熟悉手术的每一步骤。

(2) 详细了解病情及手术中的有关特殊要求,估计病人对手术的耐受性、手术中可能发生的问题及应对措施。

(3) 根据手术的要求准备手术器械和物品。

(4) 手术开始前 20 分钟进入手术室进行洗手、穿无菌手术衣、戴无菌手套等个人无菌准备。

(5) 配合手术医师铺置无菌手术单。

(6) 铺置手术无菌器械桌和器械托盘,整理器械。

1) 手术器械桌:手术器械桌要求结构简单、坚固、轻便并易于清洁消毒,可推动。桌面四周有栏边,栏高 4～5 cm,防器械滑落。

2) 铺置手术无菌器械桌和整理器械:先铺上桌巾,后由巡回护士在桌上打开无菌手术包的外层包布,手术护士打开内层。在桌面上需铺有 4～6 层无菌巾,无菌单垂于桌缘下不少于 30 cm。无菌器械桌上摆置各种无菌物品(图 5-8),手术护士应将各类器械和物品按系列摆放,排列整齐、有序,将常用的器械、物品放于近处,暂时不用或不常用的放于较远处。预先穿好几枚针线、上好刀片,做好皮肤消毒的准备工作。

3) 铺置器械托盘:为放在可调高低调支架上的长方形托盘,长约 48 cm,宽约33 cm,横置于病人适当部位上,如胸部手术,托盘横过骨盆部位;颈部手术,置于头部上。在铺手术单前由巡回护士将托盘摆好位置,手术护士在铺盖的手术单上加铺双层手术巾,放置常用的基本手术器械和物品,并按手术的先后步骤将器械和物品分类整齐排放,以便随时取用。

(7) 手术开始前与巡回护士共同清点手术器械、缝线、敷料等物品。

(8) 监督手术人员无菌操作。

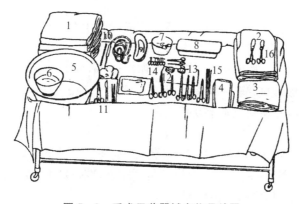

图 5-8　手术无菌器械桌物品放置

1. 手术衣　2. 手术单类　3. 手术巾　4. 纱布　5. 大盆　6. 盐水碗　7. 乙醇碗　8. 标本盘
　9. 弯盘　10. 吸引管及橡皮管　11. 手术刀、剪及镊子　12. 针盒(缝针、线轴)　13. 持针钳
及线剪　14. 手术钳　15. 大号无齿镊及止血钳　16. 皮肤灭菌拭子

2. 手术中配合

（1）手术中需管理好手术器械台，保持手术野、器械脱盘及器械桌的无菌、整洁和干燥。用过的器械应及时取回、擦净，放置原处，排列整齐。用于不洁部位的器械要区别放置，将器械浸入药液中或递于巡回护士处理，防止污染无菌区。

（2）传递器械都要以柄轻击手术者的手掌相递；手术刀的刀锋向上传递；弯钳（剪）类应将弯曲部向上传递；弯针用持针钳夹在中、后 1/3 交界处，针尖向上手掌托住线尾传递；缝线和纱布都要将其放在生理盐水中浸湿再挤干后传递。在传递中要求做到稳、准、快。

（3）手术中要有无菌隔离观念，避免手术切口和体腔内的正常器官或组织被污染。

（4）备好抢救器械和物品，注意观察手术进展，如发现病人大出血、心脏停搏等意外情况时，应沉着、果断地配合抢救。

（5）监督和纠正手术人员的无菌操作。

（6）妥善保存手术中切取的标本，以免遗失，需送检的标本要正确留送。

（7）各种器械物品在传递和取回过程中都要心中有数，对于缝针、线圈、小纱布之类易遗留体腔内的物品更要注意随时点数，如拭血纱布应以一换一，用后随时收回更换，需深部填塞止血时，应记住敷料数，避免误入体腔。在关体腔前应再一次与巡回护士清点核对器械、缝线、敷料等物品，如物品数量不符，则不可关闭体腔。切口缝合完毕后再清点一次。

3. 手术后整理

（1）手术器械的处理

1）一般手术后器械应初步流水清洗，擦干或用烤箱烘干，涂上石蜡油，放入器械柜中备用，如需使用应包成器械包进行高压蒸汽灭菌。

2）感染手术后器械需先浸泡消毒，再清洗。

3）恶性肿瘤术后器械先煮沸消毒，再清洗。

4）精密仪器、锐利手术器械应按要求分类妥善进行清洁和消毒处理，零件勿损坏和遗失。

（2）手术间其他物品整理。

四、巡回护士工作

巡回护士（辅助护士）间接参与并配合手术完成。其主要工作任务是负责在手术台下与手术人员和麻醉人员密切配合手术，工作范围较大、灵活性较强，因此，应由临床经验丰富、操作技能熟练的护士担任。巡回护士应坚守工作岗位，不可擅离手术间，如手术途中需调换时需做到现场详细交班，包括病人病情、手术或麻醉中出现的意外及抢救经过、医嘱执行情况、输液输血及用药等，并在交班本上互相签名。

1. 手术前准备

（1）环境的准备：应检查室内的清洁消毒情况、水和电是否正常。

（2）物品的准备：检查室内的设施及设备是否完善，准备好手术需用的一切物品，调整好灯光，连接好吸引器、电刀等装置。

（3）病人的准备：按手术通知单一般在手术前 30 分钟接病人，严格执行查对制度，检查备皮情况，皮肤清洁剃毛是否符合要求。做好心理护理，消除或减轻病人对手术的恐惧感。将手术中需要的物品随病人一并带入手术室。

（4）协助手术人员穿无菌手术衣，打开外层无菌包布，铺无菌器械桌，提供手术台上所需的无菌物品(剪刀、刀片、缝针、缝线等)。

（5）协助麻醉师，安置病人麻醉体位。

（6）根据不同的手术要求安置手术体位(表 5-2，图 5-9~18)。因麻醉后病人肌肉松弛，全身或局部失去自主能力，所以手术体位的安置既要充分暴露手术视野，便于手术顺利进行，又要确保病人的安全、舒适，防止肢体过度外展而致神经麻痹、局部长时间受压而致皮肤损伤等并发症的发生。

（7）给病人建立输液通道。

（8）与手术护士清点器械、敷料等物品，并详细登记。

表 5-2 常用手术体位安置

体位名称	适用手术	安置方法
仰卧位	面部、腹部、骨盆及下肢等手术	仰卧，两臂用中单固定于体侧，腰曲和腘窝各置软垫，膝部加约束带固定。胆囊手术应将手术床腰桥对准胸骨剑突水平
颈仰卧位	颈部手术	同仰卧位。手术台上部抬高 10°~20°，头板放下 60°~70°，颈后垫软枕，使颈部过伸
乳房手术仰卧位	乳房及腋部手术	同仰卧位。手术侧靠近手术台边，患侧肩胛下垫以卷折的中单，上肢伸直、外展 90°置于托臂板固定
胸部手术侧卧位	胸腔手术	侧卧，患侧在上，健侧腋下垫一软枕，两上肢各置于搁手架上下层，两肩连线与手术台成 90°，上方的下肢屈曲，下方的下肢自然伸直，膝踝部各垫软垫
肾部手术侧卧位	肾手术	同胸部手术侧卧位。手术床的腰桥对准病人第 11、12 肋，上方的下肢伸直，下方的下肢屈曲
半侧卧位	胸腹联合手术	仰卧后半侧，在背、腰、臀部各置软垫，使身体侧转 30°~50°，手术侧在上，手臂屈曲固定于搁手架上
俯卧位	脊柱及背部手术	俯卧，头转向一侧，双肘屈曲置于头旁，头部、胸上部、耻骨下及小腿处放置软垫，使腹肌放松
颈椎手术俯卧位	颈椎手术	病人面向下，头面部应置于头托上，口鼻部位于空隙处，稍低于手术台面
腰椎手术俯卧位	腰椎手术	俯卧，在胸腹部下垫一弧形拱桥，使腰椎后突
膀胱截石位	会阴部、尿道、肛门手术	仰卧，臀部位于手术床尾部摇折处，必要时在臀下垫一小枕，两腿套袜套分开置于搁腿架上，两大腿外展 60°~90°
半坐卧位	鼻、咽部手术	手术床头端摇高 75°，足端摇低 45°，两腿半屈，头和躯干靠在摇高的手术床上，手术床后仰 15°，两臂用中单固定于体侧

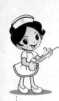

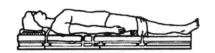

图 5-9 仰卧位

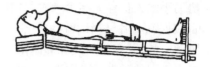

图 5-10 颈仰卧位

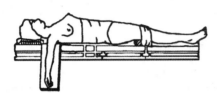

图 5-11 乳房手术

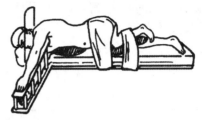

图 5-12 胸部手术

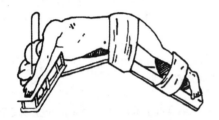

图 5-13 肾部手术

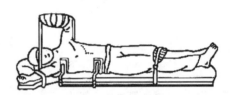

图 5-14 半侧卧位

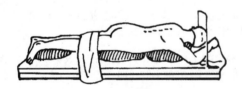

图 5-15 俯卧位

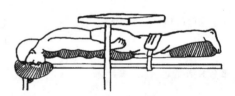

图 5-16 颈椎手术

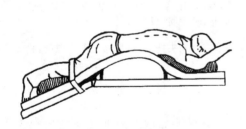

图 5-17 腰椎手术

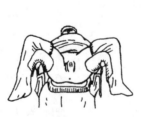

图 5-18 膀胱截石

2. 手术中配合

(1) 观察手术进展,随时供应术中所需物品(如无菌生理盐水等),保持室内整洁。

(2) 监督手术人员遵守无菌操作规则情况,如有违反应立即纠正。要关心和及时解决手术人员的有关问题,如及时擦去手术人员脸上的汗滴等。

(3) 保持输液输血通畅,及时准确地执行医嘱。

(4) 注意观察病人的病情变化,如有异常情况应立即配合抢救。

（5）术中做好心理护理,指导病人如何配合手术,如病人对手术中牵拉内脏反应较敏感,应嘱病人深呼吸,放松腹肌,以减轻不适感。

（6）配合手术护士保存和处理手术取下的标本,如冷冻切片应立即送检。

（7）关体腔前应再一次与手术护士清点器械、敷料等物品,术毕再清点一次。

（8）认真准确地书写手术护理记录单。

3. 手术后整理

（1）手术完毕,协助包扎伤口,妥善固定引流管。

（2）完成手术护理记录单。

（3）向护送病人的人员详细交接手术过程,清点病人的携带物品。

（4）整理室内用物,按要求进行清洁处理和空气消毒。

（5）将标本送往病理科或其他有关部门进行检验。

（6）及时补充手术中消耗的药品及有关物品。

第四节　手术后期病人的护理

病人自手术完毕返回病房至基本康复出院称为手术后期。术后护理重点是减轻病人的痛苦和不适,预防并发症,尽快恢复正常生理功能,促进病人康复。

一、护理评估

（一）健康史

主要评估麻醉种类、手术方式、术中情况及引流管安置的部位、作用等等。

（二）身体状况

1. 生命体征和意识状态　术后应每15～30分钟观察病人脉搏、呼吸、血压、意识等的变化,待病情稳定后可改为2～4小时观察一次。

2. 重要器官功能评估

（1）呼吸系统:注意观察呼吸频率、节律、深浅度和声音等,有无呼吸道阻塞情况。

（2）泌尿系统:观察病人有无排尿异常及泌尿系统感染现象。

（3）消化系统:观察病人有无恶心、呕吐、腹胀、呃逆等胃肠功能异常情况。

3. 手术切口　了解手术切口有无渗液、出血;敷料有无松脱和渗湿;切口有无感染或裂开。

4. 引流　观察引流是否通畅、有效,注意引流液的量、颜色和性状。

5. 疼痛　术后应评估疼痛的部位、性质、程度、持续时间及止痛措施应用的效果等。

6. 营养状况　手术创伤增加了机体的代谢及术中失血、失液,引起水、电解质不同程度的丢失及营养不足。

（三）心理社会状况

手术麻醉苏醒后的病人心理反应比较集中和强烈,病人主要表现在对术后康复知识认知程度不够,对自己的预后估计不足,因此导致不同程度的焦虑。

（四）辅助检查

术后辅助检查有助于了解病人是否有术后并发症或有发生并发症的危险。具体检查项目的选择应根据手术过程、治疗方案和手术后病人临床表现来确定。通常应了解术后血常规、电解质、血生化检查结果是否正常。

二、护理诊断及合作性问题

1. 清理呼吸道无效　与术后疼痛、呼吸道阻塞等有关。

2. 活动无耐力　与切口疼痛、乏力、术后虚弱等有关。

3. 舒适的改变:疼痛、腹胀、恶心、呕吐、尿潴留　与手术切口、术中麻醉、留置引流管、创伤性反应有关。

4. 有体液不足的危险　与术中出血、失液或术后禁食等因素有关。

5. 潜在并发症:术后出血、术后感染、切口裂开、深静脉血栓等。

三、护理措施

(一) 一般护理

1. 安置体位

(1) 根据麻醉方式安置体位

1) 全麻未清醒病人取去枕平卧位且头偏向一侧,或取侧卧位,便于口腔分泌物或呕吐物流出以防误吸导致病人窒息或吸入性肺炎。

2) 蛛网膜下隙麻醉病人应去枕平卧位6小时,以防止腰麻后头痛。

3) 硬膜外麻醉病人应平卧6小时,因手术后常有血压波动。

(2) 根据手术部位及治疗要求调整体位

1) 颅脑手术后,无休克或昏迷的病人,可取15°～30°头高脚低斜坡位,有利于静脉回流和减轻脑水肿。

2) 颈、胸手术后,多采用高半坐位,以利于呼吸和有效引流。

3) 腹部手术后,多采用低半坐卧位或斜坡位,有利于呼吸,减轻腹壁张力,同时可促进炎性渗出物局限于盆腔,避免形成膈下脓肿。

4) 脊柱或臀部手术后,可取俯卧位或仰卧位。

5) 四肢手术后应抬高患肢,以减轻肿胀。

2. 休息与活动　适当的休息与活动有利于病人术后康复。在病情许可的情况下,应鼓励术后病人早期活动。早期活动有利于增加肺活量,促进肺复张,减少肺部并发症;改善全身血液循环,促进伤口愈合,预防深静脉血栓形成;促进肠功能恢复,减轻腹胀,减少肠粘连;促进排尿功能恢复,减少尿潴留的发生。大部分病人术后24～48小时内可试行下床活动。腹腔镜手术病人创伤较小,术后可尽早下床活动。离床活动前,应固定好各种导管,以防脱落。有休克、心力衰竭、严重感染、大出血等极度衰弱的病人,以及施行过特殊固定并要求制动的病人,则不宜早期活动。因此,早期活动应根据病人的耐受程度而逐步增加活动量。在病人已清醒、麻醉作用消失后,就应鼓励在床上活动,如做深呼吸运动、四肢的伸屈运动及间歇翻身等。手术后第1～2天开始,就可试行离床活动,先坐在床沿上,做深呼吸、咳嗽排痰等,再站立在床旁,并稍走动,然后逐步增加活动范围、次数和时间。体弱或卧床时间较长者,离床活动时应有两人协助,以防发生意外。

3. 引流管的护理　为了达到引流渗液、防止渗液积聚、减少吻合口张力等目的,常在切口、体腔和空腔内器官内放置各类引流管。护理要点为:① 妥善固定,防止移位和脱落;

② 保持引流通畅,防止引流管扭曲、压迫、阻塞,若有阻塞,应用无菌等渗盐水缓慢冲洗;③ 观察记录引流液的量、性状和颜色,若有异常,及时处理;④ 维持引流装置的无菌状态,每天更换接管和引流瓶一次,应注意无菌操作,防止引流液逆流;⑤ 掌握各类引流管的拔管指征、时间和方法。

4. 手术切口的护理　切口若有渗血、渗液,应及时按无菌操作更换敷料,保持切口敷料清洁干燥。若出血量较多,应查明原因,及时处理。观察切口愈合情况,及时发现切口感染、切口裂开等异常。若切口出现红、肿、硬结、压痛等感染征象时,应采取局部热敷、理疗等措施促进炎症吸收。

5. 维持营养和体液平衡　由于手术中失血、失液以及术后禁食、引流等诸多原因,使病人术后容易出现体液不足和营养不良,影响组织愈合和机体康复。因此,在术后禁食期间,应由静脉供给足够的水、电解质和营养物质,必要时输全血、血浆,维持有效循环血量。禁食时间较长者,可给予肠内、肠外营养支持。

术后恢复饮食的时间视手术部位和性质、麻醉方式和病人的肠蠕动恢复情况而定。腹部手术,尤其是胃肠道手术后,一般禁食 24～48 小时,待 2～3 天肠功能恢复、肛门排气后开始饮水,进少量流质饮食,逐步增加至全量流质饮食,第 5～6 日进半流质饮食,第 7～9 日可恢复普食。非腹部手术病人,若采用局部麻醉,全身反应轻,无特殊不适者,术后即可进食;若采用蛛网膜下隙麻醉和硬脊膜外腔麻醉者,术后 3～6 小时可根据需要进食;若为全身麻醉,待完全清醒,恶心、呕吐反应减轻后,方可进食。恢复进食后,应注意选择高蛋白、高热量和富含维生素的食物,以刺激消化液分泌和肠蠕动,提供机体所需营养。

（二）病情观察

1. 维持循环功能　对施行较大手术、全麻病人及危重病人,有可能出现呼吸、循环不稳定,因而应每 15～30 分钟测脉搏、呼吸、血压,观察瞳孔及神志等变化。待病情稳定后可改为每 1～2 小时测量 1 次,并逐渐延长测量间隔时间,做好记录。若出现病情不稳定时应送重症监护室,随时检测生理指标,直至病情稳定。中、小手术病人,术后当日每小时测量脉搏、呼吸、血压,监测 6～8 小时或至生命体征平稳。观察过程中注意尿液的颜色、量,必要时记录24 小时液体出入量。若出现脉搏增快、脉率减弱、血压下降、呼吸急促、尿量减少,应及时处理。

2. 维持呼吸功能

（1）防止舌后坠:全麻手术后,病人口腔内常留置口咽通气管,预防舌后坠。同时,还可经此通气管清除呼吸道分泌物。麻醉苏醒、喉反射恢复后,应去除口咽通气管,以免诱发恶心、呕吐和喉痉挛。一旦发生舌后坠者,应立即将下颌部向前上托起,或用舌钳将舌拉出,防止阻塞呼吸道。

（2）清除呼吸道分泌物和促进肺复张:术后鼓励病人做深呼吸运动和有效咳嗽。定时翻身、叩击背部,使痰液松动以利排出。指导病人正确使用深呼吸训练器,促进肺复张。痰液黏稠难以排出者,可用超声雾化吸入,使痰液稀薄,易于咳出。不能自行有效排痰者,可采用导管或纤维支气管镜吸痰。

（三）心理护理

对病人出现的各种心理问题,给予相应的心理疏导和安慰,教会病人自我调节,讲解术后有关的康复知识,有利于病人配合后期的治疗护理及康复锻炼,促进功能恢复。

（四）手术后常见不适的护理

1. 发热的护理　术后最常见的症状。由于手术创伤的反应,术后病人体温可升至 38 ℃左右,称之为外科热,又称为吸收热。一般不需处理,术后 2～3 日体温逐渐恢复正常。若术后 3～6 日仍持续发热,或体温超过 39 ℃或体温降至正常后再度升高,要警惕感染发生的可能,应查明原因,对症处理。

2. 疼痛的护理　麻醉作用消失后,病人往往感觉到切口疼痛。疼痛在术后 24 小时内最剧烈,2～3 日后逐渐缓解。若疼痛呈持续性加重或缓解后又加剧,应警惕切口感染的可能。严重疼痛可影响心、肺等重要器官正常生理功能,应给予及时有效的处理。针对引起疼痛的原因,采取相应的措施。将病人安置于舒适体位,有利于减轻疼痛。指导病人运用正确的非药物方法减轻疼痛,如分散病人注意力,减轻对疼痛的敏感性;应用按摩、放松,阻滞或抑制疼痛冲动的传导。小手术后可遵医嘱口服镇静止痛类药物,或肌内注射哌替啶等控制切口疼痛。大手术后 1～2 日内常使用病人自控镇痛泵止痛。当病人感觉疼痛时,自行按压自控镇痛泵按钮,通过计算机控制的微量泵向体内注射事先设定的药物剂量,进行镇痛。病人自控镇痛泵是目前较好的术后止痛方法。

3. 恶心、呕吐的护理　术后恶心、呕吐常见原因是麻醉反应,待麻醉作用消失后,即可自行停止,无需特殊处理。病人呕吐时,注意头偏向一侧,防止误吸。吐后要及时清除呕吐物,观察记录呕吐次数、呕吐量、颜色和性状。必要时,遵医嘱给予镇静、止吐药以减轻症状,如甲氧氯普胺(灭吐灵)、氯丙嗪等。若持续性呕吐,应查明原因,进行相应处理。

4. 腹胀的护理　术后早期腹胀常由于胃肠道蠕动受抑制,肠腔内积气无法排出所致。胃肠道蠕动功能一般在术后 48～72 小时逐渐恢复,随着胃肠功能恢复,肛门排气后,症状可缓解。若手术后数日仍未排气、腹胀明显、肠鸣音消失,可能为腹腔内炎症或其他原因所致肠麻痹;若腹胀伴阵发性绞痛,肠鸣音亢进,有气过水音或金属音,应警惕机械性肠梗阻的可能。严重腹胀可使膈肌抬高,影响呼吸功能;使下腔静脉受压,影响血液回流;还可增加胃肠吻合口和腹部切口张力,影响伤口的愈合。应鼓励病人早期下床活动,促进肠功能恢复;采用胃肠减压、肛管排气、高渗溶液低压灌肠等方法缓解症状;低钾血症或腹膜炎所引起者,遵医嘱做相应处理。

5. 呃逆的护理　术后呃逆可能是膈肌痉挛引起,多数病人为暂时性的,少数为顽固性。顽固性呃逆可能是膈下感染或胃扩张的结果,上腹部术后如出现顽固性呃逆,要警惕膈下感染发生的可能,应做进一步检查。术后早期发生呃逆者,可采用压迫眶上缘、短时间吸入二氧化碳、给予解痉药物等措施。对于胃潴留或胃扩张病人,应进行胃肠减压。对无原因的呃逆而一般措施无效时,也可行膈神经封闭,以解除病人的痛苦。

6. 尿潴留的护理　尿潴留多发生在腹部、肛门和会阴部手术后的病人,主要由于麻醉抑制了排尿反射、切口疼痛以及病人不习惯于床上排尿等。若病人术后 6～8 小时尚未排尿,耻骨上区叩诊呈浊音,可确定发生了尿潴留。如果病情允许,可以协助病人坐于床上或下床排尿;采取下腹部热敷、按摩,诱导排尿;也可用镇静止痛药物解除切口疼痛,或肌内注射卡巴甲胆碱(氨甲酰胆碱)等方法刺激膀胱壁肌肉收缩,促使病人自行排尿。若上述措施无效,则考虑在严格无菌操作下导尿,一次放出尿液不超过 1 000 ml。

（五）手术后并发症的预防及护理

手术后病人可能出现不同程度的生理功能紊乱,导致一些并发症的发生。因此术后应了解并发症发生的原因和临床特点,及早发现及时处理。

1. 术后出血　出血多发生在术后 24～48 小时内。原因可能是术中止血不完善、创面渗血未完全控制、原痉挛的小动脉断端舒张、血管结扎线脱落、病人凝血机制障碍等。

术后严密监测生命体征,观察切口敷料有无渗血,引流液量、颜色和性状,动态观察病情变化,早期发现出血征象。少量出血可表现为切口敷料被血液渗湿或经引流管引流出少量血液。体腔内出血,引流管内可见大量鲜血持续流出。腹部手术病人,若未放置引流管,需监测生命体征,内出血表现较明显,在短时间内可出现休克。

少量出血时,给予更换切口敷料、加压包扎或全身使用止血药物即可控制。出血量大时,应迅速建立静脉通路,加快输液、输血、血浆,补充血容量,并积极做好各项术前准备,进行手术止血。

2. 术后感染

(1) 肺不张和肺部感染:多见于老年人,胸、腹部大手术后的病人。因麻醉的刺激使呼吸道分泌物增多,或者术后因疼痛、胸腹部包扎过紧等原因,导致呼吸运动受限,痰液及分泌物不能有效地排出而阻塞支气管,引起肺不张和肺炎。

术后 2～3 天内病人表现为烦躁不安、呼吸急促、心率加快等,严重者伴有发绀,甚至血压下降。继发感染时,体温明显升高,白细胞计数和中性粒细胞计数增加。胸部体检可有局限性湿性啰音,呼吸音减弱等。血气分析提示氧分压下降和二氧化碳分压升高。胸部 X 线检查呈现典型肺不张征象。

当发生肺不张和肺部感染时,除全身或局部应用抗菌药物控制感染外,还应采取促进排痰和肺扩张的措施。主要包括:术后卧床期间定期做深呼吸运动,翻身、叩背,鼓励病人进行有效咳嗽、咳痰。痰液黏稠不易咳出者,给予抗菌药物、糜蛋白酶、氨溴索等超声雾化吸入,每日 2～3 次,以稀释痰液,使其易于咳出。对一般排痰措施无效者,可采用纤维支气管镜吸痰,必要时做气管切开,吸净痰液,解除呼吸道的阻塞。

预防措施:① 术前练习深呼吸,腹部手术需练习胸式深呼吸,胸部手术需练习腹式深呼吸,以增进通气功能;② 术前 2 周应戒烟,减少呼吸道分泌物。积极治疗呼吸道感染,应待感染控制后再手术;③ 胸、腹带包扎松紧适宜,避免限制呼吸运动;④ 防止呕吐物或分泌物吸入肺内,全身麻醉病人拔管前应吸净支气管内分泌物;⑤ 术后定期做深呼吸运动及有效咳嗽和排痰;⑥ 手术后鼓励病人早期下床活动;⑦ 利用体位引流或药物排痰,保持呼吸道通畅。

(2) 泌尿系统感染:最主要的原因是尿潴留,长期留置导尿管或反复多次导尿、残余尿增多等也可引起尿路感染。泌尿系感染先发生在膀胱,亦可逆行至肾盂而发生肾盂肾炎。急性膀胱炎常表现为尿频、尿急、尿痛,甚至排尿困难。一般无全身症状,尿液检查有红细胞和脓细胞。急性肾盂肾炎多见于女性,主要表现为畏寒发热、肾区疼痛、血中白细胞计数增高、中段尿镜检可见大量白细胞。

对于泌尿系感染的病人,应鼓励病人多饮水,应用有效抗菌药物控制感染,保持排尿通畅。防治尿潴留是预防尿路感染的主要措施。术后指导病人自主排尿,针对尿潴留的原因及时处理。若残余尿超过 500 ml 时,应留置导尿管持续引流,并严格无菌操作,防止继发感染。

(3) 切口感染:切口感染常发生于术后 3～5 日。主要原因有创口内遗留死腔、血肿、异物,使局部组织抵抗力低下;全身营养不良或合并有贫血、糖尿病、肥胖等。

切口感染表现为切口疼痛加重,切口局部出现红、肿、压痛或有波动感,伴体温升高、脉率加快、白细胞计数增高等。切口感染早期可局部热敷、理疗,使用有效的抗菌药物,促使炎症消散吸收。如脓肿形成,立即拆除局部缝线,敞开伤口引流,定期更换引流物及敷料,争取二期愈合。

预防措施:严格执行无菌操作技术,手术操作认真细致,防止残留死腔、血肿、异物等。加强营养支持,增强病人抗感染的能力,合理使用抗菌药,预防感染。

3. 切口裂开 切口裂开常发生于术后1周左右,多见于腹部和肢体邻近关节部位的手术切口。常见原因有营养不良、组织愈合能力差,切口缝合欠佳,切口感染,腹内压突然增高,如打喷嚏、剧烈咳嗽、呕吐、严重腹胀、排便困难等。病人在腹部突然用力时,自觉切口疼痛和突然松开,有时甚至可听到切口崩裂的响声,随即有大量淡红色液体自切口溢出,浸湿敷料。若切口部分内裂开,表现为皮肤缝线完整,切口无液体流出,亦无内脏外露;若切口完全裂开,可见大量淡红色的液体流出,甚至内脏脱出,腹部切口完全裂开常见大网膜和肠管脱出。

一旦发生切口裂开,应立即稳定病人情绪,平卧位,避免惊慌;用无菌生理盐水纱布覆盖切口,并用腹带轻轻包扎。若有内脏脱出切勿回纳,以免造成器官扭转或腹腔内感染,应将病人送手术室处理。

预防措施:对年老体弱、营养状况差,估计切口愈合不良的病人,术前加强营养支持,改善营养状况。手术时采用正确的缝合方法,如加用全层腹壁减张缝线;术后用腹带适当加压包扎伤口,减轻局部张力,延迟拆线时间,预防切口感染;避免引起腹内压增高的因素等。

4. 深静脉血栓形成和血栓性静脉炎 多见于下肢,常见原因有术后卧床过久、活动减少而致下肢血流缓慢;血液处于高凝状态;血管壁因手术、外伤、反复穿刺置管或输注高渗性液体、刺激性药物等致血管内膜损伤。早期病人有腓肠肌疼痛和紧束感,继之下肢出现凹陷性水肿,可扪及条索状变硬的静脉,有触痛,常伴体温升高。腓肠肌挤压试验或足背屈曲试验阳性。

一旦发生,应立即停止患肢静脉输液,抬高患肢,制动,局部50%硫酸镁湿敷。遵医嘱静脉输入低分子右旋糖酐、复方丹参液,以降低血液黏滞度,改善微循环。局部严禁按摩,以防血栓脱落引起重要器官栓塞,同时监测凝血功能。

预防措施:术后鼓励病人早期下床活动,卧床期间多做双下肢运动,维持肌张力,促进静脉回流。对高危病人,下肢用弹性绷带或穿弹性袜,促进静脉血液回流。对于血液处于高凝状态的病人,可预防性地口服小剂量阿司匹林或复方丹参片,防止血栓形成。

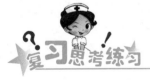
复习思考练习

某病人,男性,70岁,脊柱手术后卧床2周,出现右腿小腿疼痛,紧束感,并逐渐出现水肿。应考虑术后出现了什么并发症?护理措施有哪些?

(沈建华)

第六章

外科感染病人的护理

第一节 外科感染概述

感染是由病原体入侵、滞留与繁殖所引起的炎症反应。病原体包括病毒、细菌、真菌与寄生虫。外科感染是指需要外科治疗的感染,包括创伤和手术并发的感染。

一、外科感染的特点及分类

(一)特点

1. 多为几种细菌引起的混合感染。
2. 常有明显的局部表现。
3. 可引起组织坏死及化脓,常需手术或换药处理。
4. 多与损伤、手术创伤和侵入性检查有关。

(二)分类

外科感染通常按病菌种类和病变性质分为非特异性感染和特异性感染两大类。

1. **非特异性感染** 又称化脓性感染或一般性感染,较多见,如疖、痈、丹毒、急性乳房炎、急性阑尾炎等。常见致病菌有葡萄球菌、链球菌、大肠杆菌等。其特点是:① 一菌多病,即同一种致病菌可以引起多种不同的化脓性感染,如金黄色葡萄球菌能引起疖、痈、脓肿、伤口感染等;② 多菌一病,即不同的致病菌又可引起同一种疾病,如金黄色葡萄球菌、链球菌和大肠杆菌都能引起伤口感染等;③ 局部有红、肿、热、痛和功能障碍的共同特征;④ 在预防和治疗上有共同原则。

2. **特异性感染** 由特殊病原菌引起,如结核病、破伤风、气性坏疽等。其特点是:① 一菌一病,一种致病菌只能引起一种特定的感染性疾病;② 表现和防治原则各不相同,即发病过程、临床表现和防治方法各不相同。

其他分类方法:按病程分类,可分为急性、亚急性和慢性三种。病程在 3 周以内者称为急性感染,超过 2 个月者为慢性感染,介于两者之间者称为亚急性感染。按感染的发生情况来分,可分为原发感染、继发感染、外源性的、内源性的、混合感染、二重感染、条件性感染和医院内感染等。

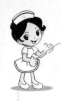

二、发展及转归

（一）外科感染演变的影响因素

外科感染发生后的演变过程受诸多因素影响,主要影响因素有:

1. 致病菌的毒力　所谓毒力是指病原体形成毒素或胞外酶的能力以及入侵、穿透和繁殖的能力。一般而言,侵入机体致病菌的种类越多、数量越大,毒力则越强。

2. 机体抵抗力　机体抵抗力强弱包括全身和局部两个方面。

（1）全身影响因素,有:① 严重创伤或休克、大面积烧伤等;② 糖尿病、尿毒症、肝硬化、严重的营养不良、贫血、低蛋白血症、白血病或白细胞过少等;③ 长期使用免疫抑制剂、肾上腺皮质激素、接受抗癌的化疗药物或放射治疗等;④ 先天性或获得性免疫缺陷(艾滋病)因免疫障碍更易发生各种感染;⑤ 年老体弱与婴幼儿抵抗力差,属易感人群。

（2）局部影响因素,有:① 皮肤黏膜的病变或缺损,如开放性创伤、胃肠穿孔等;② 留置血管或体腔内的导管处理不当,为细菌侵入开放了通道;③ 管腔阻塞,如乳腺导管阻塞、乳汁淤积后发生的急性乳腺炎;④ 局部组织血供障碍或缺血而削弱抗菌和修复能力,如血栓闭塞性脉管炎所发生的趾(指)端干性坏疽、压疮等。

3. 及时和正确的治疗　对控制感染的发展也起着重要的作用。

（二）外科感染的转归

由于上述因素的影响,外科感染的转归有以下三种:

1. 感染局限　当机体的抵抗力占优势、治疗及时有效,感染便局限化,有的自行吸收,有的形成局限性脓肿。

2. 感染转为慢性　当机体抵抗力与致病菌的毒力处于相持状态时,感染病灶可被局限,形成溃疡、瘘、窦或硬结,由瘢痕纤维组织包围,不易愈合,炎症持续存在而转为慢性,由于病灶内仍有致病菌,在机体抵抗力降低时,感染可以重新急性发作。

3. 感染扩散　致病菌的毒力超过机体抵抗力的情况下,感染不能局限,可迅速向四周扩散或进入淋巴系统、血液循环,引起严重的全身性感染,甚至危及生命。

第二节　化脓性感染病人的护理

一、化脓性感染概述

（一）常见致病菌及其致病特点

见表 6-1。

表 6-1　外科感染常见的化脓性致病菌

致病菌	致病特点	脓液特点
金黄色葡萄球菌	革兰染色阳性。常寄生在人的鼻、咽部、皮肤,产生溶血素、杀白细胞素和血浆凝固酶等,引起疖、痈、脓肿、骨髓炎、伤口感染等	黄色、稠厚、量少、不臭,能引起全身性感染,感染易局限化,常形成转移性脓肿

续表 6-1

致病菌	致病特点	脓液特点
链球菌	革兰染色阳性。存在于口、鼻、咽和肠腔内。溶血性链球菌能产生溶血素和透明质酸酶、链激酶等,常引起淋巴管炎、急性蜂窝织炎、脓毒症等	淡红色、稀薄、量大
大肠杆菌	革兰染色阴性。大量存在于肠道内,单独致病力并不大。常和其他致病菌一起造成混合感染,如阑尾炎脓肿、急性胆囊炎等	混合感染产生的脓液稠厚,灰白色,有恶臭或粪臭味
铜绿假单胞菌(绿脓杆菌)	革兰染色阴性。常存在于肠道内和皮肤上。它对大多数抗菌药物不敏感,故成为继发感染的重要致病菌,特别是大面积烧伤的创面感染。有时能引起严重的脓毒症	淡绿色,有特殊的甜腥味
变型杆菌	革兰染色阴性。存在于肠道和前尿道,为尿路感染、急性腹膜炎和大面积烧伤感染的致病菌之一。对大多数抗菌药物有耐药性	脓液具有特殊的恶臭
克雷伯菌、肠杆菌、沙雷菌属	革兰染色阴性。存在于肠道内,常为医院内感染的致病菌	条件致病菌
芽孢厌氧菌主要是脆弱类杆菌	革兰染色阴性的专性厌氧菌。存在于口腔、胃肠道和女性生殖道内的正常菌株,常和其他需氧菌和厌氧菌一起形成混合感染,如腹膜炎	恶臭,产气

（二）身体状况

1. 局部表现　红、肿、热、痛和功能障碍是化脓性感染的典型症状。病变范围小或位置较深者,局部症状可不明显;病变浅表范围较大者,局部症状较突出;体表病变形成脓肿时触诊可有波动感;慢性感染也有局部肿胀或硬结肿块,但疼痛大多不明显。特异性感染:如气性坏疽则表现为局部剧痛,进行性肿胀,皮下积气;结核病病人可发生寒性脓肿;真菌感染者局部可发生溃疡、脓肿、瘘道。某些器官感染时,可出现该器官受损的相应症状,如胆管感染或肝脓肿时,病人可出现腹痛和黄疸。

2. 全身表现　轻重不一,感染轻微的可无全身症状;感染较重的常有发热、头痛、全身不适、乏力、食欲减退等;严重者可发生体液代谢紊乱、营养不良、贫血、低蛋白血症,甚至可以发生感染性休克和多器官功能障碍等。

（三）辅助检查

1. 实验室检查

（1）血常规:一般均有白细胞计数增高、中性粒细胞比例升高,严重者可出现核左移现象。

（2）生化检查:肝功能、肾功能等检查,营养不良者需检查血清蛋白。

（3）细菌培养:可根据情况取分泌物、血、尿、痰、脓液等进行细菌培养和药敏试验,必要时可重复进行。

2. 影像学检查

（1）X线检查:了解有无肺部、骨骼感染,有无胸、腹腔积液积脓等。

（2）B超检查:有助于探测体内有无积液,如深部脓肿。

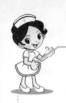
（3）CT、MRI 检查：有助于实质性脏器病变的诊断，如肝脓肿。

3. 其他检查　如内镜检查、局部穿刺检查等。

（四）治疗原则

化脓性感染的治疗原则：及时消除感染因素和毒性物质（脓液、坏死组织等），积极控制感染，增强机体的抗感染能力以及促使组织修复。具体措施包括局部和全身治疗两个方面，一般轻症感染者仅用局部疗法便可治愈，但对重症感染则需局部治疗和全身治疗两者并用，必要时手术治疗。

1. 局部治疗

（1）保护患部：患部休息，避免受挤压。局部制动、抬高，必要时加以固定，能减轻疼痛，并有利于炎症局限化和肿胀的消退。

（2）物理疗法：有改善局部血液循环、增强局部抵抗能力、促进炎症吸收或局限化的作用，可酌情采用热敷、红外线、超短波等治疗。

（3）外用药物：有改善局部血液循环、散瘀消肿、加速感染局限化以及促使肉芽组织生长等作用。多用于浅部感染，但有时也用于深部感染。常用药物有：① 新鲜蒲公英、紫花地丁、马齿苋、败酱草等捣烂外敷；② 50%硫酸镁溶液湿敷，用于蜂窝织炎、淋巴管炎等；③ 金黄散、鱼石脂软膏等外敷，用于脓肿未形成阶段。

（4）局部封闭或注药：某些急性化脓性感染的初期，如急性乳腺炎，可采用普鲁卡因加抗菌药物溶液，于病灶周围和乳房后封闭；对寒性脓肿者，可于局部潜行穿刺抽脓后注入异烟肼或链霉素等抗结核药物。

（5）手术疗法

1）切开引流：急性化脓性感染一旦形成脓肿应及时切开引流；

2）病灶切除术：将严重感染或坏疽的脏器切除，如阑尾炎手术；

3）病灶清除术：如骨髓炎和结核病的病灶清除等。

2. 全身治疗　主要包括抗感染治疗和支持疗法。

（1）抗菌药物的应用

1）严格掌握药物应用指征，正确合理使用有效的抗菌药物。应根据细菌培养和药物敏感试验结果使用和调整抗菌药物种类。

2）抗菌药物的给药方法，对较轻和较局限的感染，可口服或肌内注射给药；对严重的感染，应静脉给药。一般说来，分次静脉注射给药效果较好，比静脉滴注的组织和血清内药物浓度高。

3）抗菌药物的使用时间，一般在体温正常、全身情况和局部感染病灶好转后 3～4 天，即可考虑停药；但严重的全身感染，则应在 1～2 周后停药。

（2）支持疗法

1）保证病人有充分的休息和睡眠，维持良好的精神状态。

2）维持体液平衡。

3）加强营养支持，给予高热量和易消化的饮食，补充多种维生素，尤其是维生素 B、维生素 C。必要时可采用肠外营养支持，以弥补体内能量的不足和蛋白质的过多消耗。

4）有贫血、低蛋白血症或全身性消耗者，应予少量多次输新鲜血。

5）严重感染的病人可给予胎盘球蛋白、丙种球蛋白或康复期血清肌内注射，以增加免疫能力。

（3）其他处理

1）体温过高时,宜用物理降温法(冷敷、冰袋、乙醇擦浴)或解热的中、西药。

2）同时治疗感染发生前的原有疾病,如糖尿病、肾功能不全等。

3）对严重感染者,可考虑在给予足量有效的抗菌药物的同时应用肾上腺皮质激素,以改善病人的一般情况,减轻中毒症状。

4）选择中医中药,必要时可服用清热解毒类中药。

二、常见浅表软组织化脓性感染病人的护理

（一）疖

1. 概述　疖是单个毛囊及其周围组织的急性化脓性感染,常扩散至皮下组织。好发于头面部、颈部、背部、腋部和会阴部等毛囊与皮脂腺丰富的部位。致病菌大多为金黄色葡萄球菌,因金黄色葡萄球菌的毒素含有凝固酶,脓栓形成是其感染的特征。多个疖同时发生或反复发生在身体各部,称为疖病。常见于营养不良的小儿或糖尿病病人。

2. 身体状况　最初局部出现红、肿、痛的小结节,以后逐渐肿大,呈锥形隆起。数日后,结节中央因组织坏死而变软,出现黄白色小脓栓,红、肿、痛范围扩大,继而破溃,脓栓脱落,炎症逐渐消失而痊愈。

疖一般无明显的全身症状,但面部疖可有较重的全身症状,特别是"危险三角区"内的疖,如被挤压或挑刺,感染容易沿内眦静脉和眼静脉进入颅内的海绵状静脉窦,引起化脓性海绵状静脉窦炎,出现眼部及其周围组织的进行性红肿和硬结,伴疼痛和压痛,并有头痛、寒战、高热甚至昏迷等,病情十分严重,死亡率很高。

3. 辅助检查

（1）血常规检查:白细胞计数及中性粒细胞比例明显增加。

（2）血糖和尿糖检查:可了解糖尿病病人的血糖控制程度。

（3）脓液细菌培养及药敏试验:可明确致病菌和敏感的抗菌药物。

4. 治疗原则　对炎症结节早期可用热敷或物理疗法(透热、红外线或超短波),以促进炎症吸收,亦可外敷鱼石脂软膏、红膏药或金黄膏。已有脓头时,可在其顶部点涂石炭酸。有波动时,应及早切开引流。对未成熟的疖,不应随意挤压,以免引起感染扩散。对伴有全身症状的疖和疖病,应给予抗菌药物,注意休息,补充维生素,适当增加营养提高抵抗力。

5. 健康教育　注意个人日常卫生,保持皮肤清洁,特别是在盛夏,要勤洗澡、洗头、理发、勤换衣服、剪指甲。及时治疗疖,防止感染扩散。面部危险三角区的疖,严禁挤压。

（二）痈

1. 概述　痈是多个相邻的毛囊及其周围组织的急性化脓性感染,或由多个疖融合而成。多见于成人,致病菌为金黄色葡萄球菌。糖尿病病人发生率较高。项部痈俗称"对口疔";唇痈俗称"锁口疔";背部痈俗称"搭背疮"。感染常从毛囊底部开始,沿阻力较弱的皮下脂肪柱蔓延,再沿着深筋膜向四周扩散,侵及附近的许多脂肪柱,再向上传入毛囊群而形成具有多个"脓头"的痈(图6-1)。

2. 身体状况　痈初起呈一片稍隆起的紫红色浸润区,质地坚韧,界限不清,在中央部的表面有多个脓栓,破溃后呈蜂窝状。以后,中央部逐渐坏死、溶解、塌陷成"火山口"状,其内含有脓液和大量坏死组织。痈易向四周和深部发展,周围浸润性水肿,局部淋巴结肿大、疼痛,

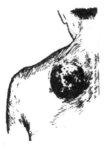
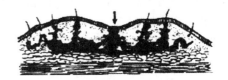

（1）背部痈 　　　　　　　　（2）痈的切面

图6-1　痈

并伴有相应功能障碍。病人多有明显的全身症状,如畏寒、发热、食欲下降、白细胞计数增加等,严重者可并发全身化脓性感染而危及生命。痈的自行破溃大多较慢,全身反应较重。唇痈容易引起颅内的海绵静脉窦炎,危险性更大。

3. 辅助检查

（1）血常规检查:白细胞计数及中性粒细胞比例明显增加。

（2）血糖和尿糖检查:可了解糖尿病病人的血糖控制程度。

（3）脓液细菌培养及药敏试验:可明确致病菌和敏感的抗菌药物。

4. 治疗原则

（1）全身治疗:病人应适当休息和加强营养,必要时用镇痛剂,选择有效的抗菌药物,积极治疗糖尿病。

（2）局部处理:初期红肿阶段,治疗与疖相同。如红肿范围大,中央部坏死组织多,或全身症状严重,应手术治疗,但唇痈不宜手术。手术方法:一般在局部浸润麻醉下作"＋"字或"＋＋"字形切口,有时亦可作"│││"形切口。切口的长度要超出炎症范围少许,深达筋膜,尽量剪去所有坏死组织,同时也要尽量保留有活力的皮肤,以免造成皮肤缺损太多影响伤口的愈合(图6-2)。如皮肤缺损面过大,待肉芽组织健康时,可考虑植皮。亦可直接做痈切除术,肉芽组织长出后即植皮,可缩短疗程。

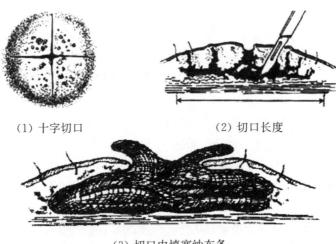

（1）十字切口 　　　　　　　　（2）切口长度

（3）切口内填塞纱布条

图6-2　痈的切开引流

5. 护理措施

（1）控制感染,合理使用抗生素。

（2）及时手术和换药,清除坏死组织和脓液。

（3）维持正常体温,高热病人给予物理降温,必要时药物降温。鼓励病人多喝水。

（4）有效控制疼痛,严重者按医嘱给予镇痛剂。

（5）预防脓毒症,一旦病情加重,及时报告医师并配合救治。

6. 健康教育

（1）注意个人日常卫生,保持皮肤清洁,特别是在盛夏,要勤洗澡、洗头、理发、勤换衣服、剪指甲。及时治疗疖,防止感染扩散。

（2）糖尿病病人应有效控制血糖。

（3）唇痈时严禁挤压,以防扩散引起颅内感染。

（三）急性蜂窝织炎

急性蜂窝织炎是皮下、筋膜下、肌间隙或深部疏松结缔组织的一种急性弥漫性化脓性感染。

1. 病因和病理　致病菌主要是 β-溶血性链球菌,其次为金黄色葡萄球菌,亦可为厌氧菌。炎症可由皮肤或软组织损伤后感染引起。由溶血性链球菌引起的急性蜂窝织炎,因链激酶、溶血素和透明质酸酶的作用,病变扩展迅速,甚至能引起脓毒症。由葡萄球菌引起的蜂窝织炎,比较容易形成局部脓肿。

2. 身体状况　因致病菌的种类、毒性、发病的部位和深浅而不同。

（1）表浅的急性蜂窝织炎:局部明显红肿、剧痛,并向四周迅速扩大。其特点是病变不易局限,扩散迅速,容易导致全身性感染,局部病变与正常组织无明显界限。如病变部位组织松弛,如面部、腹壁等处,则疼痛较轻。

（2）深部急性蜂窝织炎:局部红肿多不明显,常只有局部水肿和深压痛,但病情严重,全身症状突出,有高热、寒战、头痛、全身无力、白细胞计数增加等表现。

（3）口底、颌下和颈部的急性蜂窝织炎:感染起源于口腔和面部,可因喉头水肿和气管受压,引起呼吸困难,甚至窒息。炎症有时还可蔓延到纵隔。

（4）由厌氧菌、拟杆菌和多种肠道杆菌所引起的蜂窝织炎:称产气性皮下蜂窝织炎,可发生在被肠道或泌尿生殖道排出物所污染的会阴部或下腹部伤口处,造成皮下组织及深筋膜坏死,但不侵及肌层。表现为进行性的皮肤、皮下组织及深筋膜坏死,破溃后脓液恶臭,局部可检出捻发音,全身症状重。

（5）新生儿皮下坏疽:是一种特殊类型的急性蜂窝织炎,常由金黄色葡萄球菌引起。本病好发于新生儿容易受压的背部或腰骶部,偶尔发生在枕部、肩、腿和会阴部。在冬季比较容易发生。新生儿皮下坏疽发病急,多见于新生儿背、臀部等经常受压的部位,病变扩散迅速,如不及时进行积极治疗,可以并发脓毒症、支气管炎和肺脓肿等,故其死亡率较高。

3. 辅助检查

（1）血常规:发热的病人血常规检查示白细胞计数和中性粒细胞比例增高。

（2）脓液细菌培养及药物敏感试验:可明确致病菌和敏感的抗菌药物。

（3）影像学检查:有利于了解深部组织的感染情况。

4. 治疗原则　患部休息,局部用热敷、中药外敷或理疗,全身应用抗菌药物。如已形成脓肿,应及时切开引流。口底及颌下的急性蜂窝织炎,经短期积极的抗感染治疗无效时,即应及早切开减压,以防喉头水肿,压迫气管而窒息。对产气性皮下蜂窝织炎,应及早做广泛的切开引流,清除坏死组织,伤口用3%过氧化氢溶液冲洗和湿敷。

5．护理措施

(1)维持正常体温,必要时给予适当的降温。

(2)控制感染,合理使用抗菌药物。

(3)加强创面护理,对厌氧菌感染者,予以3%过氧化氢溶液冲洗和湿敷创面。脓肿切开引流后,要注意保持引流通畅,及时换药,促进切口愈合。

(4)注意休息和加强营养,以提高机体抵抗力。

(5)疼痛管理,抬高患肢和制动,必要时按医嘱给予镇痛剂。

(6)防止窒息,对颈、面部感染的病人,注意观察其呼吸情况,一旦发现异常,应立即报告医师,并做好气管插管等急救准备。

(四)丹毒

1．概述 丹毒是皮肤网状淋巴管的急性感染,由β溶血性链球菌从皮肤的细小伤口入侵所致。丹毒起病急,蔓延快,很少有组织坏死或化脓。与正常组织界限清楚,易复发,有接触传染性是其特点。

2．身体状况

(1)局部表现:丹毒的好发部位为下肢和面部。局部为片状鲜红色斑,边缘清楚,并略隆起,高于正常皮肤。手指轻压可使红色消退,但在压力除去后,红色即很快恢复。在红肿向四周蔓延时,中央的红色消退、脱屑,颜色转为棕黄色。红肿区有时可产生水泡,一般不化脓。局部有烧灼样痛。附近淋巴结常肿大。足癣或血丝虫感染可引起下肢丹毒的反复发作,有时可导致淋巴水肿,甚至发展为"象皮肿"。

(2)全身症状:起病急,病人常有头痛、畏寒、发热和全身不适等症状。

3．辅助检查 血常规检查示白细胞计数和中性粒细胞比例增高。

4．治疗原则 休息,抬高患处。局部用50%硫酸镁湿热敷,全身应用青霉素、头孢类等抗菌药物,并在全身和局部症状消失后仍继续应用3～5日。同时应积极治疗与丹毒相关的足癣、血丝虫、溃疡及微小的创伤等,以免丹毒复发。

5．健康教育 丹毒有接触传染性,需床边隔离,在接触丹毒病人后,应当洗手消毒,防止医源性传染。

(五)急性淋巴管炎和急性淋巴结炎

致病菌从破损的皮肤或黏膜侵入,或从其他感染性病灶处侵入淋巴管内,引起淋巴管及其周围淋巴结的急性炎症,称为急性淋巴管炎和淋巴结炎。

1．概述 主要致病菌是β溶血性链球菌、金黄色葡萄球菌等,可来源于口咽部炎症、足癣、皮肤损伤及皮肤、皮下化脓性感染灶。浅部急性淋巴结炎好发于颈部、腋窝和腹股沟。淋巴管炎可引起管内淋巴回流障碍,并使感染向周围组织扩散。淋巴结炎为急性化脓性感染,病情加重可向周围组织扩散,其毒性代谢产物可引起全身炎症反应,若大量组织细胞崩解液化,则可集聚形成脓液。

2．身体状况 急性淋巴管炎分为网状淋巴管炎和管状淋巴管炎,丹毒即为网状淋巴管炎。管状淋巴管炎常见于四肢,以下肢为多,因为它常并发于足癣感染。

(1)管状淋巴管炎:可分为深、浅两种。浅层淋巴管炎:在伤口近侧出现一条或多条"红线",硬而有明显压痛。深层淋巴管炎:不出现红线,但患肢出现肿胀,疼痛明显且有深压痛。两种淋巴管炎都可以产生畏寒、发热、头痛等全身症状。

(2)急性淋巴结炎:轻者仅有局部淋巴结肿大和略有压痛,并常能自愈。较重者,局部有红、肿、热、痛,并有触痛,伴有发热、白细胞增加等全身症状。炎症扩散至淋巴结周围,几个淋巴结可粘连成团。若发展成脓肿,则疼痛加剧,局部皮肤暗红、水肿,压痛明显,少数可破溃流出脓液。

3. 辅助检查

(1)血常规:发热的病人血常规检查示白细胞计数和中性粒细胞比例增高。

(2)脓液细菌培养:脓肿形成时可抽脓做细菌培养及药物敏感试验。

4. 治疗原则　急性淋巴管炎和急性淋巴结炎(未成脓之前)应着重对原发病灶的治疗,如对疖、痈、急性蜂窝织炎、丹毒等原发感染的治疗。如果忽视对原发病的治疗,急性淋巴结炎常可转为淋巴结的慢性炎症。急性淋巴结炎已形成脓肿时,除应用抗菌药物外,还应及时切开引流。

5. 护理措施

(1)维持正常体温,必要时给予适当的降温。

(2)控制感染,合理使用抗菌药物。

(3)局部护理:按医嘱行局部外敷相关药物,脓肿切开引流者要及时换药。

(4)并发症的观察和预防,如脓毒症、血栓性静脉炎。

6. 健康教育

(1)注意个人卫生和皮肤清洁。

(2)积极治疗和预防原发症灶,如手癣、足癣、皮肤损伤等。

(六)脓肿

1. 概述　感染后,病变组织坏死、液化,在器官、组织或体腔内形成局限性脓液积聚,并形成完整的脓腔壁,称为脓肿。常见致病菌以金黄色葡萄球菌为主。

2. 身体状况　浅表脓肿,局部隆起,有红、肿、热、痛的典型症状,与正常组织分界清楚,压之剧痛,可有波动感。深部脓肿,局部红肿多不明显,一般无波动感,但局部有疼痛和压痛,并在疼痛区的中央可出现凹陷性水肿。患处常有运动障碍。在压痛或水肿明显处,用粗针试行穿刺,抽出脓液,即可确诊。小而浅表的脓肿,多不引起全身反应;大的或深部脓肿,则由于局部炎症反应和毒素吸收,常有较明显的全身症状,如发热、头痛、食欲不振、恶心和白细胞计数增加等表现。

3. 治疗原则　脓肿尚未形成时的治疗与疖、痈相同;如脓肿已有波动或穿刺抽得脓液,即应切开引流。切开引流应定时换药,遵医嘱给予抗菌药物。同时做好局部和全身治疗的有关护理。

三、手部急性化脓性感染

(一)概述

手部急性化脓性感染包括甲沟炎、指头炎、腱鞘炎、滑囊炎和掌中间隙感染,多由手部轻微外伤,如擦伤、刺伤等引起,主要致病菌是金黄色葡萄球菌。手是从事多种活动的重要器官,手部感染引起的肌腱和腱鞘的损伤有时可严重影响手的功能。

1. 手部解剖特点 手的掌面皮肤表皮层厚且角化明显,不易溃破,故掌面皮下脓肿可在穿破真皮后,于表皮角化层下形成"哑铃状脓肿",治疗时如仅切开表皮,则达不到充分引流的目的。手的掌面皮下有很致密的纤维组织索,与皮肤垂直,一端连接真皮层,另一端固定在骨膜、腱鞘或掌深筋膜。这些纤维将掌面皮下组织分成许多坚韧密闭的小腔。感染很难向四周扩散,而往往向深部组织蔓延,在化脓前就可引起腱鞘炎、滑囊炎及掌深间隙感染;在手指末节则直接延及指骨,形成骨髓炎。掌面组织较致密,手背部皮下组织较松弛,淋巴引流大部分从手掌到手背,故手掌面感染时,手背常明显肿胀,易误诊为手背感染。手指组织结构致密,感染后组织内张力很高,神经末梢受压,疼痛剧烈。手部腱鞘、滑囊与筋膜间隙互相沟通,发生感染后常可蔓延全手,甚至累及前臂。

2. 处理原则 手部感染的初期,患部做湿热敷,根据病情给予抗菌药物。经过这些处理后,感染大多可以治愈。在感染已形成脓肿时,应及时做切开引流术,引流切口用乳胶片或凡士林纱布条,至少48小时后或到没有脓液时才能拔除引流物。切开时麻醉应采用区域神经阻滞或全身麻醉,一般不用局部浸润麻醉,以免感染扩散;也不可加用肾上腺素,以免血管痉挛而引起手指末端血液循环障碍。对病情严重的病人,应做细菌培养和药物敏感试验,以便选用有效的抗菌药物。

(二)常见手部感染

1. 甲沟炎 甲沟炎是甲沟及其周围组织的化脓性感染。多因微小刺伤、挫伤、逆剥倒刺或剪指甲过深等损伤而引起,致病菌多为金黄色葡萄球菌。

(1)身体状况:开始时,指甲一侧的皮下组织发生红、肿、热、痛,有的可自行消退,有的却迅速化脓。脓液自甲沟一侧蔓延到甲根部的皮下及对侧甲沟,形成半环形脓肿(图6-3)。如不切开引流,脓肿可向甲下蔓延,成为指甲下脓肿,在指甲下可见到黄白色脓液,使该部指甲与甲床分离。指甲下脓肿亦可因异物直接刺伤指甲或指甲下的外伤性血肿感染引起。甲沟炎多无全身症状。急性甲沟炎如不及时处理,可成为慢性甲沟炎或慢性末节指骨骨髓炎。慢性甲沟炎有时可继发真菌感染。

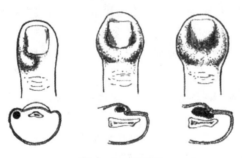

图 6-3 甲沟炎

(2)治疗要点:早期可用热敷、理疗、外敷鱼石脂软膏或三黄散等,应用磺胺药等抗菌药物。已有脓液的,可在甲沟处做纵向切开引流。感染已形成甲床下积脓者,可行拔甲术,或将脓腔上的指甲剪去。拔甲时,应注意避免损伤甲床,以免日后新生指甲发生畸形。

2. 脓性指头炎 脓性指头炎是手指末节掌面的皮下组织化脓性感染,多由刺伤引起。致病菌多为金黄色葡萄球菌。

(1)病理:手指末节掌面的皮肤与指骨骨膜间有许多纵形纤维索,将软组织分为许多密闭小腔,腔中含有脂肪组织和丰富的神经末梢网。在发生感染时,脓液不易向四周扩散,故肿胀并不显著,可以引起非常剧烈的疼痛,还能压迫末节指骨的滋养血管,引起指骨缺血、坏死(图6-4)。

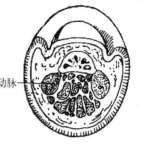

图6-4 脓性指头炎

（2）身体状况:初起,指尖有针刺样疼痛。以后,组织肿胀,迅速出现进行性的剧烈疼痛。当指动脉被压,疼痛转为搏动性跳痛,患肢下垂时加重。剧痛常使病人烦躁不安,彻夜不眠。指头红肿并不明显,有时皮肤反呈黄白色,但张力显著增高,轻触指尖即产生剧痛。此时多伴有全身症状,如发热、全身不适、白细胞计数增加等。脓性指头炎如不及时治疗,常可引起末节指骨缺血性坏死,形成慢性骨髓炎,伤口经久不愈。

（3）护理措施

1）缓解疼痛:抬高患肢并制动,减轻局部充血水肿。

2）促进创面愈合,按时换药。

3）严密监测生命体征,控制感染。早期,当指尖疼痛,检查发现肿胀并不明显时,局部可用热敷,亦可用药外敷,经上述处理后,炎症常可消退。如一旦出现跳痛,即应在患指侧面做纵向切开减压引流术(图6-5)。

4）合理应用抗菌药物。

5）严格观察和预防指骨坏死。

6）加强防护,避免手外伤。

7）炎症消退后注意手指功能锻炼。

（4）健康教育:保持手部清洁,指甲不宜剪得过短。重视手部任何微小损伤的处理。

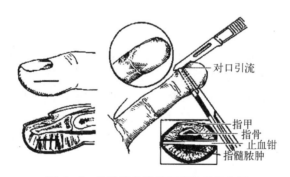

图6-5 脓性指头炎切开引流术示意图

3. 手掌深部的急性化脓性感染 急性化脓性腱鞘炎、滑囊炎和手掌深部间隙感染均是手掌深部的化脓性感染,多因手指掌面被刺伤或由邻近组织感染蔓延而致。致病菌多为金黄色葡萄球菌。

手的五个屈指肌腱在手指掌面各被同名的腱鞘所包绕。在手掌处,小指的腱鞘与尺侧滑液囊相通,拇指的腱鞘则与桡侧滑液囊相通。尺侧滑液囊与桡侧滑液囊在腕部经一小孔也互相沟通。因此,拇指和小指发生感染后,感染可经腱鞘、滑液囊而蔓延到对方,甚至蔓延到前臂的肌间隙。而示指、中指和无名指的腱鞘则不与任何滑液囊相沟通。但示指的屈指肌腱和鱼际间隙相通,中指和无名指的屈指肌腱和掌中间隙相通,上述肌腱鞘发生感染时,常可分别引起鱼际间隙和掌中间隙的感染,但不易侵犯滑液囊(图6-6)。

(1)急性化脓性腱鞘炎和化脓性滑囊炎

1)身体状况:手的掌面腱鞘炎多因深部刺伤感染后引起,亦可由附近组织感染蔓延而发生。病情发展迅速,24 小时后局部疼痛及炎症反应即较明显。典型的腱鞘炎体征为:患指除末节外,呈明显的均匀性肿胀,皮肤极度紧张。患指所有的关节轻度弯曲,常处于腱鞘的松弛位置,以减轻疼痛,任何微小的伸指运动均能引起剧烈疼痛。检查时,沿整个腱鞘均有压痛。化脓性炎症局限在坚韧的鞘套内,故不出现波动。

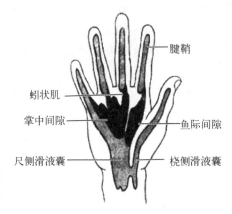

图6-6 手掌深部间隙的解剖位置示意图

由于感染发生在腱鞘内,与脓性指头炎一样,疼痛非常剧烈,病人整夜不能入睡,多同时伴有全身症状。化脓性腱鞘炎如不及时切开引流或减压,鞘内脓液积聚,压力将迅速增高,以致肌腱发生坏死,患指功能丧失。炎症亦可蔓延到手掌深部间隙或经滑液囊扩散到腕部和前臂。

尺侧滑液囊和桡侧滑液囊的感染,多分别由小指和拇指腱鞘炎引起。① 尺侧滑液囊感染:小鱼际处和小指腱鞘区压痛,尤以小鱼际隆起与掌侧横纹交界处最为明显。小指及无名指呈半屈位,如试行将其伸直,则引起剧烈疼痛;② 桡侧滑液囊感染:拇指肿胀、微屈,不能外展和伸直,压痛区在拇指及大鱼际处。

2)治疗原则:早期治疗与脓性指头炎相同。如经积极治疗仍无好转,应早期切开减压,以防止肌腱受压而坏死。术后每天换药,一周后手指活动,进行功能锻炼。

(2)手掌深部间隙感染

1)病因:掌中间隙感染多见中指和无名指的腱鞘炎蔓延而引起,鱼际间隙感染则因示指腱鞘感染后引起;也可因直接刺伤而发生感染。致病菌多为金黄色葡萄球菌。

2)身体状况:① 掌中间隙感染,手掌心正常凹陷消失、隆起、皮肤紧张、发白,压痛明显,中指、无名指和小指处于半屈位,被动伸指可引起剧痛,手背部水肿严重;有全身症状如高热、头痛、脉搏快、白细胞计数增加等。② 鱼际间隙感染,大鱼际和拇指指蹼明显肿胀,并有压痛,但掌心凹陷仍在;拇指外展略屈,示指半屈,活动受限,特别是拇指不能对掌,伴有全身症状。

3)治疗原则:抬高患肢、休息、制动,局部外用金黄散,理疗,止痛等,遵医嘱全身使用抗菌药物,协助医师早期切开引流,做好引流术后护理。

4)护理措施:① 疼痛和体温过高的护理:参照甲沟炎和脓性指头炎相关内容。② 肌腱坏死和手功能障碍的预防和观察:观察局部肿胀、疼痛变化,进行必要的功能锻炼。③ 提供相关知识:重视手健康保护。

四、全身化脓性感染

全身化脓性感染通常指病原菌侵入机体血液循环,并在体内生长繁殖或产生毒素而引起的严重全身感染或中毒症状,主要表现为脓毒症和菌血症。严重感染引起的全身反应包括体温、呼吸、心率及白细胞计数方面的改变,上述反应并非感染所特有,亦可见于创伤、休克、胰腺炎等情况,其实质是严重侵袭造成体内炎症介质大量释放而引起的全身效应,称全身炎症反应综合征(SIRS)。由感染引起的全身炎症反应综合征,统称为脓毒症。其中血培养检出病原菌者,称菌血症。当脓毒症合并有器官灌注不足的表现(乳酸酸中毒、少尿、急性神志改变等),称脓毒综合征。严重者可致感染性休克、多器官功能不全综合征(MODS)。

全身炎症反应综合征(SIRS)

1991 年美国胸科医师学会和急救医学会在芝加哥召开的联合会议上提出了全身炎症反应综合征的概念。其实质是各种严重侵袭造成体内炎症介质大量释放而引起的全身反应。临床上出现下列两项或两项以上表现时,即可认为 SIRS 成立:① 体温>38 ℃ 或<36 ℃;② 心率>90 次/分;③ 呼吸>20 次/分或 $PaCO_2$<4.3 kPa(32 mmHg);④ 白细胞计数>$12×10^9$/L 或<$4×10^9$/L,或未成熟粒细胞>10%。

(一)病因

导致全身性外科感染的原因是致病菌数量多、毒力强和(或)机体抗感染能力低下。它常继发于严重创伤后的感染和各种化脓性感染,如大面积烧伤创面感染、开放性骨折合并感染、急性弥漫性腹膜炎、急性梗阻性化脓性胆管炎等。容易引发脓毒症的因素有:

1. 机体抵抗力的削弱,如糖尿病、老人、幼儿、营养不良、低蛋白血症等。

2. 长期使用糖皮质激素、免疫抑制剂、抗癌药;或使用广谱抗菌药物改变了原有共生菌状态。

3. 局部病灶处理不当,脓肿未及时引流或引流不畅。

4. 长期留置静脉导管尤其是中心静脉置管,很易成为病原菌直接侵入血液的途径,成为不断播散病菌或毒素的来源。

5. 肠源性感染:肠道是机体中最大的"贮菌所"和"内毒素库"。在严重创伤等危重的病人,肠黏膜屏障功能受损或衰竭,肠内致病菌和内毒素移位。

(二)病理生理

全身感染对机体的损害不仅由病原菌,而且还因其内毒素、外毒素等毒性产物及介导的多种炎症介质所致。感染过程中细菌繁殖并裂解、游离、释放毒素,刺激机体产生多种炎症介质,这种介质适量时可起到防御作用,过量时则可引起组织损害。若感染未能得到及时控制,可因炎症介质的产生失控而发生级链或网络反应而致全身炎症反应综合征,以致脏器受损和功能障碍,严重者可致多器官功能障碍综合征。

(三)身体状况

1. 起病急,突发寒战,继而高热,体温可达 40～41 ℃或体温不升;

2. 头痛,头晕,出冷汗、恶心、呕吐、腹胀、面色苍白或潮红;

3. 不同程度的意识障碍,如神志淡漠或烦躁、谵妄,严重者昏迷;

4. 心率加快,脉搏细速,呼吸急促或困难;

5. 体液代谢失调和不同程度的代谢性酸中毒;

6. 肝、脾大,也可出现黄疸或皮下淤斑;

7. 严重者出现感染性休克及多器官功能障碍甚至衰竭。

（四）辅助检查

1. 白细胞计数明显增高，一般可达$(20\sim30)\times10^9/L$，或白细胞计数降低；核左移，出现中毒颗粒。

2. 可有不同程度的酸中毒、氮质血症、溶血；尿中出现蛋白、血细胞、酮体等；体液代谢失衡和肝、肾功能受损征象。

3. 寒战高热时抽血进行细菌培养，阳性率较高。

（五）治疗原则

积极处理原发病灶，选择有效的抗菌药物控制感染及加强全身支持疗法。

（六）护理诊断及合作性问题

1. 体温过高　与致病菌毒素吸收入血液有关。

2. 营养失调：低于机体需要量　与机体代谢量增高有关。

3. 恐惧　与病情突然变化及不断进展有关。

4. 有体液不足的危险　与丢失过多及摄入不足有关。

5. 潜在并发症　感染性休克、颅内感染、呼吸衰竭、肾衰竭等。

（七）护理措施

1. 严密观察病情变化　应进行生命体征的监测，观察病人的血压、脉搏、呼吸、血氧饱和度以及心电图的变化，同时密切注意病人的临床表现，如病情有变化应及时报告并配合医师处理，以免延误治疗。

2. 纠正休克　出现感染性休克时应首先给予纠正，使用高浓度氧气或人工辅助呼吸，使血氧饱和度维持在95%左右，并及时开通多个静脉通路，给予输血、输液及抗休克药物。

3. 保持呼吸道通畅　协助病人翻身、叩背咳痰、深呼吸，如痰液黏稠，给予雾化吸入，以使痰液稀释而排出，床头常规备用吸痰装置，必要时负压吸出痰液。

4. 保持体液平衡　监测24小时出入量，并详细记录病人的尿液、呕吐物和腹泻的次数、量、性状及颜色。保持有效的静脉输液通道，单位时间内给予足够的液体量，以纠正水、电解质的失衡。

5. 选用有效的抗菌药物　首先根据临床症状考虑致病菌的种类，选择敏感的抗菌药物，血培养及药敏试验结果出来后再进行进一步的调整。对感染严重者，可联合应用抗菌药物，以增强疗效。

6. 避免交叉感染　换药时严格注意无菌操作，消除周围的致病因素，必要时住单间或隔离间，以免引起交叉感染。

7. 高热病人的护理　高热病人应卧床休息、限制活动，以降低新陈代谢，减少产热；降低室内温度；当体温超过38.5℃时，应采用物理降温的措施，体温过高时甚至可结合应用冬眠药物，以加强降温的效果。高热病人多有口唇干燥，嘱其常漱口，并按时做好口腔护理。保持皮肤清洁、干燥，年老体弱、幼儿等抵抗力低下的病人，应加强观察、勤翻身，以免发生压疮。

8. 伤口的护理　注意观察局部伤口情况，感染是否得到有效控制；尤其对脓肿切排者，应保持引流通畅，经常换药，保持局部清洁、干燥。对于伤口疼痛者，可酌情适当给予止痛剂。

9. 加强支持疗法　鼓励病人进食高蛋白、高热量、含丰富维生素、高碳水化合物的低脂肪饮食，对无法进食的病人可给予鼻饲或全胃肠道外静脉营养，以满足机体的需要，增强抵抗力,促进康复。

10. 确保病人安全 对有意识障碍的病人要有专人护理,必要时使用约束带,以免坠床等意外损伤的发生。

11. 心理护理 了解病人产生焦虑的原因,根据引起的相关因素采取相应的措施,解除恐惧和减轻焦虑。

12. 健康教育 ① 向病人讲解疾病的病因、症状、治疗方法及预后,使其充分了解病情,缓解焦虑情绪;② 注意劳动保护,避免损伤,对已有损伤者,要采取措施防止感染;③ 指导病人对一切明显的感染病灶应及时就医,防止感染进一步发展,对于隐匿的病灶应尽早查明并做适当的处理;④ 经常锻炼身体,增强体质,提高抗病能力。

第三节 特异性感染病人的护理

一、破伤风

(一)疾病概要

破伤风是由破伤风梭菌侵入机体伤口内,并生长繁殖,产生大量毒素所引起的一种急性特异性感染。

1. 病因 破伤风梭菌广泛存在于泥土和人畜粪便中,是一种革兰染色阳性厌氧性芽孢梭菌,其菌体易被消灭,但芽孢的抵抗能力很强。破伤风梭菌及其毒素都不能侵入正常的皮肤和黏膜。破伤风发病因素主要有三个方面:① 破伤风梭菌直接侵入伤口;② 机体抵抗力下降;③ 局部伤口因深而窄,引流不畅,为破伤风梭菌提供一个缺氧的环境,有利于厌氧菌的生长,如锈钉、木刺、烧伤、动物咬伤、新生儿断脐时的感染等。

2. 病理生理 破伤风是一种毒血症。破伤风梭菌只在伤口的局部生长繁殖,产生的外毒素才是造成破伤风的原因。破伤风梭菌外毒素有痉挛毒素和溶血毒素两种,前者是引起症状的主要毒素,对神经有特殊的亲和力,能引起肌痉挛;后者则能引起局部组织坏死和心肌损害。破伤风的痉挛毒素进入血液循环和淋巴系统,并附合在血清球蛋白上,到达脊髓前角灰质或脑干的运动神经核。到达中枢神经系统后的毒素,主要结合在灰质中突触小体膜的神经节上,使其不能释放抑制性递质(甘氨酸或氨基丁酸),以致 α 运动神经元失去正常的中枢抑制而兴奋性增强,引起特征性的全身横纹肌的紧张性收缩或阵发性痉挛。痉挛毒素也能兴奋交感神经,导致大汗、血压不稳定和心率增快等。

(二)护理

1. 护理评估

(1)健康史

1)主要了解病人有无开放性损伤史,尤其是有无木刺、锈钉的刺伤史;伤口处理经过;新生儿断脐经过等。

2)了解破伤风预防接种史。

(2)身体状况

1)潜伏期:破伤风的潜伏期平均为 6～12 日,亦有短于 24 小时或长达 20～30 日,甚至数月,也可发生在摘除存留体内多年的异物如子弹头或弹片后发病。新生儿破伤风一般在断脐带后 7 天左右发病,故俗称"七天风"。一般来说,潜伏期时间越短,症状越严重,死亡率越高。

2) 前驱期:多先有周身乏力、头晕、失眠、头痛、咬肌紧张酸胀、烦躁不安、打呵欠、反射亢进等症状,一般持续 12~24 小时。

3) 发作期:典型表现是肌肉强直性痉挛和阵发性抽搐。最初是咬肌,以后顺次为面肌、颈项肌、背腹肌、四肢肌群、膈肌和肋间肌。病人开始感到咀嚼不便,张口困难,随后有牙关紧闭。面部表情肌群呈阵发性痉挛,使病人具有独特的"苦笑"表情。颈项肌痉挛时,出现颈项强直,头略向后仰,不能做点头动作。背腹肌同时收缩,但背肌力量较强,出现腰部前凸、头及足后屈,形成"角弓反张"。四肢肌收缩时,因屈肌比伸肌有力,肢体可出现屈膝、弯肘、半握拳等姿态,强烈的肌痉挛有时可使肌肉断裂,甚至发生骨折。在持续紧张收缩的基础上,任何轻微刺激,如光线、声响、疼痛、震动或触碰病人身体,均能诱发全身肌群的痉挛和抽搐。每次发作持续数秒至数分钟,病人面色发绀,呼吸急促,口吐白沫,磨牙,头频频后仰,四肢抽搐不止,全身大汗淋漓,非常痛苦。发作的间歇期,疼痛稍减,但肌肉仍不能完全松弛。发作越频繁,间歇期越短,病情越严重,死亡率越高。抽搐发作期间,病人神志始终清楚,因而表情十分痛苦、恐惧。一般无高热,若出现高热往往提示有肺部感染的可能。病程一般为 3~4 周,痉挛发作通常在 3 天内达高峰,5~7 天保持稳定,10 天后症状逐渐减轻。

破伤风病人可发生骨折、舌咬伤、尿潴留和呼吸停止、窒息、肺部感染、酸中毒、循环衰竭等并发症。

(3) 心理状况:由于疾病的反复发作,病人十分痛苦,非常恐惧和悲观;因需隔离治疗,病人常有孤独和自卑感。

(4) 辅助检查:在伤口渗出物中,涂片检查可发现有破伤风梭菌。可有水、电解质平衡紊乱,二氧化碳结合力降低。若合并有肺部感染时,可见血白细胞计数增多,中性粒细胞比例增高。

(5) 治疗原则:破伤风是一种极为严重的疾病,死亡率高,因此要采取积极的综合治疗措施,包括消除毒素来源、中和游离毒素、控制和解除痉挛、保持呼吸道通畅和防治并发症等。

1) 消除毒素来源:在良好麻醉、控制痉挛的基础上进行彻底的清创术。清除坏死组织,敞开伤口,充分引流,局部可用 3% 过氧化氢溶液冲洗和湿敷。对伤口已愈合者可以不做特殊处理。

2) 中和游离毒素:尽早使用破伤风抗毒素(TAT),中和血液中的游离毒素。首次剂量 1~6 万 U 加入 5% 葡萄糖溶液 500~1 000 ml 内静脉缓慢滴注,连续应用或加大剂量并无意义,且易致过敏反应和血清反应。使用机体免疫球蛋白,早期应用有效,一般只做深部肌内注射 1 次,剂量为 3 000~6 000 U。

3) 控制痉挛:是治疗的重要环节。根据病情给予镇静、解痉药物,对病情较轻者,可使用一般镇静剂,如地西泮、苯巴比妥钠、10% 水合氯醛;对病情严重者可给予冬眠合剂 I 号(氯丙嗪 50 mg、异丙嗪 50 mg、哌替啶 100 mg),用药过程中要严密观察呼吸、血压、脉搏和神志的变化。对抽搐频繁且上述药物不能控制者,可在气管切开及控制呼吸的条件下,遵医嘱使用硫喷妥钠和肌松剂。

4) 应用抗菌药物:青霉素可抑制破伤风梭菌,80 万~120 万 U,肌内注射或静脉滴注,每 4~6 小时 1 次。同时合用甲硝唑,每日 2.5 g,分次口服或静脉滴注,持续 5~7 日。

5) 防治并发症:① 补充液体,纠正水电解质代谢失调及酸中毒。② 选用合适的抗菌药物预防其他继发感染,如肺炎等。③ 保持呼吸道通畅,病床旁应常规备有吸引器、人工呼吸器和氧气、气管切开包等,以便急救;对抽搐频繁而又不易用药物控制的病人,应及早做气管切开术,必要时行人工辅助呼吸,以降低因窒息而导致的死亡率。

(6)预防措施:破伤风治疗较困难,但预防简单、易行,效果好。

1)正确处理伤口:所有伤口都应及时彻底清创,清除破伤风梭菌、改善局部血液循环是预防的关键。如发现接生消毒不严时,必须用 3‰过氧化氢溶液洗涤脐部,然后涂以碘酊消毒。

2)人工免疫:使机体产生稳定的免疫力,也是可靠的预防办法,包括主动免疫和被动免疫。① 主动免疫,注射破伤风类毒素,可以使机体获得自动免疫。"基础注射"共需皮下注射类毒素三次:第一次 0.5 ml,以后每次 1 ml,两次注射之间需间隔 4～6 周,第二年再注射 1 ml,作为"强化注射",以后,每 5～10 年重复强化注射 1 ml,即可达到保护作用。因此,凡 10 年内做过自动免疫者,伤后仅需注射类毒素 0.5 ml,即可预防破伤风。② 被动免疫,是伤后预防破伤风最有效、最可靠的方法。伤后 12 小时内注射破伤风抗毒素(TAT)1 500 U,超过 12 小时剂量加倍,儿童与成人剂量相同。有条件者可使用机体破伤风免疫球蛋白,1 次注射后在机体内可存留 4～5 周,免疫效能比破伤风抗毒素强 10 倍以上,其预防剂量为 250～500 U,肌内注射。每次注射破伤风抗毒素(TAT)前,应询问有无过敏史,常规做过敏试验,如为阳性,应进行脱敏疗法。

2. 护理诊断及合作性问题

(1)有窒息的危险:与膈肌、喉肌、呼吸肌持续痉挛和黏痰堵塞呼吸道有关,是病人死亡的主要原因。

(2)皮肤的完整性受损:与外伤有关。

(3)疼痛:与肌肉强直性痉挛和阵发性抽搐有关。

(4)恐惧、焦虑:与反复抽搐引起的痛苦、病情危重、担忧疾病预后有关。

(5)营养失调:低于机体需要量　与痉挛消耗和不能进食有关。

(6)潜在并发症:水、电解质和酸碱平衡紊乱、骨折、舌咬伤、尿潴留、肺部感染和心力衰竭等。

3. 护理措施

(1)一般护理:病人需安置在单独隔离病室,室内保持安静,门窗安装较深色的窗帘,使光线暗淡,以免强光刺激,温度 15～20 ℃,湿度约 60％。医护人员说话应轻声、走路应轻快、动作应轻柔,各种治疗及护理操作尽可能安排在使用镇静剂 30 分钟后集中进行,尽量减少外界对病人的不良刺激,以避免诱发痉挛和抽搐。

(2)专人护理:密切观察病情、生命体征变化,详细记录抽搐发作持续时间和间隔时间及用药效果。在每次发作后要注意观察,保持静脉输液通路的通畅。

(3)严格执行消毒隔离制度:医护人员接触病人应穿隔离衣、戴帽子和口罩;谢绝探视病人;病人的用品、排泄物及接触过的所有物品均应消毒,更换下的伤口敷料应予以焚烧,以防止病菌的传播和交叉感染。

(4)伤口护理:伤口未愈者,应配合医师彻底清创,同时用 3％过氧化氢或 1∶5 000 高锰酸钾冲洗和湿敷,以消除无氧环境。

(5)保持呼吸道通畅:对抽搐频繁、药物不易控制的严重病人,应及早行气管切开,以改善通气,必要时进行人工辅助呼吸。紧急情况下,可行环甲膜粗针头穿刺,并给予吸氧,保证呼吸道通畅。气管切开者按气管切开护理常规护理。

(6) 维持体液和营养平衡:遵医嘱给予补液,纠正水、电解质紊乱及酸中毒。给予病人高热量、高蛋白、高维生素、易消化的食物。不能进食者,在痉挛控制后给予鼻饲,必要时可行胃肠外营养。

(7) 观察药物疗效:遵医嘱及时、准确给予破伤风抗毒素(TAT),中和血液中的游离毒素,TAT 注射前应做皮试;给予镇静、解痉药物,控制痉挛的发作。在治疗的过程中要注意观察药物疗效,以便及时调整。

(8) 保护病人,防止受伤:病人发作期应专人护理,可使用带护栏的病床,采用保护性措施,如使用约束带加以固定,以防止痉挛发作时病人坠床或自伤;关节部位放置软垫保护关节,防止肌腱断裂或骨折;应用合适的牙垫,避免痉挛发作时咬伤舌。

(9) 人工冬眠的护理:应用人工冬眠的过程中,做好各项生命体征的监测,随时调整冬眠药物的用量,使病人处于浅睡眠状态。

(10) 心理护理:病人由于张口困难,可能难以表达自己的内心活动,此时应通过其眼神、形体动作来了解其心理反应和感受,给予心理上的支持和鼓励,减轻和消除病人的孤独感和恐惧感,稳定病人的情绪,提高治疗的信心。

(11) 留置导尿管:抽搐发作时很容易导致尿潴留,所以应留置导尿,同时做好会阴部护理,防止泌尿系统感染。

4. 健康教育　加强宣传教育,让人们对破伤风有清楚的认识,凡有外伤发生时一定要及时正确地处理伤口,伤后常规注射 TAT;加强劳动保护,注意安全生产;指导农村育龄妇女选择到正规医院去生育、引产、刮宫,以免引起产妇及新生儿发生破伤风;定期接受破伤风类毒素预防注射。

二、气性坏疽

(一)疾病概要

气性坏疽通常是由梭状芽孢杆菌引起的一种严重的以肌肉组织坏死或肌炎为特征的急性特异性感染。发病急,预后差。

1. 病因　多见于肌肉组织广泛损伤的病人,特别是伤口较深而污染严重处理不及时者。气性坏疽属厌氧菌感染,病菌为革兰染色阳性梭状芽孢杆菌,主要是产气荚膜梭菌、水肿杆菌、腐败杆菌和溶组织杆菌等。感染往往是两种以上致病菌的混合感染。气性坏疽的发生,并不单纯地决定于气性坏疽杆菌的存在,而更决定于机体抵抗力和伤口的情况,即需要一个利于气性坏疽杆菌生长繁殖的缺氧环境。因此,失水、大量失血或休克,而又有伤口大片组织坏死、深层肌肉损毁,尤其是大腿和臀部损伤,弹片存留、开放性骨折或伴有主要血管损伤,使用止血带时间过长等情况,容易发生气性坏疽。

2. 病理生理　气性坏疽的病原菌主要在伤口内生长繁殖,很少侵入血液循环引起败血症。产气夹膜杆菌产生 α 毒素、胶原酶、透明质酸酶、溶纤维酶和脱氧核糖核酸酶等,红细胞破坏引起溶血、血红蛋白尿、尿少、肾组织坏死、水肿、液化,肌肉大片坏死,使病变迅速扩散、恶化。糖类分解产生大量气体,使组织膨胀;蛋白质的分解和明胶的液化,产生硫化氢,使伤口发生恶臭。由于局部缺血、血浆渗出及各种毒素的作用,伤口内的组织和肌肉进一步坏死和腐化,更利于细菌的繁殖,使病变更为恶化。大量的组织坏死和外毒素的吸收,可引起严重的毒血症。某些毒素可直接侵犯心、肝和肾,造成局灶性坏死,引起这些器官的功能减退。

（二）护理

1. 护理评估

（1）健康史：要了解病人的创伤史，尤其是发病的时间及经过。病人多有开放性损伤史，潜伏期一般为1～4天，也可短至6～8小时，在伤口缺氧及机体抵抗力下降的情况下更易发生气性坏疽。对伤后大出血、伤处大片组织坏死、深部肌肉损伤、开放性骨折伴有血管损伤者，更应注意有发生气性坏疽的可能。

（2）身体状况：① 局部表现：早期病人自觉患部沉重，有包扎过紧感或疼痛，此为前驱症状。以后，突然出现患部"胀裂样"剧痛，不能用一般止痛剂缓解。患部肿胀明显，压痛剧烈。伤口周围皮肤水肿、紧张、苍白、发亮，很快变为紫红色，进而变为紫黑色，并出现大小不等的水泡。伤口内肌肉由于坏死，呈暗红色或土灰色，失去弹性，刀割时不收缩，也不出血，犹如煮熟的肉。伤口周围常扪到捻发音，表示组织间有气体存在，轻轻挤压患部，常有气泡从伤口逸出，并有稀薄、恶臭的浆液样血性分泌物流出。② 全身症状：早期病人表情淡漠，有软弱、头晕、头痛、恶心、呕吐、出冷汗、烦躁不安、高热、脉搏快速（100～120次/分），常伴有恐惧或欣快感，呼吸急促，伴有进行性贫血。晚期有严重中毒症状，血压下降，最后出现黄疸、谵妄和昏迷。

（3）心理状况：① 心理反应，由于突然发生、发展迅速，很快引起严重的全身症状，病人伤肢剧痛，难以忍受，一般止痛剂效果不好，且病情严重，甚至可能需要截肢，对病人心理打击很大，故病人常有焦虑、恐惧、悲伤等心理反应。② 认知状况，了解病人及家属对疾病的发生、发展、治疗及预后的认知程度，经济及心理承受能力，病人对医院环境的适应情况等。对截肢者应评估病人对截肢的接受程度和截肢后适应性的训练的了解。

（4）辅助检查：局部渗出物涂片可发现大量革兰染色阳性的粗大杆菌。X线摄片检查常显示软组织间有积气。由于毒素破坏大量红细胞，血红蛋白迅速下降或呈进行性贫血。

（5）治疗原则：气性坏疽发展迅速，如不及时处理，病人常丧失肢体，甚至死亡。故一旦确诊，应立即积极治疗。

1）紧急清创：彻底清创是预防创伤后发生气性坏疽的最可靠方法。在伤后6小时内清创，几乎可完全防止气性坏疽的发生，清创范围应达正常肌肉组织。清创后，多处切开，一般应敞开引流。

2）应用抗菌药物：首选大剂量的青霉素1 000万U/d，可控制化脓性感染，并减少伤口处因其他细菌繁殖消耗氧气而形成的缺氧环境。大环内酯类和抗厌氧菌类抗菌药物也有一定的疗效。

3）高压氧治疗：在3个大气压纯氧下，以物理状态溶解在血内的氧比平时增加20倍左右，可提高组织的氧含量，抑制气性坏疽杆菌的生长繁殖，并使其停止产生α毒素，可提高治愈率，减少伤残率。

4）支持疗法：少量多次输新鲜血，纠正水、电解质代谢失调；给予高蛋白、高能量的饮食，以提高病人的抗病能力。

5）对症处理：包括解热、镇痛等，以改善病人状况。

2. 护理诊断及合作性问题

（1）疼痛：与创伤、伤口感染、伤肢肿胀有关。

（2）组织完整性受损：与组织损伤、感染、坏死有关。

（3）营养失调：与营养摄入不足、消耗增加有关。

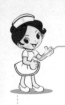

(4) 自我形象紊乱：与失去部分组织和肢体而致形体改变有关。

(5) 焦虑、恐惧：与疾病的严重性和担心预后有关。

(6) 潜在并发症：中毒性休克等。

3. 护理措施

(1) 严格执行接触隔离制度：具体方法、要求同破伤风病人的护理。

(2) 密切监测病情变化：设专人护理，密切监测病人的生命体征变化，对重症病人要警惕中毒性休克的发生；密切观察伤口的肿胀情况，特别是突然发作的伤口"胀裂样"剧痛；准确记录疼痛的性质、特点及发作时的相关情况。

(3) 疼痛的护理：对疼痛难以能缓解的病人，应给予止痛剂；疼痛剧烈时还可以给予静脉止痛泵止痛；对截肢后出现幻觉痛者应给予耐心的解释和心理治疗，尽可能消除幻觉痛。

(4) 伤口的护理：进行清创，截肢后的伤口应敞开，应用3％过氧化氢溶液或1∶5 000高锰酸钾溶液冲洗或湿敷，及时更换敷料。

(5) 合理使用抗菌药物：遵医嘱于术前、术中及术后静脉滴注抗菌药物，首选大剂量青霉素1 000万 U/d，同时静脉注射头孢哌酮、甲硝唑等。

(6) 心理护理：对此类病人应以同情、关心的态度，对需要截肢的病人，应耐心向其解释手术的必要性和重要性；截肢后耐心倾听病人诉说，安慰、鼓励病人正视现实，树立生活信心，勇敢面对生活。

4. 健康指导　指导病人掌握自我护理技巧，对患肢进行自我按摩及功能锻炼，以便尽快恢复患肢的功能；教育病人加强劳动保护，避免损伤；告知病人有关使用假肢的知识，指导病人制订出院后的康复计划，使其尽快适应新的生活，恢复生活自理能力。

复习思考练习

1. 病人男，36岁，面部右侧上唇处疖肿3天。挤压后出现头痛、寒战、高热、左侧面部红肿明显、眼结膜充血水肿、意识不清。请问：

(1) 根据病情考虑病人发生了什么情况？

(2) 对面部化脓性感染的病人，如何做好健康指导？

2. 病人男，12岁，玩耍时足部不慎被钉子扎伤7天，感张口困难，全身肌肉抽搐且伴有阵发性痉挛。查体，体温37.2 ℃，脉搏90次/分，呼吸18次/分，血压110/70 mmHg。神志清楚，苦笑面容，张口困难，颈项强直，时有全身痉挛发作而呈角弓反张、屈肘伸膝姿态。请问：

(1) 该病人的疾病诊断是什么？

(2) 请作出病人的护理诊断/问题及护理措施。

(3) 针对该病人情况，对社区人群应做何健康指导？

(徐元江)

第七章

外科体液失衡病人的护理

　　水、电解质及酸碱平衡是机体维持内环境稳定、保证新陈代谢等各项生命活动正常进行的重要基础,它们彼此影响,相互协调,保持着动态平衡。手术、麻醉、特殊治疗及一定的病理条件(疾病或不正确的治疗和护理措施等)常会干扰或破坏这种平衡,引起代谢失调,甚至危及生命。因此,了解水和电解质失调发生和发展的规律,掌握病理生理特点及临床特征,针对性地采取有效的防治措施,具有重要的临床意义。

第一节　缺水病人的护理

　　体液主要由水及溶解于水的溶质(电解质、葡萄糖、蛋白质等)组成,可分为细胞内液和细胞外液。体液量与年龄、性别和体型有关,肌肉组织含水量较多,脂肪组织含水量较少,因此,女性及肥胖者体液低于男性及瘦者。一般正常成年男性体液量约占体重的60%;女性约占体重的50%;婴幼儿含体液量多,约占体重70%;新生儿体液量占体重80%。人体在正常情况下每日水的摄入量与排出量相对稳定(表7-1),保持着动态平衡。

表7-1　正常成人每日液体出入量

摄入量(ml)		排出量(ml)	
饮水	1 000～1 500	显性失水	
食物水	700	尿液	1 000～1 500
内生水(物质代谢水)	300	粪	150
		不显性失水	
		呼吸蒸发	350
		皮肤蒸发	500
总入量	2 000～2 500	总出量	2 000～2 500

　　细胞内液是细胞进行物质代谢的场所,约占体重的40%。细胞外液是细胞直接生活的液体环境,约占体重的20%,主要由血浆(约占体重的5%)、组织间液(约占体重的15%)构成。血浆为血管内液,是体内物质运送的主要递质。组织间液是分布在血管外的细胞外液,

绝大部分组织间液能迅速地与血管内液或细胞内液进行着交换并取得平衡,对内环境的稳定具有重要作用,故称为功能性细胞外液。另有一小部分组织间液,即结缔组织液和所谓透细胞液(如脑脊液、胸腔液、关节液和消化液等),约占体重的 1.5%,它们在维持体液平衡方面作用甚小,故称为无功能性细胞外液(第三间隙液),但是,在病理状态下,如损伤、感染、疾病等,这部分的组织间液变化较显著,可导致体液失衡。

一、疾病概要

水钠代谢正常是维持内环境的重要因素,在细胞外液中,水和电解质共同维持细胞外液容量与渗透压的稳定,其中,Na^+ 是决定渗透压的主要成分,血清钠的正常值为 135～150 mmol/L。不同的病因及不同的病理生理变化,可导致不同类型的水钠代谢失调,临床常见有:高渗性缺水、低渗性缺水和等渗性缺水。

(一)病因

1. 高渗性缺水　高渗性缺水又称原发性缺水,缺水多于缺钠,血浆渗透压＞310 mmol/L,细胞外液呈高渗状态。常见原因有:① 水摄入不足,如食管癌病人吞咽困难、昏迷、禁食、静脉输入大量高钠液体等。② 水排出过多,如尿崩症病人经肾脏排出大量的低渗尿;皮肤水分丢失,如高热、高温环境下大量出汗(汗液为低渗液,含氯化钠 0.25%);呼吸道水分丢失,如气管切开、脑损伤引起的过度换气。

2. 低渗性缺水　低渗性缺水又称慢性缺水或继发性缺水,缺钠多于缺水,血浆渗透压＜290 mmol/L,细胞外液呈低渗状态。常见原因有:① 消化液持续丧失,如反复呕吐、腹泻、肠瘘、长期胃肠减压等;② 大创面的慢性渗液,如大面积烧伤创面的慢性渗液;③ 长时间应用排钠利尿药(氯噻酮、依他尼酸等);④ 肾脏疾病,如急性肾衰竭的多尿期、急性肾小球肾炎等;⑤ 过多低钠性液体进入体内,如静脉输入大量的无钠液体、大量出汗后只补充水、反复多次用低渗液体洗胃或灌肠等。

3. 等渗性缺水　等渗性缺水又称急性缺水或混合性缺水,为外科临床最常见。水和钠丢失的比例大致相当,血清钠含量和细胞外液渗透压均保持在正常范围。常见原因有:① 消化液急性丧失,如大量呕吐、严重腹泻、急性肠梗阻、胃肠减压、肠胰胆管瘘等;② 体液急性丧失,如急性腹膜炎、大面积烧伤的早期等;③ 反复多次抽放胸腔积液或腹水等。

(二)病理生理

1. 高渗性缺水　早期由于细胞外液渗透压升高,刺激抗利尿激素分泌,使肾脏再吸收水分增加,尿量减少,使体内水分增加,以降低细胞外液渗透压和恢复血容量。如继续缺水,因循环血量的显著减少,引起醛固酮分泌增加,促进水钠的吸收,造成细胞内缺水,导致细胞功能受损。

2. 低渗性缺水　早期血清钠低于正常范围,细胞外液呈低渗状态,抑制抗利尿激素分泌,使水在肾小管内的再吸收减少,尿量排出增多,从而提高细胞外液渗透压,而细胞外液反而更少。由于组织间液进入血液循环,以部分地补偿血容量不足,使组织间液的减少更超过血浆的减少。为了保持血容量相对稳定,肾素-醛固酮系统兴奋,水再吸收增加,与此同时,抗利尿激素分泌增多,导致少尿。如血容量继续减少,细胞外液长时间处于低渗状态,促使细胞外液向渗透压相对较高的细胞内转移,导致细胞内水肿,出现细胞代谢失调。

3. 等渗性缺水　早期由于血浆渗透压变化不大,细胞内液不会代偿性向细胞外液转移,故细胞内液量不发生明显变化,如体液持续丧失时间较长,细胞内液将逐渐外移,引起细胞内缺水。

二、护理评估

（一）健康史

1. 详细了解引起病人水钠代谢失调的原因,如病人是否有失水的高危因素,如发热、出汗、大面积烧伤、呕吐及腹泻等;有无应用利尿药。

2. 正确评估水钠代谢失调的严重程度,如病人有无体重增加或减轻、口渴、尿少、皮肤黏膜干燥、意识障碍、生命体征改变等表现。

3. 观察病人有无出现急躁、不安等不良情绪。

（二）身体状况

1. **高渗性缺水**　突出的临床表现为口渴,口渴与失水程度成正比,病人常表现为尿少、皮肤和唇舌干燥、眼眶凹陷、脑功能障碍等,很少出现休克症状。临床上根据缺水的程度可分为三度:① 轻度缺水者,仅有口渴而无其他症状,缺水量为体重的 2%～4%。② 中度缺水者,病人有极度口渴、乏力、尿少、皮肤干燥失去弹性、唇舌干燥、眼眶凹陷、烦躁不安等,缺水量为体重的 4%～6%。③ 重度缺水者,除以上症状外,病人还出现躁狂、谵妄、昏迷等严重的脑功能障碍症状,缺水量超过体重的 6%。

2. **低渗性缺水**　临床特点是较早出现周围循环衰竭。病人表现为无口渴,有恶心、呕吐、头晕、软弱无力、视觉模糊等,当血容量进一步下降时,可出现尿量减少、腓肠肌痉挛、腱反射减弱及不同程度的意识障碍等。临床上根据缺钠的程度可分为三度:① 轻度缺钠者,血清钠<135 mmol/L,病人感软弱无力、头晕、手足麻木等。② 中度缺钠者,血清钠<130 mmol/L,病人除以上症状外,还可出现恶心、呕吐、脉搏细速、血压不稳或下降、脉压减小、尿少、表情淡漠、视觉模糊等。③ 重度缺钠者,血清钠<120 mmol/L,病人出现休克、肌痉挛性抽痛、腱反射减弱或消失、意识障碍不断加深,甚至昏迷。

3. **等渗性缺水**　临床表现为既有缺水症状又有缺钠症状。病人出现恶心、厌食、乏力、尿少、皮肤干燥、唇舌干燥、眼眶凹陷,但口渴不明显。如出现脉搏细速、肢端湿冷,血压不稳或下降等血容量不足症状时,说明机体丧失液体的量已达体重的 4%～6%。如体液继续丧失,则休克症状更严重,并伴有代谢性酸中毒、中枢神经功能障碍或循环功能障碍时,说明机体丧失液体量已超过体重的 6%。

（三）心理-社会状况

病人由于疾病的原因导致情绪低落,因疾病不同的严重程度而出现不同的心理压力。

（四）辅助检查

水钠代谢失调病人,实验室中血液和尿液的检查结果,有助于疾病的诊断和治疗。① 高渗性缺水:血清钠>150 mmol/L,血浆渗透压>310 mmol/L;尿量减少,尿比重>1.025。② 低渗性缺水:血清钠<135 mmol/L,血浆渗透压<280 mmol/L;尿钠明显减少,尿比重<1.010。③ 等渗性缺水:血清钠和血浆渗透压正常,血液浓缩;尿量减少,尿钠减少或正常,尿比重正常或偏高。

（五）治疗与效果

治疗原则:去除病因;及时补充丧失的液体和电解质;保持细胞内外渗透压的平衡。缺水和缺钠治疗需掌握"缺多少，补多少，宁少勿多，避免矫枉过正"的原则。治疗计划包括补液总量、补液种类和补液方法三个方面，并根据病情的变化，及时进行调整。

1. **补液总量**　分三部分:① 已丧失液体量(累积损失量)，即病人从发病到就诊时已丧失的液体量，此部分液量根据临床表现和实验室检查，按缺水或缺钠程度而定，第一天补给总量的1/2，其余量可在第二日酌情补给。② 继续损失量(额外损失量)，即在治疗过程中继续丧失的液体量，包括外在性液体和内在性液体。外在性液体，如呕吐、腹泻、引流液、出汗、胃肠道瘘、胃肠减压和气管切开等;内在性液体是积聚在体腔内的液体，如胸腔内、腹腔内积液等。继续损失量当日估算出，于次日补给，补充液体的种类及量应根据所丧失体液的来源和其电解质成分而定，不同体液丧失时所伴随丢失的电解质成分和量则不同。③ 生理需要量，即在静息情况下，正常人每日需要的生理基础量(表7-1)。

2. **补液种类**　需根据体液失调的不同类型，选用适宜的溶液补充。常用晶体溶液(包括非电解质溶液和电解质溶液)和胶体溶液。

3. **补液方法**　轻症病人口服补液最安全。如需静脉输液者，在输液中应掌握"先快后慢、先盐后糖、先晶后胶、液种交替、尿畅补钾"的补液原则，以确保液体输入安全、有效。① 先快后慢，指明显缺水或有效循环血量锐减的病人，初期输液速度要快，同时打开几条静脉通道输入已丧失的液体，待病情好转后减慢滴速，防止加重心肺负荷。但对于心肺功能障碍者，输液速度不可过快。② 先盐后糖，是先输入含钠溶液(高渗性缺水除外)，后输入葡萄糖溶液，有利于稳定细胞外液渗透压和恢复细胞外液容量，因葡萄糖进入体内则会被细胞迅速利用，对维持渗透压意义不大。③ 先晶后胶，应先输入晶体溶液(平衡盐溶液)进行扩容，补充血容量，然后输入适当的胶体溶液，维持血浆胶体渗透压。但大出血病人应尽早补充胶体溶液。④ 液种交替，指在输入多种类型的液体时(电解质类、葡萄糖类、碱类、胶体类)应交替输入，有利于机体的代偿调节，防止长时间内输入一种液体而出现体液失衡。但高渗性缺水初期宜持续补充葡萄糖溶液，低渗性缺水初期宜持续补充盐水。⑤ 尿畅补钾，是指尿量在≥40 ml/h时方可补钾，以免急性肾衰竭而发生高钾血症。但严重创伤和大手术后的病人，因组织细胞破坏，大量的K^+自细胞内逸出细胞外，故一般2~3日内不需补钾。

补充液体量要根据临床表现程度按体重计算，如出现脉搏细速、肢端湿冷、血压不稳等症状时，表明细胞外液丧失量已达体重的5%，按体重60 kg计算，应补液3 000 ml，恢复血容量。如无明显血容量不足表现时，可给病人上述液量的1/2~2/3，即1 500~2 000 ml，以补充丧失的水、钠量。此外，还应补给日需液体量2 000 ml和氯化钠4.5g。

三、护理诊断及合作性问题

1. **体液不足**　与液体摄入不足或丧失过多有关。
2. **皮肤完整性受损**　与昏迷病人局部皮肤长期受压、汗液刺激等因素有关。
3. **生活自理能力下降**　与疾病的严重性、身体虚弱有关。
4. **有损伤的危险**　与病人意识障碍，易出现意外受伤有关。

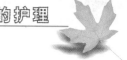

5. 焦虑　与疾病造成的不适、担心不良的预后有关。

四、护理措施

1. 观察病情变化　观察并记录生命体征、尿量、皮肤黏膜干燥的程度、神志及精神状态改变等病情变化。

2. 记录出入液量　要认真记录 24 小时的液体出入量，并根据临床表现和实验室检查结果，正确估算出已丧失的液体量和继续损失的液体量，为诊断、治疗和护理提供可靠的依据。

(1) 入液量的估计：包括口服饮食、管饲饮食、静脉补液量、鼻及胃管冲洗液量、灌肠液量等。

(2) 排液量的估计：包括尿量、粪便量、呕吐量、胃管吸出量、汗液量、创面渗出液量、各引流管引流出的液量、不显性失水（皮肤和呼吸）及内在性失液量。① 发热液体丧失量估计：体温升高可增加皮肤蒸发，每升高 1 ℃，皮肤丧失低渗液体为 3～5 ml/kg，上升到 40 ℃时，成年人需多补 600～1 000 ml。② 出汗液体丧失量估计：中度出汗，丧失液体量为 500～1 000 ml，含钠 1.25～2.5 g；大量出汗，丧失液体量为 1 000～1 500 ml，含钠 2.5～3.8 g；通常汗湿一身衬衣裤，丧失液体量约 1 000 ml。③ 呼吸道液体丧失量估计：气管切开的病人，每日呼吸中丧失液体量是正常的 2～3 倍，为 700～1 000 ml。

在估算液体的出入量中，还应包括内生水和内在性液体丧失量的估计，因后者体液丧失在第三间隙中，如胸、腹腔内积液，胃肠道内积液等，病情虽严重但不出现体重减轻，所以液体丧失的量不能用体重的变化来计算，应根据病情的严重程度来估计，并在补液的过程中，随着病情的变化及时调整补液计划。

3. 确保有效输液　① 观察病人液体输入是否通畅和顺利，穿刺部位有无肿胀、液体有无外溢，及时排除输液障碍。② 掌握输液的量和速度，按计划完成每日的液体总量，注意防止因输液速度过快或短时间内输入过量的液体而出现肺水肿等循环负荷过重的不良反应；水中毒病人应控制液体输入量，输液速度要慢；输入脱水药的速度应快，否则不但疗效不显，而且会增加体内的液体量使病情加重。③ 观察输液疗效，有利于进一步调整输液方案。输液疗效观察项目如下：如躁动、嗜睡、昏迷等意识障碍情况是否好转；口渴、眼眶凹陷、皮肤弹性减退等缺水征象是否减轻；生命体征变化、尿量减少等血容量不足现象是否改善；实验室检查及其他辅助检查测得值是否接近或恢复正常等。

4. 给予心理支持　要给予病人和家属心理上的支持和鼓励，应耐心倾听病人叙述内心的感受，认真解释病人提出的各种问题，以消除心理顾虑，减轻心理压力，提高战胜疾病的信心，积极配合治疗和护理。

5. 健康指导　向病人及家属宣讲水对健康的重要性，每日口服足量的水，以确保机体代谢的需要。要进行预防缺水知识的宣传，特别是体液大量丧失（出汗、腹泻等）后应及时、正确补充，不能喝大量的白开水，而应以淡盐水为宜，防止疾病的发生。

第二节　钾代谢失衡病人的护理

正常人体内钾 98% 分布在细胞内，是细胞内的主要阳离子，正常血清钾离子浓度为 3.5～5.5 mmol/L。

一、疾病概要

1. **低钾血症**　常见原因有：① 钾摄入不足，如长期进食不足、昏迷、吞咽困难、厌食等。② 钾排出过多，如消化液的大量丧失（呕吐、腹泻、胃肠道瘘等）、长期使用排钾利尿药、急性肾衰竭的多尿期、盐皮质激素（醛固酮）过多等。③ 钾由细胞外转移至细胞内，如体内输入葡萄糖和胰岛素促进糖原合成时及碱中毒时。④ 长期输入不含钾盐的液体。

2. **高钾血症**　常见原因有：① 钾摄入过多，如口服或静脉补钾过量、速度过快，短时间内输入大量的库存血液。② 钾排出减少，主要见于肾脏排钾功能障碍。如肾衰竭，使用保钾利尿药导致钾不能随尿排出，以及盐皮质激素（醛固酮）不足等。③ 钾由细胞内转移至细胞外，如严重的挤压伤、溶血、酸中毒等。

二、护理评估

（一）健康史

询问疾病发生的原因，是否存在钾摄入不足或钾排出障碍的钾代谢失调的诱发因素，了解有无应用排钾或保钾的利尿药，观察血钾过低或过高的严重程度。

（二）身体状况

1. **低钾血症**　主要表现为神经、肌肉应激性降低和心肌应激性增强。① 肌无力，最早出现，开始表现为肌肉无力，以后进一步出现吞咽困难、呼吸困难甚至软瘫，腱反射减弱或消失。肌张力和腱反射是判断低钾血症程度的重要体征。② 循环系统功能障碍，主要表现为心肌兴奋性增强，出现心悸和心动过速、传导阻滞和节律异常、血压下降，严重时心室纤颤甚至心脏停搏在收缩期。③ 消化系统功能障碍，表现为恶心、呕吐、便秘、腹胀、肠麻痹等。④ 中枢神经统功能障碍，出现烦躁、嗜睡、昏迷。⑤ 低氯性碱中毒。

2. **高钾血症**　突出表现为钾对心肌的抑制作用，严重可导致病人死亡。① 神经肌肉症状，轻者可出现手足感觉异常、疲乏、肌酸痛，严重者四肢无力。② 心血管症状，轻者出现血压降低、心率减慢，严重者可出现微循环障碍，表现为皮肤苍白和湿冷、低血压、心律失常、甚至心脏停搏在舒张期。③ 胃肠道症状，表现为恶心、呕吐、腹泻、腹胀。④ 高氯性酸中毒。

（三）心理-社会状况

主要评估病人和家属对疾病及伴随症状的认知程度、对疾病引起的不适而造成的心理反应和承受能力，以利于针对性地采取有效措施。

（四）辅助检查

1. **低钾血症**　血清钾<3.5 mmol/L，血 pH 升高；心电图表现为 T 波低平或倒置，ST 段降低，QT 间期延长，出现 U 波。

2. **高钾血症**　血清钾>5.5 mmol/L，血 pH 降低；心电图出现早期 T 波高而尖，QT 间期延长，QRS 波增宽。

（五）治疗与效果

治疗原则是去除病因，及时纠正钾代谢失调。

1. **低钾血症**　主要是根据血清钾浓度降低的速度和程度来及时补充钾盐。血清钾浓度在$2.5\sim3.5$ mmol/L 时，消化道功能良好者可口服补钾，常用 10％氯化钾溶液$10\sim15$ ml，每日3次,口服补钾最安全;血清钾浓度<2.5 mmol/L时,应静脉补钾。

静脉补钾的原则:① 浓度不过高,不超过0.3%,即5%葡萄糖溶液1 000 ml中加入10%氯化钾溶液不能超过30 ml。② 滴速不过快,成人静脉滴注0.3%氯化钾溶液的速度不可超过60滴/分,严禁静脉推注补钾。③ 总量不过大,禁食者每天补充氯化钾生理需要量2~3 g;轻度缺钾者,每天补充氯化钾4~5 g;严重缺钾者,每天需补充氯化钾的总量不超过6~8 g。④ 尿少不补钾,要求尿量在40 ml/h以上时,方可补钾。

2. 高钾血症 高钾血症有导致心脏停搏的危险,故应积极治疗原发疾病、改善肾功能、纠正酸中毒,迅速降低血清钾浓度。① 禁止钾摄入。停用一切含钾或保钾的药物,避免进食含钾量高的食物。② 促进钾排出。使用呋塞米40 mg静脉推注,从尿中排钾;口服或保留灌肠阳离子交换树脂,每克可吸附1 mmol钾;同时口服甘露醇或山梨醇导泻,从消化道排钾;通过血液透析或腹膜透析排钾。③ 拮抗钾作用。使用10%葡萄糖酸钙20 ml加入等量的25%葡萄糖溶液静脉缓注,钙的拮抗只能暂时缓解钾对心肌的毒性作用,不能降低血清钾浓度。④ 降低钾浓度。输注25%葡萄糖溶液100~200 ml,每5 g糖加入胰岛素1 U,以促进糖原合成;输注5%碳酸氢钠溶液(高渗碱性溶液),促进Na^+-K^+交换,使K^+转入细胞内,从而降低血清钾浓度。

三、护理诊断及合作性问题

1. 活动无耐力 与骨骼肌无力及低血压有关。
2. 心排出量减少 与心律失常和心肌功能改变有关。
3. 气体交换受损 与呼吸肌无力有关。
4. 有受伤的危险 与骨骼肌无力,易出现意外损伤有关。
5. 焦虑或恐惧 与疾病造成的种种不适及担心预后有关。

四、护理措施

1. 严密观察病情 严密观察生命体征及尿量的变化、有无心律失常、血压下降、意识障碍等症状,并结合实验室血清钾的检查及心电图的表现进行综合判断,及时处理。特别要注意呼吸和循环功能衰竭的征象。

2. 合理饮食结构 由于钾代谢异常致病人食欲下降而影响营养的摄入,故在纠正血清钾的同时应加强营养的补充,活动无耐力者应协助进食。低钾血症病人应高热量、高蛋白、高纤维素的饮食,补充富含钾的食物,如新鲜水果、蔬菜、鱼、肉、蛋、谷类、豆类、奶类、巧克力、花生、芝麻、胡桃、莲子等。高钾血症病人饮食应少量多餐,禁食富含钾的食物,如水果类等。避免进食高纤维素及易产气食物。

3. 确立安全活动模式 对钾代谢异常病人应制定有效的安全活动模式和保护措施,减少受伤危险,防止意外伤害发生。① 对于低血压或血压不稳者,应少搬动病人,在改变体位时动作要慢,避免因眩晕而跌伤。② 对于肌无力病人下床活动时应搀扶,避免摔伤。③ 对于意识障碍者,病床应加防护栏,视病情的严重程度,适当应用约束带加以保护。④ 病人周围环境中的危险物品应妥善放置,避免外伤。⑤ 协助病人活动,安排具体的活动时间、内容和形式,并根据肌张力的改善程度而及时调整活动的幅度,防止因长期卧床而出现废用性肌萎缩。

4. 恢复胃肠道功能 建立正常的排便习惯,多饮水,防止便秘;腹泻者应观察腹泻的次数、量及性状,必要时可用止泻剂。

5. 维持有效呼吸　改善呼吸型态,增强气体交换。① 协助病人取半卧位,以增加呼吸肌的力量。② 训练病人深呼吸和有效咳嗽,以减轻呼吸肌的能量消耗和促进分泌物的排出。

6. 提供心理支持　加强对病人和家属心理上的支持,进行正确疏导,稳定病人情绪,减轻焦虑或消除恐惧,提高疾病治疗和护理的信心。要保持环境安静,避免噪声和外来压力的刺激,以减少病人的不适感。

7. 健康指导　向病人宣传有关疾病预防的知识,警惕电解质失衡的原因,保持每天电解质的生理需要量。

第三节　低钙血症病人的护理

钙是人体骨骼的重要组成成分,约 99% 的钙是以磷酸钙和碳酸钙的形式存在于骨骼和牙齿内,仅有少部分存在于细胞内外液中。血清总钙含量为 2.5 mmol/L,其中约半数为蛋白结合钙,5% 为与有机酸结合的钙,其余的 45% 为离子化钙,离子钙起着维持神经肌肉稳定性和参与血液凝固的作用。

一、疾病概要

低钙血症可发生于急性重症胰腺炎、坏死性筋膜炎、肾衰竭、消化道瘘、降钙素分泌亢进和甲状旁腺功能受损者。

二、护理评估

(一) 身心状况

低钙血症主要表现为神经肌肉兴奋性增强,如:口周和指(趾)尖麻木或刺痛感、手足抽搐、肌肉痛、疲倦、易怒、焦虑等;有膝反射亢进,耳前叩击试验(Chvostek 征)阳性。

(二) 辅助检查

低钙血症者血清钙 < 2 mmol/L。

(三) 治疗与效果

去除病因,及时补钙以保持体内钙的平衡。给予 10% 葡萄糖酸钙 10~20 ml 或 5% 氯化钙 10 ml 静脉缓慢推注,每分钟 1~2 ml,以缓解症状,必要时 8~12 小时后重复注射。对于长期需要补钙的病人,可口服钙剂和补充维生素 D。

三、护理诊断及合作性问题

1. 焦虑　与疾病引起的不适有关。
2. 疼痛　与肌痉挛有关。
3. 自理能力缺陷　与手足抽搐、肌张力下降等原因有关。

四、护理措施

1. 加强心理护理,稳定病人情绪。
2. 加强生活护理,协助病人进行洗漱、进食、如厕等日常生活料理,防止跌伤等意外事故的发生。

3. 静脉补钙时,防止渗漏皮下而导致组织坏死。

4. 给予高钙饮食。

5. 健康指导　对于易发生低钙的高危人群要进行疾病的预防性指导,使他们认识到补充钙和维生素 D 的重要性,防止缺钙。对于钙代谢异常的病人要讲述有关疾病发生的原因及症状,使病人能积极配合治疗和护理。

第四节　酸碱失衡病人的护理

维持机体组织、细胞进行正常的生命活动,需要体液保持适宜的酸碱度。机体在代谢过程中,虽不断摄入和产生酸性和碱性物质,但正常情况下,机体可维持血 pH 在 $7.35\sim7.45$ 的正常范围内。保持这种相对的稳定状态有赖于血液的缓冲系统、肺的呼吸及肾脏的排泄等一系列调节机制的作用。当体内产生酸性或碱性的物质过多及机体调节机制发生障碍并超出机体代偿能力时,将导致不同类型的酸碱平衡失调。临床上酸碱平衡失调分为代谢性酸中毒、代谢性碱中毒、呼吸性酸中毒及呼吸性碱中毒。在疾病的发展过程中,各种酸碱平衡失调可能同时或相继发生。

在病理情况下,当血 $pH<7.35$、H^+ 浓度高于正常时为酸中毒;当血 $pH>7.45$、H^+ 浓度低于正常时为碱中毒。临床上因代谢因素引起体内酸性或碱性物质过多,使血浆中 HCO_3^- 降低或增高,称为代谢性酸中毒或代谢性碱中毒。因肺泡通气及换气功能障碍引起呼吸的改变而导致 CO_2 排出过少或过多,导致血 $PaCO_2$ 增高或降低,称为呼吸性酸中毒或呼吸性碱中毒。

一、疾病概要

由于各种原因引起体内酸或碱积聚过多,均可导致不同类型的酸碱平衡失调。

1. 代谢性酸中毒　主要原因:① 酸性代谢产物过多,如糖尿病酮症、休克、心力衰竭、呼吸衰竭等引起的乳酸积聚;严重创伤、严重感染等高分解代谢时的产酸过多。② 酸性物质摄入过多,如输入大量生理盐水或过多的氯化铵引起的高氯性酸中毒。③ 碱性物质丢失过多,如腹泻、肠瘘、肠梗阻等丧失大量碱性消化液。④ 肾功能障碍,如肾小管对 H^+ 排出过少或对 HCO_3^- 再吸收减少。

2. 代谢性碱中毒　引起的原因有:① 酸性胃液丢失过多,如幽门梗阻、严重呕吐、长期胃肠减压等,丢失大量的 HCl。② 碱性物质摄入过多,如在纠正酸中毒时补碱过量、输入大量含抗凝剂的库血等。③ 严重低钾血症,K^+ 从细胞内转移至细胞外,进行 H^+-K^+ 和 Na^+-K^+ 交换,从而引起细胞内的酸中毒和细胞外的碱中毒。④ 利尿药的作用,如应用大量的呋塞米时,抑制了肾近曲小管对 Na^+ 和 Cl^- 的再吸收,但随尿排出的 Cl^- 多于 Na^+,出现低氯性碱中毒。

二、护理评估

(一)健康史

询问病史,应详细了解有无糖尿病及心、肝、肺、肾功能障碍等疾病史,了解病人的生活和饮食习惯、用药史、酸(碱)性物质丢失过多等原因。

（二）身体状况

当体内的酸或碱超过了机体的调节机制、破坏了内环境稳定时,临床上表现出一系列酸碱中毒的特征。

1. 代谢性酸中毒　其表现取决于发生酸中毒的原因、程度、速度和代偿情况。① 神经系统症状,如头痛、嗜睡或昏迷。② 心血管系统症状,常伴有高钾血症,抑制心肌收缩,一般病人心率较快,心音较弱,血压偏低;因 H^+ 浓度增高使毛细血管扩张,面色潮红,口唇樱红色,但休克病人因缺氧而发绀。③ 呼吸系统症状,呼吸深而快为典型的特征,以加速 CO_2 排出,由于体内酮体增多,呼出气体有烂苹果味。④ 消化系统症状,出现恶心、呕吐等。

2. 代谢性碱中毒　主要表现为:① 重症者抑制呼吸中枢,表现为呼吸浅而慢。② 脑细胞活动障碍表现精神异常,如嗜睡、谵妄甚至昏迷等。

3. 呼吸性酸中毒　主要表现呼吸抑制或呼吸道梗阻引起急性缺氧和二氧化碳潴留。① 呼吸困难、胸闷、气促、发绀。② 心律失常、血压下降。③ 头痛、烦躁、嗜睡、昏迷。

4. 呼吸性碱中毒　主要表现有:① 呼吸异常,早期呼吸深而快,晚期呼吸浅慢或不规则。② 意识障碍,可有眩晕、惊厥或昏迷。③ 神经-肌肉应激性增强,出现肌震颤、手足抽搐、口周和四肢麻木。④ 心率增快。

（三）心理-社会状况

主要评估出病人对疾病的认知程度和心理承受能力,以利于针对性地采取措施。病人由于疾病的原因而导致心血管和呼吸等功能的改变,引起一些不适感,同时病人缺乏对疾病有关方面知识的了解,因此出现精神过度紧张,使呼吸进一步加快,可能导致病情加重。

（四）辅助检查

代谢性酸中毒,血 pH 降低、血 HCO_3^- 降低(正常值 24 mmol/L)、血 CO_2CP 降低(正常值 25 mmol/L)、血 $PaCO_2$ 降低(正常值 40 mmHg)、血 K^+ 升高、尿呈酸性。

代谢性碱中毒,血 pH 升高、血 HCO_3^- 升高、血 CO_2CP 升高、血 $PaCO_2$ 正常或代偿性升高、血 K^+ 降低、尿呈碱性,但缺钾性碱中毒时,尿可呈酸性(称反常酸性尿)。

呼吸性酸中毒,血 pH 降低、血 $PaCO_2$ 升高、血 CO_2CP 略有增高、血 HCO_3^- 可正常。

呼吸性碱中毒,血 pH 升高、血 $PaCO_2$ 降低、血 CO_2CP 略有降低、血 HCO_3^- 降低。

（五）治疗与效果

酸碱中毒应尽快去除原发病因,及时纠正酸碱失调,保持血液中正常的酸碱度,以维持机体内环境的平衡。

1. 代谢性酸中毒　去除病因是治疗代谢性酸中毒的关键。① 轻症者(血 HCO_3^- 值为 16~18 mmol/L)经去除病因和补液后,通过机体调节机制的作用可自行纠正,不需补碱。② 重症者(血 HCO_3^- 值<10 mmol/L),需应用碱性药物治疗,如病人伴有休克或肝功能障碍,应首选 5%碳酸氢钠溶液,以提高血 HCO_3^- 的浓度。HCO_3^- 所需量(mmol/L)=[正常血 HCO_3^- 值(mmol/L)－HCO_3^- 测得值(mmol/L)]×体重(kg)×0.4,首次给药应在 2~4 小时内输入总量的 1/2,余量要根据血气分析结果和电解质的浓度来决定是否输入。

补碱不可过量,防止碱输入过多而出现碱中毒。5%碳酸氢钠溶液为高渗性,输入过快会导致高钠血症,使血浆渗透压升高,应注意预防。

酸中毒时,由于血清钾离子增多,血清中解离的钙离子也增多,故常常掩盖了低钾血症和低钙血症。因此,在补充碳酸氢钠后,应注意观察无低血钾、低血钙现象,必要时根据情况给予补充适量的钾和钙。

2. 代谢性碱中毒　对于低氯性碱中毒者,可输入生理盐水或葡萄糖盐水,以补充细胞外液和氯离子。缺钾性碱中毒者,在纠正碱中毒同时应补钾,并且尿量必须在40 ml/h以上。严重代谢性碱中毒者(血 pH>7.65,血 HCO_3^- 45～50 mmol/L)应尽快中和细胞外液中过多的 HCO_3^-,可用稀释的稀盐酸溶液(盐酸浓度为 0.15 mol/L),经中心静脉导管缓慢滴入(25～50 ml/h),切忌将该溶液经周围静脉输入,以避免因漏入皮下,导致组织坏死。

三、护理诊断及合作性问题

1. 心排出量减少　与抑制心肌收缩或心律失常有关。
2. 意识障碍　与脑功能代谢异常有关。
3. 低效性呼吸型态　与通气或换气功能障碍有关。
4. 活动无耐力　与肌无力和反射减弱有关。
5. 有受伤的危险　与中枢神经功能障碍或肌肉抽搐有关。

四、护理措施

1. 密切观察病情　应动态地进行病情观察,综合分析病情变化。注意观察生命体征变化,特别是呼吸频率及深浅度的改变。要密切观察心血管和脑等重要脏器功能情况,并结合实验室检测的结果,尤其是血气分析和电解质浓度的变化,及时调整治疗方案和护理计划。

2. 维持酸碱平衡　及时补充所需的水、电解质、酸性及碱性药物,并记录24 小时液体的出入量。在应用酸碱药物时应注意掌握输液的量和速度,防止在纠正酸碱中毒时,因矫正过度而出现更为复杂的混合型酸碱平衡失调。

3. 保持呼吸通畅　改善呼吸功能,维持有效的呼吸型态。鼓励病人深呼吸,进行有效的咳嗽和咳痰,给予雾化吸入稀释痰液,必要时做气管插管或气管切开。

4. 提供心理支持　由于疾病的原因会导致病人情绪不稳和心理压力增加。因此要提供心理支持和给予必要的心理疏导,耐心倾听病人的叙述,并做好解释,同时应讲解有关疾病方面的知识,以减轻焦虑,使之处于接受治疗和护理的最佳心理状态。

5. 健康指导　及时消除致病因素,是防止发生酸碱中毒的关键。① 治疗高热、休克、糖尿病、呕吐、腹泻等疾病,避免引起酸性或碱性物质产生或丢失过多。② 正确使用呼吸机,及时改善呼吸型态和解除呼吸道梗阻等。③ 及时补充水和电解质,并正确掌握应用原则。④ 向病人宣讲有关疾病预防的知识,防止酸碱中毒发生。

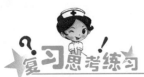复习思考练习

1. 某急性肠梗的成年病人,男,体重 65 kg,出现口渴、眼眶凹陷、尿少、脉速、血压 80/50 mmHg,入院后当天呕吐 200 ml,胃肠减压吸出 500 ml 液体。请估计是何种缺水？应如何补液和补钠？

2. 病人男性,45 岁,多年胃、十二指肠溃疡,3 个月来频繁呕吐宿食,诊断为幽门梗阻。请问:该病人最易发生哪种类型的酸碱中毒？会导致哪些电解质丢失？

（沈建华）

第八章

外科病人的营养支持与护理

　　外科疾病常导致机体内营养物质的消耗,引起不同程度的营养代谢障碍,从而影响组织、器官的功能和降低对手术的耐受。因此,保证病人有足够的营养储备,以利于对手术的耐受和机体的恢复,是外科营养支持的重要任务。

第一节　概　述

一、外科病人营养状态评估方法

(一)人体测量指标

　　1. 体重　体重是反映营养状态的一项重要指标,体重若低于标准体重的15%,提示营养不良存在,但应排除脱水或水肿的影响。

　　2. 三头肌皮皱厚度　可判断体内的脂肪储备情况。正常参考值为:男性为 11.3～13.7 mm,女性为 14.9～18.1 mm。

(二)实验室检测指标

　　1. 三甲基组氨酸　三甲基组氨酸是肌纤蛋白和肌球蛋白的最终分解产物。测定尿中三甲基组氨酸可反映机体蛋白质分解程度。数值越大,分解代谢越明显。

　　2. 内脏蛋白测定　包括血清蛋白、转铁蛋白、前白蛋白浓度的测定,是评价营养状态的重要指标。血清蛋白的半衰期是 20 天,而转铁蛋白和前白蛋白的半衰期分别是 8 天和 2 天,所以后者能反映短期内的营养状态变化。

　　3. 氮平衡试验　用于评判机体蛋白质的合成与分解代谢状况。氮平衡＝24 小时氮摄入量－24 小时氮排除量。摄入量是静脉输入氨基酸的含氮量,排除量由测定尿中尿素氮含量加 2～3 g 组成。当摄入量大于排除量时为正氮平衡,当摄入量小于排除量时为负氮平衡。

二、营养支持的方法

(一)肠内营养

　　1. 适应证　适用于胃肠道功能正常或有部分功能的病人,例如大面积烧伤病人、严重感染病人、短肠综合征以及慢性消耗性疾病病人等。

2. 营养制剂　根据组成分为要素制剂、非要素制剂及特殊治疗用制剂等。要素制剂由单体物质组成,主要有氨基酸或蛋白水解物、脂肪、多种维生素和矿物质等,无需消化即可吸收。非要素制剂以整蛋白或游离大分子蛋白质为氮源,适用于胃肠功能比较好的病人。

3. 供给的途径　肠内营养可以通过口服、鼻胃管、空肠或胃造口等途径,可根据病人具体情况加以选择。口服是最经济、最方便,而且也是比较理想的方法。不能正常进食的昏迷病人、晚期食道癌和胃癌伴有消化道梗阻的病人,可通过鼻胃管、胃或空肠的造口管补充营养物质。管饲是最常用的输入途径。

4. 并发症　最常见的是消化道反应,例如恶心、呕吐、腹痛、腹泻等;其次是水、电解质失衡,如高渗性缺水等;严重的并发症是误吸,多见于昏迷以及体质虚弱的病人。

（二）肠外营养

1. 适应证　胃肠道功能障碍的病人,例如胃肠道瘘、急性坏死性胰腺炎、广泛溃疡性结肠炎等;高代谢状态的病人,例如大面积烧伤或大手术后、严重创伤等;以及肿瘤病人接受大剂量化疗或大面积放疗期间等。

2. 营养制剂　复方氨基酸注射液是提供生理性氮源的制剂,葡萄糖是胃肠外营养的主要能量来源,脂肪乳剂是提供能量和必需脂肪酸的重要制剂。全营养混合液（TNA）是指将全天所需要的营养物质,在无菌环境中混合,装入由特定材料制成的容器内再输注,又称全合一营养液。

3. 供给的途径　肠外营养支持时间短（2周内）、用量小者,可经周围静脉输入,长期全肠外营养应选择中心静脉输入。

4. 并发症

（1）感染:感染是 TPN 的常见并发症之一,感染源多来自导管,常见的病源菌为白色葡萄球菌、金黄色葡萄球菌和霉菌。感染多以脓毒症的形式出现,需及时拔除静脉导管。

（2）与代谢有关的并发症:长期应用 TPN 时,如营养液配制不当,可发生代谢障碍,包括糖代谢紊乱而引起的高血糖、低血糖、非酮性高渗性昏迷,电解质紊乱所致的高氯性代谢性酸中毒、低镁血症的低磷血症等。

（3）中心静脉置管及输液所致的并发症:在穿刺插管和输注营养液过程中可发生一些并发症,例如穿刺时误伤胸膜引起气胸、血胸等。空气栓塞是一种严重的并发症,可导致病人死亡。

第二节　护　理

一、护理评估

（一）健康史

了解病人年龄、疾病史、创伤手术或感染情况,既往营养状态。

（二）身体状况

主要了解营养障碍程度和能量消耗情况,包括:① 近期摄食情况、禁食天数;② 体重、皮下脂肪厚度等;③ 根据进食情况、食物消化情况、疾病性质等评估消化道功能,判定能否经消化道进食。

（三）心理-社会状况

了解病人对营养支持治疗的认知程度、经济承受能力,以及相应的心理反应。

（四）辅助检查

血常规、血清蛋白测定、肝肾功能测定、氮平衡测定等检查,综合了解营养状况和对营养支持的耐受程度。

二、护理诊断及合作性问题

1. 营养失调:低于机体需要量　与长期禁食、胃肠功能紊乱、代谢增加有关。
2. 有误吸的危险　与营养管道位置不正确、输入过快、吞咽反射减弱有关。
3. 有感染的危险　与中心静脉导管穿刺和护理的无菌操作不严格有关。

三、护理措施

（一）肠内营养病人的护理措施

1. 正确输入营养液　常用的营养液是要素制剂,为了预防腹胀、呕吐、腹泻,输入时应注意输入的速度和浓度。开始以低浓度（12%）缓慢（50 ml/h）输入,3～4 天后加到全量,即浓度 24%、速度 100 ml/h,一天总液体量 2 000 ml。通常用输液泵控制滴速。

2. 误吸的预防和处理　昏迷和体质虚弱的病人在呕吐后可发生误吸,护理应注意:① 评估病人意识状况、咽反射情况等误吸高危因素是否存在;② 喂食期与喂食后的半小时抬高床头 30°,避免反流;③ 每次喂食前一定要确定鼻饲管在胃内,估计胃内残留量,若胃内残留量超过 100～150 ml,应减慢或停止输入;④ 每次注食速度不能过快,初期每次注入量应小于 200 ml;⑤ 一旦发生误吸应立即停止注入,通知医师并清理呼吸道;⑥ 发生误吸的病人予以输氧,观察病人呼吸状况,并记录。

3. 消化道反应的预防和处理　注意胃肠内营养液如果配制和输入不恰当,病人可能出现恶心、呕吐、腹泻等消化道症状。为了预防其发生,应:① 配制营养液时应严格无菌操作,配制好的食物在室温下放置不宜超过 8 小时,以减少细菌污染机会;② 输注营养液时,开始浓度要稀、速度宜慢、首次量不宜过多,温度适宜（38～40 ℃）;③ 在管饲饮食期间,严密观察腹部情况,如有腹胀、腹痛、腹泻等症状,应及时调整营养液的浓度、量及速度;④ 通过以上处理无效,应停用肠内营养;⑤ 出现腹泻,应观察大便的量、性状,并留取标本送检,同时做好肛门处护理。

4. 营养管的护理　① 妥善固定营养管,并做好标记;② 避免营养管扭曲、折叠、受压;③ 定时冲洗营养管,一般间隔 4 小时用生理盐水或温开水 30 ml 冲洗营养管,以免管腔堵塞。

5. 心理护理　介绍肠内营养的优点,以及在输注过程中可能发生的并发症,例如消化道反应,使之有心理准备。对长期携带营养管者,做好解释工作。

（二）肠外营养的护理措施

1. 一般护理　包括:① 保持中心静脉置管处干燥、清洁,预防感染;② 中心静脉置管每日以 0.01% 肝素盐水或生理盐水 20 ml 冲洗,每 4 小时 1 次,以保持管道通畅;③ 输注速度不宜过快或过慢,必要时采用输液泵恒速滴入全静脉营养液。

2. 预防感染　由导管引起的感染主要是导管脓毒症,严重者可危及生命,因此应重视对

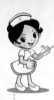
感染的预防和监测。具体措施：① 评估病人可引起感染的危险因素；② 每天更换置管处的无菌敷料，每天更换输液管道及附件；③ 监测体温，发现不明原因的发热或白细胞计数升高，应注意是否有感染的发生；④ 营养液应现配现用，如暂时不用，可保存在 4 ℃冰箱冷藏，应在24 小时内输完。

四、健康指导

1. 长期摄入不足或因慢性消耗性疾病致营养不良的病人应及时到医院检查和治疗，以防严重营养不良和免疫防御能力下降。

2. 病人出院时，若营养不良尚未完全纠正，应继续增加饮食摄入。带营养管出院者，应教会一定的操作技术及相关知识，定期复诊。

某男，28 岁，交通事故头部受伤昏迷入院，诊断为脑挫裂伤，需营养支持。问：
(1) 可选择何种营养支持方法，为什么？
(2) 简述护理要点。

（徐 宇）

第九章

外科休克病人的护理

第一节　概　述

休克是机体有效循环血量减少、组织灌注不足、细胞代谢紊乱和功能受损的病理过程，是一个由多种病因所引起的综合征。氧的供给不足和需求增加是休克的本质，产生炎症介质是休克的特征。因此，恢复对组织细胞的供氧、促进其有效的利用、重新建立氧的供需平衡和保持正常的细胞功能是治疗休克的关键环节。休克是一个从组织灌注不足向多器官功能障碍发展的序贯性事件，应根据其不同阶段的病理生理特点采取相应的防治措施。

一、休克的分类

休克的分类方法很多。目前，广泛运用的是将休克按照病因分为低血容量性休克、感染性休克、心源性休克、神经性休克和过敏性休克五类。

二、病理生理

不同病因的休克，发病机制虽有所不同，但有效循环血量锐减、组织灌注不足以及炎症介质的产生，却是共同的病理生理基础。

有效循环血量减少是外科休克最重要的基础。所谓有效循环血量是指单位时间内通过心血管系统循环的血量。有效循环血量的维持有赖于充足的血容量、有效的心排血量和良好的外周血管张力。

（一）微循环的变化

有效循环血量不足所引起休克的病理生理过程，具有典型代表性，其微循环的变化规律如下：

1. 微循环收缩期　休克早期，又称缺血缺氧期，机体通过血管舒缩中枢升压反射和交感-肾上腺轴兴奋，儿茶酚胺大量分泌，以加快心跳，提高心排血量，维持循环相对稳定。儿茶酚胺作用α受体，选择性收缩外周（皮肤、骨骼肌）和内脏（肝、脾、肾、胃肠）的小血管，使血流重新分布，保证了心、脑等重要器官的有效灌注（图9-1）。但除心、脑等重要器官外，机体绝大部分组织处于微循环收缩低灌注和缺氧状态。此时，若能去除病因、积极复苏，休克常易得到纠正。

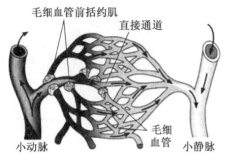
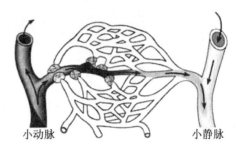

（1）括约肌舒张　　　　　　　　　（2）括约肌收缩

图 9-1　微循环收缩

2. 微循环扩张期　休克继续发展,长时间广泛的小动脉收缩和动-静脉短路开放,使组织灌注不足更加严重。细胞乏氧代谢所产生的乳酸增多、蓄积,加之舒血管介质的释放,引起毛细血管前括约肌舒张,而毛细血管后括约肌则因其对乳酸、介质等敏感性低而处于收缩状态,结果使大量血液滞留在毛细血管网内,毛细血管内静水压升高,通透性增高,血浆外渗、血液浓缩、血液黏稠度增加。于是回心血量更加减少,心排血量降低,心、脑器官灌注不足,休克加重。此期又称淤血缺氧期。

3. 微循环衰竭期　淤滞在微循环内的黏稠血液在酸性环境中处于高凝状态,红细胞和血小板容易凝聚,在毛细血管内形成微血栓,甚至发生弥散性血管内凝血(DIC)。此时,微循环血流基本停止,细胞缺氧和缺能更加严重,细胞内的溶酶体膜破裂,溢出的酸性水解酶使细胞自溶,并损害周围细胞,终致大片组织、多个器官功能受损。此外,广泛凝血使体内的凝血因子消耗过多,并激发了纤维蛋白溶解系统,病人易出现广泛性的出血现象。

（二）炎症介质释放与缺血-再灌注损伤

严重创伤、感染、休克刺激机体释放过量炎症介质,形成"级链式"放大效应。微血管内皮细胞氧自由基产生增加,组织对氧自由基清除能力降低,细胞内钙超载,溶酶体蛋白酶释放,内皮素等细胞因子的释放,以及白细胞与内皮细胞的黏附性增强等,造成重要器官损伤。这种器官在缺血-再灌注时出现的明显损害,称为再灌注损伤。

（三）重要器官的继发性损害

1. 肺　休克时的缺氧,使肺毛细血管内皮细胞和肺泡上皮细胞受损,表面活性物质减少,若在复苏中大量使用库血,因其含有较多的微聚物,可造成肺微循环栓塞,使部分肺泡萎陷、不张和肺水肿,部分肺毛细血管嵌闭或灌注不足,引起肺分流和死腔通气增加。严重时,导致急性呼吸窘迫综合征(ARDS)。

2. 肾　是休克时最先、最易受损的器官。休克早期就因肾小球前微动脉痉挛,使肾血流量减少。若休克继续发展,肾内血流发生重新分布,髓质中动-静脉短路大量开放,肾皮质血流大为减少,最终使肾皮质内肾小管上皮变性坏死,引起急性肾衰竭。

3. 心　严重休克时,因冠状动脉的灌流量减少而产生心肌缺血和缺氧,进而使心肌受损;心肌内微循环血栓形成,可致心肌出现局灶性坏死;心肌内富含黄嘌呤氧化酶,易遭受缺血-再灌注损伤;严重休克时所产生的心肌抑制因子等。这些均可造成心功能降低,进而发展为心力衰竭。

4. **胃肠道**　休克时,肠系膜上动脉血流量可减少70%,肠黏膜因灌注不足而遭受缺氧性损伤;肠黏膜内富含黄嘌呤氧化酶,易遭受缺血-再灌注损伤,可引起应激性胃溃疡和肠源性感染。肠源性感染是导致休克继续发展和形成多器官功能障碍综合征(MODS)的重要原因。

三、治疗原则

休克是一种由不同病因所引起、却有着共同临床表现的综合征。应针对引起休克的原因和休克的不同发展阶段,采取相应的治疗措施。其重点是恢复血流灌注和对组织提供足够的氧。氧供应和氧消耗超常值的复苏要求达到以下标准:氧供应$(DO_2)>600$ ml/$(min \cdot m^2)$,氧消耗$(VO_2)>170$ ml/$(min \cdot m^2)$,心脏指数$(CI)>4.5$ L/$(min \cdot m^2)$。最终目的是防止发生多器官功能障碍综合征(MODS)。治疗原则是:① 迅速扩容,恢复有效循环血量,同时注意强心和调节血管张力;② 去除休克病因;③ 维护重要器官功能;④ 纠正水、电解质和酸碱失衡。

第二节　外科休克病人的护理

一、护理评估

1. **健康史**　在外科休克病人的护理中,评估健康史主要是了解休克的病因,掌握导致休克的危险因素,以便更好地做好防治工作。

(1) **低血容量性休克**:主要因血容量锐减,如上消化道大出血、大血管破裂、腹部损伤后肝脾破裂等所致的休克,称为失血性休克;大面积烧伤、严重腹泻、呕吐、肠梗阻等引起的体液丢失所致的休克,称为失液性休克。因此,对脱水、失血等均应加强观察与评估。

(2) **感染性休克**:是严重感染时,病原菌释放外毒素或内毒素而造成心肌损害、血管扩张和毒素对细胞的直接损害等复合因素的作用引起的休克。因此,对于脓毒症、急性梗阻性化脓性胆管炎、急性化脓性腹膜炎等,尤其是营养不良、抵抗力下降的病人,应注意随时有引发休克的危险。

2. **身体状况**　休克的病程是一个不断变化的序贯过程,在休克的不同阶段,病人的表现也有所不同。

(1) **休克代偿期**:又称为休克早期,相当于病理的微循环收缩期。由于机体的代偿反应,病人的中枢神经系统兴奋性增高,交感-肾上腺轴兴奋,病人表现为精神紧张或烦躁不安,面色苍白,皮肤湿冷,心跳加快,换气过度,脉压变小,尿量减少,尿比重增加等。此时,休克尚属轻度。若处理及时、得当,休克可较快逆转。

(2) **休克抑制期**:又称为休克期,相当于病理的微循环扩张期至衰竭期。中度休克病人的精神状态由兴奋转为抑制,表情淡漠,反应迟钝,甚至出现意识模糊或昏迷;皮肤、黏膜苍白,四肢厥冷,肢端发绀,脉搏细速,血压下降。严重休克时,病人全身皮肤黏膜发绀,脉搏摸不清,血压测不到,少尿或无尿。若皮肤、黏膜出现广泛出血点、淤斑,鼻腔出血,甚至消化道出血,表明病情已至弥散性血管内凝血阶段(表9-1)。

表 9-1 休克病人的表现与分期

分期	神志	皮肤	脉搏	血压	尿量
休克早期	神志清楚	面色发白,皮肤湿冷	加快,但清楚,约100次/分	收缩压基本正常,舒张压升高,脉压<30 mmHg	基本正常或减少
休克期	神志尚清楚或表情淡漠	面色苍白,出冷汗,手足发凉	细速,脉率100~120次/分	收缩压下降明显(90~70 mmHg)	<25 ml/h
休克晚期	谵妄或嗜睡甚至昏迷	面色发白,皮肤发绀	微弱或摸不清	收缩压<60 mmHg	无尿

3. 辅助检查 对休克病情的评估有重要参考价值。

(1) 实验室检查:① 红细胞计数、血红蛋白和血细胞比容,可明确血液稀释或浓缩程度;② 动脉血气分析,可了解肺功能不全和酸碱失衡状况;③ 血肌酐、血尿素氮、尿比重、尿常规测定,可了解肾的功能情况;④ 血清电解质如钾、钠、氯等测定,可了解电解质失衡情况;⑤ 动脉血乳酸盐测定,有助于评估休克及复苏的变化趋势;⑥ 若怀疑有 DIC,可做血小板计数、凝血酶原时间、纤维蛋白原含量检查以及 3P 试验。

(2) 特殊检查:影像学检查、内镜检查和各种穿刺检查等,有助于明确病因。

4. 心理状态 多数休克病人的意识是清醒的,对突然的病情变化,往往有病情危重面临死亡的紧张、恐惧、焦虑等心理反应。也有一些病人因为长期疾病的折磨、经济上的困难等原因而情绪抑郁、意志低沉。这些反应与休克之间会形成负反馈的恶性循环。

二、护理诊断及合作性问题

1. 组织灌注量改变 与有效循环血量锐减及微循环障碍有关。
2. 体液不足 与失血、失液有关。
3. 气体交换障碍 与肺微循环灌流不足、肺水肿、肺萎陷不张、疼痛、痰液黏稠等有关。
4. 心排血量减少 与血容量减少、心肌缺血有关。

三、护理措施

1. 观察与监测

(1) 精神状态:是脑组织血流灌注和全身循环状况的反映。病人神志清楚、安静,反应良好,表示脑循环血量已够;若精神兴奋、烦躁不安,即表示脑组织开始灌流不足,脑细胞轻度缺氧;若精神由兴奋转为抑制,同时表情开始淡漠,反应迟钝,或意识模糊,甚至昏迷,即表示脑缺氧加重,休克已加深。

(2) 皮肤色泽和肢体温度:能反映体表血流灌注情况。正常人四肢温暖,皮肤干燥,当轻压指甲或嘴唇时,可使局部暂时性缺血而呈苍白,但放松后1秒钟即转为红润。休克时,皮肤苍白、四肢湿冷,轻压指甲或口唇,其转色缓慢并发绀。若皮肤出现淤斑,提示可能已有 DIC。抗休克治疗后面色和口唇转为红润,肢体变暖,即表示休克纠正,病情逆转。

(3) 生命体征的监测:每隔15~30分钟对脉搏、血压、呼吸和体温测量一次,并做记录;病情稳定后可每小时测量一次。① 脉搏:休克病人的脉搏早期即可出现增快,脉率变化多发生在血压变化之前,是护理人员早期发现病人病情变化的依据之一。② 血压:血压降低是休克的主要表现之一,但血压并不是反映休克严重程度最敏感的指标。通常认为收缩压<90 mmHg(12.0 kPa)、脉压<20 mmHg(2.7 kPa)是休克存在的表现;血压回升、脉压增大,则是休克逆转的征象。③ 呼吸:休克病人呼吸急促。要注意咳嗽及有无血性泡沫样痰,警惕肺水肿及心力衰竭的出现。当病人有进行性呼吸困难、发绀,虽经加压辅助呼吸给氧,仍不能提高血氧分压时,可能是发生了急性呼吸窘迫综合征。这是休克病人死亡的重要原因之一。④ 体温:休克病人大多体温偏低,但感染性休克可有高热。体温突然升高至40 ℃或是骤降至常温以下,均为病情危重的征兆。

(4) 尿量:可反映肾血流灌注的情况,是观察休克变化简便而有效的指标,有"尿量是观察休克之窗"的说法。休克病人应在严格无菌条件下插好留置导尿管,以便观察每小时尿量。尿量<25 ml/h,比重增高,表明仍存在肾血管收缩和供血不足;血压正常,但尿量仍少且比重低,提示有引发急性肾衰竭可能;若尿量>30 ml/h,常表明休克已被纠正。

(5) 中心静脉压(CVP):代表着右心房或胸段腔静脉的压力,可反映全身血容量与右心功能之间的关系。休克扩容时,常以中心静脉压作为调整输液速度及输液量的指标。CVP的正常值为5～10 cm H₂O(0.5～1.0 kPa)。当CVP<5 cm H₂O(0.5 kPa)时,表示血容量不足;CVP>15 cm H₂O(1.5 kPa),则提示心功能不全、静脉血管床过度收缩或肺循环阻力增高;若CVP>20 cm H₂O(2.0 kPa),则表示存在充血性心力衰竭。

(6) 肺毛细血管楔压(PCWP):运用Swan-Ganz飘浮导管测得肺动脉压(PAP)和PCWP,可反映肺静脉、左心房和左心室的功能状态。PAP正常值为10～22 mmHg;PCWP正常值为6～15 mmHg。PCWP低于正常值,反映血容量不足;PCWP增高,反映左心房压力增高,如急性肺水肿时。因PCWP较CVP敏感,所以当PCWP增高时,即使CVP尚属正常,亦应限制输液量,以免发生或加重肺水肿。

2. 一般护理

(1) 体位:休克病人体位安置既要有利于复苏,也要考虑到病人的耐受性和舒适感,避免增加病人的痛苦。一般取平卧位,或采取头和躯干抬高20°～30°、下肢抬高15°～20°的体位,以增加回心血量和有利于呼吸。在护理过程中除了必要的移动之外,应少搬动病人。

(2) 保持正常体温:休克病人往往出现体温下降、畏寒,需要保暖。若外界温度过低,应设法提高室温,维持室温在20 ℃左右或加被保暖,但不要给休克病人做任何形式的局部体表加温。在血流灌注不足的情况下加温,可提高局部的新陈代谢,细胞需氧量增加,加剧血供不足的矛盾;也可使皮肤血管扩张,影响重要生命器官的血流灌注量,对纠正休克不利。对感染性休克的高热病人,需采用降温措施。

(3) 保持呼吸道通畅和吸氧:若病人的口、鼻或呼吸道中有凝血块或异物时,应及时予以清除,以防窒息。必要时,行气管插管或气管切开。休克病人为改善细胞氧供,应常规吸氧。一般用鼻导管或鼻塞吸氧,控制氧流量6～8 L/min。必要时,也可用面罩给氧,待病人情况好转后亦可间歇给氧。

3. 扩容的护理

(1) 输液护理:有效循环血量锐减是各种休克发生的共同病理生理基础,因此,必须迅速开放输液通道,快速而足量地扩充循环血量,改善组织血流灌注,阻断休克病理的恶性循环。所以,扩容是休克治疗的基本措施,也能为其他治疗创造有利条件。要保证输液途径的通畅,抢救时需开放两条静脉:一条选择大静脉,必要时做静脉切开或深静脉置管快速输液;另一条选择浅表静脉,缓慢而均匀地滴入血管活性药物或其他需要控制滴数的药物。注意药物的配伍禁忌、浓度和滴数,用药后随时记录。根据用药目的,正确执行医嘱,合理安排输液顺序。输液速度应根据血流动力学监测情况进行调整(表9-2)。快速输液时,应注意有无咯红色泡沫样痰,防止肺水肿和心力衰竭的发生。最好有中心静脉压监测,以保证心、肺安全。准确记录24小时出入液量。若行静脉切开输液时,要注意无菌操作,严防感染。静脉置管应保持连续滴入液体,防止导管内凝血栓塞。静脉置管宜保留2~3天,若出现静脉炎时,应立即拔管,抬高患肢,局部热敷,使用抗菌药物。为防止导管脱出,可用胶布加强固定。小儿及意识障碍病人可用夹板固定下肢。

表9-2 中心静脉压与输液的关系

中心静脉压	血压	原因	处理原则
低	低	血容量严重不足	充分补液
低	正常	血容量不足	适当补液
高	低	心功能不全或血容量相对过多	给强心药物,纠酸。舒张血管
高	正常	容量血管过度收缩	舒张血管
正常	低	心功能不全或血容量不足	补液试验*

* 补液试验:取等渗盐水250 ml,于5~10分钟内经静脉滴入。若血压升高,而中心静脉压不变,提示血容量不足;若血压不变,而中心静脉压升高0.3~0.5 kPa(3~5 cm H_2O),则提示心功能不全

(2)扩容常用液体:① 电解质溶液:抗休克所用液体一般以平衡盐溶液为首选,其次为等渗盐溶液。用平衡盐溶液来纠正低血容量时,也部分地纠正了因休克产生的代谢性酸中毒,同时也避免了高氯血症。② 右旋糖酐:可在血管内提高胶体渗透压。临床上常用的有中分子和低分子右旋糖酐。低分子右旋糖酐不仅有扩容作用,而且还有降低血液黏稠度、改善微循环的作用。③ 全血及血浆:是补充血容量的理想胶体液,在急性失血、大手术、休克、大面积烧伤治疗时极为重要。

4. 应用血管活性药物的护理 血管活性药物的作用是调节血管张力,一般需先在补足血容量的基础上依据当时血管张力对动脉血压和中心静脉压的影响来选用血管活性药物。若休克经扩容治疗症状好转,就不必应用此类药物;但若在血容量已补足的情况下,仍因血管张力的异常而影响休克的纠正,此时应立即使用血管活性药物做进一步治疗。在血管活性药物运用过程中,护士应严格查对药物的名称、用法及用量,以保证用药的准确无误。药物要均匀滴注,以维持血压稳定,禁忌滴速时快、时慢,以至于血压骤升、骤降。严防血管收缩药外渗而导致组织坏死。

5. 维持重要器官功能的护理

(1)维持心功能的护理:休克有心功能不全时,应减慢输液速度,给予毛花苷C等强心药物。首次毛花苷C 0.4 mg,用20%~50%葡萄糖溶液稀释后缓慢静脉推注,以后遵医嘱使用。与此同时,纠正酸中毒和高血钾,使用糖皮质激素、能量合剂等,可有利于改善心肌功能。应用扩血管药也可减轻心脏负荷。

(2)维护呼吸功能的护理:对休克病人应积极预防ARDS。若已发生ARDS,应选用气管插管或气管切开,呼吸机呼气末正压通气(PEEP),以维持、恢复肺功能。对气管插管或气管切开的病人,应做好相应的口腔护理或气管切开的护理,随时吸除气管内的分泌物,以保持呼吸道通畅。

（3）维护肾功能的护理：休克早期尿量减少，应加快输液。休克病人经充分扩容后尿量仍低于每小时 30 ml 者，应想到肾血管痉挛的可能，可适当使用扩血管药及利尿药。若已发生急性肾衰竭，要控制输液量。

6. 防治原发病的护理　抗休克治疗中，消除引发休克的病因十分重要。外科休克常常需要外科手术来处理病灶，尤其是不去除原发病灶就难以纠正休克的病人，护士要在积极抢救休克的同时，尽早做好手术准备。

7. 心理护理　选择适当的语言来安慰病人，耐心恰当解释有关病情变化，以稳定病人情绪，减轻病人痛苦。在实施抢救中，要说话细声谨慎、举止轻巧文雅、工作稳重有序，以免影响病人心理，使其镇定并增强信心。要亲切关怀病人，询问病人有何不适、有何要求，及时解决病人的合理要求，使病人感到舒适、安全。应做好病人亲友或陪伴人员的安慰工作，劝导他们不要在病人面前表现出情绪波动而干扰病人心绪的宁静。

（胡忠亚）

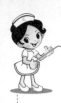

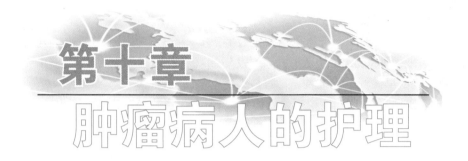

第十章

肿瘤病人的护理

第一节 概 述

肿瘤是机体组织细胞过度增生与异常分化所形成的新生物。肿瘤细胞具有异常的形态、代谢和功能。它生长旺盛,常呈持续性生长。特别是恶性肿瘤可转移到其他部位,治疗困难,甚至威胁生命。

人类发现肿瘤已有 3 000 年以上历史。20 世纪以来,由于自然科学的发展、基础理论研究与新技术的应用,肿瘤学研究有了长足的进步。尽管恶性肿瘤已成为人类致死的第一或第二位原因,但肿瘤学的进展已使超过 1/3 的恶性肿瘤病人有了根治的希望。

一、病因

恶性肿瘤的病因至今尚未明了。大多数学者认为是人与环境内外因素交互作用的结果,人类恶性肿瘤的 80%～90% 是由环境因素引起的。外界的致癌因素和促癌因素通过内在的遗传易感性、内分泌与免疫缺陷所导致的体细胞中多基因改变并积累的结果。

1. 环境因素

(1) 化学因素:烷化剂、多环芳香烃类化合物、氨基偶氮类、亚硝胺类、苯、真菌毒素和植物毒素、重金属等。

(2) 物理因素:电离辐射、紫外线、石棉纤维、滑石粉等。

(3) 生物因素:以病毒为主,如 EB 病毒、单纯疱疹病毒、乳头状瘤病毒、乙型肝炎病毒等。另有一些寄生虫如血吸虫也可致癌。

2. 机体因素

(1) 遗传因素:目前,虽尚无直接证据,但肿瘤的发生、发展与遗传因素有关已成为共识。癌症有遗传倾向性,即遗传易感性;相当数量的恶性肿瘤病人有家族史,被发现的癌基因已超过 100 个。

(2) 内分泌因素:学者们已经证实一些激素与肿瘤的发生、发展有关。

(3) 免疫因素:先天性或后天性免疫缺陷者易患恶性肿瘤。

此外,营养、微量元素、精神因素等也与肿瘤的发生有关。总之,肿瘤的发生是内外因素综合作用的结果。

二、病理

按肿瘤细胞形态的特征和肿瘤对人体器官结构和功能的影响不同,一般分为良性肿瘤和恶性肿瘤两大类。良性肿瘤一般称为"瘤"。恶性肿瘤来自上皮组织者称为"癌";来自间叶组织者称为"肉瘤";胚胎性肿瘤常称母细胞瘤,如神经母细胞瘤、肾母细胞瘤等。所有恶性肿瘤习惯称为癌症。少数肿瘤在形态上属于良性,但常浸润性生长,切除后易复发,甚至可发生转移,其生物学行为介于良、恶性之间,称为交界性或临界性肿瘤。

恶性肿瘤转移的方式有以下 4 种:① 直接蔓延:即肿瘤细胞向与原发灶相连续的组织扩散生长,如直肠癌、子宫颈癌侵犯骨盆壁。② 淋巴转移:肿瘤细胞侵入淋巴管,循淋巴管累及区域淋巴结,形成转移癌;也可能以"跳跃式"越过区域淋巴结而转移至"第二站、第三站"淋巴结;还可以经皮肤淋巴管转移。③ 血行转移:癌细胞直接侵入静脉或间接经淋巴管,再进入血液循环。常见转移部位为肺、肝、骨、脑等。④ 种植性转移:胸、腹腔内器官原发部位肿瘤侵犯浆膜面,当癌细胞脱落后,再黏附于他处浆膜面上继续生长,形成种植性癌结节。如胃癌侵犯浆膜后,癌细胞掉入盆腔形成种植性转移癌。

三、治疗

(一)治疗原则

良性肿瘤一般采用手术切除。① 良性肿瘤有恶变倾向者,应尽早手术,连同部分正常组织整块切除;② 良性肿瘤出现危及生命的并发症者,如巨大甲状腺肿瘤压迫气管引起呼吸困难时,应行紧急手术治疗;③ 良性肿瘤对劳动、生活及外观影响较大,或并发感染者,应择期手术治疗;④ 生长缓慢、无症状,不影响外观和劳动的良性肿瘤,可定期随访观察。良性肿瘤切除时,应连同包膜完整切除,并做病理学检查。尤其是临界性肿瘤必须彻底切除,否则极易复发或恶性变。部分良性肿瘤可采用放射、冷冻、激光等方法治疗。

恶性肿瘤的第一次治疗是否正确对预后有直接影响。原则上:Ⅰ期以手术治疗为主;Ⅱ期以局部治疗为主,原发性肿瘤给予手术切除或放疗,还包括对转移灶的治疗,辅以有效的全身化疗;Ⅲ期采取综合治疗,手术前、后放疗或化疗;Ⅳ期以全身治疗为主,辅以局部对症治疗。实践证明,恶性肿瘤的治疗必须采取手术、化疗、放疗、生物治疗和中医中药治疗等综合治疗措施,才能有效提高治愈率。另外,癌细胞的不均一性决定了癌症的个体差异,不仅病程早晚不一,生物学行为各异,机体对药物及各种治疗的反应也各不相同,因而治疗方案势必个体化。

(二)治疗方法

1. 手术治疗 是治疗恶性肿瘤最重要的手段,尤其对早、中期恶性肿瘤应列为首选方法,某些早期肿瘤经手术切除,可完全治愈、长期存活。

(1)根治手术:手术切除范围包括肿瘤所在器官大部分或全部,并连同一部分周围组织或区域淋巴结的一次性整块切除。例如,典型的乳癌根治术应切除全乳房,腋下和锁骨下淋巴结,胸大肌、胸小肌和乳房邻近的其他软组织。

(2)扩大根治术:在根治范围基础上适当切除附近器官和区域淋巴结。例如,乳癌扩大根治包括内乳区淋巴结清扫。

(3)对症手术或姑息手术:对较晚期的肿瘤,病变广泛或有远处转移而不能根治者,采取旷置或肿瘤部分切除的手术,以达到缓解症状的目的。例如,胃窦部癌引起幽门梗阻并有远处转移,而局部肿瘤尚游离者可行姑息性切除;若局部已不能或不宜切除者,可行胃空肠吻合,以缓解胃潴留。对症手术可减轻痛苦,延长生命,提高生存质量,甚至可以争取到进一步综合治疗的机会。20世纪80年代以来,社会心理肿瘤学以及提高病人生活质量观念的提出,使人们对肿瘤治疗的模式逐渐从生物医学的模式向社会-心理-生物医学模式转变,治疗上偏重于局部的"癌"、"只见癌,不见人"、忽视患有癌症的"人"的观念正在渐渐被纠正。另一方面,癌症的客观存在正在逐渐被病人所接受,而癌症治疗的进步也使"带瘤生存"、"带癌延年"的观点逐渐体现在癌症的治疗和癌症病人的意识中。

2. 抗癌药物治疗　简称"化疗",随着对肿瘤化疗研究的深入,其疗效已有了很大提高。临床上对绒毛膜上皮癌、急性淋巴细胞白血病、睾丸精原细胞瘤等已可单用化疗治愈,还有一些恶性肿瘤可经化疗获得长期缓解。

(1) 抗癌药种类:按其作用机制分为6类:① 抗代谢类药,如氟尿嘧啶、甲氨蝶呤、阿糖胞苷、疏嘌呤等;② 生物碱类药,如长春新碱、羟喜树碱等;③ 细胞毒素类药,如氮芥、环磷酰胺、白消安等;④ 抗菌药物类药,如多柔比星(阿霉素)、丝裂霉素、平阳霉素等;⑤ 激素类药,如性激素、肾上腺皮质激素等;⑥ 其他类药,如抗癌锑、顺铂、门冬酰胺酶(L-门冬酰胺酶)等。

(2) 抗癌药物给药途径:一般是静脉滴注或静脉推注、口服、肌内注射等全身给药方法。为了提高药物在肿瘤局部的浓度,有时行肿瘤内注射、动脉内注入或局部灌注等。近年来,采用介入治疗及化疗泵持续灌注治疗等方法,既可保持肿瘤组织内有较高的药物浓度,又可减轻全身的不良反应。

(3) 毒副作用:由于抗癌药物对正常细胞也有一定的损害,故用药后可能出现各种毒副作用。常见的有:① 白细胞、血小板减少;② 恶心、呕吐、腹泻、口腔溃疡等消化道反应;③ 毛发脱落;④ 血尿;⑤ 免疫功能降低,病人容易并发细菌或真菌感染。

(4) 化疗禁忌证:① 年老体弱、营养不良、恶病质;② 外周血白细胞少于 $3×10^9/L$,血小板低于 $80×10^9/L$;③ 伴有严重心、肺、肝、肾疾患;④ 骨髓移植病人;⑤ 严重贫血或血浆清蛋白低下。

3. 放射治疗　简称"放疗",会引起肿瘤细胞或其子代细胞失去活力,甚至破裂,从而达到治疗肿瘤的目的。

(1) 常用的放射源有:① 光子类,如镭、^{60}钴、^{137}铯、深度X线、γ射线等;② 粒子类,如粒子加速器(电子束、中子束)等。放疗方法分为外照射和内照射两类。射线对正常组织细胞有损害作用,尤其辐射量大时容易损害造血器官和血管组织,引起白细胞和血小板减少、皮肤黏膜改变、胃肠道反应等。

(2) 放疗的禁忌证包括:① 一般情况差,严重贫血、恶病质;② 外周血白细胞低于 $3×10^9/L$,血小板低于 $80×10^9/L$,血红蛋白低于 $90\ g/L$;③ 伴有严重心、肺、肝、肾功能不全;④ 出现严重并发症;⑤ 已有严重放射损伤部位的肿瘤复发者。

4. 生物治疗　肿瘤生物治疗包括免疫治疗和基因治疗两大类。

(1) 免疫治疗:通过机体内部防御系统,经调节功能达到遏制肿瘤生长的目的。① 特异性免疫疗法,用病人的肿瘤切除标本,经麻疹疫苗、化学药物或放射线等处理后,制成肿瘤细胞混悬液或匀浆,加完全或不完全佐剂制成瘤苗,进行自体或异体主动免疫;② 非特异性免疫疗法,常用卡介苗、短小棒状杆菌、麻疹疫苗等接种(主动免疫),还可用转移因子、干扰素、胸腺素(胸腺肽)、白细胞介素-2、左旋咪唑等。目前,免疫治疗应用较广泛,是一种颇有前途的治疗方法,但需要提高疗效和安全性。

(2) 基因治疗:肿瘤基因治疗是应用基因工程技术,干预靶细胞的相关基因的表达水平以达到治疗目的。大多数肿瘤基因治疗方法都还处于研究阶段。

5. 内分泌治疗(激素治疗)　用于某些发生、发展与激素密切相关的肿瘤治疗。如卵巢癌可用黄体酮类药物,乳腺癌可用他莫昔芬(三苯氧胺)治疗等。

6. 中医中药治疗　目前,大多采用辨病与辨证相结合的方法,即用现代医学明确肿瘤诊断,再进行中医四诊八纲辨证论治。治则以清热解毒、软坚散结、利湿逐水、活血化瘀、扶正培本等,既可攻癌又可扶正,既可缓解症状又可减轻毒性作用等。化疗、放疗或手术配合中医中药治疗,可减轻其毒副作用和改善全身状态。

四、预防

随着人类对恶性肿瘤认识的不断深化,人们逐渐意识到预防是抗击癌症最有效的武器。科学研究表明,癌症是可以避免的。1/3 癌症可以预防;1/3 癌症如能及早诊断,则可能治愈;合理而有效的姑息治疗,可使剩余 1/3 癌症病人的生存质量得到改善。肿瘤分为三级预防:一级预防,以防止癌症的发生为目标,研究各种肿瘤病因和危险因素,针对化学、物理、生物等具体致癌、促癌因素和体内外致病条件,采取预防措施,并针对健康机体,采取加强环境保护、适宜饮食、适宜体育运动,以增进身心健康。二级预防,以防止初始疾病的发展为目标,针对癌症症状采取"三早"(早期发现、早期诊断、早期治疗)措施,阻止或减缓疾病的发展,尽早恢复健康。三级预防,其目标是阻止病情恶化,防止残疾,采取多学科综合诊断和治疗,正确选择合理甚至最佳诊疗方案,以尽早扑灭癌症,尽力恢复功能,促进康复,延年益寿,提高生活质量,甚至重返社会。

第二节　肿瘤病人的护理

一、护理评估

(一)健康史

恶性肿瘤是外界的致癌因素和促癌因素通过内在的遗传易感性、内分泌与免疫缺陷导致体细胞中多基因改变,并长期积累的结果,是多原因、多阶段、多次突变所引起的疾病。因此,要注意评估病人是否有外界致癌因素、促癌因素的长期接触和内源性因素的病史。

1. 吸烟史　烟草燃烧后,可释放出 3 000 多种化学物质,其中主要致癌物为多环芳烃、苯并芘、亚硝胺、酚类、放射性氡等。不仅肺癌与吸烟有关,口、咽、喉、食管、胃、胰、肝、膀胱、尿道与宫颈等癌症均与吸烟有关。据统计,30%的癌与吸烟有关。

2. 饮酒史　根据流行病学的调查,过量饮酒可增加某些癌症的发病率和死亡率,而且大多有剂量效应,即饮酒量越多,危险度越高。酒主要含乙醇,乙醇在人体内的代谢产物乙醛,被实验证明为致癌物。酒中还可能夹杂的致癌物有亚硝胺类化合物、真菌毒素、氨基甲酸乙酯、石棉、残留农药等。酒还可能与其他致癌物有协同作用,引起咽喉癌、食管癌、肝癌等。例如,酒可能增强乙型肝炎病毒、黄曲霉毒素等导致肝癌的作用。

3. 不良饮食习惯　据最新估计,与饮食相关的癌约占 35%。我国居民喜欢吃腌制食品,如咸鱼、咸菜等。这些食品均含大量亚硝胺,而亚硝胺与食管癌、胃癌、鼻咽癌等多种癌症密切相关;烧烤食品含有较多的多环芳烃类、苯并芘,同样与胃癌、肺癌等的发生有关;烧焦的蛋白质、氨基酸和糖,均有致突变性;高脂肪饮食与结肠癌、乳腺癌、前列腺癌可能有关;食物中纤维素太少,可能与结肠癌有关。我国由于生活条件改善以及饮食的部分西方化,结肠癌、乳腺癌、胰腺癌、前列腺癌等已有明显上升趋势;进食过多引起的肥胖,也与多种癌症有关,尤其是乳腺癌、胆囊癌、子宫体癌。

4. 感染史 据统计,与感染相关的癌占 16%,其中发展中国家高达 22%、发达国家为 9%。主要为病毒性感染,如 EB 病毒与淋巴瘤、鼻咽癌等有关,乙型肝炎病毒和丙型肝炎病毒与肝癌有关,乳头状瘤病毒则与宫颈癌、肛门生殖道癌、扁桃体癌有关。寄生虫、真菌也是生物致癌因素,如血吸虫病病人常患结肠癌。

5. 其他病史 经久不愈的窦道和溃疡,可因长期局部刺激而发生癌变,如慢性胃溃疡的恶变;有些癌与辐射、环境污染、职业暴露、药物、生育、食品添加剂等有关。遗传方面的因素也不可忽视,据统计,有 5%～10% 的癌症病人可测出遗传易感基因。在有遗传病史的乳腺癌、卵巢癌、结肠癌等病人中已发现一些"遗传易感基因"。另外,不可忽视心理、社会因素通过影响人体内分泌、免疫功能而诱发肿瘤的可能性。

(二) 身体状况

肿瘤的临床表现因其细胞成分、发生部位和发展程度有所不同,可出现多种多样的临床表现。一般而言,早期肿瘤症状不明显,肿瘤发展至一定阶段后症状方比较显著。

1. 全身表现 良性肿瘤和早期恶性肿瘤病人多无明显全身症状,大多数恶性肿瘤发展至相当程度才有全身性改变。① 乏力、消瘦:原因可能是肿瘤生长较快而消耗较多能量,饮食减少,消化吸收不良,疼痛或精神因素妨碍休息等所致。② 发热:与肿瘤代谢率增高、肿瘤组织坏死后的分解产物被吸收或并发感染有关。但有些发热原因不明。③ 贫血:可能与肿瘤出血或造血功能障碍有关。④ 恶病质:为晚期肿瘤全身衰竭表现。另外,某些肿瘤可因呈现相应的功能亢进或低下而继发全身性改变。如肾上腺嗜铬细胞瘤引起高血压,胰岛素瘤的主要表现为低血糖综合征,甲状旁腺瘤所致的骨和肾病变,颅内肿瘤引起颅内压增高和神经系统定位症状等。临床上,病人初始症状可能是上述任何一两项表现。因此,对病因不明的低热、消瘦、乏力、贫血或反复出现的夜间疼痛等,应充分重视,给予详细检查。

2. 局部表现

(1) 肿块:为瘤细胞不断增殖的结果,常是位于体表或浅在肿瘤的最早症状,也是诊断肿瘤的重要依据。一般而论,良性肿瘤增长较慢,境界清楚,表面光滑,可推移;恶性肿瘤增长较快,表面凹凸不平,不易推移,而且境界不清楚。若位于深在或内脏的肿瘤,肿块往往不易触及,但可出现肿瘤压迫、阻塞或破坏所在器官的相应症状,如纵隔肿块压迫上腔静脉引起静脉血回流障碍时,病人出现头、面、颈、上胸壁肿胀,胸壁及颈部静脉怒张,呼吸急促和发绀等症状。

(2) 疼痛:为恶性肿瘤发展后的常见症状之一,也是促使病人就医的主要原因。肿瘤生长引起所在器官的包膜膨胀紧张;或造成空腔脏器梗阻,或肿瘤晚期浸润胸膜、腹膜、内脏神经丛等,均可诱发疼痛。开始时多为隐痛、钝痛,常以夜间明显,逐渐加重而疼痛难忍,昼夜不休。阵发性疼痛为肿瘤引起空腔器官梗阻所致,灼痛常为肿瘤并发感染的表现;放射痛可能是神经干受累的缘故,但疼痛部位常无明显触痛。良性肿瘤无疼痛或少有疼痛症状,但肿瘤增大压迫邻近器官组织时,也可出现压迫性疼痛,需与恶性肿瘤的疼痛加以区别。

（3）溃疡：为体表或空腔脏器的恶性肿瘤特点。若生长过快,血供不足,使表面组织坏死可形成溃疡。恶性肿瘤溃疡呈火山口状或菜花状,边缘可隆起外翻,基底凹凸不平,有较多坏死组织,易出血,可有恶臭的血性分泌物。

（4）出血：来自溃疡或肿瘤破裂。体表肿瘤出血可直接发现,但体内肿瘤少量出血常表现为血痰、黏液血便或血性白带;大量出血表现为咯血、呕血或黑便等。肿瘤一旦发生出血常反复不止。

（5）梗阻：良性和恶性肿瘤都可能影响呼吸道、胃肠道、胆管或泌尿道的畅通,引起呼吸困难、腹胀、呕吐、黄疸或尿潴留等。由恶性肿瘤引起的梗阻症状加重较快。

（6）转移症状：当肿瘤转移至淋巴结,可出现区域淋巴结肿大;若发生其他脏器转移,也可有相应表现,如骨转移可有疼痛或触及硬结,甚至发生病理性骨折等。

（7）其他：如肺癌可引起胸腔积液,胃癌和肝癌可引起腹水,骨肿瘤可引起病理性骨折等。另外,发生于口、鼻、鼻咽腔、消化道、呼吸道及泌尿生殖器官的肿瘤,一旦肿瘤向腔内溃破或并发感染时,可有血性、黏液血性或腐臭的分泌物由腔道排出,此症状应引起高度重视。收集这些分泌物行细胞学检查可协助诊断,并可借此与常见的急、慢性炎症相鉴别。

（三）辅助检查

1. 实验室检查　常规检验包括血、尿和粪便常规检查。其阳性结果对恶性肿瘤的诊断虽无特异性意义,但常可提供诊断线索。如白血病病人的血象常明显改变,泌尿系肿瘤可有血尿,胃肠道肿瘤可有大便隐血阳性,恶性肿瘤常伴有红细胞沉降率（ESR,简称"血沉"）加快。

（1）实验室酶学检查：对肿瘤有重要辅助诊断价值。肿瘤组织中某些酶活性增高,可能与生长旺盛有关;有些酶活性降低,可能与分化不良有关。例如,肝癌病人血中 γ-谷氨酰转肽酶、碱性磷酸酶、乳酸脱氢酶和碱性磷酸酶的同工异构酶均可升高;骨肉瘤病人的碱性磷酸酶活性增强而酸性磷酸酶活性减弱;前列腺癌时酸性磷酸酶可升高;肺鳞状细胞癌的病人脂酶活性随分化程度降低而减弱。

（2）免疫学检查：近年来有了较大进展。由于癌细胞的新陈代谢与化学组成都和正常细胞不同,可以出现新的抗原物质。血清癌胚抗原（CEA）在结肠癌、胃癌、肺癌、乳腺癌均可增高;甲胎蛋白（AFP）在肝癌和恶性畸胎瘤可增高,AFP 的特异性免疫检查测定方法是肝癌最有诊断价值的指标之一;抗 EB 病毒抗原的 IgA 抗体（VCA - IgA）对鼻咽癌特异;胃癌相关抗原（GCAA）也可作为诊断参考。

（3）流式细胞分析术（FCM）：是了解细胞分化的一种方法,结合肿瘤病理类型可以判断肿瘤恶性程度及推测其预后。

另外,基因诊断亦已取得诸多成果,值得期待。

2. 影像学检查　随着医疗诊断技术的发展,诊断仪器更新,各种影像学检查对肿瘤的诊断起着重要作用,包括 X 线、超声波、各种造影、放射性核素、数字减影摄像（DSA）、X 线计算机断层扫描（CT）、磁共振成像（MRI）、正电子发射型计算机断层（PET）等,都可为肿瘤提供确切的定位诊断。但是,影像学检查只是护理评估的一个方面,应当合理选用。

3. 内镜检查　凡属空腔脏器或位于某些体腔内的肿瘤,大多可做相应的金属或纤维光导内镜检查。内镜检查常用于鼻咽、喉、气管和支气管、食管、胃十二指肠、胆管、胰、结直肠、膀胱、肾、阴道、宫颈等部位的检查;还可以检查腹腔和纵隔等。通过内镜可窥视肿瘤的肉眼改变,也可采取活组织或活细胞行病理学检查,或向输尿管、胆总管或胰管插入导管做 X 线造影检查,可大大提高肿瘤诊断的准确性。

4. 病理形态学检查 是确定肿瘤性质直接而可靠的依据,包括细胞学和组织学两部分。① 细胞学检查:用各种方法取得瘤细胞和组织颗粒,鉴定其性质。如用浓集法收集痰、胸腔积液、腹水或冲洗液等细胞,用拉网法收集食管和胃的脱落细胞,用印片法取得表浅的瘤体表面细胞,用穿刺法取得比较深在的瘤细胞,进行细胞学检查。此法有假阳性和阳性率不高的缺点,尚不能完全代替病理组织学切片检查。② 病理组织学检查:通过各种内窥镜活检钳取肿瘤组织,或施行手术切取,或用针穿刺活检。手术中切取组织做快速(冷冻)切片检查,是决定肿瘤诊断准确性最高的方法,适用于一切用其他方法不能确定性质的肿块,或已怀疑呈恶性变的良性肿瘤。该检查有一定的损伤作用,可能致使恶性肿瘤扩散,因而要在术前短期内或手术中施行。

（四）肿瘤分期

根据对肿瘤病人身体状况的全面评估,进行肿瘤分期,有利于选择治疗方案、评价治疗效果和估计预后。目前,常用国际抗癌联盟提出的 TNM 分期法。TNM 概括表示肿瘤范围,T 是指原发肿瘤,N 为区域淋巴结,M 表示远处转移。再根据肿瘤大小和范围分为 T_1、T_2、T_3、T_4;根据临床检查所发现淋巴结累及范围为 N_0、N_1、N_2、N_3;无远处转移用 M_0 表示,有远处转移为 M_1。各种肿瘤 TNM 分类的具体标准,均有各专业会议的协定。如乳腺癌国际 TNM 临床分期如表 10 - 1 所示:

表 10 - 1 乳癌国际 TNM 临床分期

临床分期	TNM 程度
Ⅰ期	$T_1 N_0 M_0$
Ⅱ期	$T_{0 \sim 2} N_1 M_0$
Ⅲ期	$T_{0 \sim 2} N_2 M_0$ 或 $T_3 N_{0 \sim 2} M_0$
Ⅳ期	$T_{1 \sim 3} N_{0 \sim 2} M_1$ 或 $T_0 N_{0 \sim 2} M_1$

（五）心理状况

恶性肿瘤不仅损害病人的身体,而且对病人的心理产生更巨大冲击。恶性肿瘤病人因其社会背景、文化背景、心理特征、病情程度以及对疾病认知程度的不同,有着各自不同的心理反应。了解病人的心理变化,加强心理护理,有利于病人康复。恶性肿瘤病人一般具有如下特征性心理反应过程:

1. 震惊否认期 病人在恶性肿瘤确诊前,心理上焦虑、恐惧;得知确诊为恶性肿瘤后,病人震惊;继之以否认的心理方式来达到心理平衡,怀疑、期望医生的诊断错误。

2. 愤怒期 否认之后,病人不得不接受疾病现实,又常会出现强烈的愤怒和悲痛,对世间的一切都有无限的愤怒和不平,有被生活遗弃、被命运捉弄的感觉。强烈的求生愿望自然产生了焦躁、烦恼,自制能力下降,对外采取攻击性态度,将怒气发泄在家属、亲友、医务人员身上。一般地说,愤怒的心理时间比较短暂,与此同时伴随着的是惊恐,怕周围人遗弃他。

3. 磋商期 病人开始步入"讨价还价"阶段,常常心存幻想,祈求生命的延长。容易接受他人的劝慰,有良好的遵医行为。

4. 抑郁期 当病人在治疗、康复过程中,遇到疗效不佳、病痛难忍等困难,想到自己还未完成的工作和事业,想到亲人的生活、前途和家中的一切,而自己又不能顾及甚至受到自己拖累时,便会从内心深处产生难以言状的痛楚和悲伤。再加上病痛的折磨,进一步转化为绝望,从而产生轻生的念头,表现出抑郁、沉默寡言、不遵医嘱。

5. 接受与情感升华期 也有许多癌症病人经过激烈的内心挣扎,能认识到现实是无法改变的,惧怕死亡是无用的,而能以平静的心情面对现实。合理安排生活,积极配合治疗,参加力所能及的工作,使生活得更充实、更有价值。在短暂有限的时间里,实现自己的愿望和理想,这就是升华。升华为积极的心理防范反应,病人把消极的心理转为积极的效应,以使心理通过代偿来达到平衡。病人在积极的心理状态下,不仅心理平衡,而且身体状态也会随心理状态的改变朝好的方面发展。

值得注意的是,上述心理变化不是每个病人都分阶段依次出现。不同心理特征的病人在心理变化分期上有很大差异,各期的持续时间、出现顺序亦不尽相同,不同心理变化也可同时、反复出现。

二、护理诊断及合作性问题

1. 焦虑/恐惧 与对预后的担忧、对治疗措施缺乏了解、经济状况的改变、不熟悉医院环境、与家人分离等有关。

2. 营养失调:低于机体需要量 与食欲不振、吸收障碍、消耗增加等有关。

3. 疼痛 与肿瘤浸润或压迫神经、肿瘤浸润阻塞或压迫空腔脏器、肿瘤侵及骨骼等无弹性组织以及治疗措施所造成的组织损伤等有关。

4. 自我形象紊乱 与病人的社会角色改变、治疗造成的脏器缺失和功能障碍、脱发、水肿等有关。

5. 有皮肤、黏膜完整性受损的危险 与化疗、放疗都可能造成皮肤、黏膜组织损害有关。

6. 有感染的危险 与手术的创伤、放化疗所导致的白细胞减少及免疫系统抑制、营养不良等有关。

7. 知识缺乏 与病人的医学知识,尤其是非常专业性的肿瘤治疗、康复知识缺乏有关。

8. 潜在并发症 出血、感染、器官功能障碍、口腔溃疡、静脉炎等。

三、护理措施

(一)心理护理

要及时了解病人的真实心理状态,就必须关心病人,对病人的职业、文化、家庭、配偶以及个人生活境遇等都有所了解,同时还应熟悉病人的治疗方案和具体治疗方法。在掌握全面情况的基础上进行综合分析,根据病人的职业、心理反应、社会文化背景,超前测知他们将要或者可能出现的心理变化,从而制订出切实有效的预防措施和心理护理方案,因病施护、因人施护等,以达到变“事后护理”为“事先控制”的目的。要讲究语言艺术,正如巴甫洛夫把语言所引起的机体的反应称之为“万能的条件反射”一样,语言是促进护士与病人相互交流信息与认识的工具,也是护理成功的前提。病人往往根据护士的言行来猜测自己的病情,故护士的言行不仅代表个人的素质水平,而且还直接影响到病人的情绪和信心。

1. 震惊否认期:病人因知觉消失或知觉狭窄,无法接受语言信息。此时最好的心理护理便是非语言的陪伴,满足其生理需求,给予安全感,以增进护患关系。在病人出现哭闹、打骂等发泄行为时,护士最好仍是静静地陪伴在其身边,不要阻止其情绪发泄,只是要谨慎预防意外发生。在否认期,医护人员的口径要保持一致,肯定回答病人的问题,减少病人怀疑和逃避现实的机会。是否马上告诉病人实情,要具体问题具体对待。一般而言,由主治医生选择适当时机和言辞,说明病情。

2. 愤怒期:医护人员要以严肃而关心的态度对待病人。最好安排一次较长时间的会谈,鼓励病人说出内心的感觉,耐心倾听并详细说明诊疗安排,以减轻病人的焦虑与不安。进行治疗、检查之前应予以说明,对其过分要求给予耐心解释的同时坚决拒绝。对病人家属说明其愤怒的缘由,让家属理解、接受病人的行为。

3. 磋商期:病人的求生欲望强烈,祈求奇迹出现,容易"病急乱投医",耽误治疗时机。医护人员要耐心地说明制订治疗方案的依据、治疗方法、疗效、不良反应等,以增强病人战胜疾病的信心。同时,要注意维护病人的自尊,尊重病人的隐私。

4. 抑郁期:病人虽对周围的事物不再关心,但对自己的病情仍很在意。护士要更关心、定时探望,防止意外发生。可利用适当的非语言沟通技巧表示对病人的关心,例如,握握手、拍拍肩膀、摸一下头、微笑着向病人点一下头等,都会给病人以安慰。同时,鼓励其家人陪伴于身旁,满足其要求。

5. 接受与情感升华期:这个时期病人常常会有自己的一些安排。护士应该加强与病人的交流,尊重其意愿,适当限制访客,尽量集中护理,满足其要求,提高其生活质量。

另外,病人是社会成员,更是家庭成员。一个人身患癌症,对整个家庭而言是一种冲击,会使这个家庭的安定性受到影响。家属是病人力量的源泉,护士有必要兼顾病人家属的心理照顾,也可间接起到支持的作用。

(二)营养支持

肿瘤病人营养失调(低于机体需要量)问题比较普遍。充分的营养是保证生理需要和疾病康复的重要条件。因此,护士要加强营养知识宣传,制定合理的饮食标准,创造愉快舒适的进餐环境,鼓励病人摄取足够的营养。

膳食结构原则上以高蛋白、高热量的食物为主,如蛋、乳类、肉类等。多吃蔬菜、水果,如香菇、猕猴桃,不要吃过甜、辛辣、油腻的食物。饭菜要尽量色香味形俱全和多样化,食物不必过精过细。必要时,允许吃少量辛、辣和调味品,甚至饮少量酒,以刺激病人的食欲。放、化疗期间常有厌食、恶心、呕吐等不良反应,此时应少量多餐,吃容易消化的食物;口腔黏膜溃疡严重者宜进微冷、无刺激性的流质或半流质饮食;咀嚼、吞咽困难者可进流质饮食;疼痛、恶心者餐前可适当用药物控制症状;严重呕吐、腹泻者给予静脉补液。必要时,给予肠内、外营养支持。

(三)疼痛护理

疼痛是癌症病人普遍存在的症状。迅速有效地减轻癌痛是护理的基本要求,也是护士基本的责任。癌痛的控制往往受病人、护士、药物组合多种因素的综合影响,而护士的密切观察和及时提供适宜的止痛方法,是控制癌痛的重要方面。这就需要护士树立起果断采取各种手段,设法解除病人痛苦和提高病人生存质量、延长生命的新观念,严格遵守有效控制疼痛的指导原则。

疼痛不仅造成病人身体上的不适,而且造成心理上的过度紧张和焦虑,病人常因此认为病情加重,治疗效果不好,心绪不宁,烦躁不安,甚至拒绝合作。此时护士应懂得病人的心理,采取相应的护理措施,给予正确的引导,告诉病人疼痛是肿瘤的一种常见症状,烦躁会加重疼痛。

病人疼痛时，护士应了解其诱发因素，观察记录疼痛性质、程度、时间、发作规律及伴随症状。轻度的疼痛可不用药物止痛，设法分散其注意力，如听音乐、看电视、谈心等，并调整舒适的体位，指导病人应用松弛疗法。中度及重度疼痛要严格按照三级止痛方案用药物止痛，并观察记录用药后效果。

世界卫生组织（WHO）提出的三级止痛方案，是目前世界各地都在大力推行的晚期癌症药物止痛准则。一级止痛：轻度疼痛使用非麻醉性镇痛药，如阿司匹林、对乙酰氨基酚（扑热息痛）等；二级止痛：中度持续性疼痛或加重，使用弱麻醉药如布桂嗪（强痛定）、可待因、美沙酮（美散痛）等；三级止痛：强烈持续性疼痛使用强麻醉药，如吗啡、哌替啶（度冷丁）等，直至疼痛消失，亦可采用病人自控止痛法（PCA）。晚期癌药物止痛无效者，可考虑选用硬膜外麻醉、神经切断等方法止痛。

（四）手术治疗的护理

肿瘤手术往往范围广、创伤大，而肿瘤病人又多年老体弱、营养状况差，所以手术耐受力差、危险性大、并发症多。肿瘤病人手术治疗的护理除一般手术前、后护理常规外，还应注意手术可能导致失能，甚至残疾而自我形象紊乱。对此，术前应向病人解释手术的必要性、重要性和功能重建的可能性；术后指导病人进行功能锻炼，最大限度地恢复日常生活活动能力，以增强其自信心。另外，肿瘤病人手术后的并发症发生率比较高，要加强术前准备和术后护理，减少并发症，促进康复。

（五）放射治疗的护理

放射治疗是肿瘤常用疗法之一，射线能使肿瘤体积缩小，杀灭肿瘤外围散在的癌细胞，同时，对正常组织亦有较大的损害，因而对病人进行全面的护理甚为重要。放疗前，应耐心做好解释工作，告知病人治疗的重要性及其反应，激发病人的潜能，消除病人紧张、恐惧的心理，坚定信念，积极接受治疗。

指导病人放疗前后静卧30分钟，保证充分的休息和睡眠。饮食以高蛋白、高热量的食物为主；多吃甘润之蔬菜、水果；不要吃过甜、辛辣、油腻的食物；饭菜要尽量色香味形俱全和多样化；适当吃些补阴益阳之食品，如甲鱼、百合、莲子、银耳、燕窝等；鼓励病人多饮水，每天2 000～4 000 ml。照射前后半小时不可进食。

保护照射野皮肤，内衣宜柔软、宽大、吸湿性强；照射部位忌用肥皂和粗糙毛巾擦洗；局部不可粘贴胶布或涂抹乙醇及刺激性油膏；避免冷热刺激，夏天外出要防止日光照射。

密切观察放射反应，若出现乏力、头晕、头痛、恶心、呕吐时，立即给予对症处理；局部有红斑、灼痛、刺痒等反应者，可用皮炎洗剂冷湿敷；局部感染者按外科常规换药。消化道照射时，应注意保持消化道清洁。口腔照射时，宜用软牙刷刷牙，每天4次，用漱口液含漱，口干可用1‰甘草水含漱，或用麦冬、银花泡茶饮用，避免过冷过热食物；食管癌放疗后应注意饮食宜细软，忌粗糙、硬食；结直肠癌放疗后应保持大便通畅；面部照射时，应注意保护视力，治疗后用氢化可的松眼膏涂眼；头面部及胸部照射均应注意病人保暖，预防感冒，尤应注意防止放射性皮炎的发生；脊髓受较大剂量照射时，应谨防发生瘫痪；出现严重副反应时可暂停放疗。

注意预防感染。保持病室空气新鲜，每天通风2次；严格遵守无菌操作原则；白细胞计数减少的病人，予以保护性隔离，限制人员探视，每天2次紫外线空气消毒，用升高白细胞药等，以减少放疗期间继发感染的风险。

（六）化疗护理

由于化疗药物的细胞毒作用，临床上常伴有不同程度的毒副反应及组织脏器的损伤。因此，对化疗中病人的全方位护理是完成化疗计划的保证。在护理中，我们应及时掌握病人的心理特征及化疗的各种不良反应，耐心向病人介绍化疗的目的和意义、可能出现的不良反应。优化病区环境，关心体贴病人，并及时为其解除痛苦，使其树立起战胜疾病的信心，保证其严格服从并坚持全程治疗。

1. 保护静脉　化疗前应为病人长期治疗考虑，选用血管一般由远端向近端，由背侧向内侧，左右臂交替使用。因下肢静脉容易形成血栓，一般不宜采用下肢静脉给药；避免反复穿刺同一部位血管，推药过程反复抽回血，以确保针在血管内；根据血管直径选择针头，针头越细对血管损伤面越小，一般采用 6 号半至 7 号头皮针；药物稀释宜淡，静脉注射宜缓，注射前后均用等渗盐水冲入；拔针前回吸少量血液在针头内，以保持血管内负压，然后迅速拔针，用无菌棉球压迫穿刺部位 3～5 分钟，同时抬高穿刺的肢体，以避免血液反流，防止针眼局部淤斑，有利于以后再穿刺。若注射部位刺痛、烧灼或水肿，则提示药液外漏，需立即停止用药，更换注射部位，并报告医生。对漏药部位根据不同的化疗药物，采用不同的解毒剂做皮下封闭；局部冷敷，也可配合硫酸镁湿敷，直至症状消失。

2. 胃肠道反应护理　大多数病人在用药后 3～4 小时即出现胃肠道反应，因此，我们应密切观察，并采取下列措施以改善症状：① 化疗期间大量饮水，以减轻药物对消化道黏膜的刺激，并有利于毒素排泄；② 合理使用镇吐药，可减轻胃肠道反应；③ 调节饮食，给予少油腻、易消化、刺激小、富含维生素的饮食；④ 氮芥类药物对副交感神经有刺激作用，常引起痉挛性腹痛，可给解痉药如山莨菪碱，必要时可给予针刺内关等穴位镇痛。

3. 骨髓抑制及护理　化疗药物杀伤肿瘤细胞的剂量与损害骨髓的剂量差异甚小，因此，对接受化疗的病人应密切观察骨髓抑制征象。主要为血细胞减少，这是抗肿瘤治疗的主要危险，应定时为病人进行血常规检查。当外周血白细胞低于 $3×10^9/L$，血小板低于 $80×10^9/L$ 时，除停止化疗外，应予以保护性隔离，并采取预防并发症的措施：① 为病人创造一个空气清新、整洁的环境，防止交叉感染，严格无菌操作；② 预防呼吸道感染，病房用紫外线消毒，每天 1 次，1%度米芬（消毒灵）湿式扫床，地面消毒每天 2 次，消毒液擦地每周 2 次；③ 观察病人有无出血倾向，如牙龈出血、鼻出血、皮肤淤斑、血尿及便血等；④ 保持室内适宜的温度及湿度，病人的鼻黏膜和口唇部可涂石蜡油，防止干裂；⑤ 静脉穿刺时慎用止血带，注射完毕时压迫针眼 5 分钟，严防利器损伤病人皮肤。

4. 黏膜、皮肤反应及护理　某些化疗药物的毒性亦表现在黏膜上，尤其是大剂量应用时常引起严重的口腔炎，口腔黏膜糜烂、坏死。对此，我们首先要有预防措施，口腔炎发生后给予及时、合理的治疗和护理。① 化疗期间应嘱病人多饮水，以减轻药物对黏膜的毒性刺激；② 保持口腔清洁，给予 1%依沙吖啶（雷佛奴尔）或 4%碳酸氢钠（苏打）水漱口，1 天 4 次；③ 口服化疗药物时，应先用纱布擦去露出胶囊外的粉末，服后反复漱口，并多次饮水；④ 口腔炎发生后应改用 2%依沙吖啶和 1%过氧化氢溶液（双氧水）交替漱口，并给予西瓜霜等局部治疗；⑤ 嘱病人不要使用牙刷，而用棉签轻轻擦洗口腔、牙齿；⑥ 涂药前，先轻轻除去坏死组织，反复冲洗，溃疡者可用甲紫（龙胆紫）或紫草油涂抹患处；⑦ 给予无刺激性软食，因口腔疼痛而致进食困难者给予 2%普鲁卡因含漱，止痛后再进食。

大约有 50%的病人在化疗中出现不同程度的皮肤反应。轻者皮肤干燥、色素沉着、全身瘙痒，局部可用冷开水洗净，涂肤轻松软膏；重者形成斑丘疹，有渗出液或小水泡，涂甲紫防止破溃感染;对发生剥脱性皮炎者,应采取保护性隔离,局部涂氧化锌软膏,红外线照射,每天2次。

脱发常见于多柔比星(阿霉素)、放线菌素D(更生霉素)、环磷酰胺的反应,病人因头发大量脱落甚至秃发而精神苦闷,应让病人了解这是可逆性反应,化疗结束后头发可再生。化疗前头戴冰帽或包扎一条充气止血带,用药结束后10分钟去除,可减轻脱发。

5. 泌尿系毒性反应护理 因化疗药物所致,癌细胞及正常组织细胞大量破坏,少数病人可出现高尿酸血症。如甲氨蝶呤大剂量应用时,由于药物通过肾常以原型排出,其代谢产物在酸性环境中易沉淀,甚至形成结晶而致尿路阻塞,导致肾衰竭,因此,治疗中必须采用水化和碱化来预防这一并发症。水化能保证药物快速从体内排出,故应鼓励病人多饮水,保证每天入量在4 000 ml以上,尿量在3 000 ml以上。对入量已够但尿量少者,需给予利尿药以促进药物排泄。尿碱化时保证pH在6.5~7,可加速代谢产物的溶解、排出,避免产生尿酸结晶。要求护士在病人每次尿后测pH。若pH<6.5时,报告医生及时增加碱性药物用量。值得一提的是:环磷酰胺的特点是以原型排出,若摄水量不足,药物在尿中过度浓缩可引起出血性膀胱炎,故护理中除嘱病人大量饮水外,还应重点观察有无膀胱刺激、排尿困难及血尿等症状。

(七)健康指导

肿瘤病人康复是一个复杂的系统工程,需要做好与健康相关的各方面工作。因此,加强健康教育非常重要。

1. 保持心情舒畅 不良情绪会导致机体免疫力下降,促进肿瘤的发生和发展。肿瘤病人应勇敢面对现实,保持乐观开朗的心态。

2. 注意营养 饮食结构要均衡,原则上以高蛋白、高热量的食物为主,多吃蔬菜、水果,荤素、粗细搭配,不吃过甜、辛辣、油腻的食物,尤其要强调不偏食、忌食。

3. 适当运动、锻炼 适当的运动有利于调整机体的功能,增强抗病能力,减少并发症,但运动要适时、适量,以不明显疲劳为度。手术后因器官、肢体残缺而功能障碍者,早期功能锻炼有利于功能重建,提高生活自理能力,增强自信心。

4. 提高自我护理能力和自我保护意识 合理安排生活,注意休息,讲究卫生,做一些力所能及的日常生活活动,减少对他人的依赖。避免与感染人群接触,外出注意防寒保暖。

5. 定期复查 放、化疗病人每周1~2次复查血常规和肝、肾功能,以及早发现异常,及时处理。

6. 继续治疗 肿瘤治疗多数情况下很难一蹴而就,而是需要长期系统的治疗。坚持治疗对肿瘤病人是困难而必需的。

7. 加强随访 随访一方面可对病人进行心理支持、治疗,可早期发现复发和转移灶;另一方面可总结各种治疗方法的疗效。一般而言,最初3年内至少每3个月复查1次,以后每半年复查1次,5年后每年复查1次,直至终生。

8. 动员社会支持系统的力量 社会支持可满足病人爱、归宿感和自尊的心理需求。亲属、朋友是社会支持系统的最基本元素,鼓励病人亲属、朋友给予更多关心和照顾,提高其生存质量。

(胡忠亚)

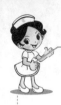

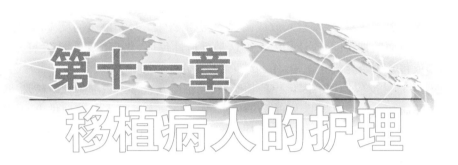

第十一章

移植病人的护理

第一节 概 述

将一个个体的细胞、组织或器官用手术或其他方法,移植到自己体内的另一部位或另一个体的某一部位,统称移植术。移植的细胞、组织和器官等称为移植物。提供移植物的个体称为供体或供者,接受者叫作受体或受者。

19世纪初已有各种组织或器官移植的动物实验报道,20世纪初临床开始应用皮肤和角膜移植,相继细胞、黏膜、脂肪、筋膜、骨和软骨、肌和肌腱、血管、淋巴管以及综合组织移植都陆续开展。在20世纪50年代以肾移植成功为标志而进入应用阶段;60年代第一代免疫抑制药物(硫唑嘌呤、泼尼松和抗淋巴细胞血清)的问世使器官移植获得稳步发展;到70年代已取得很大成绩;自80年代以来,由于新一代强有力的免疫抑制剂环孢素A的研制成功,和以环孢素A为主联合上述常规免疫抑制药物以及单克隆抗体OKT_3的抗排斥反应方案的广泛应用,使移植疗效成倍增长。现在,肾移植在许多国家(包括我国)已成为一种常规性的治疗方法,肝、心、骨髓等移植也被公认为是一种有效的治疗手段,多器官联合移植已在临床应用。

一、移植的分类

(一)按遗传学分类

1. 自体移植 供者和受者为同一个体,移植后不存在排斥反应。在自体移植时,移植物重新移植到原来的解剖位置,称为原位移植或再植术,如断肢再植术。

2. 异体移植 供者和受者不属同一个体。按遗传学的关系可分同质移植、同种异体移植和异种移植。

(1)同质移植:是指相同基因的不同个体之间的移植,例如同卵双生间的移植。由于供者和受者之间的抗原结构完全相同,移植后不会发生排斥反应。

(2)同种异体移植:是指供者和受者属于同一种族,如人与人、狒狒与狒狒之间的移植,这是临床上应用最广的一种移植。但由于供、受者的组织相容性抗原的不同,移植后会发生排斥反应。

(3)异种移植:是指供者和受者属于不同种族,如人与狒狒、狗与狐等,移植后会引起极强烈的排斥反应,目前尚限于动物实验。

（二）根据组织类型分类

1. 细胞移植　将含有大量的、具有活力的游离细胞群输注到受者的血管、体腔或组织器官内。例如输血、骨髓移植。

2. 组织移植　指皮肤、黏膜、筋膜、骨和软骨、肌和肌腱、血管以及整体的组织移植。例如皮肌瓣的移植等。

3. 器官移植　指移植脏器的部分或全部。例如肝、肾的移植。

（三）根据移植物植入部位分类

1. 原位移植　移植物植入原解剖部位，移植前将病变器官切除。如心脏移植、原位肝移植。

2. 异位移植　将移植物移植到另一解剖部位。如肾移植。

3. 旁原位移植　将移植物植入到同名器官附近的位置。如胰腺移植到受体的胰腺旁而不切除原来器官。

（四）根据移植方法分类

1. 游离移植　从供体将移植物完全离断后取下，移植到受者身上，但不吻合血管，而依靠移植部位建立新的血液供应。常见的有皮肤、骨的移植。

2. 带蒂移植　移植物大部分已离断，还剩有一个带有血管、淋巴和神经的蒂与供者保持有效联系，等到移植部位新建血液循环后，再切断该蒂。这种移植通常用于自体移植，如各种皮瓣移植。

3. 吻合移植　移植物虽已完全断离，但移植时将移植物的血管和受者的血管予以吻合，建立了有效的血液循环。临床上肾、肝移植都属于此类。

4. 输注移植　将含有活力的细胞群悬液，输注到受者的血管、体腔或组织器官内。例如输血。

二、排斥反应及分类

同种异体移植术后大多数会发生排斥反应，是移植成功的最大障碍，其本质是受者免疫系统与移植物之间相互作用所产生的免疫应答。激发排斥反应的抗原包括：主要组织相容性抗原（MHC 抗原）、次要组织相容性抗原（mH 抗原）、内皮糖蛋白，例如 ABO 血型抗原。

MHC 分子是移植中最重要的移植抗原，定位于人类第 6 号染色体的短臂上，其分子基因产物称为人类白细胞抗原（HLA），分为Ⅰ类分子（HLA - A，B 和 C）、Ⅱ类分子（HLA - DR，DP 和 DQ）和Ⅲ类分子。MHC 具有广泛的多态性，可引起同种移植免疫反应，HLA 配型的目的就是测定供体与受体抗原相容程度。

移植排斥反应分为三类：超急性、急性和慢性。这种分类不单纯是时间概念，它包含着不同的发生机理、临床和组织学上的特点。

1. 超急性排斥反应　在移植术后 24 小时内，甚至几小时、几分钟内出现。超急性排斥反应的发生是由于受体预先存在抗供体抗原的抗体。受体通常由于妊娠、输血或曾经接受过移植而致敏或 ABO 血型不符。移植物再灌注后数分钟或数小时内，预先存在的抗体迅速与移植物抗原结合，激活补体系统而发生溶解反应，引起移植物出血以及微血栓形成，移植器官功能迅速衰竭。一旦发生，只能切除移植物。

2. 急性排斥反应　临床器官移植排斥反应中最常见的类型，一般发生在移植术后 4 天至 2 周之间，细胞免疫起主要作用。主要症状为突然发生的寒战、高热，移植物肿大所致的局部胀痛,移植器官功能减退。例如肾移植时出现尿量减少、血清肌酐和尿素氮增加;肝移植有明显的黄疸加深,血转氨酶、胆红质迅速上升。移植物组织病理学检查是诊断的"金标准",一旦确诊应尽早治疗,通过大剂量皮质类固醇或调整免疫抑制剂方案等治疗,多数病例可以逆转。

3. 慢性排斥反应 发生在移植术后数月或数年后,移植物功能逐渐减退直至衰竭。发生的原因尚不明确,一般认为是一个多因素、多步骤的过程,主要危险因素包括急性排斥反应反复发作、药物毒性、反复感染等,病理特征是血管周围炎症、纤维化和动脉粥样硬化。慢性排斥反应用现有的免疫抑制剂治疗一般无效。

三、排斥反应的防治

合理选择供体和免疫抑制剂的使用是预防排斥反应的主要措施。同种异体移植选择供体时,除了考虑年龄、解剖及病理生理等因素外,免疫学因素尤其重要,运用免疫学手段选取与受体组织相容性抗原相适应的供体,可减少排斥反应发生的可能性。免疫抑制剂的使用使移植物的存活率显著提高。临床器官移植的免疫抑制剂治疗分为基础治疗和挽救治疗。基础治疗是从移植开始使用大剂量免疫抑制剂,随后逐渐减量至维持剂量,以预防急性排斥反应的发生。当急性排斥反应发生时,运用大剂量免疫抑制剂或调整免疫抑制剂方案,以逆转排斥反应,称为挽救治疗。

（一）合理选择供体

1. 血型 ABO 血型必须相同或相容。不同血型间的同种移植,特别是肾移植,绝大多数会迅速发生超急性排斥反应。

2. 淋巴细胞毒交叉配合试验 指受体的血清与供体的淋巴细胞之间的配合实验,临床移植必须做的项目。一般说来,肾移植淋巴细胞毒交叉配合试验必须低于 10% 或阴性,才能施行。

3. 混合淋巴细胞培养 将供体与受体的淋巴细胞放在一起培养,观察其转化率,是组织配型试验中最可靠的一种。若淋巴细胞转化率超过 20%～30%,说明供、受体的淋巴细胞抗原不同,即应放弃做器官移植。此法的缺点是观察结果需 5～6 日,为期较长,限制了它的实际应用价值。

4. HLA 配型 测定供体与受体的 Ⅰ 类抗原 HLA - A、HLA - B、HLA - C 位点和 Ⅱ 类抗原 HLA - DR、HLA - DP、HLA - DQ 位点等共 6 个位点的相容程度。国际通用的配型标准是选择 HLA - A、HLA - B 与 HLA - DR 位点相匹配的供体。

（二）免疫抑制剂的应用

常用的免疫抑制剂有以下几类:① 皮质类固醇激素;② 增殖抑制药物,如硫唑嘌呤等;③ 钙神经素抑制剂,如环孢素 A、他克莫司(FK506)等;④ TOR 抑制剂,如雷帕霉素等;⑤ 抗淋巴细胞制剂,主要包括多克隆抗体及单克隆抗体,如抗淋巴细胞抗体、OKT_3 等。

第二节 皮肤移植病人的护理

一、分类

1. 皮肤游离移植 游离植皮术是将人体的皮肤由一处切下部分厚度或全层厚度,完全与本体分离,移植到另一处,重新建立血液循环,继续保持其活力以达到修复的目的。这种手术方法称之为游离植皮或皮肤游离移植。

（1）皮片分类：按切取皮片的厚度分为薄层皮片、中厚皮片和全厚皮片。① 刃厚皮片（又称薄层皮片）的平均厚度为 0.2～0.25 mm，组织学上包含皮肤的表皮层及少许真皮的乳头层，易成活，应用范围主要为大面积皮肤缺损和有感染的肉芽创面；② 中厚皮片的平均厚度为 0.3～0.75 mm，包含表皮及真皮的一部分，因皮片含有较多的弹性组织而具有全层皮的特点，是应用最广泛的一种游离皮片；③ 全厚皮片包含表皮与真皮的全部，为植皮效果最好的一种，一般常用于面部器官皮肤的缺损，修复手掌、脚底等新鲜无菌创面。

（2）供皮区选择：首先应无感染病灶与皮疹，其次应注意多次手术病人供皮区的合理利用，一般常用部位为大腿、小腿、胸、腹及上臂等处。

（3）取皮方法：徒手取皮法、鼓式取皮机取皮法，取下的皮肤放在冷生理盐水中保存。供皮区创面覆盖凡士林纱布后加压包扎。

（4）植皮方法：① 大片植皮法，是按创面大小切取中厚皮片，将皮片平铺于创面，使其大致与创面吻合，间断缝合后加压包扎（图 11-1）；② 网状植皮法，是将拟移植的皮片切许多小切口，在一定张力下固定于创面，既可增加皮片的面积，同时也便于渗出液引流，一般适用于感染创面或创面大而皮片不足等情况（图 11-2）；③ 点状植皮法，将皮片剪成 0.3～0.5 cm 的方形小皮片，散在地植于已备好的创面上；④ 全厚皮片植皮法，一次性将皮片连同脂肪从深筋膜上取下，然后再进行修剪后移植，全厚皮片植皮的方法与术后处理与大片中厚植皮法相同。

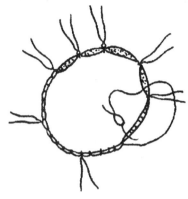

图 11-1 大片植皮法

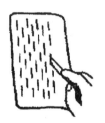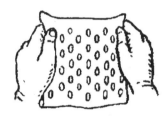

图 11-2 网状植皮法

2. 皮瓣移植 皮瓣移植是皮肤的带蒂移植，皮瓣是由具有血液供应的皮肤及其附着的皮下脂肪组织所形成，与本体（供皮瓣区）相连的部分称为蒂部，以保持血液供应，转移到另一创面后（受皮瓣区），暂时仍由蒂部血运供应营养，等到受皮瓣区创面的血管长入皮瓣，建立新的血运后，再将蒂部切断，始完成皮瓣转移的全过程，故又名带蒂皮瓣。

（1）适应证：主要用于：① 修复有肌腱、骨、大血管、神经干等组织裸露的新鲜创面或陈旧性创伤；② 器官再造，如鼻、唇、耳、阴茎、手指的再造；③ 洞穿性缺损的修复，如面颊部洞穿性缺损。

（2）分类：任意型皮瓣、轴型皮瓣、皮管型皮瓣（皮管）等。

3. 游离皮瓣移植（吻合移植） 应用显微外科技术，将拟移植皮片的血管与受皮区的血管吻合而进行的皮肤移植。该方法要求一定的技术和设备，但移植效果较好。

二、护理

1. 术前护理

（1）了解病人全身情况：例如感染、代谢性疾病等。

（2）创面准备：外伤创面的植皮一般在外伤 24 小时内，无严重污染，彻底清创后再行植皮；对于肉芽创面，肉芽应鲜红、平整、分泌物少、无水肿，才能植皮；若有感染，应加强换药。

（3）供皮区准备：术前一日清洗干净，剃毛，备皮时防止破损表皮。手术时消毒范围应足够大，以便在切取皮片转动肢体时不致污染，皮肤消毒不可用碘酊。

2. 术后护理

（1）观察生命体征：术后卧床休息，大范围植皮应观察生命体征，对口周手术及插管的病人尤其要加强对呼吸的观察。

（2）制动和观察伤口：抬高患处，局部制动，观察敷料完整性及渗血渗液情况，如切口有外露或松动，应加棉垫加压包扎，如外敷料有渗血时，可用笔划出渗血范围，观察有无扩大。术后如有持续性疼痛或发热应检查原因，排除感染的可能，经常检查石膏与敷料是否有包扎过紧的情况。

（3）四肢手术的观察：四肢手术要观察指（趾）端颜色、温度、血液循环及毛细血管充盈反应。抬高肢体高于心脏水平面，有利于静脉回流，减轻肿胀。

（4）更换敷料：对于中厚或全厚皮片移植，可于手术后 7～10 日更换敷料，拆除缝线，小儿可延至 10～12 日更换敷料。感染创面或肉芽创面于 3～5 日更换敷料。皮片表面如有水疱或下面有血肿、积液时，应及时剪开，排除积液或血块，重新加压包扎。如植皮区感染造成皮片坏死，须及时剪去无活力的皮片，用生理盐水湿敷，每日 2～3 次，待感染控制后，再补充植皮。

（5）供皮区护理：创面早期可用棉垫加压包扎。创面渗出多者应打开外敷料，用烤灯照射促使干燥；术后 14 天可打开外敷料，保留油纱布待自行愈合后脱落，切忌将油纱布撕脱；创面愈合后有痒感切忌用手抓，防止表皮破溃而感染；完全愈合后可用弹力绷带或用护腿加压包扎，防止供皮区皮肤增生。

（6）健康指导：移植愈合后的皮片应注意保护，勿用手搔创面。避免日光照射，预防局部颜色加深。定期复查。

第三节　肾移植病人的护理

在临床各类器官移植中，肾移植的疗效最为显著。主要适应证为慢性肾小球肾炎、慢性肾盂肾炎、糖尿病性肾病等引起的慢性肾衰竭期的终末期肾病。

一、肾移植术前病人的护理

（一）健康史

了解病人（受体）肾病变的原因及治疗经过，以及输血史、器官移植史。受体选择一般要了解三个方面的情况：① 原发疾病病种，适合肾移植病人的原发病，以肾小球肾炎最常见，其次是慢性肾盂肾炎及糖尿病等代谢性疾病；② 年龄一般在 12～55 岁；③ 合并症情况，如糖尿病、高血压、肺结核等应先行控制，肿瘤、全身性感染等则列为禁忌证。

（二）协助相关检查

协助医生对受体和供体进行术前相关检查，其中包括：供体的 ABO 血型和受体必须相同；HLA 抗原相同或接近相同；淋巴细胞毒性试验必须低于 10% 或阴性。

（三）协助医生对离体肾进行灌洗和保存

以手术切取的、已没有血液供应的器官，在 35～37 ℃的常温下短期内即趋向死亡。因此,要延长移植器官的存活时间的关键在于中断血液循环后迅速降温,尽量缩短热缺血时间。所谓热缺血时间是指从供体器官血供停止到冷灌注开始,一般不超过 10 分钟。目前通用的方法是冷灌注和冷贮存,将切取的脏器,用一种特制的冷溶液(0~4 ℃)先作短暂的冲洗,然后保存于 0~4 ℃,直至移植。临床上能安全地保存 20~24 小时。移植后,肾功能恢复良好。

（四）心理护理

观察病人情绪,经常与病人交流,鼓励病人说出担心的问题,评估病人焦虑的原因。针对引起病人焦虑的原因耐心解释,消除病人错误的猜测心理,增加病人接受治疗的信心。肾移植成功后可以提高生活质量,但术后需随诊和持续使用免疫抑制剂,这一点需让受体和家属知情。

（五）协助透析

受体术前需充分透析,一般每周进行血液透析 2~3 次,每次 4~5 小时,术前 24 小时 1 次,以有效清除体内的毒素,改善身体状况,提高对手术的耐受性。

（六）其他护理

给予高热量、高维生素、低钠、低蛋白饮食,必要时给予营养支持。术前 1 天给少渣饮食。了解备皮范围:移植肾的部位一般在受体的髂窝(供体肾的肾动脉与受体的髂内动脉吻合,肾静脉与髂外静脉吻合),因此按下腹部手术前皮肤准备。

二、肾移植术后病人的护理

（一）手术后一般护理

1. 通常取平卧位,手术侧屈髋、屈膝 15°~25°,以减少切口痛和血管吻合处的张力,拆线后可起床活动。

2. 密切观察体温、脉搏、血压和呼吸变化,发现异常,及时寻找原因。中心静脉压和尿量监测结果是调整输液量和速度最可靠的依据。

3. 准确记录 24 小时出入水量。部分肾移植病人在术后 24 小时内出现多尿现象,此时应记录每小时尿量,以作为输液参考。如果出现少尿或无尿,首先考虑血容量减少,短时间增加输液量后,如尿量仍不增加,应减慢输液速度,报告医生并查找原因。

4. 按医嘱定时测定尿比重、尿 pH、肾功能。每日测定体重 1~2 次。

5. 原则上不在手术侧的肢体进行静脉输液及其他静脉穿刺。

6. 定期挤压引流管,保持引流通畅,必要时负压吸引。及时更换引流袋,并取引流物或分泌物做细菌培养。

7. 低盐饮食,控制蛋白质摄入量。

（二）预防手术后感染

肾移植后由于免疫抑制剂的应用,容易并发感染,是移植术后病人死亡的主要原因之一,有效的预防措施是严格的消毒隔离。

1. 对移植术后病人实施保护性隔离措施。

2. 定时对病室、床单位及病人用物进行消毒。

3. 加强口腔护理,每天 3 次,观察口腔黏膜有无异常,如发现白斑或溃疡,应及时涂片寻找霉菌。

4. 鼓励病人咳嗽、咳痰,痰液黏稠者行雾化吸入,发现呼吸急促、肺部啰音者应及时行 X 线检查。

（三）手术后出血的观察和护理

由于术中应用抗凝药物和术后大量使用激素,容易发生手术部位或消化道的出血。

1. 严密监测病人血循环改变情况,如心率、血压。

2. 注意有无牙龈出血、鼻出血、呕血、便血等。

3. 血管残端出血是术后严重的并发症,因此应注意伤口引流液的颜色和量的变化。如引流液大于 100 ml/h,且为血红色液体,则要注意是否有活动性出血,应通知医师及时处理。

4. 为防止消化道出血,术后应遵医嘱适当应用保护胃黏膜及抗酸药物,如雷尼替丁、氢氧化铝凝胶等。

（四）排斥反应的观察和护理

临床常见的是急性排斥反应,可发生在术后任何时间,因此应加强观察和相关健康教育,及时发现排斥反应的征兆,以及时处理。

1. 向病人介绍和解释有关排斥反应的表现及处理方法,以便早期发现,及时处理。

2. 术后密切观察病情,病人若有细微的情绪改变,如失眠、烦躁等,均应及时通知医师,考虑是否有排斥反应发生。

3. 严密观察下列排斥反应的表现：① 突然出现寒战、高热；② 突然出现少尿或无尿；③ 体重增加,血压升高；④ 移植物局部肿大、胀痛；⑤ 病人精神萎靡、食欲下降等；⑥ 血清肌酐、尿素氮持续升高。

4. 为预防急性排斥反应,应遵医嘱正确使用免疫抑制剂。

5. 一旦发现排斥反应,应遵医嘱积极处理,如大剂量免疫抑制剂的使用、抗感染、维护各重要器官功能等,必要时做好术前准备,以便切除无功能移植物。

（五）健康指导

1. 自我监测体温、血压、尿量等指标,发现异常及时就诊。

2. 增强体质,预防感染。例如尽量不到公共场所,及时增减衣服,避免感冒。

3. 坚持按医嘱服药,出现不良反应及时就诊。

4. 由于移植肾在髂窝,位置表浅,应注意保护移植肾,避免损伤。

5. 按医嘱定时复诊。

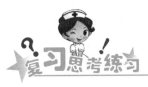

1. 某男,34 岁,右股部Ⅲ度烧伤,面积 3%,行切痂自体皮移植。请问手术后创面如何护理?

2. 某女,26 岁,因肾小球肾炎致慢性肾衰竭,拟行肾移植术。请问:

　　(1) 如何预防移植术后排斥反应?

　　(2) 哪些表现提示发生了移植后排斥反应?

（徐　宇）

第十二章

断肢（指）再植病人的护理

将离断的肢（指）体，采用清创、血管吻合、骨骼固定、修复肌腱和神经等一系列手术，将肢体重新缝合回原位，使其存活并恢复部分功能，称为断肢（指）再植。

再植能否成功，与肢体离断时间、离断肢（指）体的保存、肢体断离的平面等因素有关。肢体断离 10 小时即可发生组织变性，但在 0～4 ℃冷藏 108 小时后仍可再植成功。

一、病人残肢(指)的急救

现场急救包括止血、包扎、保存断肢和迅速转送。完全性断肢近端的处理同手外伤的急救处理，不完全性断肢应注意将肢体用木板固定。如断肢仍在机器中，应将机器拆开取出断肢，切不可强行拉出断肢或将机器倒转，以免加重损伤。手外伤急救目的是止血、创口包扎减少进一步污染，局部固定防止加重组织损伤和迅速转运。

1. 止血　局部加压包扎是手部创伤最简便而有效的止血方法，即使尺、桡动脉损伤，加压包扎一般也能达到止血目的。大血管损伤所致大出血采用止血带止血。气囊止血带缚于上臂上 1/3 部位，记录时间，迅速转运。压力控制在 250～300 mmHg，如时间超过 1 小时，应放松几分钟后再加压，以免引起肢体缺血性肌挛缩或坏死。放松止血带时，应在受伤部位加压，以减少出血。缚于上臂的橡皮管止血带易引起桡神经损伤，不宜采用。

2. 包扎创口　用无菌敷料或清洁布类包扎伤口，防止创口进一步被污染，创口内不要涂用消炎药物。

3. 局部固定　转运过程中，无论伤手是否有明显骨折，均应适当加以固定，以减轻病人疼痛和避免进一步加重组织损伤。固定器材可就地取材，因地制宜，采用木板、竹片、硬纸板等，固定范围应达腕关节以上。

二、断肢(指)的处理和转运

离断肢体的保存视运送距离而定，如受伤地点距医院较近，可将离断的肢体用无菌敷料或清洁布类包好，勿需作任何处理，连同病人一起迅速送往医院即可。如需远距离运送，则应采用干燥冷藏法保存（图 12－1），即将断肢用无菌或清洁敷料包好，放入塑料袋中再放在加盖的容器内，外周加冰块保存。但不能让断肢与冰块直接接触，

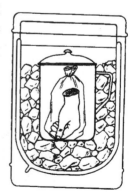

图 12－1　断肢干燥冷藏法

以防冻伤,也不能用任何液体浸泡。

到达医院后,立即检查断肢,用无菌敷料包好,放在无菌盘上,置入 4 ℃冰箱内。若为多个手指,应分别予以标记,按手术程序逐个取出,以缩短热缺血时间。但不能放入冷冻层内,以免冻坏肢体。

三、断肢(指)再植手术前护理

1. 健康史

(1)局部情况:包括受伤史,离断肢(指)损伤情况,以便在术前对断肢(指)重要组织的损伤全面了解和正确判断,包括皮肤、肌腱、神经、血管、骨损伤情况。

(2)全身情况:有没有颅脑、胸、腹等其他部位的损伤或休克,如有大出血及休克等情况,应迅速处理。

2. 心理护理　离断肢(指)多为突发事件,短时间内病人及家属都难以接受现实,产生恐惧不安的心理,护理人员要给予心理疏导。因病人在伤后常会出现精神紧张、恐惧和焦虑不安等情绪,会使交感神经兴奋,加重机体的应激反应,使儿茶酚胺分泌增多,引起末梢血管收缩,同时促进血液处于高凝状态,易造成血管痉挛或血栓形成。因此,心理护理对断指再植病人显得尤为重要。

3. 急诊室准备　通知有关医生来进一步检查处理,联系有关科室,如检验科、放射科、麻醉科和手术室等,进行必要的检查或准备,迅速执行术前医嘱,然后尽快地将伤员送到手术室进行手术。

4. 手术器械的准备　除准备一般创伤外科所用的器械之外,还必须准备小血管吻合的显微器械、血管夹、血管扩张器、平针头、无创伤缝合针线、手术显微镜及术中特殊用药等。

四、断肢(指)再植手术后护理

(一) 一般护理

1. 病房应安静、舒适、空气新鲜,室温保持在 20～25 ℃。局部用一落地灯照射,以利血循环观察并可局部加温,一般是 60 W 侧照灯,照射距离 30～40 cm,过近有致灼伤之危险。抬高患肢,使之处于心脏水平面,卧床 10～14 天。严防寒冷刺激。严禁吸烟及他人在室内吸烟,防止血管痉挛发生。

2. 密切观察全身反应　一般低位断肢和断指再植术后全身反应较轻。高位断肢再植,特别是缺血时间较长的高位断肢再植,除了注意因血容量不足引起休克和再植肢体血循环不良外,还可能因心、肾、脑中毒而出现持续高热、烦躁不安甚至昏迷,心跳加快、脉弱、血压下降,小便减少和血红蛋白尿,甚至出现无尿,均应及时加以处理。如情况无好转,保留肢体可能危及病人生命时,应及时截除再植的肢体。

(二) 再植肢(指)体护理

1. 及时发现和处理血管危象　再植肢体血循环观察的指标有:皮肤颜色、皮温、毛细血管回流试验、指(趾)腹张力及指(趾)端侧方切开出血等。一般术后 48 小时内易发生血管危象,如未能及时发现,将危及再植肢体的成活。因此,应每 1～2 小时观察一次,与健侧对比,并做好记录。正常情况下,再植肢体的指(趾)腹颜色红润,早期颜色可比健侧稍红,皮温亦可比健侧稍高,毛细血管回流良好,指(趾)腹饱满,如果切开指(趾)腹侧方,将在 1～2 秒钟内流出鲜红色血液。如果颜色变成苍白，皮温下降，毛细血管回流消失，指腹干瘪，指腹切开不出血，则表示动脉血供中断。如颜色由红润变成紫灰色，指腹张力降低，毛细血管回流缓慢，皮温降低，指腹侧方切开缓慢流出暗红色血液，则是动脉血供不足的表现。如指腹由红润变成暗紫色，且指腹张力高，毛细血管回流加快，皮温从略升高而逐渐下降，指腹切开立即流出暗紫色血液，不久又流出鲜红色血液，且流速较快，指腹由紫逐渐变红，则是静脉回流障碍。

动脉栓塞"5P"症状 ★

动脉栓塞"5P"症状：疼痛（Pain）、感觉异常（Paresthesia）、麻痹（Paralysis）、无脉（Pulselessness）、苍白（Pallor）。	疼痛、皮肤色泽和温度改变、动脉搏动消失或减弱、感觉运动障碍。

血管危象由血管痉挛或栓塞所致，一旦发现应解开敷料，解除压迫因素，采用臂丛或硬膜外麻醉，应用解痉药物如罂粟碱、山莨菪碱（654-2）、妥拉苏林等，有条件者，可行高压氧治疗。经短时间观察仍未见好转者，多为血管栓塞，应立即行手术探查，去除血栓，切除吻合口重新吻合，可使再植肢体转危为安。

2. **防止血管痉挛，预防血栓形成** 除保温、止痛、禁止吸烟等外，保留持续臂丛或硬膜外管，定期注入麻醉药品，既可止痛，亦可保持血管扩张，防止血管痉挛。并适当应用抗凝解痉药物，如低分子右旋糖酐成人 500 ml 静脉滴注，每日 2 次，用 5～7 天，儿童用量酌减。还可适量应用复方丹参注射液和山莨菪碱等。一般不用肝素。

3. **应用适当抗菌药物预防感染** 如有高热，首先应打开创口，观察是否有局部感染。

（三）康复训练

肢（指）体成活，术后 10～14 天拆除伤口缝线，组织愈合后尽早拆除外固定，开始主动和被动功能锻炼，并辅以物理治疗，促进功能早日恢复。

1. **早期康复** 采用物理疗法预防感染，促进血液循环，加速创伤的愈合。

2. **中期康复** 解除手的制动后开始，以主动运动为主：手指的伸、屈、握拳，防止关节僵硬和肌腱的进一步粘连。

3. **晚期康复** 术后 4～6 周，骨折基本愈合，肌肉、神经和血管愈合牢固，可加用被动活动。被动活动时应坚持循序渐进，以病人可忍受的疼痛为限度，有条件的病人可进行手部作业疗法训练。

复习思考练习

某病人，男，22 岁，操作电锯时不慎使右手示指远端指节离断，因当地医院不能行断指再植，需送 4 小时车程的外地医院就治。请问该病人断指的急救、处理和转运包括哪些措施？该病人的离断示指再植术后的护理措施包括哪些？

（潘　淳）

第十三章

颅脑外科疾病病人的护理

第一节　颅内压增高和脑疝病人的护理

一、疾病概要

（一）颅内压增高

颅内压（ICP）是指颅腔内容物对颅腔内壁所产生的压力。颅腔内容物包括脑组织、血液和脑脊液，三者的体积与颅腔容积相适应并使颅内保持一定的压力，通常以人体侧卧位腰椎穿刺时测得的脑脊液压力来表示。成人正常颅内压为 $70\sim200$ mm H_2O，儿童正常颅内压为 $50\sim100$ mm H_2O。其中任何一项颅腔内容物体积和量的增加，均会导致另两项内容物的缩减，以维持正常的颅内压。这种调解作用主要依靠脑脊液的增减来进行，其调解能力为 10% 左右。当颅内容物增加或颅腔容积缩减超出代偿范围时，即产生颅内压上升。成人颅内压持续超过 200 mm H_2O，即为颅内压增高。当出现头痛、呕吐、视神经乳头水肿等症状时，称为颅内压增高症，若不及时控制，可发生脑疝而死亡。

颅内压的调节

颅内压主要依靠脑脊液量的增减来实现。当颅内压增高时，脑脊液的分泌减少，吸收增加，使颅内脑脊液量减少。另外，颅内压增高时，一部分脑脊液被挤入脊髓蛛网膜下隙，也起到一定的调节颅内压的作用。其次是脑血流量的调节，当颅内压有轻度增高时，脑血管在生理范围内收缩，以减少血液进入颅内。但当颅内压进一步增高时，脑组织处于缺氧状态，为保持脑血流量不致大幅度减少，这时脑血管扩张，脑血流量相对增加，这种调节既缓冲了压力，又使脑血流量保持稳定，以维持脑组织对氧及营养物质的需要。

【病因】

1. **颅内占位性病变**　如颅内肿瘤、血肿、脓肿等。
2. **颅腔内容物的体积增大**　脑水肿（脑组织体积增大）是最常见的原因，如脑的创伤、炎症、脑缺血缺氧、中毒等均可引起脑水肿;脑脊液分泌或吸收失衡所引起的脑积水(脑脊液增多);颅内静脉回流受阻或过度灌注,如二氧化碳蓄积和高碳酸血症时脑血管扩张导致脑血流量增加,使颅内血容量增多。

3. 颅腔容量缩小　如狭颅症、颅底陷入症、大片凹陷性骨折等。

【发病机制】

颅内压增高时,脑血流量减少,脑组织处于严重缺血缺氧的状态。严重的脑缺氧会造成脑水肿,进一步加重颅内压增高,形成恶性循环。当颅内压增高到一定程度时,尤其是占位性病变,使颅内各分腔之间压力不均衡,会使一部分脑组织通过生理性间隙从高压区向低压区移位,形成脑疝,引起一系列临床综合征(图13-1)。疝出的脑组织压迫脑内重要结构或生命中枢,出现相应的身体状况,如不及时抢救,可危及病人生命。常见的脑疝有小脑幕切迹疝、枕骨大孔疝和大脑镰疝。

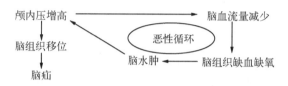

图13-1　颅内压增高病理变化示意图

(二) 脑疝

当颅内压增高时,尤其是局限性颅内压增高,可使颅内各分腔的压力失去平衡,脑组织从高压区通过解剖间隙或孔道移向低压区,即为脑疝(图13-2)。邻近的重要结构,如脑干(中脑、脑桥、延髓)、颅神经、脑动脉可受压或牵拉,产生相应的临床症状和体征。脑疝是颅内压增高发展过程中的一种紧急而严重情况,又称脑危象。若发现不及时或救治不力,往往导致严重后果。

你知道什么是"疝"吗?

体内器官或组织离开其正常解剖部位,通过薄弱点、缺损或空隙进入另一部位,即称为疝。

颅腔被大脑镰、小脑幕分割为三个彼此相通的分腔。小脑幕以上为幕上腔,又分为左右两个分腔,容纳大脑左右半球。小脑幕以下为幕下腔,容纳小脑、脑桥和延髓。颅腔的出口为枕骨大孔,延髓经此孔与脊髓相连,小脑扁桃体在枕骨大孔之上,位于延髓下端的背侧。

根据移位的脑组织及其通过的硬脑膜间隙和孔道,分为小脑幕切迹疝、枕骨大孔疝和大脑镰疝。常见的是小脑幕切迹疝和枕骨大孔疝。

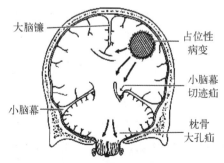

图13-2　脑疝形成示意图

二、护理评估

(一)健康史

询问病人是否有颅脑外伤、颅内感染、脑肿瘤、高血压、脑动脉硬化、颅脑畸形等病史,初步判断颅内压增高的原因。评估病人有无合并其他系统的疾病;有无呼吸道梗阻、咳嗽、便秘、癫痫等导致颅内压增高的诱因。还要询问症状出现的时间和病情进展情况,以及发病以来所做的检查和用药等情况。

(二)身体状况

1. 颅内压增高"三主征" 即头痛、呕吐、视神经乳头水肿。

(1)头痛:是颅内压增高最常见的症状,其特点有:① 以早晨和晚间较重;② 多位于前额和颞部;③ 其程度可随颅内压的逐渐增高而加重;④ 当低头、弯腰、用力、咳嗽时加重。

(2)呕吐:其特点有:① 呈喷射状;② 可伴有恶心;③ 与进食无关;④ 呕吐后头痛可有所缓解。

(3)视神经乳头水肿:是颅内压增高的重要客观体征。因视神经受压,眼底静脉回流受阻,眼底镜检查可见视神经乳头水肿、充血、模糊不清、中央凹陷消失,视网膜静脉怒张,严重者可见出血;但急性颅内压增高病情进展迅速,眼底检查不一定见到视神经乳头水肿。

2. 意识障碍 颅内压增高的初期可有嗜睡、反应迟钝,严重者可出现昏睡、昏迷等。发生脑疝时可出现去大脑强直。

3. 生命体征变化 颅内压增高时,为了改善脑缺氧,机体产生代偿反应,周围血管收缩,出现血压增高;脉搏慢而有力,促使心搏出量增加;呼吸减慢加深,以提高血氧饱和度,即"一高二慢";后期一旦失代偿,则可表现为血压下降、脉搏细速、呼吸浅促,即"一低二快",称为Cushing 反应。

4. 小脑幕切迹疝 是由于小脑幕上方压力增高,使位于幕上方的颞叶海马回、钩回通过小脑幕切迹(裂孔)向小脑幕下方移位所引起,故又称颞叶钩回疝。典型表现是在颅内压增高的基础上出现进行性意识障碍,患侧瞳孔最初有短暂的缩小,以后逐渐散大,直接或间接对光反射消失。可出现锥体束征,表现为病变对侧肢体瘫痪、肌张力增加、腱反射亢进、病理征阳性。严重者双侧眼球固定及瞳孔散大、对光反射消失,四肢全瘫,去大脑强直,生命体征严重紊乱,最后呼吸心跳停止而死亡。

5. 枕骨大孔疝 是小脑扁桃体经枕骨大孔被推挤向椎管内而移位,故又称小脑扁桃体疝。常因幕下颅后窝占位性病变或做腰椎穿刺放出脑脊液过快过多而引起,也可见于小脑幕切迹疝晚期。枕骨大孔疝缺乏特征性表现,可有剧烈头痛,以枕后部疼痛较为明显;可出现反复呕吐、颈项强直或强迫体位;生命体征改变出现较早,而意识障碍和瞳孔变化出现较晚。当延髓呼吸中枢受压时,病人早期即可突发呼吸骤停而迅速死亡。

(三)心理-社会状况

颅内压增高的病人可因头痛、呕吐等引起烦躁不安、焦虑、紧张等心理反应。要了解病人对疾病的认知程度和恢复信心,了解家属对疾病的认知和心理反应、对病人的关心程度及家庭经济情况。

(四)辅助检查

1. 腰椎穿刺 可直接测量颅内压并取脑脊液检查,但当颅内压明显增高时应禁忌腰椎

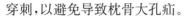

穿刺,以避免导致枕骨大孔疝。

2. 影像学检查 X 片对于诊断颅盖骨骨折有重要价值,CT、MRI、DSA 等检查有助于明确病因和病变部位。

（五）治疗原则

1. 病因治疗 病因治疗是最根本和最有效的治疗方法,如切除颅内肿瘤、清除颅内血肿、清除颅内脓肿、控制颅内感染等。

2. 对症治疗——降低颅内压

（1）脱水治疗

1）限制液体入量:应限制在 1 500～2 000 ml/24 h,其中等渗盐水不超过 500 ml,保持尿量不少于 600 ml/24 h,并且应限制输液速度,防止因短时间内输入大量液体而加重脑水肿。

2）渗透性脱水:常用 20% 甘露醇,但大剂量应用可能对肾有损害。甘油果糖既有脱水作用,又能通过血脑屏障进入脑组织,改善微循环,且不引起肾损害,但效果不如甘露醇。

3）应用利尿药:利尿性脱水,但脱水作用较弱,且引起电解质紊乱,很少单独使用,如与渗透性脱水药合用则可加强降颅压效果,常用呋塞米(速尿)静脉或肌内注射。严重休克,心、肾功能障碍,或颅内有活动性出血而无立即手术条件者,禁用脱水药。

（2）应用肾上腺糖皮质激素:肾上腺糖皮质激素能改善血脑屏障通透性,减轻氧自由基介导的脂质过氧化反应,减少脑脊液生成。常用地塞米松、氢化可的松、泼尼松等。

（3）过度换气:可降低血液中的 $PaCO_2$ 增加氧分压,使脑血管收缩,减少脑血流量,降低颅内压。$PaCO_2$ 每下降 1 mmHg,可使脑血流量递减 2%。但有发生脑缺血的危险,需适度应用。

（4）冬眠低温疗法:冬眠低温能保护血脑屏障;可降低脑代谢率及耗氧量;可减少脑血流量;可保护脑细胞膜结构;可减轻内源性毒性产物对脑组织的继发性损害;减少脑水肿的发生和发展。常用药物为复方氯丙嗪和冬眠合剂一号等。

（5）脑脊液外引流或分流:可缓解颅内压增高,包括侧脑室穿刺引流、颞肌下减压术和各种脑脊液分流术等。

三、护理诊断及合作性问题

1. 急性疼痛 与颅内压增高有关。
2. 脑组织灌注异常 与脑血流量下降有关。
3. 有体液不足的危险 与呕吐、摄入量不足及应用脱水药等有关。
4. 有受伤的危险 与视力障碍及意识障碍有关。

四、护理措施

（一）一般护理

1. 体位 意识清醒病人取头高斜坡卧位,床头抬高 15°～30°,有利于颅内静脉回流,减轻脑水肿。昏迷病人或吞咽功能障碍者可取侧卧位或侧俯卧位,便于呼吸道分泌物排出。

2. 饮食与输液 不能进食者,遵医嘱输液,应控制液体摄入量,一般每日不超过 2 000 ml,并保持尿量在每日 600 ml 以上;控制输液速度,防止输液过快而加重脑水肿;注意水、电解质、酸碱、营养代谢平衡,防止体液代谢紊乱。神志清醒者给予普通饮食,但要限制钠盐摄入量。

3. 给氧 改善脑缺氧,减轻脑水肿。尤其是适度的辅助过度换气,可以降低 $PaCO_2$ 使脑血管收缩,减少脑血流量,降低颅内压。

4. 其他 加强生活护理,适当保护病人,避免意外损伤;保持大小便通畅,病人有尿潴留和便秘时,应导尿或协助排便;昏迷躁动的病人,切忌强制约束,以免病人挣扎而导致颅内压增高。

（二）脑疝病人的急救护理

1. 一旦脑疝形成,应立即应用高渗性脱水药、利尿药、肾上腺糖皮质激素等药物降低颅内压,争取时间及早手术。可用 20％甘露醇 200～400 ml 加地塞米松 10 mg 快速静脉输入,呋塞米(速尿)40 mg 静脉注射,以暂时降低颅内压。

2. 保持呼吸道通畅,给予吸氧。对呼吸功能障碍者,行人工辅助呼吸。

3. 密切观察病情变化,尤其是呼吸、心跳及瞳孔的变化,同时做好急症手术术前准备。若难以确诊或虽确诊但病变无法切除者,可通过脑脊液分流术、侧脑室外引流术、小脑幕切迹疝时病变侧颞肌下减压术、枕骨大孔疝时枕肌下减压术等降低颅内压。此减压术易造成脑组织膨出而损伤,故应慎用。

（三）病情观察

观察病人意识、生命体征、瞳孔和肢体活动的变化。

1. 意识 意识状态反映了大脑的功能状态,目前临床对意识障碍的分级方法不一。传统的评估方法分为清醒、模糊、浅昏迷、昏迷和深昏迷。格拉斯哥昏迷评分法(Glasgow coma scale,GCS)评定睁眼、语言及运动反应,以三者积分来表示意识障碍程度,最高 15 分,表示意识清醒,8 分以下为昏迷,最低 3 分,分数越低表明意识障碍越严重(表 13-1)。

表 13-1 格拉斯哥(Glasgow)昏迷评分法

睁眼反应	计分	言语反应	计分	运动反应	计分
能自动睁眼	4	回答正确	5	按吩咐动作	6
呼唤能睁眼	3	回答错误	4	刺痛能定位	5
刺痛能睁眼	2	语无伦次	3	刺痛能躲避	4
不能睁眼	1	有声无语	2	刺痛时屈曲	3
		不能发音	1	刺痛时伸直	2
				刺痛时无动作	1

2. 生命体征 注意观察脉搏的快慢和强弱,血压和脉压的变化,呼吸的频率、深度和类型等。

3. 瞳孔 正常瞳孔等大、等圆,对光反应灵敏,严重颅内压增高时可出现异常。

4. 肢体功能 是否存在病变对侧肢体肌力的减弱和麻痹;是否存在双侧肢体自主活动的消失;有无阳性病理征等。

（四）治疗配合

治疗的要点是去除颅内压增高的病因,对病因不明或暂时不能去除病因者可先采取降低颅内压的方法,如限制液体入量、应用脱水药和糖皮质激素、冬眠低温疗法等,以减轻脑水肿,降低颅内压。

1. 脱水疗法病人的护理　遵医嘱应用高渗性脱水药和利尿药增加水分的排出,减少脑组织中的水分,达到降低颅内压的目的。首选的高渗性脱水药为20%甘露醇,常用的方法是20%甘露醇250 ml,在30分钟内快速静脉滴注,每日2～4次。一般在用药后10～20分钟颅内压开始下降,维持4～6小时。若同时使用利尿药降低颅内压的效果更好,常用呋塞米(速尿)20～40 mg,静脉注射,也可重复使用。注意利尿药可带来电解质紊乱;使用脱水药要防止颅内压降低,用药期间要注意观察用药反应和效果,并及时记录。停用脱水药时,应逐渐减量或延长给药间隔,以防止发生颅内压反跳现象。

2. 应用糖皮质激素病人的护理　遵医嘱常用地塞米松5～10 mg,每日1～2次,静脉注射。在治疗中要注意防止发生应激性溃疡和感染。

3. 冬眠低温疗法病人的护理　当病人体温过高,物理降温无效时,采用此疗法。可以降低脑组织代谢率,提高脑细胞对缺氧耐受力,减轻脑水肿,降低颅内压。先按医嘱静脉滴注冬眠药物,通过滴数来控制冬眠的深度。给予冬眠药物半小时,病人进入睡眠状态后,方可开始物理降温。降温速度以每小时下降1℃为宜,体温降至肛温32～34℃为理想,体温过低易诱发心律失常。在冬眠降温期间,不宜翻身或移动体位,以防发生体位性低血压。密切观察病人意识、瞳孔、生命体征和神经系统征象,若脉搏超过100次/分、收缩压低于100 mmHg、呼吸慢而不规则时,通知医生停用药物。冬眠的时间一般为3～5日。停止冬眠疗法时,应先停止物理降温,再逐渐停止药物滴入,让其自然复温。

4. 防止病人颅内压骤升的护理

(1) 病人要保持安静卧床休息,减少搬动,不要坐起或提重物。稳定病人情绪,避免情绪激烈波动,以免血压骤升而加重颅内压增高。

(2) 保持呼吸道通畅,及时清除分泌物和呕吐物;舌根后坠者要托起下颌和放置口咽通气管;对意识不清或排痰困难者,应配合医生尽早施行气管切开术。

(3) 控制癫痫发作,注意观察病人有无症状出现,遵医嘱及时或定期给予抗癫痫药物,防止脑缺氧和脑水肿。

(4) 病人剧烈咳嗽和用力排便时,可使胸、腹压上升导致颅内压骤然增高,有诱发脑疝的危险,因此,要预防和及时治疗感冒。已发生便秘者切勿用力屏气排便,可用缓泻剂或低压小量灌肠通便,避免高压大量灌肠。

5. 对症护理

(1) 对高热病人,给予有效的降温措施,必要时遵医嘱采用冬眠低温疗法。

(2) 对头痛病人,可遵医嘱应用止痛剂,但禁用吗啡和哌替啶。

(3) 病人躁动时,应寻找原因,必要时遵医嘱予以镇静药物,切忌强制约束。

6. 行脑室引流病人的护理　脑室引流术是经颅骨钻孔或椎孔穿刺侧脑室放置引流管将脑脊液引流至体外,从而降低颅内压的一种治疗和急救措施。也可用于脑室出血和脑积水的治疗,其护理要点为:

(1) 妥善固定:病人手术返回病房后,应在严格无菌操作下连接引流瓶(袋)并妥善固定。引流管要高于侧脑室平面10～15 cm,以维持正常的颅内压。搬动病人时应将引流管暂时夹闭,防止空气进入和脑脊液逆流。

(2) 控制引流速度和量:正常脑脊液每日分泌400～500 ml,故每日引流量以不超过500 ml为宜;颅内感染病人因脑脊液分泌增多,引流量可增加。引流过多过快可引起脑压骤然下降,导致意外发生,应注意避免。可适当抬高或降低引流瓶(袋)的位置,以控制流量和速度。

(3) 保持引流通畅:引流管不可受压、扭曲、成角及折叠;若引流管内不断有脑脊液流出,管内的液面随病人的呼吸、脉搏上下波动,表明引流管通畅;反之即为阻塞;要查明原因以纠正之。具体的原因及护理:① 放入脑室过深过长,在脑室内折叠成角,处理方法是请医生将引流管向外拔出少许至有脑脊液流出后重新固定。② 管口吸附于脑室壁,处理方法是将引流管轻轻旋转,使管口离开至脑脊液流出。③ 若怀疑引流管被血凝块或组织阻塞,可向外挤压引流管将血凝块或其他阻塞物挤出;也可在严格消毒管口后,用无菌注射器轻轻向外抽吸,但不可注入生理盐水向内冲洗,以免管内阻塞物被冲至脑室狭窄处引起脑脊液循环受阻,或引起颅内压骤然升高而导致脑疝。如若无效,应更换引流管。④ 颅内压低于120~150 mm H$_2$O 时,引流管内可能无脑脊液流出,证实的方法是将引流瓶(袋)降低,再观察有无液体流出,影像学检查可进一步证实。

(4) 观察并记录脑脊液的颜色、量及形状:正常脑脊液无色透明,手术后1~2天可略呈血性,以后变淡并转为橙黄色。若脑脊液中有较多血液或血色逐渐加深,提示脑室内出血,要告知医生采取措施处理。引流时间一般不超过2周,否则有发生颅内感染可能。感染后的脑脊液混浊,可有絮状物,同时病人有全身感染表现。

(5) 严格遵守无菌操作原则:每日更换引流瓶(袋),应先夹闭引流管以免脑脊液逆流入脑室内,注意保持整个装置无菌。

(6) 拔管:引流时间一般为1~2周,开颅手术后脑室引流管一般放置3~4天,待脑水肿逐渐消失,颅内压开始降低时,可考虑拔管。拔管前应先行头颅CT检查,并试行抬高或夹闭引流管1~2天,以了解脑脊液循环是否通畅,有无颅内压再次升高的表现。若病人出现头痛、呕吐等症状时,要及时通知医生并降低引流瓶(袋)或开放夹闭的引流管。夹闭引流管1~2天后无异常,即可拔管。拔管后要注意观察伤口处有无脑脊液流出,若有脑脊液流出,应及时告知医生处理。

(五) 心理护理

及时发现病人的行为和心理异常,帮助其消除焦虑和恐惧,改善其心理状态。帮助病人和家属消除因疾病带来的对生活的疑虑和不安,接受疾病带来的改变。

(六) 健康指导

1. 病人原因不明的头痛呈进行性加重,经一般治疗无效;或头部外伤后有剧烈头痛并伴有呕吐者,应及时到医院就诊。

2. 向病人及其亲属介绍与疾病有关的知识和治疗方法;指导病人学习和掌握康复的知识和技能。

3. 颅内压增高的病人要防止剧烈咳嗽、便秘、负重等使颅压骤然增高的因素,以免颅内压骤升而诱发脑疝。

4. 对遗留神经系统功能障碍的病人,要针对不同的心理状态进行心理护理,调动他们心理和躯体的潜能,使之自觉遵循康复计划,循序渐进地进行多方面的训练,如肌力训练、步态训练、排尿功能训练等,最大程度地恢复其生活能力。

第二节 颅脑损伤病人的护理

颅脑损伤分为头皮损伤、颅骨骨折和脑损伤。其发生率在全身各部位损伤中占第二位，仅次于四肢损伤。常见于交通、工矿事故、爆炸、跌倒、钝器和锐器对头部的伤害。对预后起决定作用的是脑损伤的程度和处理结果。

一、头皮损伤病人的护理

（一）疾病概要

头皮损伤可分为头皮血肿、头皮裂伤和头皮撕脱伤，而头皮血肿根据头皮结构层次（图13-3）又可分为皮下血肿、帽状腱膜下血肿和骨膜下血肿。

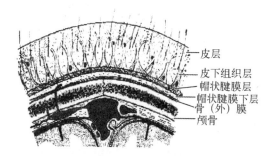

皮层
皮下组织层
帽状腱膜层
帽状腱膜下层
骨（外）膜
颅骨

图13-3 头皮解剖层次

1. **头皮的解剖** 头皮的血液供应丰富，抗感染及愈合能力均较强。

头皮分五层：① 皮层，厚而致密，内含大量汗腺、皮脂腺、毛囊，具有丰富的血管，外伤时易致出血。② 皮下组织层，又称浅筋膜层，由致密的结缔组织和脂肪组织构成，交织成网，与帽状腱膜紧密相连，将脂肪分隔成无数小格，内有神经、血管和淋巴管。③ 帽状腱膜层，前连额肌，后连枕肌，两侧逐渐变薄，续于颞肌筋膜浅层，致密坚厚，富有张力。④ 帽状腱膜下层，是位于帽状腱膜与骨膜之间的一个潜在间隙，内含疏松结缔组织，其间隙内的静脉经导静脉与颅内静脉窦相通，是颅内感染和静脉窦栓塞的途径之一。⑤ 骨外膜，由致密结缔组织构成，骨外膜在颅缝处贴附紧密，其余部位贴附疏松，故骨膜下血肿易被局限。其中浅部三层连接紧密，难以将其各自分开，因此，临床上将这三层视为一层，称为"头皮"，而深部两层之间连接疏松，较易分离。

2. **损伤类型**

（1）头皮血肿：多由钝器打击或碰撞引起血管破裂所致。根据血肿所在部位分为：① 皮下血肿；② 帽状腱膜下血肿；③ 骨膜下血肿。

（2）头皮裂伤：多为锐器或钝器打击所致，是常见的开放性头皮损伤。头皮血管丰富，出血较多，可引起失血性休克。

（3）头皮撕脱伤：多因发辫卷入转动的机器，受机械力牵拉，使大块头皮自帽状腱膜下层撕脱，有时连同骨膜一并撕脱。严重者整个头皮甚至连前部的额肌一起撕脱。剧烈疼痛及大量出血可导致创伤性休克。

（二）护理评估

1. 健康史　头皮损伤多由直接外力所致。应了解病人受伤的过程和致伤物的种类,因可能合并颅内损伤,应询问病人受伤后的意识情况以及有无其他不适。

2. 身体状况及治疗原则

（1）头皮血肿

1）皮下血肿:血肿位于皮层和帽状腱膜之间,因受皮下纤维间隔限制,血肿体积小,张力大,压痛明显。有时周围组织肿胀隆起,中央反而凹陷,稍软,易被误认为凹陷性颅骨骨折。

2）帽状腱膜下血肿:血肿位于帽状腱膜与骨外膜之间,该处组织疏松,出血易于扩散,范围大,触诊有波动感。严重者,血肿边界可与帽状腱膜附着缘一致,似戴一顶有波动的帽子。

3）骨膜下血肿:多由局部骨折引起,血肿多以骨缝为界局限于某一颅骨范围内,血肿张力较高。

三种头皮血肿的特点比较见表13-2。

表13-2　三种头皮血肿的临床特征比较

血肿类型	临床特点
皮下血肿	血肿体积小,张力大,质地较硬,无波动感
帽状腱膜下血肿	血肿体积大,张力小,质地较软,波动感明显
骨膜下血肿	血肿范围不超过颅缝,张力较高,大者可有波动感,常伴有颅骨骨折

治疗原则:较小的头皮血肿,无需特殊处理,一般在1~2周内可自行吸收,早期可给予冷敷以减少出血和疼痛,切忌用力揉搓,24~48小时后改用热敷以促进血肿吸收。若血肿较大,则应在严格皮肤准备和消毒下,穿刺抽吸后加压包扎。

（2）头皮裂伤:因钝性打击或头部碰撞造成的头皮裂伤多不规则,创缘有挫伤痕迹,常伴颅骨骨折或脑损伤。因锐器所致的头皮裂伤较平直,创缘规则。头皮血管丰富,损伤后出血较多,可引起失血性休克。头皮裂伤较浅时,因断裂血管受头皮纤维的牵拉,断端不能收缩,出血量反较裂伤超过帽状腱膜层的深层裂伤者多。由于出血多,常引起病人紧张,使血压升高,加重出血。

治疗原则:立即对局部压迫止血,让病人保持镇静,争取24小时内清创缝合,遵医嘱用TAT和抗菌药物预防感染。

（3）头皮撕脱伤:创面明显,剧烈疼痛及大量出血可导致休克。

治疗原则:急救时,除加压包扎止血、防止休克外,应用无菌敷料覆盖创面后加压包扎。保护好撕脱的头皮,避免污染,随伤员一同送往医院,争取清创后再植。完全撕脱的头皮不做任何处理,用无菌敷料包裹,隔水放置于有冰块的容器内随病人一起迅速送至医院,清创后缝回原处;不完全撕脱者,直接清创后缝回原处。手术应争取在伤后6~8小时内进行。对于撕脱皮瓣不能再利用,而骨膜未撕脱,可取腹部或大腿皮肤植皮。若骨膜已遭破坏不能再植者,可先做局部筋膜转移,再植皮。伤后时间较长或上述处理失败者,只能在颅骨外板上多处钻孔,深达板障,待骨孔内肉芽组织生成后再行植皮。遵医嘱用TAT和抗菌药物预防感染。

（三）护理诊断及合作性问题

1．组织完整性受损　与损伤有关。

2．急性疼痛　与头皮损伤有关。

3．潜在并发症　感染、休克。

（四）护理措施

较小的头皮血肿一般在1～2周可自行吸收，早期可予加压冷敷；血肿较大可在无菌操作下穿刺抽吸后加压包扎。头皮裂伤要在24小时内清创缝合。头皮撕脱伤除紧急加压包扎、防止休克外，要保留好撕脱的头皮，争取尽早清创植皮。

1．病情观察　要密切观察病人血压、脉搏、呼吸、瞳孔和神志变化；注意有无脑损伤和颅内压增高的发生。

2．伤口护理　要注意创面有无渗血，保持敷料干燥清洁及引流通畅。

3．疼痛病人的护理　按医嘱应用镇痛药，并结合其他方法缓解疼痛。

4．预防感染　按医嘱给予抗菌药物和破伤风抗毒素；观察有无全身和局部感染表现。

二、颅骨骨折病人的护理

（一）疾病概要

颅骨骨折是指颅骨受暴力作用致颅骨结构的破坏，发生断或裂。按骨折部位分为颅盖骨折和颅底骨折；按骨折是否与外界相通分为开放性和闭合性骨折；按骨折形态分为线性骨折和凹陷性骨折。骨折可引起脑膜、脑、血管和神经损伤，可合并脑脊液漏、颅内血肿及颅内感染等。颅骨骨折的严重性并不在于骨折本身，而在于可能存在的继发性损害，如颅内血肿、脑损伤等。

1．解剖简介　颅骨分为颅盖骨和颅底骨两部分。

（1）颅盖骨：质坚实，由内、外骨板和板障构成；外板厚，内板较薄，内、外骨板表面均有骨膜覆盖，内骨膜也是硬脑膜外层，在颅骨的穹隆部，内骨膜与颅骨板结合不紧密，故颅顶部骨折时易形成硬脑膜外血肿。

（2）颅底骨：骨面凹凸不平，厚薄不一，有两侧对称、大小不等的骨孔和裂隙，脑神经、血管由此出入颅腔。颅底分为颅前窝、颅中窝和颅后窝。颅底骨折时相邻硬脑膜常被撕裂，形成脑脊液漏，也可由此导致颅内感染。

2．骨折类型

（1）颅盖骨折

1）线性骨折：最常见，主要靠颅骨X线摄片确诊。当骨折线通过脑膜中动脉沟和静脉窦所在部位时，要警惕硬脑膜外血肿的发生。

2）凹陷性骨折：向内凹陷可损伤脑、血管等颅内器官或组织，局部可扪及局限性下陷区。X线摄片可显示骨折片陷入颅内的深度，CT扫描有助了解骨折情况和有无合并脑损伤（图13-4）。

（2）颅底骨折：可因颅盖骨折线延伸或强烈的间接暴力作用于颅底所致，常为线性骨折。颅底部的硬脑膜与颅骨贴附紧密，故颅底骨折时易撕裂硬脑膜，产生脑脊液外漏而成为开放性骨折。颅底骨折常因出现脑脊液漏而确诊。X线不易显示骨折线，CT扫描可显示骨折部位。

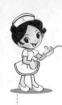

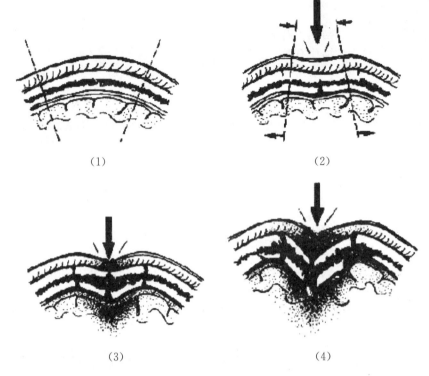

(1) (2)

(3) (4)

图 13-4 颅盖骨凹陷性骨折病理变化示意图

（二）护理评估

1. 健康史 询问病人受伤的过程，如暴力的方式、部位、大小、方向，当时有无意识障碍及口鼻流血、流液等情况，初步判断有无脑损伤和其他损伤。

2. 身体状况及治疗原则

（1）颅盖骨折：单纯颅盖骨折临床表现少，若合并头皮损伤或骨折片凹陷入颅内则可导致脑损伤，出现相应的症状和体征；若引起颅内血肿，则可出现颅内压增高表现。

治疗原则：

1）单纯线性骨折：无需特殊处理，仅需卧床休息，对症治疗，如止痛、镇静等。但需注意有继发性颅内血肿等并发症的可能。

2）凹陷性骨折：凹陷深度超过 1 cm 或凹陷性骨折位于脑重要功能区表面，有脑受压或脑损伤症状时，应手术整复或摘除碎骨片。

3）开放性骨折：及早手术。

（2）颅底骨折：主要表现为皮下和黏膜下淤血斑、脑脊液外漏和脑神经损伤三个方面。颅底骨折根据部位不同常分为三种类型，其表现各有所不同（表 13-3）。

表 13-3 三种颅底骨折的临床特征

骨折部位	软组织出血的表现（淤斑）	脑脊液漏	可能累及的脑神经
颅前窝	眼眶青紫，球结膜下出血，呈"熊猫眼"征	自鼻或口腔流出	嗅神经、视神经
颅中窝	咽黏膜下、乳突区皮下淤血淤斑	自鼻、耳流出	面神经、听神经
颅后窝	乳突后、枕下区皮下淤血淤斑	少见	少见

治疗原则:骨折本身不需特殊治疗,重点在于观察有无脑损伤及处理脑脊液漏、脑神经损伤等并发症。出现脑脊液漏即属开放性损伤,应使用 TAT 及抗菌药物预防感染,大部分漏口在伤后 1～2 周自愈。若 1 个月以上仍未停止,需手术修补硬脑膜。

3. 辅助检查　X 线和 CT 检查可了解骨折的情况、有无合并脑及血管损伤等。

（三）护理诊断与合作性问题

1. 知识缺乏　缺乏脑脊液外漏的护理知识。

2. 潜在并发症　颅内出血,颅内感染。

（四）护理措施

1. 病情观察　密切观察病人的意识、瞳孔、生命体征、颅内压增高的症状和肢体活动等情况。

2. 治疗配合　颅盖骨折需手术治疗时,做好术前和术后护理。颅底骨折脑脊液漏超过 1 个月时,应做好手术修补硬脑膜的术前准备。开放性骨折应按医嘱予抗菌药物和破伤风抗毒素预防感染。

3. 脑脊液外漏病人的护理　护理的重点是防止因脑脊液的逆流而导致颅内感染。

（1）体位:绝对卧床休息,可取半卧位或平卧位将头部抬高 15°～20°,借重力作用使脑组织移至颅底硬脑膜裂缝处,促使局部粘连封闭漏口,维持至停止漏液后 3～5 天。

（2）保持外耳道、鼻腔、口腔清洁:每日 2～3 次清洁消毒,注意棉球不可过湿,以免液体逆流入颅。

（3）严禁堵塞鼻腔和耳道;禁止耳、鼻滴药、冲洗;严禁经鼻腔吸氧、吸痰和留置胃管;禁忌做腰椎穿刺。劝告病人勿挖鼻、抠耳。

（4）避免用力咳嗽、打喷嚏、擤鼻涕、用力排便,以免颅内压骤然升降导致气颅或脑脊液逆流。

（5）观察和记录脑脊液漏出量:可在鼻前庭或外耳道口松松地放置干棉球,浸湿即换,记录 24 小时浸湿的棉球数,以估计脑脊液外漏的量。注意棉球不可过湿,不可填塞,以免液体逆流入颅。

（6）严密监测体温,观察有无颅内感染迹象;根据医嘱预防性应用抗菌药物及破伤风抗毒素。

4. 心理护理　向病人介绍病情、治疗方法和注意的事项,以取得配合,消除其紧张情绪。

三、脑损伤病人的护理

（一）疾病概要

脑损伤是指因暴力作用引起的脑部损伤,包括脑膜、脑组织、脑血管以及脑神经的损伤。

1. 分类

（1）根据伤后脑组织与外界是否相通　分为:

1）开放性脑损伤。

2）闭合性脑损伤。

（2）根据脑损伤病理改变的先后　分为:

1）原发性脑损伤:是指暴力作用后立即发生的脑损伤,如脑震荡、脑挫裂伤等。

2）继发性脑损伤:是指受伤一段时间以后出现的脑受损病变,主要有脑水肿和颅内血肿等。

2. 常见的脑损伤

（1）脑震荡:是指头部外伤后立即发生的一过性脑功能障碍,无肉眼可见的神经病理改变,但在显微镜下可见神经组织结构紊乱。是最常见的并且是最轻的原发性脑损伤。

（2）脑挫裂伤:为脑实质的损伤,主要发生在大脑皮层,可单发,也可多发。包括脑挫伤及脑裂伤。脑挫伤指脑组织遭受破坏较轻,软脑膜完整;脑裂伤指软脑膜、血管和脑组织同时有破裂,伴有外伤性蛛网膜下隙出血。由于两者常同时存在,合称为脑挫裂伤。

(3)颅内血肿:是颅脑损伤中最常见的继发性损伤,若不及时处理,常引起颅内压增高而导致脑疝而危及病人生命。早发现、早处理,可在很大程度上改善预后。

根据血肿的来源和部位分为:硬脑膜外血肿、硬脑膜下血肿和脑内血肿(图13-5)。根据症状出现的时间分为:① 急性血肿,指伤后3天内出现症状;② 亚急性血肿,指伤后3天至3周出现症状;③ 慢性血肿,指伤后3周以上才出现症状。

1)硬脑膜外血肿:是指出血积聚在颅骨与硬脑膜之间。由于颅盖部的硬脑膜与颅骨附着较松,易于分离,故多见于穹隆部线性骨折时,尤多见于额部。常因骨折或颅骨的短暂变形,撕破位于骨管沟内的硬脑膜中动脉或静脉窦而引起出血。

2)硬脑膜下血肿:是指出血积聚在硬脑膜和蛛网膜之间,是最常见的颅内血肿(图13-6)。

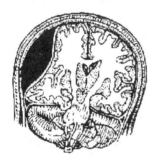
(1)硬脑膜外血肿

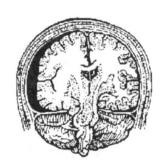
(2)硬脑膜下血肿

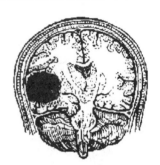
(3)脑内血肿

图13-5 颅内血肿示意图

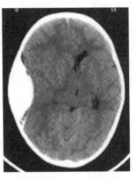
(1)急性硬脑膜外血肿(CT扫描示:右颞部梭形高密度灶,中线结构左移)

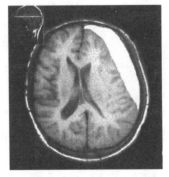
(2)亚急性硬脑膜外血肿(MRI T₁加权)

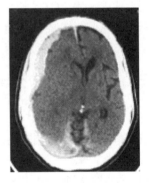
(3)硬脑膜下血肿(CT扫描)

图13-6 颅内血肿CT、MRI扫描图

① 急性硬脑膜下血肿:出血多来自脑实质内血管破裂,常伴有脑挫裂伤。

② 慢性硬脑膜下血肿:出血来源及发病机制尚不完全清楚。好发于50岁以上老年人,仅有轻微头部外伤史或没有外伤史。

3)脑内血肿:常与硬脑膜下和硬膜外血肿并存。浅部血肿的出血均来自脑挫裂伤,血肿多位于脑挫裂伤区,少数位于凹陷性骨折附近。深部血肿多见于老年人,脑的表面可无明显挫伤。

（二）护理评估

1. 健康史　重点是了解受伤史及现场情况,应详细了解病人的受伤经过,如暴力的性质、大小、方向及速度;病人当时有无意识障碍及程度和持续时间,有无口鼻、外耳道出血或脑脊液漏的发生;有无逆行性遗忘,有无头痛、恶心、呕吐、抽搐、大小便失禁和肢体瘫痪;了解病人既往健康状况等。

2. 身体状况及治疗原则

（1）脑震荡

1）身体状况:伤后立即出现暂短的意识障碍,一般不超过 30 分钟。同时伴有面色苍白、出冷汗、血压下降、脉搏缓慢、呼吸减弱、肌张力减低、各种生理反射迟钝,清醒后对受伤时甚至受伤前一段时间内的情况不能回忆,而对往事记忆清除,称为逆行性遗忘。清醒后常有头痛、头晕、恶心、呕吐、失眠等症状。神经系统检查无阳性体征,头部 CT 无异常改变。

2）治疗原则:无需特殊治疗,一般卧床休息 1～2 周,适当给予镇痛、镇静等对症处理,可完全恢复。少数症状迁延者,应加强心理护理。

（2）脑挫裂伤

1）身体状况:因受伤部位和程度不同,临床表现差异较大。

① 意识障碍:为最突出的临床表现,伤后立即出现昏迷,其程度和持续时间与脑挫裂伤的程度、范围有关,昏迷常在 30 分钟以上。严重者可长期持续昏迷。

② 局灶性症状与体征:受伤时立即出现与受伤部位相应的神经功能障碍和体征,若伤及脑皮质功能区,可在伤后立即出现与伤灶区功能相应的神经功能障碍或体征,如语言中枢受损出现失语,运动中枢受损出现对侧肢体瘫痪、锥体束征等。若仅伤及"哑区",可无神经系统受损的表现。

③ 生命体征改变:由于脑水肿和颅高压,早期可出现血压升高、脉搏缓慢、呼吸深慢,严重者呼吸、循环功能衰竭。

④ 脑膜刺激征:合并有蛛网膜下隙出血时,或颅内压增高、自主神经（植物神经）功能紊乱等情况下,病人可有剧烈头痛、呕吐、颈项强直、病理反射阳性,脑脊液检查有红细胞。

⑤ 颅内压增高与脑疝:因继发颅内血肿或脑水肿所致,可出现头痛、呕吐等表现。可使早期的意识障碍或偏瘫程度加重,或意识障碍好转后又加重,同时伴生命体征紊乱、瞳孔改变、锥体束征等。

⑥ CT 和 MRI 检查:可显示脑挫裂伤的部位、范围、脑水肿的程度以及有无脑室受压及中线结构移位等。

2）治疗原则:① 非手术治疗,绝对卧床休息,床头抬高 15°～30°,保持呼吸道通畅,营养支持,维持水、电解质、酸碱平衡,应用抗菌药物预防感染,对症处理,防治脑水肿,应用营养神经的药物,促进脑功能恢复,如 ATP、辅酶 A、细胞色素 C 等,以供应能量、改善细胞代谢、促进脑细胞功能恢复;② 手术治疗,重度脑挫裂伤经上述治疗无效,颅内压增高明显甚至出现脑疝迹象时,应做脑（颅内）减压术或局部病灶清除术。

（3）颅内血肿

1）身体状况:往往先出现原发性脑损伤的表现,如脑震荡、脑挫裂伤的表现。当颅内血肿形成后压迫脑组织才出现相应表现,甚至颅内压增高和脑疝的表现。但不同部位的血肿有其不同的表现。

Ⅰ. 硬脑膜外血肿

A. 主要表现:主要表现是意识障碍。硬脑膜外血肿大多为急性型,其意识障碍可有三种类型:① 典型的意识障碍是伤后昏迷有"中间清醒期",即伤后原发性脑损伤引起的昏迷好转,病人清醒之后,颅内血肿形成引起颅内压增高,导致病人再度出现昏迷,两次昏迷之间有一段时间病人清醒。两次意识障碍的原因不同,前者是原发性脑损伤引起,后者为继发性血肿及其颅内压增高所致。由于原发损伤程度不同、继发性血肿治疗及时与否,临床上中间清醒期仅在部分病人中出现。② 原发性脑损伤严重,伤后昏迷一直持续并进行性加重,血肿的症状被原发性脑损伤所掩盖。③ 原发性脑损伤轻,伤后无原发性昏迷,至血肿形成后出现继发性昏迷。

B. 其他表现:可有血肿压迫所致的神经局灶症状和体征。病人在昏迷前或在中间清醒期期间常有头痛、呕吐等颅内压增高表现,甚至有脑疝表现。一般成人幕上积血大于 20 ml,或幕下积血大于 10 ml,即可引起颅内压增高症状。幕上血肿者大多有小脑幕切迹疝表现,然后合并枕骨大孔疝。幕下血肿者可直接发生枕骨大孔疝,较早发生呼吸骤停。

Ⅱ. 硬脑膜下血肿

A. 急性硬脑膜下血肿:症状类似硬脑膜外血肿,因多数与脑挫裂伤和脑水肿同时存在,故原发性昏迷时间长,呈持续昏迷进行性加重,少有中间清醒期。较早出现颅内压增高和脑疝征象。

B. 慢性硬脑膜下血肿:由于致伤外力小,出血缓慢,病人可有慢性颅内压增高表现,并有间歇性神经定位体征,有时可有智力下降、记忆力减退和精神失常等智力和精神症状。

Ⅲ. 脑内血肿

出血积聚在脑实质内,常与硬脑膜下血肿共存。身体状况与脑挫裂伤和急性硬脑膜下血肿类似,以进行性加重的意识障碍为主。常常缺乏定位体征,若血肿累及重要脑功能区,可出现偏瘫、失语、癫痫等症状。

2) 治疗原则:颅内血肿一经确诊,原则上手术治疗,清除颅内血肿,并彻底止血,解除颅内压增高,防止脑疝形成或解除脑疝。

3. 心理-社会状况　因脑损伤多有不同程度的意识障碍,故清醒后病人常有短暂的"情绪休克",病人对周围事物反应平淡;之后,对脑损伤及其功能的恢复有较重的心理负担,常表现为烦躁、焦虑、悲观、恐惧等;病人意识和智力的障碍使亲属有同样表现;此外,家庭对病人的支持程度和经济能力也影响着病人的心理状态。

4. 辅助检查

(1) X 线平片:可了解有无颅骨骨折。

(2) CT 检查:是目前最常用的检查方法,能清楚显示脑挫裂伤、颅内血肿的部位、范围和程度。

(3) MRI 检查:能显示较小的脑挫裂伤病灶。

(三)护理诊断及合作性问题

1. 意识障碍　与脑损伤、颅内压增高有关。

2. 清理呼吸道无效　与意识障碍,不能有效排痰有关。

3. 有发生废用综合征危险　与颅脑损伤后意识和肢体功能障碍及长期卧床有关。

4. 营养失调:低于机体需要量　与伤后进食障碍及高代谢状态有关。

5. 潜在并发症　颅内压增高、脑疝、各种感染、外伤性癫痫、压疮及肌肉萎缩等。

（四）护理措施

1. 急救护理

（1）首先抢救危及病人生命的伤情：如心跳骤停、窒息、大出血等，保持呼吸道通畅，注意保暖，禁用吗啡止痛。

（2）妥善处理伤口：单纯头皮裂伤清创后加压包扎；开放性颅脑损伤应剪短伤口周围头发，伤口局部不清洗、不用药，用无菌纱布保护外露的脑组织以避免受压；有脑组织从伤口膨出时，在外露的脑组织周围用消毒纱布卷保护，再用纱布架空包扎，避免脑组织受压。应遵医嘱尽早应用抗菌药物和破伤风抗毒素。

（3）防治休克：有休克征象者要查明有无其他部位的损伤和出血，如多发性骨折、内脏破裂等，要积极补充血容量，并做好手术前准备。

（4）做好护理记录：记录受伤经过；初期检查发现的阳性体征；生命体征、意识、瞳孔及肢体活动的变化；急救措施和使用药物情况等。

2. 一般护理

（1）体位：意识清醒者取头高斜坡卧位，抬高床头 15°～30°，以利于脑静脉回流，减轻脑水肿。昏迷病人或吞咽功能障碍者宜采取侧卧位或侧俯卧位，以利于口腔内分泌物的排除和防止呕吐物、分泌物误吸。

（2）保持呼吸道通畅：颅脑损伤病人有意识障碍，丧失了正常咳嗽反射和吞咽功能，呼吸道分泌物不能有效排除，舌后坠等可引起严重的呼吸道梗阻。因此，必须及时有效地清除口咽部的血块、呕吐物和分泌物；病人取侧卧位，定时吸痰，痰液黏稠时要给予雾化吸入以稀释痰液；必要时置口咽通气道，或行气管切开术和人工辅助呼吸。

（3）营养支持：无法进食的病人应及早采用胃肠外营养，从静脉补充葡萄糖、氨基酸、脂肪乳剂、维生素等。尽早恢复肠内营养有利于病人的康复，待肠蠕动恢复后，可采用鼻胃管补充营养。要定期评估病人的营养状况，如体重、氮平衡、血浆蛋白、血糖和电解质，以及时调整营养供给量和配方。

（4）躁动病人的护理：首先要控制引起躁动的原因。引起躁动的原因很多，如头痛、呼吸道不通畅、尿潴留、便秘、被服被大小便浸湿、肢体受压等，需查明原因并及时排除，切勿轻率给予镇静剂，以免影响观察病情。对躁动病人不可强加约束，以免因过分挣扎使颅内压进一步升高。应加床档保护并给病人戴手套，以防坠床和抓伤。

（5）其他基础护理：要加强皮肤护理，定时翻身，预防压疮；保持四肢关节功能位，每日做四肢活动及肌肉按摩；留置导尿时，要定时消毒尿道口；防止便秘可给予缓泻剂，禁忌高压灌肠，以免发生颅内压增高。

3. 病情观察　　病情观察是颅脑损伤病人的护理的重要内容，目的是观察治疗效果，及时发现和处理继发性病变。

（1）意识状态：反映大脑皮质和脑干的功能，观察时采用相同程度的语言和痛刺激，对病人的反应作动态分析，判断意识的变化。意识障碍的程度可反映脑损伤的轻重，意识障碍出现的早晚和有无加重，是区别原发和继发性脑损伤的重要依据。

（2）生命体征：为避免病人躁动影响准确性，应先测呼吸，再测脉搏，最后测血压。颅脑损伤病人以呼吸变化最敏感和多变。若伤后血压上升、脉搏减慢、呼吸深慢，则提示颅内压增高；若同时出现意识障碍和瞳孔的变化，则可能发生脑疝。另外，下丘脑和脑干损伤常出现中枢性高热。伤后数日体温升高，常提示有感染性并发症。

（3）瞳孔：瞳孔的变化可因动眼神经、视神经以及脑干部位的损伤引起。应观察瞳孔的大小、形态、对光反射、眼裂大小、眼球的位置及活动情况，注意两侧对比。伤后立即出现一侧瞳孔散大，是原发性动眼神经损伤所致；伤后瞳孔正常，以后一侧瞳孔先缩小，继之进行性散大，并且对光反射减弱或消失是小脑幕切迹疝的眼征；如果双侧瞳孔时大时小，变化不定，对光反射消失伴眼球运动障碍，是脑干损伤的表现；双侧瞳孔散大，对光反射消失、眼球固定伴深昏迷或去大脑强直，多为临终前的表现；眼球震颤见于小脑或脑干损伤。另外，应注意某些药物、剧痛、惊骇等也会影响瞳孔变化，如吗啡、氯丙嗪可使瞳孔缩小；阿托品、麻黄碱可使瞳孔散大。

（4）神经系统体征：定时检查病人双侧肢体肌力、自主活动、感觉、生理反射和病理反射。原发性脑损伤引起的偏瘫等局灶症状，受伤当时就已出现，且不再加重。如病人于伤后逐渐出现神经系统体征，应考虑有颅内血肿或脑水肿等继发性脑损伤。伤后一段时间出现或继续加重的肢体偏瘫，同时伴有意识障碍和瞳孔变化，多是小脑幕切迹疝压迫中脑的大脑脚，损害其中的锥体束纤维所致。

（5）其他：观察有无脑脊液漏、呕吐及呕吐物的性质，对剧烈头痛和烦躁不安等症状，查明原因。剧烈头痛、频繁呕吐是颅内压增高的主要表现，尤其是躁动时无脉搏增快，应警惕脑疝的形成。注意 CT 和 MRI 扫描结果及颅内压监测情况。

4. 治疗配合

（1）遵医嘱应用脱水药、糖皮质激素、冬眠低温法等措施降低颅内压。

（2）应用抗菌药物防治感染。

（3）保护脑组织和促进脑苏醒　常应用能量合剂、神经节苷酯、胞二磷胆碱等药物，有助于病人苏醒和功能恢复。

（4）其他护理措施：① 任何部位的脑损伤都可能引起癫痫，应掌握其先兆，做好预防措施，如采用护栏、床头放枕头，遵医嘱按时给予抗癫痫药以预防发生；发作时应遵医嘱给予地西泮 10～20 mg，静脉缓慢注射，直至抽搐停止，并且有专人护理，用牙垫防止舌咬伤，及时吸出气管内分泌物，保持呼吸通畅等。② 昏迷者按昏迷常规护理，眼睑不能闭合者涂眼膏，预防角膜炎或角膜溃疡。③ 高热病人，注意降温，常用方法有物理降温，如头部冰帽，大血管处置冰袋等；如物理降温无效，可遵医嘱给予冬眠疗法。

5. 手术前后护理

（1）手术前护理要点：除继续做好上述护理外，应做好紧急手术前常规准备，手术前 2 小时内剃净头发，洗净头皮，70%乙醇消毒手术区皮肤并用无菌巾包扎。

（2）手术后护理要点

1）稳妥搬运病人：手术后搬运病人动作要轻且稳，防止头部转动或受震荡，搬动前后应观察病人呼吸、脉搏和血压的变化。

2）安置合适体位：小脑幕上开颅手术后，取健侧或仰卧位，避免切口受压；小脑幕下开颅手术后，应取侧卧或侧俯卧位。

3）做好引流护理：手术中常放置引流管，如脑室引流、创腔引流、硬脑膜下引流等，护理时严格注意无菌操作，妥善固定；预防颅内逆行感染；保持引流通畅；观察并记录引流量和性质。

4）加强病情观察：严密观察病人的意识、生命体征、瞳孔、肢体活动等情况，及时发现手术后颅内有无发生出血、感染、癫痫以及应激性溃疡等并发症。

6. 生活护理

（1）饮食护理：颅脑损伤后，营养摄入减少，分解代谢增加，机体进入负氮平衡；损伤的急性期应激反应使血糖升高,乳酸堆积,加重脑水肿。因此,对能进食的病人,鼓励进食高蛋白、高维生素、高热量、易消化饮食;昏迷或有恶心呕吐的病人应暂禁食,可采用全胃肠外营养(TPN)或鼻饲牛奶、蛋黄、糖、维生素和微量元素等配制的混合膳或要素饮食,并适时给予输血、血浆、清蛋白等。

(2)清洁护理:定期检查口腔黏膜、皮肤受压处有无异常,对清醒者告知保持口腔清洁和定时翻身的重要性,指导病人漱口刷牙,改变体位。对意识障碍或肢体瘫痪者,给予定时翻身、骨突出部位按摩,保持床单干燥、清洁、平整;每天两次口腔护理。

(3)保持大便通常:便秘可造成病人腹胀不适,用力排便还可诱发颅内压增高者发生脑疝。所以,应提供富含纤维素的食物。无颅内压增高者,可多饮水,并进行腹部按摩,遵医嘱使用缓泻剂,必要时戴手套抠出干硬粪块或灌肠。但对已有颅内压增高者,勿用大剂量高压灌肠。

(4)加强安全防护:病人躁动时易发生意外损伤,应查找原因,给予相应处理,不要强制性约束,必要时加床档,专人护理,以防坠床。肌内注射时,应有专人协助,以防断针;静脉输液装置应妥善固定;剪短指甲或戴手套以防抓伤。癫痫发作时,应安置于仰卧头偏向一侧,清除口鼻分泌物,解开衣领,置牙垫或纱布卷,防止窒息和咬伤舌头。对肢体不全瘫痪者,起床活动时给予扶持或提供拐杖、轮椅等。

7. 心理护理　加强与病人的沟通,根据病人的情绪和行为表现给予积极的心理和感情支持,用热情开朗的情绪,真诚和蔼的态度去感染病人,以娴熟规范的技术、一丝不苟的工作作风,取得病人和家属的信任,以消除焦虑恐惧的心理。对于在疾病恢复过程中产生的症状,给予适当的解释和安慰;鼓励指导病人树立正确的人生观,建立重新生活的能力及战胜疾病的信心和勇气。

8. 健康指导

(1)向病人及家属解释颅脑损伤的恢复过程,如头痛、头昏、乏力、记忆力减退、注意力分散等后遗症,可随时间延长而逐渐消失。

(2)康复训练:对于脑损伤后遗留的语言、智力或运动功能障碍,要鼓励病人尽早开始康复训练;协助制订康复计划,耐心指导,以改善生活自理能力和社会适应能力。制定经过努力容易达到的目标,一旦康复有进步,病人会产生成功感,树立起坚持锻炼和重新生活的信心。

(3)用药指导:有外伤性癫痫的病人,应按时服用抗癫痫药控制症状发作,不要单独外出、登高、游泳等,以防意外。向病人及其亲属介绍服药的目的、疗程、副作用,嘱咐病人没有医生的允许不可随意停药,应在医生指导下逐渐减量直至停药。还要教会病人亲属对癫痫发作的紧急救护方法。

(4)生活自理指导:对有残疾者,应鼓励病人树立正确的人生观,鼓励其争取生活自理,指导并告诉亲属对病人生活护理的方法及注意事项。

(5)说明随访的重要性及随访的时间和地点。

第三节　颅内肿瘤病人的护理

一、疾病概要

颅内肿瘤又称脑瘤,包括原发性和继发性两大类。原发性脑瘤起源于颅内各种组织,如脑组织、脑膜、脑血管、脑神经、脑垂体以及残余胚胎组织等,以神经胶质瘤最常见,其次是脑膜瘤、垂体腺瘤、听神经瘤等。继发性颅内肿瘤是身体其他部位的恶性肿瘤转移到颅内所致,颅内肿瘤约半数为恶性,发病部位以大脑半球最多,其次是鞍区、小脑脑桥角、小脑等部位。颅内肿瘤可发生于任何年龄,以20~50岁多见,40岁左右为发病高峰期,此后随年龄增长发病率下降。少年儿童以颅后窝及中线部位的恶性肿瘤多见,成年人则以大脑半球的神经胶质细胞瘤为多,老年人神经胶质细胞瘤和转移性肿瘤多见。无论是良性还是恶性肿瘤,随着瘤体逐渐增大均可引起颅内压增高,造成脑疝而危及病人生命。

1. 病因 颅内肿瘤的确切病因和身体其他部位的肿瘤一样,尚未完全清楚。目前认为与遗传因素,理化因素以及生物因素等有关。

2. 分类及特性

(1) 神经胶质细胞瘤:常简称为胶质瘤,起源于原始神经上皮组织(胚胎神经外胚层)的一些组织细胞成分。多为恶性,是颅内最常见的恶性肿瘤,占颅内肿瘤的40%~50%。可发生在脑内任何部位,多为浸润性,无明显边界,手术难以完全切除。其中,星形细胞瘤在胶质瘤中最常见,占40%,恶性程度较低,生长缓慢,呈实质性者与周围组织分界不清,常不能彻底切除,术后易复发。星形细胞瘤典型的首发症状是抽搐,可以合并其他神经系统症状,但多数年轻病人仅有抽搐症状。多形性胶质母细胞瘤,好发于60~70岁人群,恶性程度最高,病情进展快,对放、化疗均不敏感;间变型星形细胞瘤,高发年龄为40~50岁人群,间变型星形细胞瘤和多形性胶质母细胞瘤治疗相同,首选手术切除;髓母细胞瘤,恶性程度较高,好发于2~10岁儿童,对放射治疗敏感;少突胶质细胞瘤,占胶质瘤的7%,生长较慢,分界较清,可手术切除,但术后往往复发,需放疗及化疗。

(2) 脑膜瘤:起源于蛛网膜内皮细胞。约占颅内肿瘤的20%,良性居多,多见于成人,生长缓慢,有包膜,不侵犯脑实质,切除彻底者可获根治。

(3) 垂体腺瘤:常简称为垂体瘤,起源于垂体前叶的腺细胞,呈良性病变。根据细胞的分泌功能不同可分为泌乳素腺瘤(PRL瘤)、生长激素腺瘤(GH瘤)、促肾上腺皮质激素腺瘤(ACTH瘤)、促甲状腺腺瘤及混合性腺瘤(无功能性腺瘤)。PRL瘤主要表现为女性闭经、泌乳、不育等;男性性欲减退、阳痿、体重增加、毛发稀少等。GH瘤在青春期发病者为巨人症,成年后发病表现为肢端肥大症。ACTH瘤主要表现为皮质醇增多症,如满月脸、"水牛背"、腹壁及大腿皮肤紫纹、肥胖、高血压及性功能减退等。

(4) 听神经瘤:起源于听神经鞘膜细胞,约占颅内肿瘤的10%,属于良性肿瘤。若能及早发现、及时手术,常能彻底摘除而痊愈。

(5) 转移性肿瘤:原发灶多来自肺、乳房、甲状腺、消化道等部位的恶性肿瘤,以肺癌最常见。临床表现一般先有原发病的症状,以后再出现脑部症状。因已属晚期,病程短,颅内压增高症状明显,治疗效果往往欠佳。

二、护理评估

1. 健康史 询问有无肿瘤家族史;内外环境中有无生物、化学、物理等各种刺激因素;有无原发性肿瘤,曾做过哪些检查,有无治疗,效果如何。

2. 身体状况

(1) 颅内压增高:约90%以上的病人可出现颅内压增高症状和体征,头痛、呕吐较为明显,通常呈慢性、进行性加重过程。若未得到及时治疗,重者可引起脑疝,轻者可引发视神经萎缩,约80%的病人可发生视力减退,晚期可发生视野向心性缩小,甚至失明。

(2)局灶症状与体征:随不同部位的肿瘤对脑组织浸润破坏、直接刺激和压迫不同引起的症状和体征各不相同,是肿瘤所在部位的脑、神经、血管受损害的表现。这一类症状与体征可反映脑瘤的部位所在,因此称为定位表现。如额叶底部的肿瘤(特别是嗅沟脑膜瘤)可引起同侧的嗅觉丧失;额叶内侧面的肿瘤可引起尿急或尿失禁;若一侧的额叶肿瘤通过胼胝体扩展至对侧,累及双侧的额叶,则常见精神症状,尤其是注意缺失与淡漠,以及共济失调性步态。顶叶肿瘤则产生全身性抽搐发作或局限性感觉性癫痫发作;表皮的触觉,痛觉与温度觉并无障碍,但对侧的形体辨别觉与其他皮层性感觉功能(如位置觉、二点辨别觉)则出现障碍。颞叶为脑功能的次要区域,此部位肿瘤可以长期不出现定位症状;可出现视野的改变,也可出现颞叶钩回发作性癫痫,表现为幻嗅幻味,继之嘴唇出现吸吮动作与对侧肢体抽搐(称为钩回发作)以及幻听;还可引起命名性失语。枕叶肿瘤通常引起对侧视野缺损或同向偏盲,可有抽搐发作,在发作前可有闪光等单纯的视幻觉。蝶鞍区肿瘤可引起垂体腺内分泌障碍,视觉障碍如视力减退、视野缺损、失明等。小脑肿瘤,以听神经瘤多见,可表现为耳鸣、耳聋、同侧面部感觉减退与周围性面瘫,而后出现一侧或两侧锥体束征;可引起共济失调、肌张力减退等。

(3)评估方法及内容:询问及检查有无进行性颅内压增高症状及体征;有无脑疝先兆;病人感觉、运动与认知功能有何异常;生命体征有无改变;有无定位症状与体征;有无内分泌功能紊乱的表现;有无尿崩症;有无癫痫发作;有无视力障碍;目前病人自理能力、营养状况如何等。

3. 心理-社会状况　颅内肿瘤容易致残,甚至危及生命。一旦确诊,对病人是一个沉重的心理打击,病人的心理会随着治疗的进展而发生变化,如紧张、焦虑、恐惧、抑郁甚至绝望。尽快了解病人及其亲属对颅内肿瘤的认知程度,了解他们对治疗的期盼程度。

4. 辅助检查

(1)实验室检查:主要是内分泌方面检查,对诊断垂体腺瘤有帮助。

(2)影像学检查

1)颅骨X线平片检查:如脑膜瘤病人,脑膜动静脉沟显著增宽与增多,骨质增生或破坏;听神经瘤,常显示内耳孔骨质吸收脱钙,内耳孔扩大、破坏;胶质瘤,少数可显示条带状、点片状钙化等。

2)CT、MRI检查:是目前对评估颅内肿瘤最有价值的诊断方法,阳性率达95%以上,能够显示出直径1 cm以上的肿瘤影像,对确定肿瘤部位和大小、脑室受压和脑组织移位、瘤体周围脑水肿范围有重要意义(图13-7)。FMRI(磁共振功能成像)是相对于形态学诊断而言的,包括弥散、灌注加权成像、皮质功能定位及MR波谱成像等,对评估颅内肿瘤也有一定的意义。

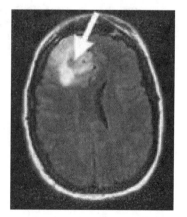

图13-7　颅内肿瘤MRI图像

3)脑血管造影检查:通过脑血管显像,视其位置是否正常、有无移位以判断肿瘤的位置。

4)正电子发射体层摄影术(PET):能反映脑组织代谢和局部脑细胞功能活动情况,对早期发现肿瘤,确定恶性程度和脑功能有一定的价值。

(3)腰椎穿刺除可测量颅内压以外,还可收集脑脊液进行实验室检查。

5. 治疗原则

(1) 手术治疗:手术切除肿瘤是主要的治疗方法,辅以放疗和化疗。神经导航、微创外科技术在神经外科的应用,拓宽了手术适应证和范围。手术的原则是在尽可能地切除肿瘤的同时最大限度地保护周围脑组织。恶性肿瘤晚期亦可采用姑息性手术,如去骨瓣减压术、脑脊液分流术等,以降低颅内压。

(2) 放射治疗:肿瘤位于重要功能区或部位深不宜手术、病人全身情况差不允许手术及对放射治疗较敏感的颅内恶性肿瘤,可选用放射治疗,特别是手术前后配合放疗可增加手术治疗效果。现在通常采用的立体定向放射治疗技术,不依赖于肿瘤组织对放射线的敏感度,照射很精确,对病灶周围组织的影响很小,提高了放射治疗效果,减少了并发症。现在应用最广泛的是伽玛刀(γ-刀),其次是 X-刀,另外还有粒子束刀等。

你知道什么是伽玛刀(γ-刀)吗?

伽玛刀(γ-刀)是一种无形之刀,实际上是一种三维立体高能聚焦的多束伽马射线治疗装置。它装有 201 个钴源,当内外准直器对接时,201 束伽马射线通过准直孔同时射向半圆形头盔的中心点,位于该点(靶点)的组织在短时间内可接受多束高能伽马射线照射,将病灶摧毁,而周围正常组织则受影响很少,从而达到治疗目的。

X-刀,你知道吗?

X-刀也是一种无形之刀,1992 年开始在临床推广应用。由改良的直线加速器、可调式治疗床、立体定向仪和计算机控制系统等组成。改良的直线加速器支架可沿其支撑轴旋转,准直器可根据需要选择不同大小的口径,使射线精确照射在病灶部位。由于直线加速器主要释放 X 线,功能上又能达到立体定向外科治疗的要求,故称为 X-刀或 X 线刀。

(3) 化学药物治疗:化学药物治疗逐渐成为颅内肿瘤综合治疗的一部分,化学治疗有多种途径,如全身给药、定向给药。定向给药可由动脉内向肿瘤内注药与局部用药等。对于手术后残余的肿瘤组织或对放疗不敏感的肿瘤,化疗能进一步杀灭残余肿瘤细胞,对预防肿瘤复发起一定作用。

(4) 其他治疗:如血管内介入治疗、免疫治疗、基因治疗、光动力学治疗、热能治疗等。

三、护理诊断及合作性问题

1. 营养失调:低于机体需要量　与肿瘤消耗、呕吐、放疗和化疗等有关。

2. 自理能力缺陷　与肿瘤压迫导致肢体活动障碍及手术有关。

3. 有感染的危险　与机体免疫降低,放疗或化疗造成骨髓抑制有关。

4. 焦虑、恐惧　与疾病威胁、害怕手术、担心预后等有关。

5. 潜在并发症　颅内压增高及脑疝、颅内出血、应激性溃疡等。

四、护理措施

1. 一般护理

(1) 休息与体位：安置病人于斜坡位，有利于静脉回流，降低颅内压，减轻疼痛。提供安静舒适环境，适当活动与休息，下床活动时注意安全。

(2) 饮食与营养：能进食的病人应说明加强营养的重要性，鼓励病人进食高蛋白、高维生素、高碳水化合物的清淡、易消化饮食，以增进营养，有呛咳或进食困难者可采用鼻饲或全胃肠外营养，必要时输血或清蛋白等。

(3) 基础护理：适时提供皮肤、口腔护理及生活上的照料。

(4) 避免诱发颅内压增高的因素。

2. 病情观察　颅内肿瘤常引起颅内压增高而发生脑疝，危及生命，因此，应重点观察生命体征、意识和瞳孔等变化。

3. 心理护理　耐心倾听病人的诉说，以热情的态度、温和的语言与病人接触，建立良好的护患关系；鼓励病人说出内心感受和最关心的问题；提供治疗信息；给予心理支持，对病人表现出的各种心理和行为反应表示理解；向病人介绍国内外颅内肿瘤治疗的进展和成功的典型病例，使病人树立战胜疾病的信心。

4. 术前护理

(1) 颅内压增高病人的护理：严格卧床休息，取头高斜坡卧位，床头抬高 15°～30°。便秘者切勿用力屏气排便，可用缓泻剂通便，尽量避免灌肠。

(2) 遵医嘱加强营养支持治疗：注意水、电解质、酸碱、营养代谢平衡，防止体液代谢紊乱。

(3) 进行手术前常规准备：按颅脑手术要求准备，择期手术者，术前 3 天开始皮肤准备，剪短头发，每日清洁头发一次，术前 1 天检查病人头部皮肤是否有破损或毛囊炎，术前 2 小时剃净头发，用肥皂水洗头，消毒后戴上清洁帽子。

5. 术后护理

(1) 体位：全麻未清醒病人，取侧卧位或平卧头偏向一侧；清醒后，取头高斜坡位，床头抬高 15°～30°，以利颅内静脉回流；小脑幕上开颅术后，应取健侧在下卧位或取平卧位，避免切口受压；小脑幕下开颅术后早期宜取去枕侧卧或侧俯卧位；体积较大肿瘤切除后，因颅腔留有较大空隙，24 小时内手术切口部位应保持高位，以免突然翻动时脑和脑干移位，引起颅内静脉的断裂、幕下出血或脑干功能障碍等。对于意识不清或躁动病人要加床档保护。

(2) 观察病情：重点观察意识状态、生命体征、瞳孔和肢体活动状况等变化，并按 Glasgow 昏迷评分法进行评分和记录。注意观察切口敷料及引流情况，若渗出液为黄色，可能有脑脊液漏出，及时通知医生并配合处理。病人头部包扎使用无菌绷带，枕上垫无菌治疗巾并经常更换，预防感染；定时观察有无浸湿，并在敷料上标记浸湿范围，估计渗出程度。严密观察并及时发现手术后有无发生颅内出血、感染、癫痫以及应激性溃疡等并发症。

(3) 保持呼吸道通畅：颅后窝手术或听神经瘤手术易发生舌咽、迷走神经功能障碍，气管内分泌物不能及时排出，极易并发肺部感染。因此，应鼓励病人做深呼吸及有效咳嗽排痰，协助病人翻身、拍背、雾化吸入、吸痰并给予氧气吸入。必要时做好气管切开的准备。

(4) 饮食与营养：清醒病人吞咽反射恢复后，即可进食流质，以后逐渐过渡到普通饮食，并指导病人摄取足够营养。较大的脑手术或全身麻醉术后病人有恶心、呕吐或消化道功能紊乱时,术后可禁食1~2日。颅后窝手术或听神经瘤手术后,因舌咽、迷走神经功能障碍而发生吞咽困难、饮水呛咳等,术后应严格禁食禁饮,采用鼻饲供给营养,待吞咽功能恢复后逐渐练习进食。术后长期昏迷的病人,主要经鼻饲提供营养,不足者可经肠外途径补充。鼻饲后勿立即搬动病人以免引发呕吐和误吸。

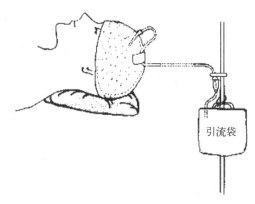

图13-8 脑室外引流装置示意图

(5) 脑室引流病人的护理

1) 引流管的位置:引流管开口需高于侧脑室平面10~15 cm(图13-8),以维持正常颅内压。

2) 引流速度及量:术后早期应适当将引流瓶(袋)挂高,避免流速过快,待颅内压力平衡后再放低。因正常脑脊液每日分泌400~500 ml,故每日引流量不超过500 ml。

3) 保持引流通畅:若引流管内不断有脑脊液流出、管内的液面随病人呼吸、脉搏等上下波动,多表明引流管通畅;若引流管无脑脊液流出,应查明原因。可能的原因有:颅内压低于10~15 cm H_2O;引流管放入脑室过深过长,在脑室内盘曲成角,可将引流管缓慢向外抽出至有脑脊液流出,然后重新固定;若管口吸附于脑室壁,可将引流管轻轻旋转,使管口离开脑室壁;疑有引流管被小凝血块阻塞,可在严格消毒管口后,用无菌注射器轻轻向外抽吸,切不可注入生理盐水冲洗,以免管内阻塞物被冲至脑室系统狭窄处,引起日后脑脊液循环受阻。经上述处理后,仍无脑脊液流出,考虑换管。

4) 观察并记录脑脊液的颜色、量及性状:术后1~2日脑脊液可略呈血性,以后转为橙黄色;若脑脊液中有大量血液或血性脑脊液的颜色逐渐加深,常提示有脑室内出血。一旦脑室内大量出血,需紧急手术处理。

5) 严格遵守无菌操作原则:每日定时更换引流瓶(袋)时,应先夹闭引流管以免管内脑脊液逆流入脑室,操作时遵守无菌原则,并注意保持整个装置无菌,必要时做脑脊液常规检查或细菌培养。

6) 拔管:开颅术后脑室引流管一般放置3~4日,一般不宜超过5~7日,时间过长有可能发生颅内感染。拔管前一天应试行抬高引流瓶(袋)或夹闭引流管24小时,以了解脑脊液循环是否通畅。若病人出现颅内压增高症状,应立即放低引流瓶(袋)或开放夹闭的引流管,并通知医师。拔管时应先夹闭引流管,以免管内液体逆流入脑室引起感染。拔管后,切口处以无菌敷料包扎,以免引起颅内感染。

(6) 创腔引流病人的护理:在肿瘤切除后的创腔内放置引流管,达到引流手术残腔内血性渗液和气体,使残腔逐步闭合。

1) 创腔引流瓶(袋)的安放位置:手术后早期,创腔引流瓶(袋)高度与头部创腔保持一致,可放置于头旁枕上或枕边。术后48小时内,不可随意放低引流瓶(袋),以保证创腔内一定的液体压力,避免脑组织移位及移位时有可能撕破大脑上静脉,引起颅内血肿。手术48小时后,可将引流瓶(袋)略放低,以较快引流出创腔内残留的液体,使脑组织膨出,以减少局部残腔,避免局部积液造成颅内压增高。

2) 观察引流量:术后早期若引流量较多,应适当抬高引流瓶(袋),控制引流量和速度。

3）拔管：引流放置 3～4 日,通常血性脑脊液转清,即可拔除引流管。

（7）手术后并发症的观察和护理

1）颅内出血：多发生在术后 24～48 小时以内,表现为意识清醒后又逐渐嗜睡,甚至昏迷或意识障碍进行性加重,并可有颅内压增高和脑疝症状。术后应严密观察病人生命体征、意识和瞳孔的变化。一旦发现病人有颅内出血征象,应及时报告医师,并做好再次手术止血的准备。

2）尿崩症：主要发生于鞍上手术后,如垂体腺瘤、颅咽管瘤等手术累及下丘脑影响抗利尿激素分泌所致。病人出现多尿、多饮、口渴,每日尿量大于 4 000 ml,尿比重低于 1.005。在给予垂体后叶素治疗时,应准确记录 24 小时出入液量,根据尿量的增减和血清电解质含量调节用药剂量。多尿期间,需注意补钾,每 1 000 ml 尿量补充 1 g 氯化钾。

3）胃出血：丘脑下部及脑干受损后可引起应激性胃黏膜糜烂、溃疡,引起出血。病人呕吐大量血性或咖啡色胃内容物,并伴有呃逆、腹胀及黑便等表现,出血量多时可发生休克。可给予雷尼替丁等药物预防,一旦发现胃出血,应立即放置胃管,抽净胃内容物后用小量冰水洗胃、经胃管或全身应用止血药物,遵医嘱输血。必要时做好手术止血的准备。

4）癫痫：手术后因脑损伤、脑缺氧、脑水肿等因素而诱发癫痫。癫痫发作时采取保护性措施,立即松解病人衣领,使病人头部偏向一侧,保持呼吸道通畅,使用牙垫防止舌咬伤。禁止经口腔测体温,按时服用抗癫痫药。

6. 放射治疗和化学治疗病人的护理　见"肿瘤病人的护理"一章。

7. 健康指导

（1）嘱病人增进营养,注意休息,保持乐观情绪。

（2）向病人说明放疗和化疗的目的、方法、时间、疗程及治疗对机体的负面影响,并指导如何应付。

（3）向病人说明手术后继续治疗的重要性和方法,随访的重要性、随访的时间和地点。

（4）康复训练：应在病情稳定后开始,包括肢体的被动及主动运动、语言能力及记忆力的恢复,教会病人及家属自我护理方法,加强练习,尽早、最大程度地恢复功能。

复习思考练习

1. 某病人,男性,22 岁。2 小时前被木棍击中头部,当即昏迷。20 分钟后被送往附近医院,已清醒。随后呕吐 2 次,为胃内容物;诉头痛,渐转入嗜睡状态。体检见 T:36.5 ℃,P:56 次/分,R:12 次/分,BP:130/80 mmHg。额颞部有挫伤,右侧瞳孔对光反应迟钝。

请分析：

（1）该病人目前最可能的疾病诊断是什么?

（2）为确定诊断应首选何种检查?

（3）如需手术治疗应做哪些手术前护理工作?

2. 某病人,女性,45 岁,头痛 8 个月,用力时加重,多见于清晨及晚间,常伴有恶心,有时呕吐。经 CT 检查诊断为颅内占位性病变、颅内压增高,为行手术治疗入院。入院后第 3 天,因便秘而用力排便,突然出现剧烈头痛、呕吐,右侧肢体瘫痪,随即意识丧失。体检见脉搏 56 次/分钟,呼吸 16 次/分钟,血压 150/88 mmHg。左侧瞳孔散大,对光反射消失。

请分析：

(1) 病人目前出现何种问题？为什么？

(2) 应如何解决此类病人便秘问题？

(3) 目前的急救护理措施有哪些？

3. 某病人，男性，28岁，在一次斗殴中被人用铁棍击伤头部后立即昏迷，送医院途中清醒，并可与家人谈话，但头痛、呕吐明显，入院后又进入昏迷状态，右侧肢体无自主运动。

  (1) 该病人最有可能的诊断为 （　　）

    A. 脑挫裂伤　　　　　B. 原发性脑干损伤　　　　　C. 急性硬膜下血肿

    D. 急性硬膜外血肿　　E. 急性脑内血肿

  (2) 针对上述情况，应立即使用的药物是 （　　）

    A. 20%甘露醇　　　　B. 氨甲环酸　　　　　　　　C. 地塞米松

    D. 苯巴比妥　　　　　E. 呋塞米

  (3) 下列处理措施中错误的是 （　　）

    A. 手术清除血肿　　　B. 腰椎穿刺降低颅内压　　C. 脑室引流

    D. 应用地塞米松　　　E. 20%甘露醇快速静脉滴注

（田　彪）

第十四章

颈部疾病病人的护理

第一节　概　述

甲状腺分左右两叶,位于甲状软骨下方气管两旁,中间以峡部连接。峡部有时向上伸出一椎体叶,可与舌骨相连。甲状腺由两层被膜包裹,内层为甲状腺固有被膜,外层为甲状腺外科被膜,两层被膜间的间隙甚狭,在此间隙内有动脉、静脉及甲状旁腺。甲状腺由外层被膜固定于气管和环状软骨上,又由左、右两叶上极内侧的悬韧带悬吊于环状软骨上,因此,甲状腺随吞咽动作而上、下移动。

甲状腺的血液供应非常丰富,主要有来自两侧的甲状腺上动脉和甲状腺下动脉。甲状腺上、下动脉之间以及与咽喉部、气管、食管的动脉分支之间,均具有广泛的吻合和沟通,故在手术中将甲状腺上、下动脉全部结扎,也不会发生甲状腺残留部分及甲状旁腺缺血。甲状腺有三条主要静脉,即甲状腺上、中、下静脉。甲状腺的淋巴液汇入颈深淋巴结。甲状腺的神经支配来自迷走神经,其中喉返神经穿行于甲状腺下动脉的分支之间,支配声带运动;喉上神经亦起自迷走神经,分内支(感觉支)分布在喉的黏膜上,外支(运动支)支配环甲肌,与甲状腺上动脉贴近行走,下行分布至环甲肌,使声带紧张。因此,手术中处理甲状腺动脉时,应避免损伤上述几根神经(图 14-1、图 14-2)。

正常成人甲状腺约重 30 g。正常情况下,颈部检查时不容易看到或触摸到甲状腺。

甲状腺疾病时,主要表现为单纯性肿大或有结节、肿块,对肿大的甲状腺应评估其肿大的程度和对称性。甲状腺肿大分三度:看不见但能触及为Ⅰ度;看得见又能触及,但在胸锁乳突肌以内者为Ⅱ度;超过胸锁乳突肌者为Ⅲ度。触诊时如发现甲状腺肿大,应了解是结节性还是弥漫性,是否随吞咽运动而上下移动,肿块的硬度、质地等,附近淋巴结是否肿大,听诊时是否有血管杂音。

甲状腺具有合成、贮存和分泌甲状腺素的功能。甲状腺激素的合成和分泌过程受下丘脑-垂体前叶系统分泌的促甲状腺激素(TSH)的调解和控制,而 TSH 的分泌则受血液中甲状腺激素浓度的影响。甲状腺素分三碘甲状腺原氨酸(T_3)和四碘甲状腺原氨酸(T_4)两种,其中 90% 为 T_4、10% 为 T_3,但 T_3 的生理作用却比 T_4 高 4~5 倍。甲状腺素的主要作用是促进物质与能量代谢,促进生长和发育过程。

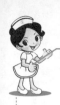

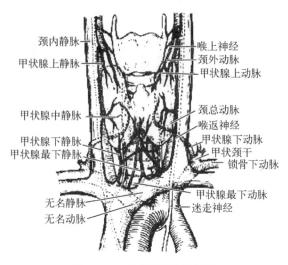

图 14－1　甲状腺解剖(前面)

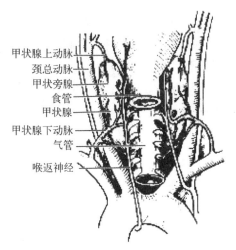

图 14－2　甲状腺解剖(背面)

第二节　甲状腺功能亢进外科治疗病人的护理

一、疾病概要

甲状腺功能亢进简称甲亢,是指血液循环中甲状腺激素水平异常增多,作用于全身组织所引起的高代谢状态的临床综合征。该病女性发病率较高,男女发病比约为1∶4。

(一)分类

按引起甲亢的原因,甲亢可分为原发性、继发性和高功能腺瘤三类。

1. 原发性甲亢　最常见,好发于20～40岁的女性,甲状腺功能亢进与甲状腺肿大同时出现。

2. 继发性甲亢　指在结节性甲状腺肿基础上发生的甲亢,40岁以上的女性多发,病人先有甲状腺结节性肿大,多不对称,多年后才逐渐出现功能亢进,多发生在单纯性甲状腺肿的流行地区。

3. 高功能腺瘤　少见,腺体内出现单个的自主性高功能结节,结节周围的甲状腺组织上呈萎缩性改变。

(二)病因和病理

原发性甲亢的病因迄今为止尚未完全明了。近年来认为原发性甲亢是一种自身免疫性疾病,其淋巴细胞产生两类 G 类免疫球蛋白,即长效甲状腺刺激素(LATS)和甲状腺刺激素免疫球蛋白(TSI),能抑制腺垂体分泌 TSH,并与甲状腺滤泡壁细胞膜上的 TSH 受体结合,导致甲状腺素的大量分泌。另外,精神刺激、病毒感染、过度劳累或严重应激等因素对其发病也有着重要的影响。继发性甲亢和高功能腺瘤病人血中 LATS 等的浓度不高,可能与结节本身自主性分泌功能增强有关。

二、护理评估

(一)健康史

目前多数人认为原发性甲亢是一种与遗传有关、有一定家族倾向的自身免疫性疾病。应询问病人的发病情况、病程长短、有无家族史,有无精神刺激、病毒感染、过度劳累、严重创伤等发病因素,有无相关用药和手术史。

(二)身体状况

1. 局部表现 原发性甲亢甲状腺肿大多为弥漫性、对称性肿大,肿大程度与甲亢轻重无明显关系。继发性甲亢常为不对称性、结节性肿大。高功能腺瘤常为局部结节性肿大。各种甲亢肿大的甲状腺可随吞咽动作上下移动、表面光滑、无压痛。严重者腺体可扪及震颤感,听诊可闻及血管杂音。原发性甲亢尚伴有明显的突眼症状,出现双侧眼球突出,眼裂增宽,严重者上、下眼睑难以闭合。甲状腺肿大明显或位于胸骨后,可出现相应的压迫症状。气管受压时可出现呼吸困难;食管受压可产生进餐时的吞咽困难;喉返神经受压可有声音嘶哑;颈交感神经节受压时可产生 Horner(霍纳)综合征(表现为同侧面部无汗、眼裂变窄、眼球内陷和瞳孔缩小等)。

2. 全身表现 多系统损害包括性情急躁、容易激动、失眠、手指震颤、怕热、多汗、皮肤潮湿、食欲亢进但却消瘦、体重下降、心悸、脉搏快而有力(脉搏常在 100 次/分以上,休息和睡眠时并不降低)、脉压增大(主要由于收缩压升高明显)、内分泌紊乱(月经失调、不孕、早产)、四肢无力易疲劳、出现肢体近端肌萎缩等。其中脉率增快及脉压差增大尤为重要,常可作为判断病情严重程度和治疗效果的重要标志。

(三)心理-社会状况

甲亢病人由于疾病的原因,情绪不稳、易激动和产生紧张心理,容易导致人际关系恶化,又因为肿大的腺瘤和突眼造成了自身形象的紊乱,故病人往往有自卑感,担心疾病的发展和造成不良的后果。

(四)辅助检查

1. 基础代谢率(BMR)测定 可反映甲状腺功能亢进程度。临床上常测定清晨起床前(静息状态)空腹时的脉率和血压,按公式计算:

$$BMR(\%) = (脉率 + 脉压) - 111$$

也可用基础代谢率测定仪器测定。基础代谢率正常值为 $\pm 10\%$,轻度甲亢为 $+20\%$~$+30\%$;中度甲亢为 $+30\%$~$+60\%$;重度甲亢则在 $+60\%$ 以上。

2. 血清 T_3、T_4 测定 甲亢时,血中三碘甲状腺原氨酸(T_3)和四碘甲状腺原氨酸(T_4)都可增高,但 T_3 的增高较 T_4 更为敏感。目前最好的甲状腺功能试验是血清 FT_3、FT_4 测定(游离 T_3、游离 T_4),能较正确地反映甲状腺功能。

3. 甲状腺摄 [131]I 率测定 正常人甲状腺 24 小时摄取 [131]I 量为人体总量的 30%~40%,高峰在 24 小时后出现。若 2 小时摄 [131]I 量超过人体总量的 25%,或 24 小时超过人体总量的 50%,或吸 [131]I 高峰提前出现,都表示甲亢。检查前要注意停用抗甲亢药物、碘剂及含碘丰富的食物,以免影响检查结果。

4. 核素([131]碘、[99m]锝)扫描 比较甲状腺结节的放射性密度与周围正常组织的放射性密度,了解结节的特点和性质,如热结节、温结节、凉结节、冷结节,以了解甲状腺是否有占位性病变,如囊肿、腺瘤、癌等。

5. 喉镜检查 以确定声带功能。有时仅一侧喉返神经受压,并不出现声音嘶哑的症状。

6. B型超声波检查 有助于发现甲状腺内结节,区分是实质性肿块还是囊性肿块,以及结节的数量、大小及其与周围组织的关系等。

7. 心电图检查 了解心脏有无异常情况。

8. 血清钙、磷测定 了解甲状旁腺的功能,有助于分析手术后抽搐的原因。

9. 颈部 X 线吞钡透视或摄片 了解气管和食管有无受压或移位,是否有胸骨后甲状腺肿等。

10. 穿刺细胞学检查 用以明确甲状腺肿块的性质。

(五)外科治疗

甲状腺大部切除术仍然是目前治疗甲亢的一种常用而有效的方法。切除甲状腺的80%～90%,保留两叶腺体约拇指末节大小,以满足机体的生理需要。

1. 手术适应证

(1) 中度以上的原发性甲亢;

(2) 继发性甲亢;

(3) 高功能腺瘤;

(4) 抗甲亢药物或^{131}I治疗后复发者或坚持长期用药有困难者;

(5) 腺体较大,伴有压迫症状或胸骨后甲状腺肿大等类型的甲亢;

(6) 妊娠早、中期(小于 5 个月)的甲亢病人具有上述指征者,也应考虑手术治疗。

2. 手术禁忌证

(1) 青少年病人;

(2) 症状较轻者;

(3) 老年病人或有严重器质性疾病不能耐受手术者。

3. 术后常见并发症

(1) 术后呼吸困难和窒息:是术后最危急的并发症,多发生在术后48小时内。常见原因为:① 切口内出血压迫气管,主要是手术时止血不彻底或因血管结扎线滑脱引起;② 喉头水肿,主要是由于手术操作创伤或气管插管损伤所引起;③ 术后气管塌陷,是气管壁长期受压,发生软化,术后失去周围组织支持所引起;④ 痰液堵塞;⑤ 其他,如双侧喉返神经损伤、严重的甲状旁腺损伤等。

(2) 喉返神经损伤:单侧喉返神经损伤主要症状是声音嘶哑,双侧喉返神经损伤主要症状是失声,严重者可发生呼吸困难,甚至窒息。多为手术操作直接损伤引起,如切断、缝扎、挫夹或牵拉过度;少数是由于血肿压迫或瘢痕组织牵拉而引起。前者在术中立即出现症状,后者在术后数天才出现症状。

(3) 喉上神经损伤:多在结扎或切断甲状腺上动、静脉时所误伤。若损伤喉上神经外支,会使环甲肌瘫痪,引起声带松弛,音调降低。若损伤喉上神经的内支,则喉黏膜的感觉丧失,进食时,特别是饮水时,可发生误咽或呛咳。

(4) 手足抽搐:若手术时甲状旁腺被挫伤或误切,使甲状旁腺功能不足,则引起手足抽搐。症状多在手术后 1～2 日出现,轻者仅有面部或手足的强直感或麻木感,常伴心前区的重压感;重者发生面肌和手足的抽搐(一种带疼痛性的痉挛)。每日可发作数次,每次 10～20 分钟,甚至数小时,严重病例还伴有喉和膈肌痉挛,可引起窒息而死亡。

(5)甲状腺功能低下:因手术切除甲状腺组织过多或腺体缺血所致。病人可有畏寒、乏力、精神萎靡不振、嗜睡、食欲减退等甲状腺素不足的征象。

(6)甲状腺危象:是甲亢的严重并发症之一,多发生在术前准备不充分,甲亢症状未能很好控制者。常于术后 12～36 小时内发生高热,脉搏快而弱(每分钟 120 次以上),病人烦躁、谵妄,甚至昏迷,并伴有呕吐和腹泻。如不积极治疗,病人往往迅速死亡。

三、护理诊断及合作性问题

1. 焦虑或恐惧　与颈部肿块性质不明、环境改变、担心手术及预后有关。
2. 营养失调:低于机体需要量　与基础代谢率显著增高有关。
3. 疼痛　与手术创伤有关。
4. 潜在并发症　窒息、呼吸困难、甲状腺危象、喉上、喉返神经损伤、手足抽搐等。

四、护理措施

1. 术前护理

(1)心理护理:保持情绪稳定,减轻紧张心理,是甲亢病人术前的一项很重要的护理工作。应热情接待病人,说话和气,避免刺激性语言,多与病人交谈,向病人介绍手术的必要性、方法以及手术前后应配合的事项,消除病人的顾虑和恐惧心理,对精神过度紧张或失眠者,可适当给予镇静剂。可根据病人的爱好,指导其做一些能使自己愉快和情绪稳定的事,如听音乐、看小说、散步等,以分散病人的注意力。

(2)各项检查:完善术前的各项检查,包括一般检查和有关的特殊检查,并了解各项检查的结果。

(3)药物准备:通过药物降低基础代谢率是甲亢病人手术前准备的重要环节。通常先用硫氧嘧啶类药物如甲基或丙基硫氧嘧啶、他巴唑等,在甲亢症状基本控制后,停用硫脲类抗甲亢药物,改服碘剂。硫脲类药物能抑制甲状腺素的合成,但可使甲状腺肿大充血,增加手术困难和危险;而碘剂能抑制甲状腺素的释放,减少腺体充血,使腺体缩小变硬,因此服用硫脲类药物后必需加用碘剂。常用的碘剂是复方碘化钾(Lugol 液)溶液,每日 3 次口服,从每次 3 滴开始,第二天每次 4 滴,逐日每次增加 1 滴,至每次 16 滴止,然后维持每日 3 次、每次 16 滴。对应用碘剂或合并硫脲类药物不能耐受或无效的病人,主张单用普萘洛尔或与碘剂合用做术前准备。普萘洛尔每 6 小时服药一次,每次 20～60 mg,一般服用 4～7 天后脉搏即降至正常水平。由于普萘洛尔半衰期不到 8 小时,故最末一次服用需在术前 1～2 小时,术后继续服用 4～7 天。术前不用阿托品,以免引起心动过速。

经上述 2～3 周后的药物准备,甲亢症状得到基本控制,病人情绪稳定、睡眠好转、体重增加、脉率稳定在每分钟 90 次以下,基础代谢率稳定在＋20％以下,便可进行手术。

碘剂的作用在于抑制蛋白水解酶,减少甲状腺球蛋白的分解,逐渐抑制甲状腺素的释放,有助于避免术后甲状腺危象的发生。但由于碘剂不能抑制甲状腺素的合成,因此在使用过程中不可突然中断,一旦停用后,贮存于甲状腺滤泡内的甲状腺球蛋白大量分解,将使甲亢症状重新出现甚至加重,因此凡不准备施行手术治疗的病人均不能服用碘剂。

(4)生活护理:保持安静休息,避免体力消耗。限制访客,避免过多的外来刺激,以使病人情绪稳定。睡眠时侧卧,以减少肿大的甲状腺对气管的压迫。加强营养,给予高热量、高蛋白、高维生素的饮食,并给予足够的液体摄入,以补充体内过多的消耗,少量多餐,加强营养,保证术前营养状态良好。禁用对中枢神经有兴奋作用的浓茶、咖啡等刺激性的食物,戒烟、酒。

(5)其他:术前教会病人头低肩高位,可用软枕每日练习数次,使机体适应术中颈过伸的体位。指导病人深呼吸,学会有效咳嗽的方法。突眼者注意保护眼睛,睡前用抗菌药物眼膏外敷眼部,可戴黑眼罩或以油纱布遮盖,防止角膜干燥。术日晨病人进入手术室后,床边常规准备引流装置、吸引器、无菌手套、拆线包及气管切开包。

2. 术后护理

(1)加强病情观察:加强巡视,密切注意病人的呼吸、体温、脉搏、血压的变化,每15~30分钟测量一次,直至平稳。

(2)体位:病人回病房后取平卧位。连接各种引流管道。血压平稳或麻醉清醒后病人改为半卧位,以利呼吸和引流。在床上变换体位、起身、咳嗽时,指导病人保持头颈部的固定。

(3)保持呼吸道通畅:鼓励病人深呼吸、有效咳嗽,必要时行雾化吸入,帮助其及时排出痰液,保持呼吸道通畅,预防肺部并发症。

(4)切口的观察与护理:甲状腺手术常规放置橡皮片或引流管引流24~48小时,便于观察切口渗血情况,预防术后气管受压,注意引流的量、颜色,及时更换潮湿的敷料。

(5)饮食和营养:术后病人清醒,即可给予少量温凉水,如无呛咳、误咽等不适,可逐步给予便于吞咽的流质饮食,以后逐步过渡到半流质和软饭。

(6)药物的应用:甲亢病人术后继续服用复方碘化钾溶液,每日三次,每次自16滴开始,逐日每次减少1滴,直至病情平稳。年轻病人术后常口服甲状腺素,每日30~60 mg,连服6~12个月,以抑制促甲状腺激素的分泌和预防复发。

(7)并发症的护理

1)术后呼吸困难和窒息:临床表现为进行性呼吸困难、烦躁、发绀以至窒息。如因出血所引起者,尚有颈部肿胀,引流口渗出鲜血等,应立即在床旁拆除缝线,敞开伤口,去除血块;如情况仍无改善,应立即做气管切开,待病人情况好转后,再送手术室做进一步检查处理。其他原因引起的呼吸道堵塞,一般先做气管切开,然后再进一步处理。

2)喉返神经损伤:如完全切断或缝扎喉返神经,损伤是永久性的;如挫夹、牵拉或血肿压迫所致的损伤多为暂时性,经针刺、理疗等治疗后,一般可在3~6个月内逐渐恢复。一侧喉返神经损伤由健侧代偿;双侧喉返神经损伤可引起呼吸困难,甚至窒息,应做气管切开,需要手术修补。

3)喉上神经损伤:一般经针刺、理疗等可自行恢复。术后进食有呛咳者,应取坐位或半坐位进食,试给半流质或干食,吞咽不可匆忙,特别要注意避免饮水时误咽。

4)手足抽搐:适当限制肉类和蛋类等含磷较高的食品,以免影响钙的吸收。发作时立即静脉推注10%葡萄糖酸钙或氯化钙10~20 ml,口服葡萄糖酸钙或乳酸钙2~4 g,每日3~4次。同时加用维生素D_2,每日5万~10万单位,以促使其在肠道吸收。最有效的方法是口服二氢速固醇(AT10)油剂,有提高血钙的特殊作用,从而降低神经、肌肉的应激性。近年,同种异体甲状旁腺移植亦有疗效,但不持久。

5)甲状腺危象:是严重的并发症,术前充分准备是预防甲状腺危象发生的关键。术前应稳定病人的情绪,进行正确的药物准备工作等。一旦出现症状,应给予吸氧,使用碘剂、镇静剂、激素、葡萄糖等药物,应用人工冬眠疗法,以降温和降低病人的耗氧,保持水、电解质及酸碱平衡。

6）甲状腺功能低下：需长期补充甲状腺素，以满足病人的机体需要。

3. 健康指导

（1）康复指导：指导病人自我控制情绪，保持精神愉快；讲解甲状腺术后并发症的表现和预防办法；指导病人早期下床活动；注意保护头颈部，拆线后教会病人练习颈部活动，防止瘢痕挛缩；指导声嘶者发音训练；合理安排休息与饮食，鼓励病人尽可能生活自理，促进早日康复。

（2）用药指导：说明甲亢术后继续用药的重要性，教会病人正确服用碘剂的方法，如将碘剂滴在饼干、面包等固体食物上，一并服下，以保证剂量准确。

（3）复诊指导：嘱咐出院的病人定期到门诊复查，了解甲状腺的功能，一旦出现心悸、手足震颤、抽搐等其他异常情况，应及时就诊。

第三节　单纯性甲状腺肿病人的护理

一、疾病概要

（一）病因病理

单纯性甲状腺肿是甲状腺素缺乏后的甲状腺代偿性肿大所致。主要发病原因是饮水和饮食中含碘量不足，使甲状腺合成和分泌甲状腺素减少，引起腺体代偿性增生而肿大。本病多发于山区和高原地带，故又称地方性甲状腺肿。青春期、妊娠期及哺乳期妇女，由于对甲状腺素的需要量增多，导致相对缺碘，也可有轻度甲状腺弥漫性肿大，属生理性肿大，在成年或分娩后多能自行复原。

（二）治疗原则

以预防和药物治疗为主。

1. 青春发育期或妊娠期的生理性甲状腺肿，可以不予药物治疗，应多食含碘丰富的食物，如海带、紫菜等。

2. 20岁以前年轻人弥漫性单纯性甲状腺肿者，可给予少量甲状腺素，以抑制垂体前叶促甲状腺激素的分泌。常用剂量为口服 15～30 mg，每日两次，3～6 个月为 1 个疗程。

3. 有以下情况者，应及时行手术治疗，施行甲状腺大部切除术。① 已发展成结节性甲状腺肿者；② 压迫气管、食管、喉返神经或交感神经节而引起临床症状者；③ 胸骨后甲状腺肿；④ 巨大甲状腺肿，影响工作生活者；⑤ 结节性甲状腺肿继发甲状腺功能亢进者；⑥ 疑有恶变者。

二、护理评估

1. **健康史**　缺碘是引起本病的主要因素，要了解病人是否来自山区或高原地带；是否处在青春期、妊娠期、哺乳期等特殊时期；有无过量食用抑制甲状腺素合成的食物如白菜、花生、豌豆、萝卜等。

2. **身体状况**　单纯性甲状腺肿一般无功能上的改变，故无全身症状，基础代谢率正常。早期，双侧甲状腺呈弥漫性肿大，质软，表面光滑无结节，可随吞咽上下移动。在肿大腺体一侧或两侧,扪及多个(或单个)结节,质地较硬,生长缓慢。较大的结节性甲状腺肿,可以压迫邻近器官,而引起各种症状。结节性甲状腺肿,可继发甲状腺功能亢进,也可发生恶变。

3. 心理状况 病人因颈部肿大的肿块影响自身形象而苦恼、自卑,不愿参加社交活动,情绪低落。

三、护理诊断及合作性问题

1. 焦虑 与不断增大的肿块影响颈部美观有关。
2. 知识缺乏 与缺乏预防和纠正缺碘的知识有关。
3. 潜在并发症 并发甲亢或癌变。

四、护理措施

1. 手术前后护理措施 参见甲亢病人的手术前后的护理措施。
2. 指导病人正确、按时服用医嘱药物。
3. 健康指导
(1) 宣传地方性甲状腺肿的预防知识,使病人了解此病的发生原因。
(2) 教会病人自行检查颈部的方法,注意观察肿块的生长情况。
(3) 流行地区居民食用碘盐,是预防本病的有效方法。青春期、妊娠期妇女,应多食含碘丰富的食物,如海带、紫菜等。

第四节 甲状腺肿瘤病人的护理

一、疾病概要

(一) 病因病理

甲状腺肿瘤多见于青壮年女性,可分为良性和恶性两类。良性肿瘤中多为腺瘤,恶性肿瘤中多为癌,肉瘤极为少见。甲状腺良性肿瘤以甲状腺腺瘤最常见,其病理上可分为滤泡状腺瘤和乳头状囊性腺瘤两种,前者较常见。此病在全国散发性存在,于地方性甲状腺肿流行区稍多见。腺瘤具有较高恶变率和继发甲亢的危险。甲状腺癌发生的原因至今不明,有人认为其发生与慢性促甲状腺激素刺激有关。甲状腺癌病理上可分为乳头状癌、滤泡状癌、未分化癌、髓样癌四种。乳头状癌多见,发展较慢,预后较好。

(二) 治疗原则

1. 甲状腺腺瘤 因有癌变的可能,一经发现均应及早手术。
2. 甲状腺癌 以手术治疗为主。手术切除的范围应根据不同病理类型而定,并结合内分泌治疗、放疗等。

二、护理评估

1. 健康史 甲状腺肿瘤病人应注意其年龄、性别,是否有甲状腺结节的病史、家族史等。如儿童、青少年男性或头颈部有放射治疗史的甲状腺结节或甲状腺结节短期内增大,恶性肿瘤的可能性较大。甲状腺髓样癌常有家族史等。

2. 身体状况

（1）甲状腺腺瘤：病人多为女性，年龄常在 40 岁以下，病人多无不适症状，常在无意间或体检时发现颈部肿块。一般均为甲状腺内的单发结节，多结节者少见。瘤体呈圆形或卵圆形，局限于一侧腺体内，质地中等，表面光滑，边界清楚，无压痛，随吞咽上下活动，生长缓慢，经数年或更长的时间仍保持单发。乳头状囊性腺瘤有时可因囊壁血管破裂而发生囊内出血，此时，肿瘤体积可在短期内迅速增大，局部有胀痛感。

（2）甲状腺癌：单发结节，质硬、表面高低不平、增长迅速、边界不清、肿块活动度差，晚期还可出现压迫和转移症状。

四种类型甲状腺癌因病理类型不同，恶性程度、临床特点也不同（表 14-1）。

表 14-1 四种病理类型甲状腺癌临床特点

病理类型	好发年龄	性别	各类型百分比	恶性程度	临床特点	治疗	预后
乳头状癌	≤40	女多	60	低	多单发，生长较慢，以颈部淋巴转移为主	手术为主	较好
滤泡状癌	中年	女多	20	中	多单发，生长较快，常以血行转移为主	手术为主	尚好
未分化癌	老年	男多	15	高	发展迅速，弥漫性肿大，短期即有压迫性症状，初期可淋巴或血行转移	X放疗为主	最差
髓样癌	中年	男女相仿	5	中	常有家族史，可分泌 5-羟色胺和降钙素致腹泻、心悸及手足抽搐等，可兼有淋巴和血行转移	手术为主	较差

3. 心理状况 甲状腺肿瘤病人多为女性，除了对癌症产生恐惧心理外，还应注意了解病人的家庭情况和工作环境。

4. 辅助检查

（1）放射性 ^{131}I 或 ^{99m}Tc 扫描：甲状腺癌为冷结节，边缘一般较模糊。甲状腺腺瘤多为温结节。伴囊内出血时可为冷结节或凉结节。

（2）细胞学检查：将细针自 2～3 个不同的方向穿刺并抽吸、涂片，此诊断率可高达80%以上。

（3）B超检查：可测定甲状腺的大小，探查结节的位置、大小、数目及与邻近组织的关系。结节若为实质性并呈不规则反射，则恶性可能性较大。

（4）X线检查：颈部正侧位片，可了解有无气管移位、狭窄、肿块钙化及上纵隔增宽。甲状腺部位出现细小的絮状钙化影，可能为癌。胸部及骨骼摄片可了解有无肺及骨转移。

（5）血清降钙素测定：用放射免疫法测定血清降钙素有助于髓样癌的诊断。

三、护理诊断及合作性问题

1. 焦虑 与颈部包块性质不明，担心手术及预后有关。
2. 疼痛 与手术创伤及局部肿块压迫或囊性肿块发生出血有关。
3. 自我形象的紊乱 与颈部肿大的肿瘤影响外形有关。
4. 潜在并发症 呼吸困难或窒息、声音嘶哑、失音、误咽、手足抽搐等。

四、护理措施

1. 术前护理

（1）知识介绍：热情接待病人，介绍住院环境，介绍其所患疾病的相关知识，说明各种治疗方法的必要性和不同点,说明手术的方法、术后恢复过程及预后情况。

(2)练习手术体位:将软枕垫于肩部,保持头低颈过伸位。

(3)扩大备皮范围:根据手术需要,必要时剃去其耳后毛发,以便行颈淋巴结清扫术。

(4)术前晚根据情况予以镇静安眠类药物。

2. 术后护理

(1)体位:病人回病房后,取平卧位,血压平稳后改半卧位,以便于呼吸和引流。

(2)病情观察:监测生命体征,尤其是病人的呼吸、脉搏变化。了解病人的发音和吞咽情况,判断有无声音嘶哑或音调降低、误咽呛咳。及时发现创面渗出情况,估计渗血量,及时予以更换。保持引流通畅,注意引流的量、颜色及变化,发现异常情况及时通知医师。如血肿压迫气管,立即配合床旁抢救,切口拆线、清除血肿。

(3)饮食:病情平稳或全麻清醒后,给少量饮水。若无不适,鼓励进食流质饮食,克服吞咽不适的困难,逐步过渡到半流质及软食。

(4)镇静止痛:行淋巴结清扫时,创面较广泛,手术创伤大、渗出多,病人多有疼痛不适,可给予镇静止痛药,以利于休息。

(5)早期活动:卧床期间鼓励病人适当床上活动,促进全身血液循环。头颈部制动一段时间后,可开始逐步活动,以促进切口愈合。

(6)心理护理:不同病理类型的甲状腺癌的预后有着明显的差异,指导病人调整心态,帮助病人面对现实,并继续配合出院后的治疗。

3. 健康指导

(1)加强锻炼,恢复功能:对于行颈淋巴结清扫者,斜方肌有不同程度的受损,因此,切口愈合后应开始肩关节和颈部的功能锻炼,随时注意保持患肢高于健肢,以纠正肩下垂的趋势。功能锻炼应至少持续至出院后 3 个月。

(2)坚持治疗,定期复诊:对于甲状腺全切除者,应早期给予足够量的甲状腺制剂,每天 120～180 mg,以抑制促甲状腺素的分泌,对减少肿瘤的复发有一定的作用,并指导服药方法及注意事项。出院后定期复诊,手术后 3、6、12 个月以及每年随诊 1 次,共 3 年。

常见颈部肿块

① 甲状舌骨囊肿:常位于颈部中线、舌骨下,呈圆形,直径为 2～3 厘米,表面光滑无压痛,吞咽或伸舌时肿块向上移动为其特征。

② 颈淋巴结结核:多见于儿童或青年人,表现为颈部一侧或双侧出现多个大小不等的肿大淋巴结,初起无疼痛,呈散在性、可推动、进行性肿大。随疾病发展可融合成团块,最后干酪样坏死,形成寒性脓肿。

另外还有慢性淋巴结炎、恶性淋巴瘤和淋巴结转移癌等。

复习思考练习

1. 某病人,女,34 岁,因甲状腺功能亢进收入院,准备择期手术,查体:体温 36.7 ℃,脉搏 105 次/分,呼

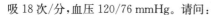

吸 18 次/分,血压 120/76 mmHg。请问:

(1) 该病人的基础代谢率是多少?

(2) 术前药物准备的方法主要是什么?

(3) 术前达到什么条件才能手术?

(4) 术后 48 小时内最危急的并发症是什么?

2. 某病人,女,44 岁,行甲状腺大部切除术后 30 小时,出现进行性呼吸困难,口唇发绀,伤口纱布上有渗血。问:

(1) 该病人此时的诊断是什么?

(2) 当班护士应该采取什么处理措施?

(徐元江)

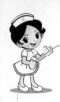
第十五章

乳房疾病病人的护理

第一节 概 述

一、乳房的解剖、生理

女性乳房是两个半球形的性征器官,位于胸大肌浅表,前胸第 2～6 肋骨水平的浅筋膜的浅、深层之间。外上方形成乳腺腋尾部伸向腋窝。乳头位于乳房的中心,周围色素沉着区称为乳晕。

乳房腺体有 15～20 个腺叶;每一腺叶分成很多腺小叶,腺小叶由小乳管和腺泡组成。每一腺叶有其单独的导管(乳管),腺叶和乳管均以乳头为中心呈放射状排列,小乳管汇至乳管,乳管开口于乳头,乳管靠近开口的 1/3 段略为膨大,是乳管内乳头状瘤的好发部位。乳房的腺叶、小叶和腺泡间有结缔组织间隙,腺叶间有许多与皮肤垂直的纤维束,上连皮肤及浅筋膜浅层,下连浅筋膜深层,称 Cooper 韧带,起支持、固定乳房的作用。

正常乳腺的生理活动受垂体前叶、卵巢和肾上腺皮质等分泌的激素影响。妊娠及哺乳时乳腺明显增生,腺管延长,腺泡分泌乳汁。哺乳期后,乳腺又处于相对静止状态,平时育龄期妇女在月经周期的不同阶段乳腺的生理状态在各激素影响下,呈周期性变化,绝经期后,腺体逐渐萎缩,为脂肪组织所代替。

小贴士

乳房淋巴液输出有四个途径:① 乳房大部分淋巴液经胸大肌外侧淋巴管流至腋窝淋巴结,再流向锁骨下淋巴结;② 部分乳房内侧的淋巴液通过肋间淋巴管流向胸骨旁淋巴结;③ 两侧乳房间皮下有交通淋巴管,一侧乳房的淋巴液可流向另一侧;④ 乳房深部淋巴网可沿腹直肌鞘和肝镰状韧带通向肝。

二、乳房的评估

1. 视诊　检查室光线充足,病人端坐,双臂自然下垂,首先观察两侧乳房的形状、大小是否对称,有无局限性隆起或凹陷,皮肤有无发红、水肿及"橘皮样"改变,乳房浅表静脉是否扩张。其次观察两侧乳头是否在同一水平及内陷,乳头有无糜烂。如肿瘤靠近乳头,可使乳头受牵偏向一侧,使两侧乳头高低不同。乳头内陷可为发育不良所致,若是一侧乳头近期出现内陷,则有临床意义。

2. 扪诊　病人端坐,两臂自然下垂,乳房肥大下垂明显者,可取平卧位,肩下垫小枕,使胸部隆起。检查用手指掌面做扪诊,不要用手捏乳房组织,否则会将捏到的腺组织误认为肿块。应循序对乳房外上(包括腋尾部)、外下、内下、内上各象限及中央区做全面检查。先查健侧,后查患侧。

如发现乳房肿块,应检查肿块大小、质地、表面是否光滑、边界是否清楚、是否与皮肤粘连。一般说,良性肿瘤的边界清楚、表面光滑、活动度大;恶性肿瘤的边界不清,质地硬,表面不光滑,活动度小。肿块较大者,还应检查肿块与深部组织的关系。最后轻挤乳头,若有溢液,观察溢液的颜色并依次挤压乳晕四周,并记录溢液来自哪一乳管。

腋窝淋巴结有四组(图15-1),依次检查。检查者面对病人,以右手扪其左腋窝,左手扪其右腋窝。先让病人上肢外展,以手伸入其腋顶部,手指掌面压向病人的胸壁,然后嘱病人放松上肢,搁置在检查者的前臂上,用轻柔的动作自腋顶部从上而下扪查中央组淋巴结,然后将手指掌面转向腋窝前壁,在胸大肌深面扪查胸肌组淋巴结。检查肩胛下组淋巴结时宜站在病人背后,扪摸背阔肌前内侧。最后检查锁骨下及锁骨上淋巴结。

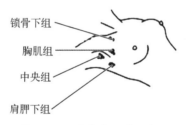

图15-1　腋窝淋巴结示意图

3. 特殊检查

(1) X线检查:常用方法是钼靶X线摄片及干板照相。

(2) 其他影像学检查方法:超声显像,属无损伤性,可反复使用,主要用途是鉴别肿块系囊性还是实质性。热图像系根据癌细胞代谢快,产热较周围组织高,远红外图和液晶膜可显示异常热区而诊断。近红外线扫描系利用红外线透照乳房时,各种密度组织可显示不同的灰度影,从而显示乳房肿块。

(3) 活组织病理检查:常用细针穿刺细胞学检查,方法为检查者以左手拇、示指固定肿块,皮肤消毒后以细针(直径0.7~0.9 mm)直刺肿块,针筒保持负压下将针头退至近肿块边缘,上下左右变换方向并抽吸,去除负压后退出针头,再将针头内细胞碎屑推至玻片上,并以95%乙醇固定,多数病例可获得较肯定的细胞学诊断,但应注意其有一定的局限性。

对疑为乳腺癌者,可将肿块连同周围乳腺组织一并切除,做快速病理检查,而不宜做切取活检。

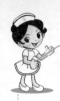

乳房的自我检查

　　经常做乳房的自我检查可以及早发现乳房病变，成年女性每月应自我检查一次。方法如下：面对穿衣镜，两臂下垂，观察两侧乳房是否对称，有无凹陷或隆起；于不同的体位，将手指平放于乳房，依次从外上、外下、内下、内上，到乳晕区，检查有无肿块，再轻轻挤压乳头，观察乳头是否有溢液及溢液的颜色，最后再检查两侧腋窝淋巴结有无肿大（见图15－2）。

图 15－2　乳房自我检查示意图

第二节　急性乳房炎病人的护理

一、疾病概要

　　急性乳房炎是乳房的急性化脓性感染，好发于产后3～4周哺乳期妇女，尤其以初产妇多见。主要的病因有：

　　1. 乳汁淤积　淤积的乳汁有利于细菌的生长、繁殖而引起感染。乳汁淤积的主要原因：

　　(1) 乳头发育不良、内陷或过小，造成婴儿吸乳困难。

　　(2) 乳汁分泌过多或婴儿吸乳过少，以至使乳汁不能完全排空。

　　(3) 乳管不通畅，影响乳汁排出。

　　2. 细菌入侵　致病菌多为金黄色葡萄球菌，少数为链球菌感染。

　　(1) 乳头破损或皲裂，细菌沿淋巴管侵入。

　　(2) 乳头不洁或婴儿口腔炎，含乳头睡眠，细菌直接侵入乳管。

　　3. 分娩后妇女全身抵抗力一般有不同程度下降。

二、护理评估

(一) 健康史

　　了解引起乳房炎的常见病因，有无乳汁淤积、不良的哺乳习惯及乳头破裂等。

(二) 身体状况

　　急性乳房炎早期表现为乳房胀痛，局部硬结，红、肿、压痛、继之出现高热、寒战、脉率加快、搏动性疼痛。严重者可并发脓毒症。同一乳房可同时存在数个炎性病灶，而先后形成多个脓肿，脓肿可以是单房或多房性。按脓肿的位置不同，可分为：乳晕区脓肿、乳房内脓肿、乳房后脓肿(图15－3)。乳房内脓肿又分为表浅脓肿和深部脓肿，表浅脓肿可自行向外破溃，亦可穿破乳腺管自乳头排出脓液；深部脓肿除可缓慢向外溃破外，也可向深部穿至乳房与胸肌前的疏松组织中,形成乳房后脓肿。常伴有患侧腋窝淋巴结肿大,有压痛。

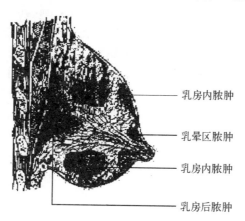

乳房内脓肿

乳晕区脓肿

乳房内脓肿

乳房后脓肿

图 15-3　乳房脓肿位置示意图

（三）心理状况

因乳房感染造成乳房疼痛,影响病人的生活、休息,同时因乳房感染,婴儿暂停哺乳,给婴儿喂养带来困难,病人也担心婴儿不能正常哺乳而影响婴儿的发育。几方面的原因,造成病人心情焦虑、烦躁。另一方面,病人不了解急性乳房炎的病因、预防措施及预后,也使病人心情十分焦虑。

（四）辅助检查

1. 血白细胞计数及中性粒细胞比例均升高。

2. 诊断性脓肿穿刺抽出脓液。

三、护理诊断及合作性问题

1. 焦虑或恐惧　担心婴儿不能正常哺乳,影响婴儿发育;对疾病的预后不了解。

2. 疼痛　由乳房炎症、乳汁淤积所造成。

3. 体温升高　感染灶中的毒素吸收引起。

四、护理措施

（一）一般护理

观察患乳局部及全身表现情况,防止病变进一步发展。加强哺乳期护理,以增强抵抗力。

1. 饮食与休息　高热量、高蛋白、高维生素、低脂饮食。注意休息,适量运动。

2. 注意个人卫生　勤更衣,定期沐浴,保持乳房清洁,养成良好的产褥期卫生习惯。

（二）治疗配合

1. 非手术护理

（1）患乳停止哺乳,定时用吸乳器吸空乳汁,防止乳汁淤积。

（2）改善局部血液循环,用乳罩托起乳房,以减轻疼痛。

（3）局部热敷或理疗,促进血液循环,有利于早期炎症消散;水肿明显者可用25%硫酸镁溶液湿热敷。

（4）对有高热者予以物理降温,必要时应用解热镇痛药物。

（5）感染严重或并发乳瘘者常需终止乳汁分泌，可口服已烯雌酚 1～2 mg，每日 3 次，共 2～3 天；或肌内注射苯甲酸雌二醇，每次 2 mg，每日 1 次，至收乳为止。

2. 抗菌药物应用　应及早地使用抗菌药物控制感染，因主要病原菌为金黄色葡萄球菌，应用青霉素治疗，或用耐青霉素酶的苯唑西林钠。若病人对青霉素过敏，可应用红霉素，如治疗后病情无明显改善，则应重复穿刺证明有无脓肿形成，以后可根据细菌培养结果指导选用抗菌药物。

3. 脓肿处理　及时做脓肿切开引流，手术时可采用局部麻醉。为避免损伤乳管而形成乳瘘，乳晕外周脓肿应做放射状切口，乳晕下脓肿应沿乳晕边缘做弧形切口。深部脓肿或乳房后脓肿可沿乳房下缘做弧形切口，切开后以手指轻轻分离脓肿的多层间隔，以利引流，脓腔较大时，可在脓腔的最低部位另加切口做对口引流。术后及时更换渗湿的敷料，保证引流通畅。

（三）健康指导

做好孕、产妇的乳房保健知识宣教工作，是预防急性乳房炎的重要措施。

1. 保持乳头和乳房清洁　孕妇定期用肥皂、温水清洗乳房；产后每次哺乳前、后均应清洗乳头，以保持乳房洁净。

2. 纠正乳头内陷　乳头内陷造成婴儿吸乳困难，发生乳汁淤积。妊娠期每天挤捏、提拉乳头，使乳头外突。

3. 养成良好的哺乳习惯　养成定时哺乳的习惯，每次哺乳让婴儿吸净乳汁，不能吸净时，用手法按摩或吸乳器排空乳汁；培养婴儿养成不含乳头睡眠的习惯；注意婴儿的口腔卫生。

4. 乳头破裂者　应暂停哺乳，定时排空乳汁，局部用温水清洁后涂抗菌药物软膏，待伤口愈合后才能哺乳。

第三节　乳房良性肿块病人的护理

一、乳房纤维瘤

乳房纤维瘤好发于 18～25 岁年轻妇女，与雌激素水平增高有关，月经来潮前或绝经后少见。一般症状主要表现为肿块，好发于乳房外上象限，多单发，肿块呈圆形或椭圆形，有完整包膜、光滑、质地坚韧、边缘清楚、易推动、生长缓慢，不受月经影响，在妊娠或哺乳期增长可较快。X 线钼靶摄片或活组织检查等有助于诊断。因有恶变可能，一经发现应尽早切除，标本送病理检查。

二、乳管内乳头状瘤

多发生于 40～50 岁妇女，瘤体呈单个或多个发生在近乳头的扩张乳管中，因瘤体小，常不能触及，少数病人在乳管可触及质软、可推动的小结节，压之可从乳头溢出血性液体，乳管造影有助于诊断。乳头状瘤有恶变可能，诊断后应及早手术切除。

三、乳房囊性增生病

好发于 30～50 岁中年妇女，属导管和腺小叶退行性变，发病与卵巢功能失调有密切关系,即黄体素分泌减少,雌激素呈相对增多,主要为导管囊性扩大,导管上皮乳头状增生,以及小叶内外的纤维组织增生,形成大小不等的肿块,所以该病又名慢性囊性乳腺病。

乳房囊性增生病病程较长,发展缓慢,主要临床表现是:① 乳房胀痛:常于月经前发生或加重,经后减轻或消失,有明显周期性。② 乳房肿块:在一侧或双侧乳房内有多个结节,大小不一、质韧、不粘连、可推动。③ 乳头溢液:少数病人乳头可有浆液性、棕色或血性溢液。

治疗多是非手术治疗,首先要消除病人的思想顾虑;用胸罩托起乳房,改善局部血液循环;疼痛明显者,可服中药逍遥散、维生素 E、5％碘化钾。如近期疼痛失去周期性,肿块迅速增大,有乳癌家族史的病人,可行单纯乳房切除,术后送病理检查,若恶变,按乳癌处理。

第四节　乳癌病人的护理

一、疾病概要

(一)病因

乳癌多发生于 40～60 岁妇女,近年来发病有上升趋势,目前已成为我国女性发病率最高的恶性肿瘤。乳癌的发病受多种因素的影响,其中雌激素与乳腺癌的发生密切相关。家族史、内分泌因素,月经初潮早于 12 岁、绝经期迟于 50 岁、40 岁以上未孕或初次足月产迟于 35 岁、部分乳房良性疾病、高脂饮食、环境因素及生活方式等都是乳腺癌发生的因素。

(二)病理

乳癌多起源于乳腺的小叶上皮,少数来自小叶外的导管上皮。病理类型有:

1. 非浸润性癌　包括导管内癌、小叶原位癌及乳头湿疹样乳腺癌。此型属早期,预后较好。

2. 早期浸润性癌　包括早期浸润性导管癌、早期浸润性小叶癌。此型仍属早期,预后较好。

3. 浸润性特殊癌　包括乳头状癌、髓样癌、小管癌、腺样囊性癌、黏液腺癌、大汗腺样癌、鳞状细胞癌等。此型分化一般较高,预后较好。

4. 浸润性非特殊癌　包括浸润性小叶癌、浸润性导管癌、硬癌、髓样癌、单纯癌、腺癌等。此型一般分化低,预后较上述类型差,且是乳腺癌中最常见的类型,占 80％,但判断预后尚需结合疾病分期等因素。

5. 其他罕见癌。

(三)乳癌的扩散与转移途径

1. 直接浸润　癌细胞可浸润皮肤、胸肌、胸筋膜。

2. 淋巴转移　沿乳房淋巴液的四条输出途径转移,乳房外侧乳癌,易向腋窝淋巴结转移;乳房内侧者,易向胸骨旁淋巴结转移,癌细胞可转移到对侧乳房;乳房深部淋巴网与腹直肌鞘、肝镰状韧带的淋巴管相连,癌可由此转移到肝。

3. 血行转移　癌细胞侵入血液循环,可转移到肺、骨骼、肝。血行转移多见于晚期乳癌,也可见于早期的乳癌病人。

(四)治疗原则

乳癌以手术治疗为主,辅以化学药物、放射、激素、免疫等治疗措施。

1. 手术治疗　乳腺癌的手术方式有乳腺癌根治术、乳腺癌扩大根治术、乳腺癌改良根治术、全乳房切除术、保留乳房的乳腺癌切除术。手术方式的选择应根据病理分型,疾病分期及治疗条件而定。对可切除的乳腺癌病人,手术应达到局部及区域淋巴结最大程度的清除,以提高生存率,然后再考虑外观及功能。对Ⅰ、Ⅱ期乳腺癌可采用乳腺癌改良根治术,在综合辅助治疗较差的地区,乳腺癌根治术是比较合适的手术。胸骨旁淋巴结有转移者,如术后无放疗条件,可行扩大根治术。

2. 化学药物治疗 一般认为辅助化疗应于手术早期应用,联合化疗的效果优于单药化疗。目前常用化疗方案有 CMF 方案(环磷酰胺、甲氨蝶呤、氟尿嘧啶)、CAF 方案(环磷酰胺、阿霉素、氟尿嘧啶)和 MFO 方案(丝裂霉素、氟尿嘧啶、长春新碱)等。

3. 放射治疗 术前放疗可用于局部进展期乳腺癌;术后放疗可减少腋窝淋巴结转移病人的局部复发率。

4. 激素治疗 对激素依赖的乳腺癌可通过调节内分泌治疗。① 去势治疗:年轻的妇女可采用卵巢去势治疗,包括药物、手术或 X 线去势;② 抗雌激素治疗:常用他莫昔芬,适用于绝期前的妇女;③ 芳香化酶抑制剂:适用于绝期后的妇女;④ 孕酮药物治疗:甲羟孕酮、甲地孕酮有引起肥胖、阴道出血和血脂升高的副作用,应慎用。

二、护理评估

(一)健康史

1. 一般资料 详细询问病人的年龄、婚姻、生育史、月经史。

2. 过去史 有无乳房或其他部位的肿瘤史、重要脏器有无疾患。

3. 家族史 家族中是否有乳癌病人。

(二)身体状况

1. 局部表现

(1)乳房肿块:为乳癌最重要的症状,常无自觉症状,病人多在无意中发现,常发生在外上象限,质硬、不光滑、边界不清、不易推动。

(2)乳房外形改变:若肿瘤侵及 Cooper 韧带,可使其短缩而致肿瘤表面凹陷,称为"酒窝征";肿瘤侵及乳管使之收缩,可引起乳头牵向肿瘤方向而出现乳头改变;癌细胞堵塞皮内或皮下淋巴管,出现局部淋巴水肿,在毛囊处形成许多点状凹陷,呈现橘皮样外观;肿块较大,乳房局部可隆起,肿瘤侵及皮肤使之破溃形成溃疡。当癌细胞浸润大片皮肤,可在皮内出现许多硬结或条索,结节相互融合,延伸至背部及对侧,使胸壁呈铠甲状时,呼吸也受限。

(3)同侧腋窝淋巴结肿大:早期为散在、质硬、可被推动,短期内数目增多,粘连融合成块,甚至与皮肤及深部组织粘连,当癌细胞堵塞腋窝主要淋巴管时,将引起上肢淋巴水肿。

2. 全身表现 早期表现不明显,晚期可有贫血、恶病质及血行转移的表现。

3. 乳癌分期

T 原发肿瘤

T_0 未查出原发肿瘤

Tis 原位癌

T_1 肿瘤最大直径≤2 cm

T_2 肿瘤最大直径 2~5 cm

T_3 肿瘤最大直径>5 cm

T_4 肿瘤侵及皮肤或胸壁

N　局部淋巴结

N_0　同侧腋窝无肿大淋巴结

N_1　同侧腋窝有肿大淋巴结,但能推动

N_2　同侧腋窝淋巴结彼此融合与周围组织粘连

N_3　有同侧胸骨旁淋巴结转移

M　远处转移

M_0　无远处转移

M_1　有锁骨上淋巴结转移或远处转移

临床分期:

0期　Tis　N_0　M_0

Ⅰ期　T_1　N_0　M_0

Ⅱ期　$T_{0-1}N_1M_0$,$T_2N_{0-1}M_0$,$T_3N_0M_0$

Ⅲ期　$T_{0-2}N_2M_0$,$T_3N_{1-2}M_0$,T_4任何NM_0,任何TN_3M_0

Ⅳ期　含M_1的任何TN

（三）心理状况

病人对疾病的预后,对手术及手术可能导致的并发症,对失去乳房自我形象紊乱,生理机能的改变,手术后的康复,家庭对手术、化疗、放疗的经济承受能力,家属的心理状态的改变等,忧心忡忡,焦躁不安。

（四）辅助检查

细胞学检查、影像学检查、近红外线扫描、尤其活组织病理检查,可协助诊断。

三、护理诊断及合作性问题

1. 焦虑、恐惧　对癌症手术、化疗、放疗的恐惧及对乳房缺失后的忧虑。

2. 有感染的危险　与引流管留置相关。

3. 术后的并发症　① 上肢水肿,活动受限;② 皮瓣坏死与患侧上肢淋巴引流不畅、头静脉被结扎、手术瘢痕牵拉、感染有关;③ 气胸。

4. 知识缺乏　缺乏乳腺癌预防、康复的知识及不会自我检查乳房的方法。

四、护理措施

（一）一般护理

加强营养,改善病人心、肝、肺、肾功能,提高病人对手术的耐受力。

（二）治疗配合

1. 术前护理　乳腺癌根治术切除范围大,应做好手术区皮肤的准备,需要植皮的病人,做好供皮区皮肤的准备。

2. 术后护理

（1）体位:病人血压平稳后取半卧位,有利于创口引流,防止积液导致皮肤坏死和切口感染,又有利于呼吸和有效咳嗽,预防肺不张和肺炎。

（2）饮食:手术后 6 小时,病人没有出现麻醉性的胃肠反应,可正常进食,并保证有足够的热量和维生素,促进术后康复。

（3）伤口护理：伤口用多层敷料或棉垫加压包扎，使皮瓣紧贴创面，包扎松紧度适宜，维持正常血供。若患侧上肢远端皮肤发绀、温度降低、上肢脉搏不能扪及，应及时调整胸带的松紧度，若绷带松脱，应及时加压包扎，必要时用沙袋压迫。

保持皮下的负压引流管通畅，观察引流液性质、颜色，术后 1～2 天，每日有 50～100 ml 血性引流液，2～3 日渗出基本停止，可拔除引流管，用绷带加压包扎伤口。若发现皮下有积液，在严格消毒后抽液并局部加压包扎；若皮瓣边缘发黑坏死，应予以剪除，防止感染，待肉芽组织生长良好后再植皮。

（4）预防并发症的发生：① 患侧上肢水肿，术后引起患侧上肢水肿的原因有上肢淋巴回流不畅、头静脉被结扎、腋静脉栓塞、局部积液等。手术后指导病人抬高患侧上肢，下床活动时用吊带固定患侧上肢，防止皮瓣滑动影响愈合，同时手术后避免在患侧上肢做测血压、静脉注射、抽血等治疗。② 气胸，手术有损伤胸膜引起气胸的可能，术后要严密观察病人的呼吸情况，以便发现及时处理。

（5）功能锻炼：鼓励并协助病人开展患侧上肢的功能锻炼，减少或避免术后的残疾。术后 3 天内，患侧上肢制动，避免外展，可做手指的运动、伸指、握拳等活动。术后 4 天，活动肘部，术后 1 周，皮瓣基本愈合可进行肩部活动、手指爬墙运动等，直至病人能自行用患侧手梳头或手指高举过头。

3. 放疗或化疗的护理 放、化疗期间定期复查肝、肾功能及血常规，如出现肝、肾功能损害，骨髓抑制现象，应立即停止放、化疗。

（三）心理护理

针对病人对病情的发展、手术及对预后的恐惧心理，加强心理疏导，向病人和家属说明手术的必要性，告诉病人术后择期行乳房再造手术以弥补手术造成的胸部缺陷，树立其战胜疾病的信心。

（四）健康指导

1. 宣传乳腺癌的早期自我检查及普查的重要性，成年女性每月乳房自我检查 1 次。

2. 术后避免用患侧上肢搬动、提取重物，5 年内避免妊娠。

3. 定期门诊随访，术后 1～2 年，每 3 个月随诊 1 次。3～5 年，每半年随诊 1 次，包括体检、血常规、肝肾功能及细胞免疫功能检查、胸透、肝 B 超检查，必要时行骨核素扫描或 CT 检查。5 年后每年随诊 1 次，共 10 年。

复习思考练习

1. 某病人，女性，38 岁，洗澡时无意发现左侧乳房肿块、无痛。入院体检：肿块直径约为 2 cm，质硬、不易推动，左侧腋下可扪及淋巴结肿大。问：该病人最可能的诊断是什么？该病人宜选择的手术方法是什么？该病人术后护理措施有哪些？

2. 某病人，女，26 岁。产后 4 周，母乳喂养。1 天前出现右乳胀痛，伴畏寒、发热，白细胞计数 15×10⁹/L。问该病人的诊断是什么？为预防该病的发生，应对孕产妇做哪些宣教工作？

（徐幼坤）

第十六章

胸部疾病病人的护理

第一节 概　　述

一、胸廓

胸廓由 12 个胸椎、12 对肋骨和胸骨以及附着的肌肉等软组织组成,外覆胸壁肌群、软组织和皮肤,内衬胸膜。胸廓上口与颈部相连,气管、食管、大血管及神经由此通过,胸廓下口由膈肌与腹腔分开,主动脉、下腔静脉、食管等穿过各自在膈肌的裂孔进入腹腔。12 对肋骨的后端有肋骨小头和肋结节与椎体及横突相连,前端为肋软骨。第 1～7 对肋软骨与胸骨相连,称为真肋;第 8～10 对肋骨借肋软骨与上一肋骨相连,称为假肋;第 11、12 对肋骨前端游离,称为浮肋。

二、纵隔

纵隔为胸腔内两肺间的间隙,前面为胸骨,后为胸椎,两侧为左右胸腔的胸膜。纵隔内包含有心脏、大血管、气管、支气管、食管、胸腺、神经、胸导管等。临床上将胸骨角至第 4 胸椎下缘水平以上称为上纵隔,以下为下纵隔。在下纵隔内,心包以前为前纵隔,心包以后为后纵隔,两者之间为中纵隔。

纵隔的位置依赖于两侧胸膜腔内的压力平衡。

三、胸膜腔

胸膜腔为壁层胸膜和脏层胸膜之间的封闭的潜在间隙,左右胸腔各一,脏层胸膜包裹肺并深入肺叶间裂,壁层胸膜覆盖于胸壁、膈肌和纵隔,在肺门处两者相连接。胸膜腔内有少量的浆液,这一薄层浆液有两方面的作用。一是在两层胸膜之间起润滑作用;二是浆液分子的内聚力使两层胸膜贴附在一起,不易分开,所以肺就可以随胸廓的运动而运动。因此,胸膜腔的密闭性和两层胸膜间浆液分子的内聚力有重要的生理意义。胸膜腔的最低部位在胸壁胸膜和膈胸膜连接处形成肋膈角。正常情况下,胸膜腔内保持负压,通常为-0.78～$-0.98\ kPa(-8～-10\ cmH_2O)$。吸气时,由于呼吸肌收缩,胸腔扩大,胸膜腔内负压增大;呼气时,呼吸肌松弛,胸腔复位,胸膜腔内负压减小。胸膜腔内负压的稳定对维持正常的呼吸运动和静脉回流至关重要。

四、呼吸运动

呼吸运动主要是由呼吸肌完成的，使胸廓扩大产生吸气动作的肌肉称为吸气肌，主要有膈肌和肋间外肌；使胸廓缩小产生呼气动作的是呼气肌，主要有肋间内肌和腹壁肌。吸气时膈肌收缩，隆起的中心下移，从而增大了胸腔的上下径，胸腔和肺容积增大，胸膜腔内负压增大；另外，当肋间外肌收缩时，肋骨向上提，增大了胸腔的前后径和左右径，二者共同完成吸气动作，而膈肌的舒缩在呼吸运动中起重要作用。平静时呼气运动不是由呼气肌收缩所引起，而是依靠肺本身的回缩力量恢复到吸气开始前的位置。

第二节　胸部损伤病人的护理

一、肋骨骨折

（一）疾病概要

肋骨骨折在胸部损伤中最为常见，中老年人因肋骨脆性大更为常见。骨折多发生在第4～7肋。第1～3肋骨相对粗短，且有锁骨、肩胛骨及肌肉保护，除非暴力强大，一般不易骨折。第8～10肋借肋软骨与胸骨相连，第11、12肋为浮肋，都具有一定的弹性，故不易发生骨折。

1. 病因与病理　不同的暴力作用方式所造成的肋骨骨折具有不同的特点。暴力作用部位发生的肋骨骨折（直接暴力）（图16-1），断端向内移位，可刺破肋间血管、胸膜和肺，产生血胸或（和）气胸。暴力作用部位以外发生的骨折（间接暴力）（图16-2），如胸部受到前后挤压时，骨折多在肋骨中段，断端向外移位，刺伤胸壁软组织，产生胸壁血肿，甚至断端可刺破皮肤，形成开放性骨折。

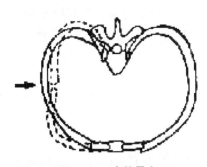
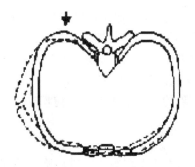

图16-1　直接暴力　　　　　　　图16-2　间接暴力

仅有1根肋骨骨折称为单根肋骨骨折，2根以上肋骨多处骨折称为多根多处肋骨骨折。单根肋骨骨折对呼吸功能影响较小，多根多处肋骨骨折可使局部胸壁失去支撑而导致胸壁软化，产生反常呼吸运动（也称连枷胸），即吸气时软化区内陷，呼气时软化区突出（图16-3）。反常呼吸运动使两侧胸腔压力不平衡，纵隔随呼吸运动而向左右来回移动，即纵隔扑动。在上述因素作用下，导致缺氧和二氧化碳滞留，严重时发生呼吸和循环衰竭。

2. 临床表现和诊断　单根肋骨骨折主要表现是局部疼痛和局部压痛，多根多处肋骨骨折者临床出现气促、呼吸困难、发绀,甚至休克。

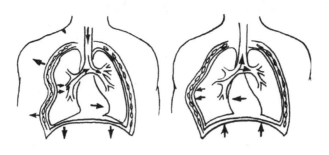

图 16-3 反常呼吸运动

胸部 X 线片可发现肋骨骨折部位和移位情况,以及是否并发气胸、血胸。

3. 治疗 肋骨骨折多可自行愈合,治疗的重点是对各种合并伤的处理以及防治并发症。

单纯性肋骨骨折的治疗原则是止痛、固定和预防肺部感染。胸部固定方法有叠瓦状胶布固定、弹性胸带固定(图 16-4)等,目的是减少骨折断端活动,防止损伤肺及血管,减轻疼痛。

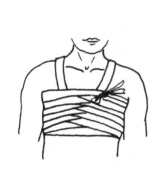

图 16-4 胸带固定

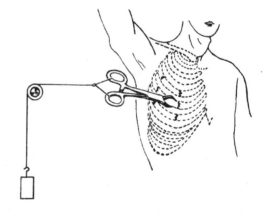

图 16-5 胸部牵引固定

闭合性多根多处肋骨骨折的处理原则为及时控制反常呼吸运动,保持呼吸道通畅和充分供氧,防治休克。反常呼吸运动引起呼吸与循环功能紊乱时,需进行紧急处理,具体措施是予以加压包扎,入院后再进一步处理,如进行肋骨牵引固定等(图 16-5)。

开放性肋骨骨折应予以清创,抗菌药物应用。

(二)护理

1. 急救 多根多处肋骨骨折出现胸壁软化者,应及时控制反常呼吸运动,例如采用局部厚棉垫覆盖后加压包扎等。

2. 一般护理 若无禁忌证,应保持高半坐卧位,以利呼吸运动。有缺氧表现者,给予吸氧。

3. 病情观察 密切观察生命体征,注意有无气促、呼吸困难、发绀等。胸部固定病人应注意固定的松紧度,并及时调整。

4. 保持呼吸道通畅 鼓励病人咳嗽,及时清理呼吸道分泌物。对气管切开或气管插管者应加强呼吸道护理。

5. 预防感染 遵医嘱合理使用抗菌药物,开放性损伤必要时使用 TAT。

6. 疼痛护理 胸部固定要松紧适度,必要时应用镇痛剂或肋间神经封闭。协助病人咳嗽、咳痰。

二、损伤性气胸

（一）疾病概要

胸部损伤后出现胸膜腔内积气,称损伤性气胸。大多数损伤性气胸病人胸腔内的空气来源于被肋骨骨折断端刺破的肺或利器损伤,分为闭合性气胸、开放性气胸和张力性气胸。

1. 病因与病理 气胸的类型不同,病理变化差别也较大。

（1）闭合性气胸:多数闭合性气胸因肋骨骨折刺伤肺组织引起,气体进入胸膜腔后,伤口闭合,外界气体不再进入胸膜腔。

（2）开放性气胸:开放性气胸是指胸膜腔通过胸壁伤口或软组织缺损处与外界相通,空气自由进出胸膜腔,胸膜腔内压力几乎等于大气压。病理生理改变:① 伤侧肺几乎完全萎陷,纵隔向健侧移位,健侧肺扩张也受限;② 两侧胸腔内压力不平衡,造成纵隔随呼吸运动而左右摆动,称为纵隔扑动,纵隔扑动影响静脉回流,可导致循环障碍;③ 肺内残气的对流,加重缺氧和二氧化碳蓄积。

（3）张力性气胸:张力性气胸伤口呈活瓣状,一般位于气管、支气管或肺,吸气时空气进入胸膜腔,呼气时由于活瓣关闭而不能排出,使得胸膜腔内气体逐渐增多,压力进行性增高,甚至超过大气压,故又称高压性气胸。张力性气胸使伤侧肺完全萎缩,纵隔和健侧肺受压,严重影响呼吸和循环功能。由于胸内压力增高,气体可进入纵隔和颈、胸部皮下软组织,形成纵隔气肿和颈、胸部皮下气肿。

2. 临床表现

（1）闭合性气胸:如果胸腔内积气少,肺萎陷在30%以下,一般无明显临床症状。当胸腔内有较多积气时,病人可出现胸闷、呼吸困难、发绀等症状。

（2）开放性气胸:由于伤侧肺萎陷和纵隔扑动,影响呼吸和循环功能,临床出现严重呼吸困难,发绀,甚至休克,胸壁伤口可有气体进出声音。

（3）张力性气胸:由于胸腔内高压,肺和纵隔严重受压,病人可出现极度呼吸困难、发绀、甚至休克,以及皮下气肿。

X线检查是评估气胸的重要方法,能发现胸膜腔内积气量、肺压缩程度以及纵隔向健侧移位、纵隔和皮下气肿等。

3. 治疗原则 排除胸腔内积气,纠正呼吸循环功能紊乱。

（1）闭合性气胸:胸腔内的少量积气的闭合性气胸可自行吸收,不需特殊处理。大量气胸需进行胸膜腔穿刺或胸腔闭式引流,以排除积气,促进肺复张。

（2）开放性气胸:开放性气胸的紧急处理是立即封闭胸壁伤口,使之成为闭合性气胸,为进一步抢救争取时间。进一步处理为吸氧、防治休克,待全身情况改善后,尽早进行清创术和胸腔闭式引流。如果合并有肺、支气管、心脏和血管等胸内脏器的严重损伤,应尽早剖胸探查。

（3）张力性气胸:紧急处理原则是立即排气减压,条件允许应立即行胸腔闭式引流。院前急救可采用粗针头在伤侧锁骨中线第 2 肋间行胸膜腔穿刺减压,外接单向活瓣装置,进一步处理为行胸腔闭式引流术,漏气停止 24 小时以上,X线检查证实肺已膨胀,可拔除引流管。

如果经胸腔闭式引流后仍大量漏气,呼吸困难无好转需考虑剖胸探查术。

(4)其他:吸氧,补充血容量以纠正休克,使用抗菌药物预防感染等。

(二)护理

1. 急救

(1)开放性气胸应立即封闭胸壁伤口,使之成为闭合性气胸,封闭伤口可用凡士林纱布、棉垫或其他不透气材料做加压包扎。

(2)张力性气胸应立即排气减压,可采用粗针头在伤侧锁骨中线第2肋间行胸膜腔穿刺减压,外接单向活瓣装置,例如在针柄处扎缚剪有小口的乳胶指套、气球或避孕套(图16-6)。

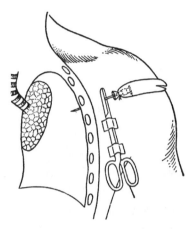

图16-6　张力性气胸排气减压

(3)闭合性气胸病人胸腔内积气较多可立即胸腔穿刺抽气。

2. 保持呼吸道通畅　鼓励病人咳嗽,及时清理呼吸道分泌物。对气管切开或气管插管者应加强呼吸道护理。

3. 一般护理　若无禁忌证,应保持高半坐卧位,以利呼吸运动。吸氧以纠正缺氧。

4. 胸腔闭式引流护理　开放性气胸和张力性气胸应做好胸腔闭式引流的准备工作,术后应加强胸腔闭式引流护理。

5. 病情观察　密切观察生命体征,加强对呼吸循环功能监测,注意有无气促、呼吸困难、发绀以及休克表现等,并注意有无合并伤。

6. 预防感染　遵医嘱合理使用抗菌药物,开放性损伤必要时使用TAT。

三、损伤性血胸

(一)疾病概要

1. 病因与病理　外伤后胸膜腔内积血称为损伤性血胸,合并气胸则称为血气胸。胸腔内血液主要来源于肺组织、胸壁血管以及心脏和胸内大血管。由于肺循环压力低,肺组织裂伤所致的出血常能自行停止。胸壁血管出血一般很难自行停止,常造成持续大量出血,称为进行性血胸。心脏和胸内大血管破裂出血时,出血量大,常短期内出现休克和死亡。由于胸腔内的去纤维蛋白作用,胸腔内血液一般不凝固,但短期内大量出血则凝固成块,形成凝固性血胸。血块机化后,形成纤维板,限制肺和纵隔的运动,影响呼吸功能。血胸若继发感染,引起感染性血胸或脓血胸。

2. **临床表现**　成人出血量不足 0.5 L 称为少量血胸,临床症状轻。如果出血量在 0.5～1.0 L 的中量出血和超过 1.0 L 的大量出血,即出现血容量不足的表现,如面色苍白、心率加快、血压下降等。胸腔内积血可压迫肺和纵隔,影响呼吸功能,出现气促、呼吸困难等。

3. **辅助检查**　胸部 X 线检查和 B 超检查有助于诊断,胸穿抽出不凝固血液可明确诊断。

4. **治疗原则**　血胸治疗的重点是及时补充血容量以纠正休克;排除胸膜腔内积血,促进肺膨胀;应用抗菌药物预防感染。积血排出可通过反复胸腔穿刺或胸腔闭式引流;进行性血胸应积极治疗休克,尽早行剖胸探查术;凝固性血胸应在病情稳定后尽早手术,以清除血块;血胸继发感染,按脓胸处理;机化后的血胸宜在创伤后 2～3 周行胸膜纤维板剥除术。

(二)护理

1. **一般护理**　若无休克,可半坐卧位,以利呼吸运动。解除病人紧张情绪。吸氧,其流量 2～4 L/分钟为宜。

2. **病情观察**　密切观察血压、脉搏、呼吸变化,胸腔闭式引流物的量、性质,并作记录。病情较重者需检测中心静脉压、尿量等。

3. **术前准备**　进行性血胸应积极做好术前准备。病人出现以下情况则提示进行性血胸:① 持续性脉搏增快、血压下降,补充血容量后仍不稳定;② 胸腔闭式引流的血量每小时超过 200 ml,持续 3 小时以上;③ 红细胞计数、血红蛋白、血细胞比容进行性下降。

4. **输液护理**　按医嘱输液输血,以及时补充血容量。

5. **胸腔闭式引流的护理**　行胸腔闭式引流的病人应加强对胸腔闭式引流的护理。

6. **胸腔穿刺术后护理**　对于行胸腔穿刺排除积血的病人,穿刺术后应密切观察呼吸、血压变化,必要时行胸部 X 线检查,发现问题及时报告医生。

第三节　脓胸病人的护理

一、疾病概要

脓胸是指脓液积聚于胸膜腔。按病理发展过程分为急性脓胸和慢性脓胸;按累及范围分为全脓胸和局限性脓胸(图 16 - 7),按致病菌分为化脓性脓胸、结核性脓胸以及特殊病原菌性脓胸等。

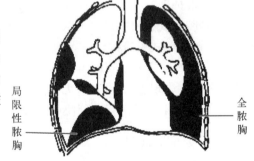

图 16 - 7　脓胸示意图

(一)急性脓胸

1. **病因**　致病菌多来自肺部感染病灶,少数为胸部损伤或其他邻近脏器感染病灶,直接或经淋巴进入胸膜腔,引起化脓性感染。全身化脓性感染的致病菌也可经血行播散至胸膜腔。常见的致病菌为金黄色葡萄球菌、肺炎球菌和链球菌。厌氧菌感染形成的脓胸称为腐败性脓胸。

2. **病理**　脓胸早期,脓液稀薄,含有白细胞和纤维蛋白,呈浆液性,此时若能排除脓液,肺容易膨胀。随着病程进展,脓细胞和纤维蛋白增多,渗出液逐渐转为脓性,不断有纤维蛋白沉积于胸膜表面,使肺膨胀受限制,并使脓液局限化。此病理阶段属于临床上的急性期。以后纤维蛋白机化,胸膜增厚形成厚纤维板,从而影响呼吸功能,临床上即进入慢性期。

3. 临床表现　急性脓胸的症状通常在急性肺炎好转后不久出现,主要表现有高热、脉快、胸痛、呼吸急促、白细胞计数增高以及咳嗽、咳痰。体检可见患侧肋间隙饱满,叩诊浊音,呼吸音减弱或消失;病情严重者可伴有发绀和休克征象。

4. 辅助检查　胸部 X 线检查和 B 超检查可显示胸腔积液。胸膜腔穿刺抽出脓液可明确诊断。

5. 治疗原则　及时排除胸腔积脓,促进肺复张是治疗成功的关键。脓胸早期可采用反复胸腔穿刺,尽快排尽脓液,并向胸腔内注入抗菌药物。若反复穿刺脓液不见减少、脓液稠厚不易抽出、疑有支气管胸膜瘘或食管胸膜瘘及腐败性脓胸者,宜尽早行胸腔闭式引流术。多数情况下采用经肋间插管闭式引流术,对于脓液稠厚者可采取切除一段肋骨的经肋床插管法。

（二）慢性脓胸

1. 病因　慢性脓胸是由急性脓胸迁延发展形成的,主要原因是急性期治疗不当或未及时治疗,如引流管过细、引流管位置放置不当、拔管过早等引起的引流不畅。另外,胸膜腔内异物存留、原发病灶未控制、特殊感染如结核、真菌感染亦可造成脓胸迁延不愈。

2. 病理　胸膜增厚形成纤维板,肺扩张受限。

3. 临床表现　慢性脓胸主要表现为慢性全身中毒症状,如低热、贫血、消瘦、食欲减退等,可合并气促、咳痰、胸部不适等;体格检查常可见气管向患侧偏移,患侧胸部塌陷,叩诊实音,呼吸音减弱或消失,肋间隙变窄、脊柱侧弯。

4. 治疗原则　闭合脓腔、消除感染;改善全身状况;尽可能促进肺复张。根据具体病情可以采用:① 改进引流,根据引流不畅的原因,改进引流措施,如更换粗口径引流管、调整引流位置等;② 胸膜纤维板剥除术,对于病期不长、纤维板粘连不紧密的病例可手术剥除胸膜壁层及脏层上的纤维板,以消除脓腔,并能使肺复张;③ 胸廓成形术,切除局部病变组织,利用胸壁内陷,消灭死腔。但手术可造成畸形和其他并发症;④ 胸膜肺切除术,同时切除纤维板和肺,适应于慢性脓胸合并肺和支气管严重病变者。

二、护理

1. 一般护理　病人通常取半卧位,利于呼吸和胸部引流;为了保持呼吸道通畅,应协助病人排痰;根据病人需要酌情给氧;根据医嘱进行输液和抗菌药物的应用。

2. 病情观察　密切观察生命体征和胸腔闭式引流,尤其是手术后的病人,若出现血压下降、脉搏增快、胸腔闭式引流出现大量鲜红色引流物,应立即报告医生,加快输液输血,并做好术前准备。

3. 胸腔穿刺术后护理　急性脓胸早期,应尽早反复行胸腔穿刺抽脓。一次抽脓量不应超过 1 000 ml,每次抽脓后,可向胸腔内注入抗菌药物。穿刺过程中若出现面色苍白、气急、脉搏增快,应立即停止穿刺,给予对症处理。胸腔穿刺术后应密切观察呼吸、血压和脉搏等,若有异常,应分析原因并作出处理。

4. 胸腔闭式引流的护理　见本章第四节。

5. 胸部手术后护理　主要注意以下几个方面:① 病人回病房后严密监测血流动力学变化,如血压、心率、中心静脉压(CVP)、四肢温度等。② 连接好胸腔闭式引流管并观察胸腔引

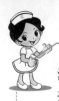

流液的量和性状,有无血块。③ 呼吸机辅助呼吸阶段,要密切观察气道压力,及时吸痰保持呼吸道通畅。拔管后立即给予面罩或鼻导管吸氧,流量以 2～4 L/分钟为宜。④ 术后第1 天给予雾化吸入,协助病人拍背排痰,必要时应用祛痰药物,以防止余肺感染发生。⑤ 慢性脓胸病人行胸廓成形术后,在肋骨切除范围用厚棉垫和胸带加压包扎,并经常检查,随时调整。

6. 加强营养　向病人解释增加营养的重要性,给予高热量、高蛋白、富含维生素的饮食。必要时给予静脉高营养、少量多次输血,以纠正低蛋白血症和贫血。

7. 降温　高热者给予物理降温,包括乙醇擦浴、冰敷等;每天测体温 6 次;要嘱病人多饮水,或遵医嘱静脉补液,保持水、电解质平衡。

8. 减轻疼痛　半卧位以降低胸壁张力,减轻疼痛,以及镇静、镇痛药物的应用。

9. 健康指导　指导病人进高蛋白、高维生素、易消化的食物。正确进行呼吸运动和咳嗽,促进肺复张和痰液的排除。坚持正确的运动锻炼,防止因胸廓成形术后引起的脊柱侧弯。

第四节　胸腔闭式引流病人的护理

胸腔闭式引流术是根据胸膜腔的生理特点,利用重力引流及虹吸原理而设计的引流装置。利用肺组织扩张,或病人有效咳嗽时形成的压力差,通过水封瓶将气体、液体排出。用于排除胸膜腔内积气、积液(包括积血、积脓),以促进肺膨胀,重建胸膜腔内负压。

1. 适应证　脓胸、血胸、气胸的治疗以及胸腔内手术后的肺复张。

2. 引流装置

(1) 导管:用于排除液体,引流导管应选择弹性好、硬度适中、内径在 1.5～2.0 cm 的橡胶管;若排除气体则内径可为 1.0 cm。导管长度 100 cm 左右。

(2) 水封瓶:选择容量为 2 000～3 000 ml 的广口瓶,橡胶瓶塞上穿过一长一短 2 根玻璃管(图 16-8)。长玻璃管上端连接胸腔引流管,下端深入瓶内水平面下 3～4 cm。若需增加负压吸引,可在水封瓶旁连接一负压调节瓶(图 16-9)。目前应用较多的是一次性引流装置。

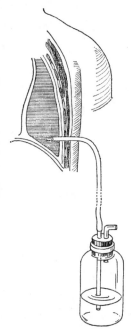

图 16-8　水封瓶

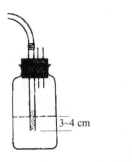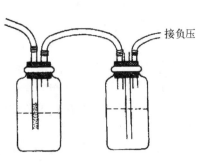

图 16-9　水封瓶的负压调节瓶

3. 安置方法

(1) 安置部位:引流管安置位置可根据引流物的性质和部位来选择,排除气体可选择患侧锁骨中线第 2 肋间;引流液体则选择腋中线与腋后线之间的第 6～8 肋间;引流脓液时应选择脓腔最低位。

(2) 用品准备:1‰普鲁卡因注射液,消毒手套 1 副,静脉切开包 1 个,消毒胸腔引流管 1 根(内径 1 cm 以上的韧性胶管),消毒水封瓶 1 只,另加负压吸引装置 1 套。

(3) 安置方法:病人半卧位,手术野消毒、铺巾,局部浸润麻醉。切开皮肤、皮下,钝性分离肌层,将引流管远端钳闭后,用血管钳将带有侧孔的引流管近端置入切口并钝性穿破胸膜深入 4～5 cm,缝合固定引流管,紧密连接水封瓶。确认引流系统无漏气后,松开血管钳,即可见引流物排出,长玻璃管内水柱随呼吸运动而上下波动。

4. 护理措施

(1) 病人体位:如术后血压平稳可给予半卧位(图 16－10);使胸腔容积增大,有利于呼吸及引流,并经常鼓励病人咳嗽与深呼吸,促使肺膨胀,有利于胸腔内的气体和液体的排出。当病情稳定,病人能活动时,应知道发生引流管脱落或引流瓶打破时的紧急处理方法,立即将引流管折曲,或用血管钳钳闭引流管,防止气体进入胸膜腔。

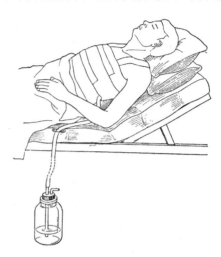

图 16－10　术后半卧位

(2) 严格执行无菌操作原则:各类物品均要严格消毒灭菌,水封瓶内应放置无菌生理盐水。每日更换一次引流瓶及连接管,更换时注意无菌操作。更换引流瓶时,先用两把血管钳夹闭引流管,然后更换,防止气体进入胸腔。

(3) 妥善固定:应正确连接管道,长玻璃管上端连接胸腔引流管,下端深入瓶内水平面下 3～4 cm。引流瓶应放置在胸部插管水平以下 60～100 cm 的位置。牢固固定引流管,防止脱落。若有脱落,应立即封闭引流口或折叠引流管,防止气体进入胸膜腔。

(4) 应保持引流通畅:当引流管通畅时,会有气体或液体排出,长玻璃管内水柱高于水平面 8～10 cm,并随呼吸上下移动。若水柱不动,应分析原因,可能为引流管不通,应检查引流管是否折叠、受压、堵塞;也可能是胸腔内气体或液体已完全排尽,必要时行 X 线检查。为了保持通畅,鼓励病人咳嗽,以促进肺复张和利于胸腔内积气和积液的排出。应经常用手挤压引流管,先用手捏紧引流管远端,然后在近端反复挤捏引流管。

(5) 密切观察病情:主要观察:① 引流是否通畅,若水封瓶内玻璃管水柱不动且伴有胸闷,应考虑引流管堵塞。② 观察和记录引流物的量及性质,正常情况下引流的气体或液体量应逐渐减少、颜色由深变浅。若引流出大量血性液体,应立即报告医生。③ 症状有无改善,例如胸闷、气急、呼吸困难等症状是否减轻或消失。

(6) 引流管的拔除及注意事项:若 24 小时无气体溢出,或引流液体少于 50 ml,听诊呼吸音清晰,经 X 线检查证实肺膨胀,可拔除引流管。拔管时,先剪去固定缝线,嘱病人深吸气后屏气,拔出引流管,随即用敷料覆盖封闭引流口。拔管后 24 小时内,应注意观察病人有无胸闷、呼吸困难等情况,局部有无渗液、出血、皮下气肿等,如有异常,及时处理。

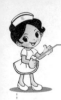

第五节 肺癌病人的护理

一、疾病概要

肺癌又称支气管肺癌。统计表明,在我国城市中男性恶性肿瘤发病率,肺癌居第一位,近年来大城市中女性肺癌发病率有上升趋势。

1. 病因 肺癌病因尚未完全明确,但有些因素与肺癌发病密切相关已得到公认。长期大量吸烟就是一个重要致病因素。大气污染和长期接触某些化学性致癌物质如石棉、镍、铬等。肺部慢性疾病如肺结核、矽肺等,都与肺癌发生有密切关系。

2. 病理 肺癌多数起源于支气管黏膜上皮。发生在主支气管、叶支气管的肺癌因靠近肺门称中心型肺癌,发生于段支气管远端的肺癌称周围型肺癌。右肺多于左肺,上叶多于下叶。

(1) 组织学类型:常见的组织学类型:① 鳞状细胞癌(简称鳞癌):在临床最常见,大多数起源于较大的支气管,因而常为中心性肺癌,多见于 50 岁以上男性,且与吸烟关系密切;② 小细胞癌:发病年龄较轻,多数为中心性肺癌,恶性程度较高,较早出现转移,预后差;③ 腺癌:发病年龄较小,女性多见,多数起源于较小的支气管,常为周围性肺癌,早期症状不明显,常常在胸部 X 线检查时发现;④ 其他少见类型,例如大细胞癌等。

(2) 途径转移:有以下几种转移途径:① 直接扩散,肿瘤可直接侵犯临近肺组织、胸膜,若沿支气管向其腔内生长,阻塞支气管;② 淋巴转移是鳞癌和未分化小细胞癌常见的转移方式,沿支气管旁、肺门、隆突下、气管旁淋巴结转移,最后到锁骨上淋巴结,有时可呈跳跃式转移;③ 血性转移是晚期肺癌的转移方式,小细胞癌和腺癌常出现较早的血性转移,常见的转移部位有肝、骨、脑等。

二、护理评估

1. 健康史 了解病人的年龄、职业、化学和放射性物质接触情况;有无吸烟史、吸烟的持续时间和数量;既往疾病史,例如肺部疾病史、心血管疾病史等;肿瘤家族史。

2. 身体状况 大多数病人早期症状不明显,中年以上病人出现咳嗽、咳痰、痰中带血、反复出现肺部某一部位感染等症状,应考虑肺癌的可能。

咳嗽、咳痰是肺癌病人常见的症状。反复干咳和刺激性咳嗽具有特征性,为肿瘤刺激支气管黏膜引起的,易误认为是感冒而延误诊治。随着肿瘤增大,阻塞支气管,可继发肺部感染和肺不张,出现咳嗽、咳脓性痰、气急等。痰中带有少量血丝也是肺癌常见的症状,大量咯血少见,血痰多为间歇性。

其他表现例如继发肺部感染而出现发热;肿瘤压迫或侵犯引起的症状,例如压迫或侵犯喉返神经引起声音嘶哑、压迫食管引起吞咽困难、侵犯胸膜可出现胸痛及血性胸水等;肺癌晚期病人有贫血、消瘦、低蛋白血症。

3. 心理-社会状况 病人和家人对疾病的认知程度及是否引起心理问题。

4. 辅助检查

(1) X 线检查:是发现肺癌最重要的方法。胸部 X 线摄片可显示肺部肿块阴影及支气管阻塞后出现的肺不张和肺炎。CT 检查对于早期肺癌发现和肺部肿块的鉴别诊断具有重要作用。通常首先做胸部 X 线摄片,遇有疑难问题或需要为制订治疗方案提供依据时,再行 CT 检查。

(2) 痰中找癌细胞:特别是痰中带血的病人。要注意的是,标本要新鲜,应反复送检。

(3) 内镜检查:可直接发现病灶,并进行活组织病理检查。

(4) 正电子发射断层扫描(PET)检查:是目前诊断价值较高的无创性检查。

(5) 其他:可根据需要选用经皮肺穿刺活检、放射性核素检查等。

5. 治疗原则

(1) 手术治疗:最大限度切除肿瘤组织,尽可能保存正常的肺组织。常用的手术方式是肺叶切除或一侧全肺切除,并清除相应的肺门纵隔淋巴结。

(2) 化学治疗:对于小细胞癌疗效较好。与手术、放疗联合应用,能提高疗效。也可单独用于晚期肺癌。

(3) 放射治疗:小细胞癌和鳞癌较为敏感,常用于肺癌的综合治疗。

(4) 其他:如介入治疗、中医中药治疗等,尤其是介入治疗,对于部分不能手术的病人有较好的疗效。

三、护理诊断及合作性问题

1. 气体交换受损 与肺病变范围、手术有关。
2. 清理呼吸道无效 与肺部病变堵塞气道,麻醉和手术使呼吸道分泌物增多有关。
3. 焦虑 与对预后、手术疼痛的担心和住院费用较高有关。

四、护理措施

1. 减轻病人的焦虑 首先启发病人发问,倾听病人的述说,而后向病人及家属解释治疗和护理的过程和可能出现的问题。

2. 改善呼吸功能 包括:① 劝告病人戒烟,手术病人应戒烟 2 周以上,防止术后的肺部感染。② 若病人有呼吸道分泌物,应协助病人排痰。若痰液不易咳出,可采用体位引流、雾化吸入、祛痰药物等方法,必要时可经支气管镜取出痰液。③ 根据医嘱应用抗菌药物,积极治疗肺部感染。④ 保持口腔卫生。

3. 改善营养状况 向病人解释增加营养的重要性,给予高热量、高蛋白、富含维生素的饮食,营养不良者可进行营养支持治疗。

4. 手术前指导 指导病人练习腹式深呼吸、有效咳嗽,利于手术后肺复张;教会病人在床上进行腿部运动,预防术后下肢静脉血栓形成;介绍胸腔闭式引流设备和注意事项;介绍呼吸功能训练器的使用。

5. 手术后护理 手术后护理的主要任务是维持呼吸循环功能,密切观察病情变化,促进病人康复。重点注意以下几个方面:① 清醒后的病人,通常取半卧位,不同的手术可适当调整体位,例如肺叶切除术后可采用侧卧位。② 密切观察生命体征和胸腔闭式引流。③ 常规吸氧、保持呼吸道通畅,呼吸机辅助呼吸阶段,要密切观察气道压力,及时吸痰。④ 根据医嘱进行输液和抗菌药物的应用。输液时应注意输液的量和速度,尤其是全肺切除术后的病人,一般 24 小时补液量应控制在 2 000 ml 以内,滴速在 30 滴/分左右,并限制过多的钠盐摄入。⑤ 胸腔闭式引流的护理。⑥ 手术后早期鼓励病人深呼吸、有效咳嗽和翻身,协助病人进行躯干和四肢的活动,如病情允许,应鼓励病人早期下床活动,早期活动可预防肺不张、改善呼吸循环功能、增进食欲。

6. 健康指导 目的是让病人了解肺癌的早期诊断、主要治疗方法和康复措施。对于 40
岁以上男性，出现反复咳嗽，尤其是呛咳，咳痰带血，应做进一步检查。中年以上男性应定期
进行胸部 X 线检查。了解吸烟的危害，鼓励戒烟。指导病人进行康复锻炼，坚持正确的运
动，促进呼吸功能恢复。

第六节 食管癌病人的护理

一、疾病概要

1. 病因 流行病学调查结果显示，食管癌的发病与下列因素有关：摄入含亚硝酸盐化合
物的食物；摄入被霉菌污染的食物；吸烟、嗜酒、吃过硬过热的食物、口腔炎症等慢性刺激；食
物中缺乏某些微量元素，如钼、硒、锌、氟等；某些维生素摄入不足，如维生素 A、维生素 B$_2$、维
生素 C 等。

2. 病理 临床上将食管分为颈段和胸段。颈段起
自食管入口至胸骨柄上沿的胸廓入口处。胸段食管起
自胸廓上口，下至贲门，又分为上、中、下三段（图 16 -
11），上段自胸廓上口至气管分叉平面，中段为自气管分
叉平面至贲门长度的上一半，下段（包括腹段）为剩余
部分。

食管癌可发生于食管的任何部位，但以中段居多，
下段次之，上段较少。

大多数食管癌为鳞状细胞癌（鳞癌），腺癌少见。按
病理形态可分为髓质型、蕈伞型、溃疡型和缩窄型。

淋巴转移是其主要转移途径，在累及食管旁淋巴结
后，可向上转移至胸顶纵隔淋巴结，中部到达肺门、主动
脉旁淋巴结，向下转移至贲门周围及胃周围淋巴结。血
行转移常发生在晚期病例。

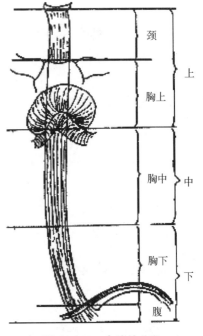

图 16 - 11 食管的分段

二、护理评估

1. 健康史 了解病人的生活史、烟酒嗜好、是否有
喜好过热、过硬食物的饮食习惯，是否有癌前期病变史，例如食管炎、食管息肉等。

2. 身体状况 食管癌早期并没有突出的症状，可能会在吞咽食物时出现不同程度的异
常感觉，如哽噎感、食管内异物感、胸骨后灼痛或刺痛感、食物咽下停滞感等。在进展期，典
型的症状是进行性咽下困难，即开始时难以下咽干硬食物，而后为半流质，最后连流质也不
能咽下，是为中晚期症状。有时随着病灶部位水肿的消退或肿瘤坏死脱落，可能会有暂时的
梗阻减轻，不能认为是病情好转。由于梗阻，病人常呕吐黏液样液体，同时可能出现消瘦、乏
力、贫血、脱水等。

随着肿瘤侵犯范围的扩大和对不同器官的压迫，病人会出现相应的临床表现，例如：肿
瘤压迫气管支气管引起咳嗽、吸气性呼吸困难；侵犯喉返神经引起声音嘶哑；侵犯膈神经出

现呼吸困难、膈肌反常运动等。最后出现肝、脑、骨等转移症状。

3. 心理-社会状况 病人及家属对该病的认知程度以及经济承受能力,是否引起心理问题。

4. 辅助检查

(1) 钡餐食管 X 线造影检查:是常用的检查方法,采用双重对比造影,可显示早期病灶,可见食管黏膜皱襞紊乱中断、充盈缺损、龛影、管壁僵硬等。

(2) 内镜检查:不仅能发现食管癌的病理形态,还可钳取活组织做病理检查。

(3) 脱落细胞检查:是应用带网气囊做食管拉网,检查脱落细胞,有较高的阳性率,可用于高发区的普查。

(4) CT 检查:可以帮助了解食管癌向腔外扩展情况和有无腹腔内器官或淋巴结转移,对决定手术有参考价值。

5. 治疗 食管癌治疗以手术为主,辅以放疗和化疗等综合治疗。

(1) 手术治疗:主要适应于累及长度<5 cm,无远处转移,心肺功能良好者。常用手术方法为经胸或胸腹联合切口食管癌切除,食管胃吻合术或结肠代胃术。常见的并发症是吻合口瘘和吻合口狭窄。

(2) 放射治疗:用于手术前和手术后,可提高手术切除率和远期生存率。

(3) 化学治疗:与手术或放射治疗相结合,可提高疗效。中晚期食管癌或有远处转移的病人,可用化学治疗。

三、护理诊断及合作性问题

1. 焦虑 与对疾病预后的担心和手术有关。
2. 营养失调低于机体需要量 与进食困难或不能进食、机体消耗增加有关。
3. 组织灌注量不足 与手术失血或术后出血、失液有关。
4. 潜在并发症 吻合口瘘、乳糜胸、出血、肺不张等。

四、护理措施

1. 术前护理

(1) 心理护理:病人对手术的耐受能力差,对治疗缺乏信心,同时对手术存在着一定程度的恐惧心理。因此,应针对病人的心理状态进行解释、安慰和鼓励,建立充分信赖的护患关系,使病人认识到手术是重要的治疗方法,使其乐于接受手术。

(2) 加强营养:尚能进食者,应给予高热量、高蛋白、高维生素的流质或半流质饮食。不能进食者,应静脉补充水分、电解质及热量。低蛋白血症的病人,应输血或血浆蛋白给予纠正。

(3) 消化道准备:注意以下几个方面:① 术前 3 天流质饮食;② 术前安置胃管和营养管,通过困难时不能强行进入;③ 食管梗阻者,术前 3 天每晚用等渗盐水加抗菌药物冲洗食管,有利于减轻组织水肿,以降低术后感染和吻合口瘘的发生率;④ 拟行结肠代食管者,术前须按结肠手术准备(见大肠癌术前准备)。

(4) 呼吸道准备:吸烟者严格戒烟,呼吸道感染者给予抗菌药物,痰多者应排除痰液。

(5) 术前练习:教会病人深呼吸、有效咳嗽、排痰、床上排便等活动。

2. 术后护理

(1) 常规护理:按胸外科术后常规护理、麻醉后常规护理等常规护理。

（2）呼吸道护理：术后应重点加强呼吸道护理，必要时行鼻导管吸痰或气管镜吸痰，清除呼吸道分泌物，促进肺扩张。

（3）胃肠减压：保持胃肠减压管通畅，术后24～48小时引流出少量血液，应视为正常，如引出大量血液应立即报告医生处理。胃肠减压管应保留3～5天，以减少吻合口张力，以利愈合。

（4）胸腔闭式引流护理：密切观察胸腔引流量及性质。胸腔引流液如为大量血性液体，则提示胸腔内有活动性出血；若引流出混浊液或食物残渣，应考虑食管吻合口瘘；若有粉红色液体伴有脂肪滴排出，则为乳糜胸。出现以上情况，应采取相应措施，明确诊断，予以处理。如无异常，术后2～3天拔除引流管。

（5）控制饮食：由于食管缺乏浆膜层，故吻合口愈合较慢，术后应严格禁食和禁水。禁食期间，每日由静脉补液。安放十二指肠营养管者，可于手术后第2～3日肠蠕动恢复后，经导管滴入营养液，可减少输液量。手术后第5日，如病情无特殊变化，可经口进清流质，每次60 ml，每2小时1次。如无不良反应，可逐日增量。术后第10～12日改无渣半流质饮食，但应注意防止进食过快及过量。

（6）并发症护理：严重并发症有吻合口瘘和乳糜胸。① 吻合口瘘：是食管癌术后最严重的并发症，多发生在手术后5～10日，其临床表现为高热、脉快、呼吸困难、胸部剧痛；患侧呼吸音低，叩诊浊音，白细胞升高甚至发生休克。处理原则：胸腔闭式引流，选择有效的抗菌药物，补充足够的营养和热量。② 乳糜胸：因手术伤及胸导管所致，多在术后2～10日出现症状，主要表现是胸腔引流出淡红色或淡黄色混浊液体，量较多，病人可出现胸闷、气急，甚至血压下降。处理：胸腔闭式引流接负压吸引，必要时行胸导管结扎术。

（7）健康教育：胃代食管术后，少量多餐，避免睡前进食，进食后端坐半小时，以防止返流，裤带不宜系得太紧，进食后避免有低头弯腰的动作。给予高蛋白、高维生素、低脂、少渣饮食，并观察进食后有无梗阻、疼痛、呕吐、腹泻等情况，若发现症状应暂停饮食。

复习思考练习

1. 某男，32岁，胸部外伤，呼吸极度困难、发绀。体检见气管左移、右胸饱满，胸部叩诊鼓音，颈胸部广泛皮下气肿。血压70/40 mmHg，X线检查见右4～6肋骨处骨折。问：
   （1）急救和进一步的处理原则是什么？
   （2）护理重点是什么？
2. 某男，56岁，因进行性吞咽困难入院，诊断：食管中段癌，行食管癌根治术，问：
   （1）如何指导病人饮食？
   （2）吻合口瘘的主要表现是什么？进一步的处理原则是什么？

（徐　宇）

第十七章

急性腹膜炎与腹部损伤病人的护理

第一节　急性腹膜炎病人的护理

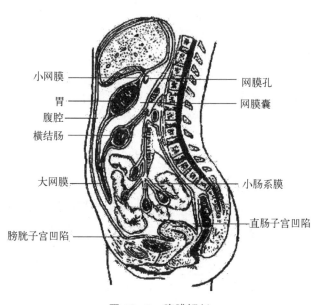

图 17-1　腹膜解剖

腹膜是一层很薄的光滑的浆膜，它由内皮细胞及弹性纤维构成。腹膜分为互相连续的壁层腹膜和脏层腹膜两部分，壁层腹膜贴衬于腹壁的内面，脏层腹膜覆盖在脏器的表面，并延伸成为韧带、系膜和网膜。

壁腹膜系由第 6～12 肋间神经及第一腰神经的分支所支配。此属于周围神经，对痛觉敏感，定位准确，尤其当壁层腹膜受刺激时，可使腹肌反射性收缩，引起反射性腹肌紧张；腹膜炎时的腹膜刺激症即由此产生。脏层腹膜系由交感神经及迷走神经分支支配，属于内脏神经，痛觉定位差，但对牵拉、压迫、膨胀等刺激敏感，通常表现为腹部钝痛。

腹膜的生理功能有：① 滑润作用：腹膜是双相的半渗透性薄膜，正常腹膜腔内只有少量液体，为 75～100 ml 之草黄色清亮液体，起着润滑作用，但在病理状态下却可容纳数千毫升

199

以上(如腹水、血液、脓液);② 防御作用:腹膜是人体浆膜中抗感染最强的一部分,当细菌和异物侵入腹腔时,腹腔渗出液中的大量吞噬细胞将其包围吞噬和吸收,大网膜的防御作用尤为显著,可将感染局限,防止感染扩散;③ 吸收作用:腹膜腔有强大的吸收能力,能将腹腔内积液、血液、空气、微小颗粒和细菌、电解质、尿素等很快吸收;④ 渗出与修复作用:在腹膜炎时,腹膜可渗出大量液体、蛋白质和电解质,起到稀释毒素和减少对腹膜刺激的作用,但渗出量太大时可引起水与电解质失调。其中的纤维蛋白沉积可在病变周围产生粘连,防止感染扩散并可修复受损之组织,但也是导致粘连性肠梗阻之重要原因。

一、疾病概要

(一)病因及分类

1. 根据腹膜炎的发病机制分类

(1)原发性腹膜炎:临床上较少见,是指腹腔内无原发病灶,病原菌是经由血循、淋巴或女性生殖系等途径而感染腹膜腔所引起的腹膜炎。多见于体质衰弱,严重肝病、肾病、猩红热、营养不良并发上呼吸道感染病人,尤以 10 岁以下的女孩多见。

(2)继发性腹膜炎:临床上常见,主要继发于腹腔内器官穿孔、损伤及破裂、炎症和手术污染等。常见病因有急性阑尾炎穿孔,胃及十二指肠溃疡急性穿孔,急性胆囊炎透壁性感染或穿孔,伤寒肠穿孔,以及急性胰腺炎,女性生殖器官化脓性炎症或产后感染等,含有细菌的渗出液进入腹膜腔引起腹膜炎。绞窄性肠梗阻和肠系膜血管血栓形成引起肠坏死,细菌通过坏死之肠壁进入腹膜腔,导致腹膜炎。其他如腹部手术污染腹膜腔,胃肠道吻合口漏,以及腹壁的严重感染,均可导致腹膜炎(图 17 - 2)。

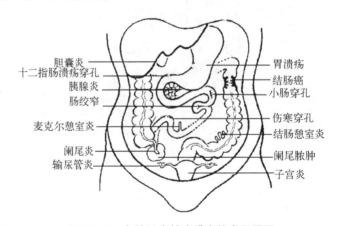

图 17 - 2 急性继发性腹膜炎的常见原因

正常胃肠道内有各种细菌,进入腹膜腔后绝大多数均可成为继发性腹膜炎的病原菌;其中以大肠杆菌最为多见,其次为厌氧杆菌、链球菌、变形杆菌等,还有肺炎双球菌、淋病双球菌、铜绿假单胞菌等。但绝大多数情况下为混合感染。

2. 根据病变范围分类

(1)局限性腹膜炎:腹膜炎局限于病灶区域或腹膜腔的某一部分,如炎症由于大网膜和肠曲的包裹形成局部脓肿,常见阑尾周围脓肿、膈下脓肿、盆腔脓肿等。

(2)弥漫性腹膜炎:炎症范围广泛而无明显界限,临床症状较重,若治疗不及时可造成严重后果。

3. 根据炎症性质分类

（1）化学性腹膜炎：见于消化性溃疡穿孔、急性出血坏死型胰腺炎的早期，胃酸、十二指肠液、胆盐胆酸或胰液的强烈刺激而致化学性腹膜炎，此时腹膜腔渗液中尚无细菌繁殖。

（2）细菌性腹膜炎：由细菌及毒素的刺激引起腹膜炎。如空腔器官穿孔 8 小时后有多种细菌繁殖生长，产生大量毒素。

（二）病理生理

腹膜受到刺激后发生充血水肿，随之产生大量浆液性渗出。一方面可以稀释腹膜腔内毒素及消化液，以减轻对腹膜的刺激。另一方面也可以导致严重脱水、蛋白质丢失和电解质紊乱。渗出液中逐渐出现大量中性粒细胞、吞噬细胞，可吞噬细菌及微细颗粒。加之坏死组织、细菌和凝固的纤维蛋白，使渗出液变得混浊，继而成为脓液。常见以大肠杆菌为主的脓液呈黄绿色，因常与其他致病菌混合感染而变的稠厚，并有粪臭味，在诊断上有着重要意义。

腹膜炎转归：要根据病人的抗菌能力和感染的严重程度及治疗的效果而定。① 一般年轻体壮者，抗病能力强，若致病菌毒力弱，病变损害轻，治疗适当，则腹膜炎可向好转方向发展，炎症消散，腹膜病变自行修复而痊愈；② 感染局限，脓液聚积，则形成腹腔脓肿；③ 年老体弱、病变严重、治疗不适当或不及时者，感染可迅速扩散而形成弥漫性腹膜炎。腹膜炎治愈后，腹腔内多有不同程度的纤维性粘连，部分肠管的粘连或成角可导致粘连性肠梗阻。

弥漫性腹膜炎病人，腹膜严重充血、广泛水肿、炎性渗出不断增加、血容量急骤减少，腹膜腔内可积存数千毫升脓液，肠管浸泡在脓液中，胃肠壁也高度充血水肿，肠管内充满大量液体和气体，肠管高度膨胀、肠蠕动减弱或消失，形成麻痹性肠梗阻。由于腹膜吸收了大量毒素，可导致感染性休克，甚至发生多器官功能障碍综合征（MODS），最终导致病人死亡。

二、护理评估

1. 健康史　由于致病原因的不同，腹膜炎可以突然发生，也可以逐渐发生。例如：胃十二指肠溃疡急性穿孔或空腔器官损伤破裂所引起的腹膜炎，常为突然发生，而急性阑尾炎等疾病引起的，则多先有原发病的症状，继之逐渐出现腹膜炎征象。了解近期有无腹部外伤史及疾病发生发展的过程；对儿童需了解近期有无呼吸道、泌尿道感染病史、营养不良或其他导致抵抗力下降的情况。

2. 身体状况　急性腹膜炎早期表现为腹痛和腹膜刺激症状；后期由于感染和毒素吸收，主要表现为全身感染中毒症状。

（1）腹痛：这是腹膜炎最早最主要的症状。疼痛的程度随炎症的程度而异，但一般都很剧烈，不能忍受，且呈持续性，深呼吸、咳嗽、改变体位时疼痛加剧。疼痛多自原发病灶开始，炎症扩散后漫延及全腹，但仍以原发病变部位较为显著。

（2）恶心、呕吐：此为早期出现的常见症状。开始时因腹膜受刺激引起反射性的恶心呕吐，呕吐物为胃内容物。后期出现麻痹性肠梗阻时，呕吐物为黄绿色之含胆汁液，甚至为棕褐色粪样肠内容物。由于呕吐频繁，可出现严重缺水和电解质紊乱表现。

（3）全身中毒症状：常出现高热、大汗、口干、脉搏快、呼吸浅促等表现。后期由于大量毒素吸收，病人表情淡漠、眼窝凹陷、口唇发绀、肢体冰冷、舌黄干裂、呼吸急促、脉搏细弱、体温骤升或下降、血压下降、酸中毒和感染性休克。若病情继续恶化，终因多器官功能障碍综合征而死亡。

（4）腹部体征：① 腹式呼吸减弱或消失，并伴有明显腹胀。腹胀加重常是病情恶化的一个重要标志。② 腹膜刺激征(压痛、反跳痛和腹肌紧张),压痛、反跳痛是腹膜炎的主要体征,始终存在,通常是遍及全腹而以原发病灶部位最为显著;腹肌紧张程度则随病因和病人全身情况的不同而轻重不一,由于突发而剧烈的刺激,如胃酸和胆汁的化学性刺激,可引起强烈的腹肌紧张,甚至呈"木板样"强直,临床上称"板状腹",而老年人,幼儿,或极度虚弱的病人,腹肌紧张可以很轻微而易被忽视。③ 腹部叩诊可因胃肠胀气而呈鼓音;胃肠道穿孔时,因腹膜腔内有大量游离气体,平卧位叩诊时常发现肝浊音界缩小或消失;腹膜腔内积液多时,可以叩出移动性浊音。④ 听诊常发现肠鸣音减弱或消失。⑤ 直肠指诊时,如直肠前窝饱满及触痛,则表示有盆腔感染的存在。

3. 心理状况　病情严重者可出现恐惧心理,甚至对治疗失去信心;非手术治疗观察期间的病人,因禁用镇痛剂,病人会不理解而烦躁不安。

4. 辅助检查

(1) 实验室检查:白细胞计数增高,但病情严重或机体反应能力低下时,白细胞计数可正常甚至降低,仅有中性粒细胞升高或中毒性颗粒出现。

(2) 诊断性腹腔穿刺:穿刺抽液或腹腔灌洗有助于判断病因。

(3) 影像学检查:腹部 X 线检查可见肠腔普遍胀气并有多个小气液平面等肠麻痹征象;胃肠穿孔时,多数可见膈下游离气体存在(应立位透视)。B 超检查提示腹膜腔内有不等量液体。CT 检查对腹膜腔内实质性器官的病变有诊断价值。

(4) 腹腔镜:诊断有困难时可借助于腹腔镜的检查。

5. 治疗原则　急性腹膜炎的治疗可分为非手术治疗和手术治疗两种。非手术疗法适用于病情较轻者,主要措施是禁食、胃肠减压、补液、抗菌药物使用及对症处理等,在此期间要密切观察病情变化,一旦病情加重要立即中转手术治疗。手术治疗适用于经非手术治疗 8～12 小时病情不缓解或反而加重者;腹腔内原发病灶严重者;出现严重的肠麻痹或中毒症状者等。手术原则是正确处理原发病灶,清除腹腔渗出液、脓液,并采取恰当的引流措施等。

三、护理诊断及合作性问题

1. 体液不足　与大量渗出、呕吐、禁食、高热有关。
2. 疼痛　与腹膜受到炎症刺激有关。
3. 体温过高　与腹膜炎毒素吸收有关。
4. 焦虑、恐惧　与病情严重、疼痛及担心预后有关。

四、护理措施

1. 心理支持　做好病人及家属的解释、安慰工作,稳定病人情绪,减轻焦虑,消除恐惧心理。介绍有关腹膜炎的疾病知识,帮助其勇敢地面对疾病,尽快适应病人角色,增加战胜疾病的信心和勇气。

2. 非手术治疗和手术前的护理

(1) 禁食、胃肠减压:吸出胃肠道内积气、积液,减轻腹胀,改善胃肠壁的血液循环。

(2) 病情观察:定时测量体温、脉搏、呼吸、血压,准确记录 24 小时出入量。观察腹部体征变化,对休克病人应监测中心静脉压及血气分析数值。

(3) 体位:无休克情况下病人取半卧位,利于改善呼吸、循环和炎症局限,防止膈下感染。

(4) 维持水、电解质平衡:迅速建立有效的静脉通路,遵医嘱补液,纠正水、电解质及酸碱失衡。

（5）抗感染：合理使用有效的抗菌药物。

（6）其他护理：高热病人，应给予物理降温；体温不升者应给予保暖。禁止灌肠，禁止用泻剂，防止感染的扩散。应用暗示或松弛疗法等缓解疼痛，对诊断不明者，应禁用止痛剂。做好生活护理。

（7）积极做好手术前准备。

3．手术后护理

（1）严密观察病情：定时监测体温、血压、呼吸、脉搏及尿量的变化。观察切口渗出及愈合情况。

（2）体位：病人术后给予平卧位，血压平稳后取半卧位。

（3）补液与营养：由于术前大量体液丧失，病人术后又需禁食，故要注意水、电解质、酸碱平衡及营养的补充。

（4）继续胃肠减压及禁食：术后继续胃肠减压、禁食，直至肠蠕动恢复、肛门排气后，方可拔除胃管，开始进食。禁食期间应做好口腔护理，每日2次。

（5）腹腔引流的护理：妥善固定各种引流管，保持通畅，注意观察并记录引流液的量、颜色、气味等。对负压引流者要及时调整负压。如用双套管引流者，用抗菌药物盐水冲洗时要注意无菌操作。

（6）其他：使用有效抗菌药物。观察有无腹腔残余脓肿的发生。鼓励病人早期下床活动。

4．健康指导

（1）向病人提供疾病护理、治疗知识：说明胃肠减压、禁食、半卧位的必要性和重要性，教会病人注意腹部症状和体征的变化。解释术后早期活动的重要性，鼓励病人早期下床活动，防止肠粘连。出院后如有异常应及时就诊。

（2）饮食指导：讲解术后恢复饮食的知识，进食应循序渐进、少量多餐，多食富含蛋白质和维生素、高能量和易消化的食物，以促进手术创伤和切口的愈合。

第二节　腹腔脓肿病人的护理

急性腹膜炎局限后，脓液未被吸收，引起腹壁、器官、肠系膜或大网膜粘连，形成腹腔脓肿。以膈下和盆腔为多见，有时也存在于肠襻间或腹膜腔其他部位（图17-3）。

一、膈下脓肿

脓液积聚在膈肌下、横结肠及其系膜上方的间隙内称为膈下脓肿。膈下脓肿是腹腔内脓肿最为重要的一种，为腹膜腔脓性感染的严重并发症，常继发于腹膜腔内器官穿孔或上腹部的手术污染。

临床表现为上腹部有持续性钝痛并向肩背部放射；脓肿较大时可有胸痛气急、咳嗽或呃逆；膈下和季肋区有叩击痛、压痛，肝浊音界扩大；患侧肺底部呼吸音减弱或消

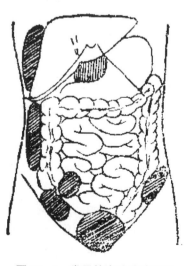

图17-3　常见的腹腔脓肿位置

失,可闻及干、湿性啰音。同时有发热、脉率快而弱、血压下降、意识障碍等全身感染中毒症状。实验室检查:白细胞计数升高及中性粒细胞比例增加。X线检查:患侧膈肌升高,呼吸运动减弱或消失,肋膈角模糊或有反应性胸腔积液,有时可见膈下液气交界面。B超和CT检查:可以明确脓肿的部位及范围,并可协助定位进行诊断性穿刺,以明确诊断。

感染早期,脓肿尚未形成时,采用非手术治疗,以大剂量抗菌药物控制感染,加强支持疗法,必要时输新鲜血或血浆。一旦形成脓肿,必须及早手术引流。近年来多采用经皮穿刺置管引流术,创伤小,引流效果好,约80%的膈下脓肿可以治愈。

二、肠间脓肿

脓液存在于肠管、肠系膜与网膜之间,可形成单个或多个大小不等之脓肿。由于脓肿周围有较广泛的粘连,常伴发不同程度的粘连性肠梗阻,如脓肿穿破肠管或膀胱,则形成内瘘,脓液即随大小便排出。临床上可表现有弛张热,腹胀或不完全性肠梗阻,有时腹部可扪及压痛的包块。B超可以测出脓腔的部位、大小和数目。确诊后应给予抗感染及引流等处理。

三、盆腔脓肿

盆腔位于腹膜最低部位,腹膜腔内炎性渗出物易积聚于此,为腹膜腔内感染最常见的并发症。由于盆腔腹膜面积小,吸收毒素的能力也较小,因此盆腔脓肿的全身中毒症状较轻,而局部症状相对突出。

盆腔脓肿者由于脓液刺激直肠和膀胱,病人感觉有里急后重感,粪便常带有黏液,尿频和排尿困难等征象。体温常呈弛张热,直肠指诊可发现肛管括约肌松弛,直肠前壁可扪及痛性包块,有时有波动感。白细胞增多,中性粒细胞比值增高。B超检查可明确脓肿的位置及大小。

盆腔脓肿较小或未形成时,多采用非手术疗法,包括应用抗菌药物、热水坐浴、温盐水保留灌肠及物理治疗等,多数病人炎症能吸收消散。脓肿较大者需经直肠前壁切开排脓,已婚女性亦可经阴道后穹隆切开引流。

第三节　腹部损伤病人的护理

一、疾病概要

腹部损伤是较为常见的严重创伤,其创伤的严重性取决于有无合并内脏器官的损伤,若伴有内脏损伤将引起大出血、休克、腹膜炎等,如不及时诊治,则危及病人的生命。因此,及时、正确的诊断和处理,是降低腹部损伤病人死亡率的关键,也是治疗和护理工作的重点。

腹部损伤可分为开放性损伤和闭合性损伤两大类。① 开放性损伤:以战时多见,主要是火器伤引起,亦可见于利器伤所致。开放性损伤又可分为穿透伤和非穿透伤两类,前者是指腹膜已经穿通,多数伴有腹膜腔内器官损伤,后者腹膜仍然完整,腹膜腔未与外界相通。② 闭合性损伤:系由挤压、碰撞和爆震等钝性暴力等原因引起。腹部闭合性损伤的严重程度取决于暴力的强度、速度、着力部位和力的作用方向等因素。实质性器官肝、脾及肾的组织结构脆弱、血供丰富、位置比较固定,受到暴力打击后容易破裂,主要表现为内出血。空腔器官破裂主要为肠内容物进入腹膜腔而表现为急性腹膜炎。

二、护理评估

1. 健康史　主要了解受伤史,如受伤的时间、地点、部位;受伤时的姿势和体位;暴力的性质、强度、大小、方向、速度等;受伤后的有关症状,如有无腹痛、呕吐、血尿等。

闭合性损伤时,尤其要注意有无内脏损伤。如曾有腹腔器官肿大、粘连、感染病史者,相关器官易于损伤。外力直接作用于下胸或上腹部,首先考虑是否有肝、脾、胰、胃等的损伤。空腔器官在充盈时也易受损,如膀胱损伤。伤后若腹痛固定而逐渐加剧、早期出现休克或出现腹膜刺激征者,应高度怀疑有腹腔内脏损伤的可能。

开放性损伤时,有伤口出血,多伴有内脏外露。但有时内脏损伤与腹部伤口位置可能不一致,伤口大小与伤情严重程度也不一致,如肩、胸、腰、臀等部发生的贯通伤。

2. 身体状况　单纯腹壁损伤的症状和体征一般较轻,常见为局限性腹壁肿、痛和压痛,有时可见皮下淤斑。腹腔内实质性器官损伤,如肝、脾破裂,主要表现为内出血。随着出血量的增加,病人可有面色苍白,脉搏逐渐加快变弱,血压也随之下降,最后出现休克。空腔器官损伤主要表现为急性腹膜炎。

（1）腹痛:腹膜腔内器官损伤,除少数因严重脑损伤和休克者外,都具有腹痛症状,早期伤员诉说疼痛最重的部位,常是器官损伤的部位、对诊断很有帮助。

（2）恶心呕吐:空腔器官破裂、内出血均可刺激腹膜,引起反射性恶心呕吐。细菌性腹膜炎发生后,呕吐是肠麻痹的表现,多为持续性。

（3）腹胀:早期无明显腹胀,晚期由于腹膜炎产生肠麻痹后,腹胀常明显。

（4）休克:肝、脾、胰等实质性器官破裂时,由于内出血很容易发生休克。出血量越多,休克表现越严重。在腹腔积血不多,但病人休克表现严重时,要注意是否伴有合并伤。

（5）急性腹膜炎:胃、肠、胆管、膀胱等空腔器官损伤时,可出现急性腹膜炎的表现(详见本章第一节)。实质性器官破裂时,腹膜炎的表现较轻。

3. 辅助检查

（1）实验室检查:红细胞、血红蛋白、血细胞比容等明显下降,白细胞计数增高。胰腺或十二指肠损伤时,血、尿淀粉酶多增高。若出现血尿提示有泌尿系统损伤。

（2）影像学检查:① B超检查,可发现直径1～2 cm的血肿,对肝、脾、肾等实质性器官损伤的确诊率达90%左右。若发现腹腔内有积气和积液,则有助于空腔器官破裂的诊断;② X线检查,胸、腹部X线检查可辨别有无气胸、肋骨骨折、膈下积气、腹腔内积液及某些器官的大小、形态和位置的改变;③ CT检查,能清晰地显示肝、脾、肾等器官的包膜是否完整、大小及形态结构是否正常、出血量的多少等,对显示胰腺损伤及腹膜后间隙有异常变化比B超更准确。

（3）诊断性穿刺与腹腔灌洗术:穿刺阳性可作出诊断,阴性不能排除腹腔器官损伤,必要时可改行腹腔灌洗术。穿刺抽出不凝固的血液对实质性器官损伤的诊断有很大的帮助。

（4）腹腔镜检查:经上述辅助检查仍不能确诊且高度怀疑有内脏损伤者,可考虑行腹腔镜检查,直接观察内脏损伤的性质、部位及程度,阳性率达90%以上,可避免不必要的剖腹探查。

4. 治疗原则　现场急救,首先处理威胁生命的严重损伤如窒息、开放性气胸、明显的大出血等。单纯性腹壁损伤按一般软组织损伤的原则进行处理。腹部损伤后生命体征比较稳定,仅有轻微内脏损伤或不能马上确定有无内脏损伤者,可考虑非手术治疗,主要措施是补

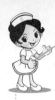

液、输血、抗感染、禁食、支持疗法等。已明确或高度怀疑有腹腔内脏损伤者,应及早进行剖腹探查手术,手术主要方法有器官修补、全部或部分切除等。

三、护理诊断及合作性问题

1. 疼痛　与腹部受伤有关。

2. 有体液不足的危险　与伤后失液、失血、呕吐有关。

3. 焦虑、恐惧　与意外创伤刺激、出血及内脏脱出的视觉刺激有关。

4. 潜在并发症　失血性休克、腹腔感染、腹腔脓肿。

四、护理措施

1. 急救　腹部损伤多为复合伤。首先要处理危及生命的重要损伤如心跳停搏、张力性气胸、大出血等。已有休克者要迅速建立有效的静脉通路;妥善处理伤口、及时止血和包扎固定;有内脏脱出或骨折者,禁做现场复位。

2. 病情观察　内容包括:① 生命体征变化,每 15～30 分钟测量脉搏、血压、呼吸一次;② 每30分钟做一次腹部检查,注意腹部体征的变化情况;③ 动态了解红细胞计数、血红蛋白和红细胞比积的变化;④ 必要时重复 B 超、诊断性穿刺等检查。

观察期间注意:不要随意搬动病人,以防加重伤情;诊断不明时禁用止痛剂;禁食和禁灌肠。若观察期间出现下列情况之一,应高度警惕腹腔内脏损伤的存在。① 腹痛逐渐加剧,同时伴有恶心、呕吐等消化道症状;② 早期出现休克表现;③ 明显的腹膜刺激征;④ 肝浊音界缩小或消失;⑤ 腹胀明显、肠蠕动减弱或消失;⑥ 直肠指检前壁有压痛或波动感,或指套染有血迹;⑦ 腹部有移动性浊音或有便血、呕血、尿血。此时,应立即通知医师,并做好紧急术前准备工作。

3. 休息与体位　绝对卧床休息,卧床排便;若病情稳定,可取半卧位。

4. 输液和饮食　禁食期间需要补充足量的液体,防止水、电解质及酸碱平衡失调,肠功能恢复后可进流质饮食。

5. 应用抗菌药物　用广谱抗菌药物防治腹膜腔感染。

6. 心理护理　关心病人,加强交流,耐心向病人解释与疾病有关的事宜,使病人消除焦虑、恐惧心理,积极配合各项治疗和护理。

7. 完善术前准备　决定手术者,应尽快完成术前准备,除常规准备外,尤其是有实质性器官损伤者,应备足血源,补充血容量。

五、健康指导

1. 加强劳动保护的宣传,注意安全生产,遵守交通规则,避免意外损伤的发生。一旦发生腹部损伤,无论轻重都应请专业人员检查,以免贻误诊治。

2. 普及各种急救知识,在意外损伤发生时可进行现场自救和互救。

3. 出院后要适当休息,加强锻炼,增加营养,促进康复。若有腹部疼痛、腹胀等异常情况,应及时到医院就诊。

六、常见腹腔器官损伤

1. 脾破裂　脾脏是腹腔器官中最易受伤的器官,脾破裂占腹部闭合性损伤的 20%～

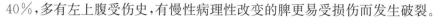

40％，多有左上腹受伤史，有慢性病理性改变的脾更易受损伤而发生破裂。

（1）临床表现和诊断：主要表现为腹腔内出血和失血性休克。但脾被膜下破裂（脾实质周边部）和中央型破裂（脾实质深部）者，因脾被膜完整，出血量受到限制，可形成血肿，临床上因无明显内出血征象而不易被发现，有些血肿可自行吸收；但有些被膜下血肿在某些微弱外力的作用下，即可突然发生破裂，导致严重的后果。此情况常发生在腹部损伤后1~2周，应予警惕。血性腹膜炎所致的腹膜刺激征多不明显。B型超声检查可确定脾破裂的程度。

（2）处理原则：紧急手术处理。因脾组织脆弱，破裂后不易止血、缝合或修补，故多采用脾切除术。单纯脾破裂未污染的腹腔内积血可作术中自体输血之用。近年来，基于对脾脏在免疫防御中作用的认识，主张对少年儿童的脾破裂，在条件允许的情况下，做脾修补或部分切除，以保护病人的自身免疫功能，减少日后并发严重全身性感染的危险。

2. 肝破裂　肝破裂在各种腹部损中占15％~20％，右肝叶破裂多于左肝叶破裂，多有右上腹受伤史，肝脏原有病变时发生率更高。

（1）临床表现和诊断：和脾破裂相似，但因有胆汁溢入腹腔，故腹痛和腹膜刺激征较脾破裂明显。肝破裂后也有可能出现呕血或黑便（胆管出血）。B型超声检查是诊断肝破裂的首选方法。

（2）处理原则：以手术治疗为主。原则上彻底清创、止血，消除胆汁溢漏和建立通畅引流。可采用多种手术方式，但要尽可能保留健康的肝组织。术后，在创面和肝周应留置引流物以引流出渗出的血液和胆汁，常用的引流物是烟卷引流，最好用多孔橡胶管行负压吸引。部分包膜下损伤的病人，病情轻也可考虑非手术治疗。但在治疗期间一定要加强观察，一旦病情恶化即转为手术治疗。

3. 胰腺损伤　胰腺损伤占腹部损伤的1％~2％，多见于强大的直接暴力作用于上腹部或脊柱所致。由于胰腺位置深，损伤早期不易被发现。胰腺损伤后易并发胰瘘，因胰液侵蚀性强，故胰腺损伤者的死亡率高达20％左右。

（1）临床表现和诊断：胰腺损伤后胰液进入腹膜腔，致弥漫性的腹膜炎，出现明显的腹膜刺激征，部分病人伴有肩部放射痛。若未及时发现和处理，漏出的胰液被局限在网膜囊内，日后可形成胰腺假性囊肿。腹腔液和血清淀粉酶升高对诊断有一定的参考价值。CT检查可显示胰腺轮廓是否整齐及周围有无积血、积液等。

（2）处理原则：手术治疗。进行全面探查，彻底清创、止血，制止胰液外漏及处理合并伤，对损伤的胰腺做修补或部分切除术等。各类胰腺手术之后，都要做可靠的腹腔引流。若发生胰瘘，除加强引流外，应禁食并给予肠外营养支持。生长抑素可明显减少胰液的分泌，可用于预防和治疗外伤性胰瘘。

4. 胃、十二指肠损伤　腹部闭合性损伤中，胃的损伤较少见，但在胃膨胀时偶可发生。十二指肠大部分位于腹膜后，损伤的发生率很低，仅占腹部外伤的3.7％~5％。但由于其周围解剖关系复杂，一旦损伤，处理较为困难。

（1）临床表现和诊断：胃、十二指肠损伤后，可因胃液、胰液、胆汁流入腹腔，腹膜炎症状和体征明显，故早期易发现。若损伤发生在腹膜后，早期常无明显的症状和体征，以后可因十二指肠溢出的气体、胰液和胆汁在腹膜后疏松结缔组织内扩散而引起严重的腹膜后感染，临床逐渐出现持续性、进行性的右上腹和腰背部疼痛，可向右肩和右肾区放射，但并无明显腹膜刺激征。早期X线平片可见膈下游离气体、有时见腹膜后有气泡;腰大肌轮廓模糊,积气多时,肾轮廓可清晰显示。必要时可行CT检查,以助确诊。

(2)处理原则:及时剖腹探查。手术方式包括胃、十二指肠破裂修补或与空肠吻合。十二指肠破裂术后,常需放置腹腔引流。

5. 小肠破裂　小肠占据中、下腹部的大部分空间,受伤的机会较多。小肠破裂后早期即出现明显的腹膜炎表现。少数小肠破裂口不大或穿破后被食物残渣、纤维蛋白甚至突出的黏膜堵塞的病人,可能无弥漫性腹膜炎的表现。

小肠破裂一旦诊断确定,应立即手术治疗。

6. 结肠破裂　结肠损伤的几率比小肠低,但因结肠内容物液体成分少而细菌含量多,故腹膜炎虽然出现得较晚,却非常严重。部分结肠位于腹膜后,受伤后容易漏诊,可导致严重的腹膜后感染。伤后大部分病人需先行肠造口术或肠外置处理,3～4周后病情好转时,再行瘘口关闭术。

单纯性腹壁损伤的观察要点

在腹部损伤病情的观察中,具备以下表现特点者,可按单纯性腹壁损伤对待:① 压痛、肿胀等局部表现均局限于受伤部位;② 全身症状轻,呼吸、血压、脉搏平稳;③ 观察过程中局部症状和体征逐渐减轻;④ 血常规检查、X线、B超、腹腔穿刺等反复检查无阳性发现。

第四节　胃肠减压病人的护理

一、原理与目的

(一)原理

胃肠减压是利用负压吸引原理,通过胃管将积聚于胃肠道内的气体、液体吸出,以降低胃肠道内的压力,减轻胃肠道的张力,从而改善胃壁血液循环,有利于炎症的局限,促进胃肠功能恢复的一种护理措施。

(二)目的

用于胃肠穿孔时,可减少消化液继续外溢;用于胃肠手术,便于操作,可增加手术的安全性;可缓解或解除机械性肠梗阻的症状,减轻肠麻痹引起的腹胀;术后可减轻缝线张力和切口疼痛,有利于腹部创口愈合。

(三)种类与装置

胃肠减压种类较多,但其装置结构均由导管、负压产生部分和液体收集瓶组成。

1. 导管　主要有胃管以及米-阿氏管引流两种。胃管长125 cm,有F12、14、16号橡胶管或硅胶管,头端有5～6个侧孔。米-阿氏管目前临床已少用。

2. 种类　目前医院采用的有人工及电动负压吸引瓶、一次性负压吸引袋、自控式胃肠减压器和中心负压吸引装置等。临床最常用是一次性负压吸引袋和负压吸引瓶(图17-4)。

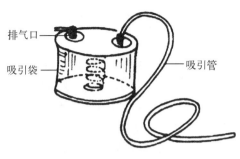

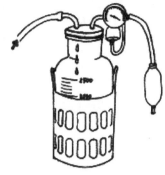

（1）一次性负压吸引袋　　　　　　　　　　（2）负压吸引器

图 17-4　临床常用的负压引流装置

（1）负压吸引瓶：主要装置是一个大容量的广口瓶，配有橡胶瓶塞，内有长、短各一根金属管穿过。长管和胃管相连，短管与负压表及橡皮球（或电动负压吸引装置）相连，用手捏橡皮球或启动电动负压吸引装置可将瓶内空气抽出而造成负压。使用前应检查装置有无漏气。使用时，瓶内吸入液体量不得超过容量的 2/3，以防损坏负压装置。

（2）一次性负压吸引袋：极为轻便，最大负压为 $-6.6\ \text{kPa}$（$-50\ \text{mmHg}$），适用于胃肠胀气不十分严重的病人。

（3）自控式胃肠减压器：是一种多用途的负压吸引器，可间歇或连续使用；体积小、使用方便，负压可根据需要进行调节；装有报警装置，比较安全。

（4）中心负压吸引装置：设备较好的医院有中心吸引室，病房安有吸引管道，只要接上导管和收集瓶，开启开关即可行胃肠减压。

二、并发症

1. 呼吸道感染　胃管放置后，会干扰通气，影响咳嗽，引起痰液积聚及肺部感染等。

2. 水、电解质紊乱　胃管引流可导致大量上消化道液丢失，使 Cl^-、H^+、K^+ 减少。如胃管插至幽门以下的消化道或有胆汁、胰液逆流，也可产生 Na^+ 减少。

3. 鼻孔溃疡及坏死　若胃管长期放置于一侧鼻孔而不改变胃管的位置，鼻黏膜会长期受压而造成鼻黏膜萎缩，糜烂，坏死。

4. 胃内容物及胆汁反流　可引起食管炎、食管狭窄，导管本身也可引起食管黏膜的侵蚀和糜烂，甚至出血，但临床比较少见。

5. 经口呼吸　因鼻孔内有胃管，影响经鼻呼吸，病人经口呼吸，可引起口咽部干燥，并可导致严重的并发症，如腮腺炎等。

6. 其他少见的并发症　有鼻窦炎、中耳炎、创伤性喉炎、声音嘶哑、创伤性食管静脉曲张破裂、导管打结致不能拔出、咽后壁及喉部感染等，虽不多见，但应引起重视。

三、护理

1. 做好病人的思想工作，取得合作。对神志不清的病人要适当约束，以免躁动时拔出胃管。

2. 胃管插入长度要合适，一般成人插入 55～60 cm，即胃管头端插至胃幽门窦前区。插入过深,胃管在胃内盘绕;过浅,则胃管头端触不到胃液,两者都会影响减压的效果。

3. 妥善固定胃肠减压装置,防止变换体位时胃管牵拉加重对咽部的刺激,避免胃管的体外部分受压或折叠影响胃肠减压的效果。

4. 保持胃管通畅,维持有效负压−6.6 kPa(−49.5 mmHg)为宜,负压吸引力不宜过大。每天用生理盐水 10～20 ml 冲洗胃管一次,以保证管腔通畅。如有阻塞,则需随时冲洗,同时要注意检查负压吸引装置有无漏气等故障。

5. 观察引流的颜色、性质和量,并记录 24 小时引流总量。一般胃手术后 24 小时内胃液多呈暗红色,2～3 天后逐渐减少,如有鲜红色液体吸出,说明有术后出血,应停止胃肠减压,及时通知医师。观察胃液的量,判断吸出量是否过多而影响水电解质平衡。

6. 胃肠减压期间应禁食,一般停用口服药物。必要时可经胃管内注药,注药后夹管并暂停减压 1～2 小时。

7. 加强口腔护理,预防口腔和呼吸道感染。

8. 一般术后 2～3 天,肠蠕动逐渐恢复、肛门排气,就可停止胃肠减压,拔除胃管。拔管时,应先将吸引装置与胃管分离,然后拔管,拔除胃管后应用棉棒将病人鼻孔周围擦拭干净,整理用物。

复习思考练习

1. 某病人,男,45 岁,既往有溃疡病史,近期时有胃痛,午餐后突发右上腹剧烈疼痛,并迅速蔓延至全腹,发病后曾呕吐两次,为胃内容物。查体:体温 38 ℃,脉搏 108 次/分,呼吸 30 次/分,血压 80/60 mmHg,急性面容,平卧屈膝被动体位,心肺正常,腹平,腹式呼吸消失。请问:

   (1) 该病人的诊断是什么?

   (2) 为明确诊断应该做哪项辅助检查比较有价值?

   (3) 诊断明确后应该做如何处理?

2. 某病人,女,40 岁,因消化道穿孔行穿孔修补术后一天。请问:

   (1) 发现胃管内有堵塞,请问如何处理?

   (2) 病人询问何时拔除胃管? 请给予解释。

   (3) 留置胃管期间如何做好护理?

(徐元江)

第十八章

腹外疝病人的护理

第一节 概 述

腹内的器官或组织经腹壁薄弱处或缺损处突向体表而形成的包块,称为腹外疝。腹外疝中以腹股沟斜疝最多见,占腹外疝的 75%～90%。

一、解剖概要

1. **腹股沟区解剖层次** 由浅而深,有以下各层:① 皮肤、皮下组织和浅筋膜;② 腹外斜肌;③ 腹内斜肌和腹横肌;④ 腹横筋膜;⑤ 腹膜外脂肪和壁层腹膜。

2. **腹股沟管的解剖** 腹股沟管位于腹前壁、腹股沟韧带内上方,是腹内斜肌、腹横肌弓状下缘与腹股沟韧带之间的斜行裂隙。有两个口和四个壁,内口即内(深)环,是腹横筋膜中的卵圆形裂隙;外口即外(浅)环,是腹外斜肌筋膜下方的三角形裂隙,大小可容一指尖。腹股沟管前壁有皮肤、皮下组织和腹外斜肌筋膜,外侧 1/3 部分尚有腹内斜肌覆盖;后壁为腹横筋膜和腹膜,内侧 1/3 尚有腹股沟镰;上壁为腹内斜肌、腹横肌弓状下缘;下壁为腹股沟韧带和腔隙韧带(图 18-1)。女性腹股沟管内有子宫圆韧带通过,男性有精索通过。

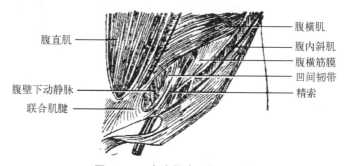

图 18-1 右腹股沟区解剖层次

3. **直疝三角** 直疝三角的外侧边是腹壁下动脉,内侧边为腹直肌外侧缘,底边为腹股沟韧带(图 18-2)。此处腹壁缺乏完整的腹肌覆盖,且腹横筋膜又比周围部分薄,故易发生疝,腹股沟直疝即在此由后向前突出,故称直疝三角。直疝三角与腹股沟深环之间有腹壁下动脉和凹间韧带相隔。

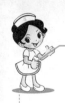

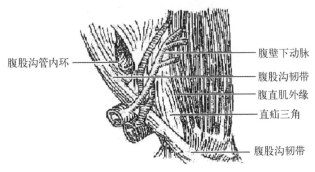

图 18-2 直疝三角

二、病因

腹外疝的发生主要是由于：

1. 腹壁强度降低　由先天性和后天性因素所致。先天性因素：常见于胚胎期内某些组织结构穿过腹壁造成腹壁缺损，如精索或子宫圆韧带穿过腹股沟管、股动静脉穿过股管、脐血管穿过脐环以及腹白线发育不全等。后天性因素：如腹壁手术切口愈合不良、外伤、感染导致腹壁缺损，或因年老体弱、长期患病、肌萎缩等。

2. 腹腔内压力增高　婴儿啼哭、慢性咳嗽、习惯性便秘、排尿困难、妊娠、腹水是引起腹腔内压增高的常见原因。

三、病理解剖

典型的腹外疝由疝环、疝囊，疝内容物、疝外被盖组成(图 18-3)。

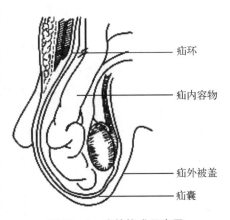

图 18-3　疝的构成示意图

1. 疝环　又称疝门，是疝突向体表的门户，也是腹壁薄弱区或缺损所在。通常以疝环所在的解剖位置为疝命名，如腹股沟疝、股疝、脐疝等。

2. 疝囊　是壁层腹膜经疝环向外突出的囊袋，分为颈、体、底三部分。

3. 疝内容物　是进入疝囊的腹内脏器或组织，以小肠最为多见，大网膜次之，盲肠、阑尾、乙状结肠、横结肠等也可进入疝囊，但比较少见。

4. 疝外被盖　指覆盖在疝囊外表的各层组织，通常为筋膜、肌肉、皮下组织和皮肤。

四、临床类型

1. 易复性疝　凡疝内容物在病人站立、行走、腹内压增高时突出，平卧、休息或用手向腹腔推送时疝内容物很容易回纳入腹腔的，称为易复性疝。

2. 难复性疝　疝内容物完全不能或仅部分还纳腹腔者，称难复性疝。常因内容物反复突出、致囊颈摩擦受损而粘连，或病程较长、腹壁缺损较大、内容物较多引起。

3. 嵌顿性疝　疝环较小而腹内压骤增时，疝内容物可强行扩张囊颈而进入疝囊，随后因囊颈的弹性回缩将内容物卡住，使其不能回纳，称为嵌顿性疝。

若嵌顿的内容为肠管、肠壁及其系膜,可在疝环处受压,导致静脉回流受阻,肠壁淤血而水肿,肠壁颜色由淡红逐渐转为暗红,囊内可有少量渗液,此时肠管系膜动脉尚未受压中断。若能及时解除嵌顿,受压肠管可恢复正常。

4. 绞窄性疝　嵌顿不能及时解除,肠管及其系膜受压不断加重使动脉血供减少,最后被完全阻断,即为绞窄性疝。此时肠系膜动脉搏动消失,肠管壁逐渐失去原有的光泽、弹性和蠕动能力,最后变黑坏死。

五、治疗原则

应根据疝的临床类型及病人情况酌情而定。

1. 非手术治疗　婴儿时期的脐疝和腹股沟斜疝,可采用棉束带压迫法(图18-4),以后随着生长发育,疝环可望闭合而自愈。对年老、体弱或因严重慢性疾病不宜手术治疗且无嵌顿或绞窄的,也可采用疝带压迫的方法(图18-5)。

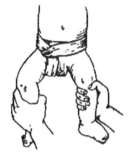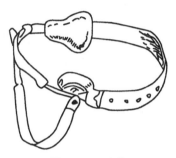

图18-4　棉束带使用法　　　　　　　图18-5　疝带

2. 手术治疗　儿童腹外疝手术治疗可采用单纯的疝囊高位结扎术,成人腹外疝手术采用疝囊高位结扎加疝修补术,对腹壁缺损严重无法修补者,则采用替代材料如丝绸片、尼龙、金属网等进行修补,称为疝成形术。目前对疝的修补也可采用无张力修补法。

3. 嵌顿性或绞窄性疝　嵌顿性疝和绞窄性疝属于同一病理过程的两个不同阶段,嵌顿性疝早期已确认疝内容物无绞窄时可试行手法复位,以后择期手术;手法复位不成功或怀疑有绞窄者需紧急手术治疗,以解除嵌顿、回纳疝内容物,并酌情做疝修补术;如有疝内容物坏死者,需做相应的坏死器官或组织的切除术,如肠坏死做肠切除吻合术。

第二节　常见腹外疝病人的护理

一、腹股沟斜疝

腹内器官从腹股沟管内口(疝环)外突,经外口(皮下环)穿出,称腹股沟斜疝。内容物进入阴囊或大阴唇者为完全性斜疝,尚停留于腹股管内者为不完全性斜疝。斜疝是最多见的腹外疝,男女发病率之比约为15:1,右侧多于左侧。

(一) 发病因素

斜疝的发病有先天性和后天性因素。

1. 先天性因素　胚胎早期,睾丸位于腹膜后第2~3腰椎旁,以后逐渐下降,带动内环处腹膜下移,形成一鞘突,睾丸紧贴在其后壁,鞘突下段在婴儿出生后不久成为睾丸固有鞘膜,其余部分即自行萎缩闭锁而遗留一纤维索带,如鞘突不闭锁或闭锁不完全,就成为先天性斜疝的疝囊。右侧睾丸下降比左侧略晚,鞘突闭锁也较迟,故右侧腹股沟疝较多。

2. 后天性因素　与腹横筋膜不同程度的薄弱或缺损,腹横肌和腹内斜肌发育不全有关。当腹内压增高时,腹内脏器可通过此薄弱或缺损处突向体表,疝随之形成。

（二）临床表现

易复性斜疝除腹股沟区有肿块和偶有胀痛、坠胀不适,并无其他症状。肿块常在站立、行走、咳嗽或用力时出现,多呈带蒂柄的梨形,并可降至阴囊或大阴唇。若病人平卧或用手将肿块向腹腔推送,肿块可向腹腔回纳而消失。回纳后,以手指通过阴囊皮肤伸入浅环,可感浅环扩大,嘱病人咳嗽,指尖有冲击感。用手指紧压腹股沟管深环,让病人起立并咳嗽,疝块不出现,但一旦移去手指,疝块又会重新出现。

难复性斜疝主要特点是疝块不能完全回纳,同时伴有胀痛。

嵌顿性疝临床表现为当腹内压骤然增高时疝块突然增大,并伴有明显疼痛。平卧或用手推送不能使疝块回纳。嵌顿的内容物若为肠管,可伴有腹部绞痛、恶心、呕吐、停止排便、排气、腹胀等机械性肠梗阻的表现。如不及时处理,将发展为绞窄性疝。

绞窄性疝的临床症状比较重,但在肠襻坏死穿孔时,疼痛可因疝块压力骤降而暂时有所缓解。因此疼痛减轻而肿块仍在者,不可认为是病情好转。

腹股沟疝的诊断一般不难,但要和直疝、睾丸鞘膜积液和交通性鞘膜积液、精索鞘膜积液相鉴别。

（三）治疗原则

1. 非手术治疗　婴儿时期的脐疝和腹股沟疝,可能随着身体发育而愈,可用棉线束或绷带压住脐环、腹股沟管内环,以防疝块突出,并给发育中的腹肌以加强腹壁的机会。

年老体弱或伴有其他严重疾病不能手术者,白天可在回纳疝内容物后,用疝带的软垫压住疝环,以阻止疝块突出。长期使用疝带可使疝囊颈经常受到摩擦变得肥厚坚韧而增高疝嵌顿的发病率,并有促使疝囊与疝内容物发生粘连的可能。

2. 手术治疗　首先处理病人存在的慢性咳嗽、排尿困难、习惯性便秘、腹水、妊娠等腹内压增高的情况,防止引起手术后疝的复发。手术方法主要可归两大类,即单纯疝囊高位结扎术和疝修补术。

（1）单纯疝囊高位结扎术:显露疝囊颈,予以高位结扎或贯穿缝合,切去疝囊。适用婴幼儿,绞窄性斜疝因肠坏死而局部有严重感染者,避免施行修补术,因感染常使修补失败。

（2）疝修补术:在疝囊高位结扎后,加强或修补腹股管的前、后壁。常用的手术方法有传统的疝修补术,无张力疝修补术及经腹腔镜疝修补术。

1）传统方法:用的方法有:修补腹股沟管前壁的 Ferguson 法、修补腹股沟管后壁的方法、Bassini 法、Halsted 法、McVay 法、Shouldice 法。

2）无张力修补法:分离出疝囊后,将疝囊内翻送入腹腔,无需按传统方法高位结扎疝囊。然后用合成纤维网片制成一个圆柱形花瓣状的填充物,将其填充在疝的内环处以填充疝环的缺损,再用一个合成纤维网片缝合于腹股沟管后壁而替代传统的张力缝合。无张力修补术克服了传统修补法缝合张力大、愈合差、术后手术部位有牵扯感、疼痛的缺点。

3）经腹腔镜疝修补术:属微创外科,具有创伤小,痛苦少,恢复快,美观等优点。

3. 嵌顿性和绞窄性疝的处理原则　嵌顿性疝具备下列情况者可先试行手法复位:① 嵌

顿时间在3～4小时内,局部无明显压痛,无腹膜刺激征出现;② 年老体弱或伴有其他较严重疾病而估计肠襻尚未绞窄坏死。复位方法是让病人取头低足高位,注射吗啡或哌替啶,以止痛,镇静并使腹肌放松,然后托起阴囊,用手持续缓慢地将疝块推向腹腔,同时左手轻轻按摩浅环,以协助疝内容物回纳,复位后还要严密观察腹部情况,注意有无腹膜炎或肠梗阻的表现,一旦出现这些表现应尽早手术探查。除上述情况外,嵌顿性疝原则上需要紧急手术治疗,以防疝内容物坏死并解除伴发的肠梗阻。绞窄性疝的内容物已坏死,属急症手术。

二、腹股沟直疝

直疝是疝囊经腹壁下动脉内侧的直疝三角突出而形成的疝。常见于年老体弱者。

(一)病因

直疝三角处腹壁缺乏完整的腹肌覆盖,且腹横筋膜又比周围部分薄,易发生疝。

(二)临床表现

当病人站立时,在腹股沟内侧端耻骨结节上外方出现一半球形肿块,因疝囊颈宽大,平卧后肿块多能自行回纳腹腔而消失,极少发生嵌顿。直疝的诊断应与斜疝相鉴别(表18-1)。

表18-1 斜疝和直疝的鉴别表

	斜疝	直疝
高发人群	儿童及青壮年男性	老年男性
突出途径	经腹股沟管	由直疝三角
疝块外形	椭圆或梨状	半球形、基底宽大
还纳后压迫内环	可阻止疝突出	不能阻止疝突出
疝囊颈位置	腹壁下动脉外侧	腹壁下动脉内侧
嵌顿机会	较多	罕见

(三)治疗原则

治疗方法:主要是手术修补。

三、股疝

疝囊通过股环,经股管向卵圆窝突出的疝,称为股疝。多见于40岁以上妇女,女性骨盆较宽大、联合肌腱和腔隙韧带较薄弱,以致股管上口宽大松弛当腹内压增高时易发病,妊娠是腹内压增高的主要原因。

(一)股管解剖概要

股管是一个狭长的漏斗形间隙,长1～1.5 cm,内含脂肪、疏松结缔组织和淋巴结。股管有上下两口。上口称股环,直径约为1.5 cm,有股环隔膜覆盖,其前缘为腹股沟韧带,后缘为耻骨梳韧带,内缘为腔隙韧带,外缘为股静脉,下口为卵圆窝,下肢大隐静脉穿过覆盖在卵圆窝上筛状板进入股静脉(图18-6)。

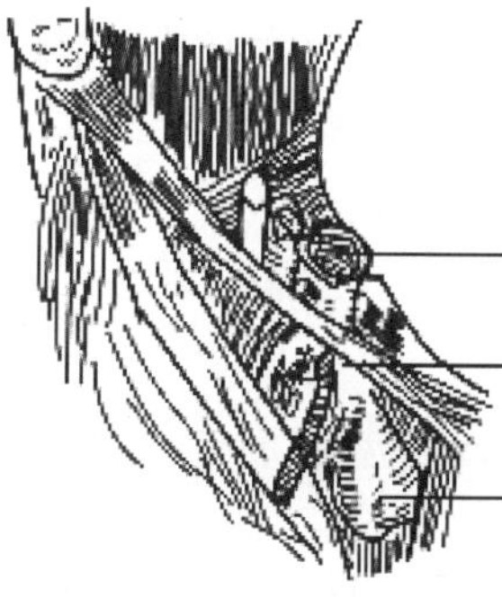

图18-6 股疝示意图

（二）病理

在腹内压增高的情况下,对着股管上口的腹膜,被下坠的腹内脏器推向下方,经股环向股管突出而形成股疝。疝的内容物常为大网膜或小肠。由于股管几乎是垂直的,疝块在卵圆窝处向前转折时形成一锐角,且股环本身较小,周围又多坚韧的韧带,因此股疝最易嵌顿。股疝一旦嵌顿,可迅速发展为绞窄性疝。

（三）临床表现

常在腹股沟韧带下方卵圆窝处有一半球形的突起。平卧回纳内容物后,疝块有时并不完全消失,因为疝囊外有很多脂肪堆积的缘故。易复性疝的症状比较轻,常不为病人所注意,特别是肥胖者。股疝如发生嵌顿,除引起局部明显疼痛时外,也常伴有急性机械性肠梗阻的表现,严重者可以掩盖股疝的局部症状。

（四）治疗原则

股疝易嵌顿,一旦嵌顿又可迅速发展为绞窄性,因此,股疝确诊后应及时手术。

四、脐疝

疝囊通过脐环突出的疝,称脐疝。脐疝以小儿比较多见。发病原因是脐环闭锁不全或脐部组织不够坚强,在经常啼哭和便秘等腹内压增高的情况下发生。

小儿脐疝多属易复性,临床表现为啼哭时疝块脱出,安静时消失,极少发生嵌顿。由于未闭锁的脐环迟至 2 岁时多能自行闭锁,因此除了嵌顿或穿破外,在小儿 2 岁之前可采取非手术。方法是用一大于脐环外包纱布的硬币或小木片抵住脐环,然后用绷带固定。2 岁后,若脐环直径大于 1.5 cm,则行手术治疗。

五、切口疝

切口疝是发生于腹壁手术切口处的疝。在各种腹部手术切口中,最常发生切口疝的是经腹直肌切口。

切口疝形成的主要原因是腹部切口感染,放置引流物时间过长,腹壁切口缝合不严密,手术时麻醉效果不佳、缝合时强行拉拢创缘面而致组织撕裂等情况。手术后腹部明显胀气或剧烈咳嗽而致腹内压增高,也可使切口内层哆裂而发生切口疝。创口因切口内血肿形成、肥胖、老龄、营养不良或某些药物(如皮质激素)等原因造成愈合不良也是一个重要因素。

临床表现是术后数周或数月,在伤口瘢痕处一肿块,疝内容物以小肠和大网膜多见,疝块较大者,可有腹胀、消化不良、牵拉感等症状。因疝环比较大,很少发生嵌顿。

治疗原则是行手术修补腹壁缺损。

对较大的切口疝,可用合成纤维网片或自身筋膜组织进行修补。

第三节　腹外疝病人的护理

一、护理评估

1. 健康史　病人有无抽烟、慢性咳嗽、便秘、排尿困难、腹水、从事重体力劳动等病史;有无手术、切口感染史。

2. 身体状况　检查疝块的位置、大小、质地、有无压痛、能否回纳;有无肠梗阻或绞窄情况,确定疝的病理类型。斜疝内容物可进入阴囊使阴囊肿大,睾丸鞘膜积液阴囊也肿大,可用透光试验加以鉴别。

3. 心理-社会状况　了解病人是否因疝块反复突出影响生活而焦虑不安;了解病人对预防腹内压增高的有关知识掌握的程度。

二、护理诊断及合作性问题

1. 疼痛　与难复性疝、嵌顿性疝、绞窄性疝及手术创伤有关。
2. 有疝内容物嵌顿或绞窄的危险。
3. 有疝复发的危险　病人缺乏预防腹内压增高的知识。
4. 潜在并发症　术后阴囊血肿、切口感染、膀胱或肠管损伤、腹外疝术后复发。

三、护理措施

(一)一般护理

疝块较大者减少活动,多卧床休息;离床活动时用疝带压住疝环口,避免疝内容物脱出,造成嵌顿。

(二)治疗配合

1. 非手术护理

(1) 婴幼儿的腹股沟疝采用棉束带压迫治疗期间的护理:应指导家长经常检查束带的松紧度,过松达不到治疗作用,过紧小儿会感到不适而哭闹;束带被污染要及时更换,以免发生皮炎;脐疝固定后要经常检查,防止绷带移位,导致压迫失效。

(2) 指导成年病人正确佩戴疝带:疝带有左右之分,防止压错位而起不到效果。疝带压迫有不舒服感,长期佩带病人会产生厌烦情绪,应劝慰病人说明使用疝带的意义,使其能配合治疗和护理。

(3) 对嵌顿性疝手法复位的病人,应密切观察腹部情况的变化,如病人腹痛,不能缓解或疼痛加重,甚至出现腹膜炎的表现,应及时和医生联系,以得到处理。

2. 手术护理

(1) 术前护理

1) 消除腹内压增高的因素:术前要求病人戒烟、注意保暖,防止受凉感冒,多饮水,多食蔬菜以保持大便通畅。除非急症手术外,术前有咳嗽、便秘、排尿困难等引起腹内压增高的因素,均应做相应处理。

2) 皮肤准备:严格备皮是预防切口感染的重要措施,应对病人阴囊、会阴部皮肤做仔细的准备,嘱病人沐浴更衣,会阴部剃毛时既要剃净体毛,又要注意不可划伤皮肤。

3) 灌肠与排尿:术前晚灌肠通便,以防止术后腹胀及排便困难。送病人进入手术室前,嘱病人排空小便,预防术中误伤膀胱。

4) 嵌顿性疝及绞窄性疝的护理:除做好紧急术前的一般护理外,还要做好输液、抗感染、胃肠减压等护理。

(2) 术后护理

1) 卧床与活动:术后放平卧位,膝下垫一软枕,使髋、膝关节微屈,以松弛腹股沟切口的张力和减少腹腔内压力。次日可改为半卧位。手术后3～5天下床活动,对于年老体弱、复发疝、绞窄性疝、巨大疝的病人卧床时间延长至术后10日,以防术后初期疝复发。

2)饮食:术后6～12小时,无恶心、呕吐可进流质,逐步改为半流质、普食。肠切除吻合术者术后应禁食,待肠道功能恢复后方可进食。

3)防止腹内压增高:术后注意防寒保暖,以防咳嗽,如病人咳嗽,指导病人,在咳嗽时用手按压伤口。保持排便通畅,有便秘者,给予通便药物,嘱病人避免用力排便。

4)预防阴囊水肿:术后用丁字带将阴囊托起,手术区可用小砂袋压迫,减少伤口出血,并严密观察阴囊肿胀情况,如有异常应报告医生处理。

(三)康复指导

出院后注意休息,3个月内不参加重体力劳动,积极预防和治疗引起腹内压增高的各种疾病,防止疝的复发。

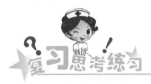

1. 某病人,男,60岁。有腹沟疝多年,搬重物时突感右下腹疼痛,伴恶心,未呕吐,压之肿块不消失,4小时后,来院急诊。诊断:右腹股沟嵌顿疝。问:

(1)此时用哪种方法处理最妥当?

(2)手法复位成功后,急诊观察5小时,病人出现右下腹痛伴腹泻,大便带血,提示可能出现何种情况?

2. 某病人,男,65岁,右腹股区出现可复性肿块5年。6小时前因剧烈咳嗽后出现疝块明显增大,腹痛、呕吐、发热、全身不适。查体:右腹股沟区及阴囊可触及肿块,压痛,腹膜刺激征(＋)。问:

(1)该病人最可能的诊断是什么?

(2)术后应采取哪些护理措施?

(徐幼坤)

第十九章

胃十二指肠疾病病人的护理

第一节　概　述

一、胃的解剖

1. **胃的形态和分部**　胃介于食管和十二指肠之间。其入口称为贲门,与食管腹段相续,距离切牙约 40 cm;出口称为幽门,移行于十二指肠。食管腹段与胃大弯的交角,称为贲门切迹。该切迹的胃黏膜面有贲门皱襞,具有防止胃内容物向食管反流的作用。幽门处浆膜面见一环形浅沟,幽门前静脉沿此沟的腹侧面下行。该静脉是术中区分胃幽门与十二指肠的解剖标志,将胃小弯和胃大弯各作三等分,再连接各对应点,可将胃分为 3 个区域,即上 1/3 即贲门胃底部(U 区)、中 1/3 即胃体部(M 区)及下 1/3 即幽门窦(L 区)(图 19-1)。

2. **胃壁的结构**　胃壁有 4 层,由外向内依次为浆膜层、肌层、黏膜下层和黏膜层。① 浆膜层:即脏腹膜。② 肌层:由内斜、中环、外纵三层平滑肌组成。胃肌层在幽门处较厚,形成环形肌,称之为幽门括约肌。③ 黏膜下层:介于黏膜层和肌层之间,由疏松的结缔组织和弹性纤维组成。黏膜下层

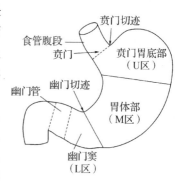

图 19-1　胃的分区

有丰富的血管、淋巴管和自主神经丛。④ 黏膜层:柔软,血供丰富,呈橘红色,胃排空后形成许多皱襞,充盈时变平坦。黏膜层由表面上皮、黏膜固有层和黏膜肌层组成。黏膜层在胃底部较薄,幽门窦部较厚。黏膜层的表面上皮为单层柱状细胞。

胃腺:位于黏膜固有层内,依胃的不同部位可分为贲门腺、胃底腺和幽门腺,各自的分泌物混合组成胃液。贲门腺分布于贲门附近,分泌黏液。胃底腺又称泌酸腺,分布于胃底和胃体,数量多、分布广,约占全胃面积的 2/3。泌酸腺由主细胞、壁细胞和黏液颈细胞构成:主细胞分泌胃蛋白酶原和凝乳酶原;壁细胞分泌盐酸和抗贫血因子;黏液颈细胞分泌碱性因子。幽门腺分布于幽门窦和幽门管处,由 G 细胞和 D 细胞组成。前者分泌胃泌素,后者分泌生长抑素。此外,还有嗜银细胞及多种内分泌细胞,可分泌多种多肽类物质、组胺及五羟色胺等。

3. 胃的血管

（1）胃的血供主要来源于腹腔干的三大分支——胃左动脉、肝总动脉和脾动脉。胃小弯侧由来自腹腔干的胃左动脉和来自肝动脉的胃右动脉供应；胃大弯侧由来自胃十二指肠动脉的胃网膜右动脉及起于脾动脉远端的胃网膜左动脉供应。上述供应胃的动脉，沿胃大、小弯各自形成动脉弓，再分支至黏膜下形成血管丛。供应胃底的动脉来自脾动脉的胃短动脉和胃后动脉（图 19 - 2）。

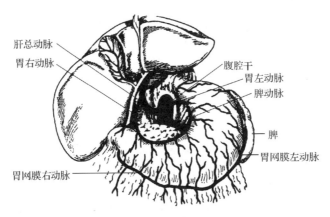

图 19 - 2　胃的血液供应

（2）胃的静脉与同名动脉伴行，最后均汇集入门静脉系统。胃左静脉（冠状静脉）的血液可直接注入门静脉或汇入脾静脉；胃右静脉直接注入门静脉。胃短静脉、胃网膜左静脉均回流入脾静脉；胃网膜右静脉则回流入肠系膜上静脉。

4. 胃壁的淋巴引流　胃壁各层间有非常丰富的毛细淋巴管网，它们汇合成的淋巴管逆动脉血流方向走行，其间经过多个淋巴结逐步向动脉根部聚集。胃的淋巴流向可以分为 4 个区：① 胃小弯上部淋巴液，引流至腹腔淋巴结；② 胃小弯下部淋巴液，引流至幽门上淋巴结；③ 胃大弯右侧淋巴液，引流至幽门下淋巴结；④ 胃大弯上部淋巴液，引流至胰脾淋巴结（图 19 - 3）。

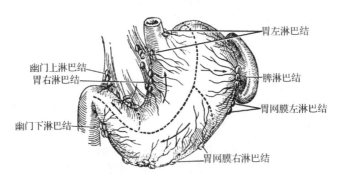

图 19 - 3　胃的淋巴流引流

5. 胃的自主神经　支配胃的运动神经为交感神经与副交感神经。① 交感神经与胃的痛觉传入有关，抑制胃的运动和减少胃液分泌。② 副交感神经则与饥饿、恶心等内脏反射有关，并促进胃的运动和分泌。交感神经与副交感神经纤维共同在肌层间和黏膜下层组成神经网络，以协调胃的分泌和运动功能。胃的交感神经来自腹腔丛；胃的副交感神经来自左、右迷走神经。左迷走神经在贲门前发出肝胆支和胃前支;右迷走神经在贲门后发出腹腔支和胃后支。在选择性迷走神经切断术时,应注意保留肝胆支和腹腔支。胃支(胃前、后支)沿胃小弯行走,沿途发出 3~5 支胃体支与胃动、静脉伴行,进入胃壁。终末支在距离幽门 5~7 cm 处,以 2~5 条分支分布于胃窦部,形似"鸦爪"(图 19-4)。

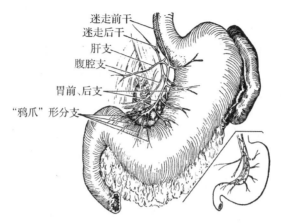

图 19-4　胃的迷走神经分布模式图

二、胃的生理

胃具有蠕动和分泌两大功能。摄食后,食物暂时储存在胃内,随着胃酸的分泌和胃平滑肌的运动,食物得到搅拌并研磨成食糜,然后逐步排入十二指肠。

1. **胃壁肌肉的收缩、舒张运动**　产生三种功能:① 贮存食物,胃底和胃体舒张时,可容纳 1~2 L 食物;② 使食物与胃液充分混合,直至食物变成半流质食糜;③ 以最适宜于小肠消化和吸收的速度,将小量食糜分批排入十二指肠。

(1)胃的最基本运动形式是蠕动。食物进入胃内约 5 分钟后蠕动开始增强,并可持续 1 小时。蠕动使食物与胃液充分混合,有利于化学性消化,同时不断推进食糜向十二指肠运行。空胃时,胃壁有一定的紧张性,胃的容积仅有 50 ml。由于胃的容受性舒张,当胃内容物在 1.5 L 以内时,胃内压力却很少增加。容受性舒张是由迷走神经介导的主动过程。

(2)胃运动受神经和体液因素的调节。蠕动波的频率和程度取决于胃的基本电节律、神经冲动和胃肠激素等诸因素的相互作用。

2. **胃的分泌功能**　分泌胃液:① 正常人每天胃液分泌量为 1 500~2 500 ml,主要是胃酸、胃酶、黏液和水。胃液的分泌活动受神经和体液因素的调节。在生理情况下其自然刺激物为食物,食物成分不同可引起不同的胃液分泌,这是由于各种胃黏膜分泌细胞不等量活动的结果。胃液的分泌可分为基础胃液分泌和消化期胃液分泌。基础胃液分泌是指空腹 12~24 小时后的非消化期胃液分泌,其量很少。消化期胃液分泌由进食引起。其胃液的分泌分为三个时相。一是头相:进食动作作用于头部感受器,通过迷走神经的传出冲动而实现胃液分泌。这一时相分泌的胃液量和酸度都较高,胃蛋白酶的含量也很高,消化力很强。二是胃相:食物对胃的机械性和化学性刺激而引起胃液分泌。这一时相分泌胃酸的特点是胃液酸度较高,但含酶量较头相少,消化力较弱。三是肠相:当食物离开胃进入小肠后,仍有刺激胃液分泌的作用,这就是肠相胃液分泌。这三个时相是连续的不能机械分割的过程,但以头相和胃相胃液分泌更为重要。② 分泌激素:分泌抗贫血因子(壁细胞分泌)、碱性因子(黏液颈细胞分泌)、胃泌素(G 细胞分泌)、生长抑制(D 细胞分泌)、多肽类物质、组胺及五羟色胺等。

三、十二指肠的解剖和生理

十二指肠为幽门和十二指肠悬韧带之间的小肠,是小肠中最粗、最短和最固定的部分。其全长约 25 cm,分为四部分:① 球部:长 4～5 cm,属腹膜间位,活动度大,是十二指肠溃疡好发部位。后方有胆总管、胃十二指肠动脉和门静脉经过。② 降部:与球部呈锐角下行,固定于后腹壁,长约 7 cm,为腹膜外位,仅前外侧有腹膜遮盖,内侧与胰头紧密相连,胆总管和胰管开口于此部中下 1/3 交界处内后侧肠壁的十二指肠乳头,距幽门 8～10 cm,距切牙约 75 cm。③ 水平部:自降部向左走行,长约 10 cm。完全固定于腹后壁,属腹膜外位,横部末端的前方有肠系膜上动、静脉跨越下行。④ 升部:先向上行,然后急转向下、向前,与空肠相接,形成十二指肠空肠曲,由十二指肠悬韧带固定于后腹壁。此韧带是十二指肠空肠分界的解剖标志。整个十二指肠环抱于胰头周围。十二指肠的血供来自胰十二指肠上、下动脉。

十二指肠接纳胆汁和胰液,其黏膜上皮内有 Brunner 腺,分泌黏稠的碱性肠液,内含多种消化酶。十二指肠黏膜内分泌细胞能够分泌胃泌素、胆囊收缩素、抑胃肽、促胰液素等肠道激素。十二指肠黏膜也有一定的吸收能力,但不及小肠,水、葡萄糖、电解质在十二指肠内可被迅速吸收。

第二节　胃、十二指肠溃疡外科治疗病人的护理

一、疾病概要

胃、十二指肠局限性圆形或椭圆形的全层黏膜缺损,称为胃、十二指肠溃疡。因溃疡的形成与胃酸-蛋白酶的消化作用有关,又称为消化性溃疡。胃、十二指肠溃疡是极为常见的疾病。胃、十二指肠溃疡并非单一致病因素所致,而是多个因素综合作用的结果。其中最重要的是胃酸分泌异常、幽门螺杆菌感染和黏膜防御机制的破坏,某些药物的作用及其他因素也参与溃疡病的形成。近年来,随着人们对胃、十二指肠溃疡认识的深入、新型制酸药和抗幽门螺杆菌药物的合理应用,使其内科疗效提高,需要外科治疗的消化性溃疡病人已明显减少。

外科手术治疗适应证:胃十二指肠溃疡急性穿孔、胃十二指肠溃疡大出血、胃十二指肠溃疡瘢痕性幽门梗阻、胃溃疡疑似恶变和药物治疗无效的顽固性溃疡等情况。

(一)胃、十二指肠溃疡外科治疗

十二指肠溃疡与胃溃疡的发病机制和病理过程有较大差异,因此,两者的治疗原则也有所不同。胃溃疡手术适应证比十二指肠溃疡要宽些。

1. 十二指肠溃疡的治疗　对无严重并发症的十二指肠溃疡以内科治疗为主。外科手术治疗的适应证为:① 出现严重并发症,如急性穿孔、大出血和瘢痕性幽门梗阻。② 经正规内科治疗无效即顽固性溃疡。③ 病程漫长者,为避免出现严重并发症,有以下情况之一者可考虑手术治疗:病史较长、发作频繁、症状严重;胃镜见溃疡深大、溃疡底部可见血管或凝血块;X 线钡餐检查见球部严重变形、龛影较大,有穿透至十二指肠外的影像者;既往有严重并发症而溃疡仍反复活动者。

2. 胃溃疡的治疗　胃溃疡发病年龄偏大,幽门螺杆菌感染率高,停药后溃疡易复发,且

有5%的恶变率。因此,临床上对胃溃疡手术治疗指征掌握较十二指肠溃疡宽。手术适应证为:① 经以抗幽门螺杆菌措施在内的严格内科治疗8~12周,溃疡不愈合或短期内复发者;② 发生溃疡出血、瘢痕性幽门梗阻、溃疡穿孔及溃疡穿透至胃壁外者;③ 溃疡直径超过2.5 cm或高位溃疡;④ 复合性溃疡;⑤ 溃疡不能排除恶变者。

3. 外科手术方法　外科治疗胃、十二指肠溃疡的目的是治愈溃疡、消除症状、防止复发。由于导致溃疡的胃酸和胃蛋白酶分别由壁细胞和主细胞分泌,其分泌活动主要是受迷走神经和胃窦部黏膜分泌的胃泌素调节,因此,迷走神经切断术和胃大部切除术都能减少胃酸和胃蛋白酶的分泌,使溃疡得到治愈。目前,主要手术治疗方法有胃大部切除术和胃迷走神经切断术两类。

(1) 胃大部切除术:胃大部切除术仍是我国广泛采用的手术方法。传统的胃大部切除范围,包括胃体的大部、整个胃窦部、幽门和十二指肠第一部。本手术的理论依据是:① 切除了大部分胃体,使分泌胃酸的壁细胞和分泌胃蛋白酶原的主细胞数目大为减少;② 切除了胃窦部,减少了G细胞分泌胃泌素而引起的胃酸分泌;③ 切除了溃疡本身和溃疡的好发部位。胃大部切除术按术后消化道重建的方式,分为以下两种基本术式:

1) 毕Ⅰ式(BillrothⅠ式)吻合:残胃直接与十二指肠吻合(图19-5)。此法吻合后胃肠道接近于正常解剖生理状态,术后并发症少。但是,此法必须切除溃疡,并游离足够的十二指肠壁以便吻合,如遇十二指肠溃疡粘连或瘢痕较严重时,技术上则比较困难。另外,有时为了避免吻合口张力过大,胃的切除范围不够,可导致溃疡复发。因此,毕Ⅰ式比较适用于胃溃疡。

2) 毕Ⅱ式(BillrothⅡ式)吻合:将十二指肠残端缝闭,残胃和上段空肠吻合(图19-6)。此法能切除足够的胃而不使吻合口张力过大,术后溃疡复发率较低,而且由于术后食物和胃液经吻合口直接进入空肠,即使十二指肠溃疡未能切除,也可自愈,所以比较适用于十二指肠溃疡。但由于解剖生理变化,术后并发症较多。

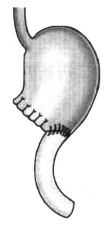
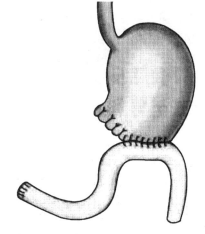

图19-5　毕Ⅰ式(胃大部切除)吻合　　　　图19-6　毕Ⅱ式(胃大部切除)吻合

(2) 胃迷走神经切断术:是通过完全消除神经性胃酸分泌来达到治愈十二指肠溃疡的目的。该术式按阻断水平不同分为三种类型(图19-7):

1) 迷走神经干切断术:在膈肌食管裂孔水平,切断左、右迷走神经干。该术式可减少80%胃酸分泌。但由于肝、胆、胰、小肠完全失去迷走神经支配,必将造成术后上述器官的功

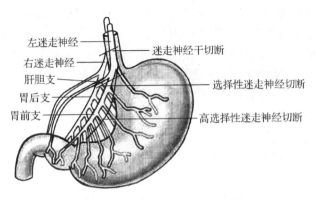

图 19－7　胃迷走神经切断术示意图

能紊乱。为避免术后严重胃潴留,还必须同时行幽门成形、胃空肠吻合或胃窦部切除等胃手术。

2) 选择性胃迷走神经切断术:是在左干分出肝支、右干分出腹腔支以后切断胃迷走神经,这样就避免了发生其他内脏功能的紊乱。胃内容潴留问题可通过加行胃窦部切除术或幽门成形术予以解决。

3) 高选择性迷走神经切断术:只切断支配胃体和胃底部的迷走神经,而保留支配胃窦部的迷走神经。该术式在消除神经性胃酸分泌的同时,不会引起胃内容潴留,保留了幽门括约肌的正常功能,手术较胃大部切除术简单、安全。因此,是治疗十二指肠溃疡较为理想的手术方法。

(二) 胃、十二指肠溃疡并发症

1. 胃、十二指肠溃疡急性穿孔　活动期的胃、十二指肠溃疡逐渐向深部侵蚀,穿破浆膜后形成穿孔。急性穿孔是胃、十二指肠溃疡的严重并发症,起病急、病情重、变化快,若处理不当,可危及病人生命。近年来,此病发生率呈上升趋势,且发病年龄趋向高龄化。在急性穿孔发生后,具有强烈刺激性的消化液及食物流入腹腔,可引起急性化学性腹膜炎,从而产生剧烈腹痛和引发大量渗出。6~8 小时后,由于细菌繁殖,转变为化脓性腹膜炎。强烈的化学性刺激、细胞外液的减少和细菌毒素的吸收,可致病人感染性休克。

(1) 病史:多数病人以往有溃疡症状或溃疡病史,穿孔发生前常自觉症状加重,或有饮食不节、情绪波动等诱因。

(2) 临床表现:典型症状是突然发生的上腹刀割样剧烈疼痛,很快波及全腹。剧烈腹痛使病人出现面色苍白、出冷汗、四肢发凉、脉搏细速等症状,可伴有恶心、呕吐。数小时后,由于腹膜大量渗液起到稀释作用,化学性刺激减弱,腹痛略有减轻,但继之出现化脓性腹膜炎,于是症状又逐渐加重。急性穿孔病人呈急性痛苦面容,屈膝仰卧,拒动,腹式呼吸减弱或消失,全腹压痛明显,尤以上腹部显著,腹肌紧张,甚至呈板样强直。叩诊时,肝浊音界缩小或消失;肠鸣音明显减弱或消失。

(3) 辅助检查:病人白细胞计数增高;立位或左侧卧位 X 线腹部平片示腹腔内游离气体;诊断性腹腔穿刺检查,可见抽出液内含胆汁或食物残渣。

(4) 治疗:原则是中止胃肠内容物漏入腹腔,使急性腹膜炎好转,以挽救病人生命。在此基础上若病情需要而又有条件时,可同时考虑溃疡根治问题。

1) 基础疗法:适用于空腹时的穿孔,估计腹腔污染轻,腹膜炎体征局限,全身情况较好者,或者作为手术治疗前准备。具体措施包括:① 持续胃肠减压;② 静脉输液;③ 全身应用抗菌药物;④ 静脉给予制酸药。在治疗过程中,必须严密观察病人,若 6~8 小时后病情仍继续加重者,应立即转行手术治疗。

2) 手术根治:仍是胃、十二指肠溃疡急性穿孔的主要疗法。手术方案应根据病人情况结合手术条件选择。① 单纯穿孔缝合术:操作简单易行,创伤小。穿孔缝合后需经内科治疗,约 1/3 的病人溃疡可以愈合。但大部分病人术后内科治疗不满意,需要再次行根治性手术。② 彻底性溃疡手术:优点是在治疗急性穿孔的同时也使溃疡得到"根治"。但手术操作复杂耗时,风险增大,对有休克、化脓性腹膜炎或合并其他严重疾病者不适宜。手术方法常选择胃大部切除术,对十二指肠溃疡急性穿孔者可选择穿孔缝合加高选择性迷走神经切断术,或选择性胃迷走神经切断再加胃窦部切除术。

2. 胃、十二指肠溃疡大出血　病人可大量呕血、解柏油样黑便,引起红细胞、血红蛋白明显下降和血细胞比容变小,脉搏加快,血压下降,出现休克前驱症状或呈休克状态。溃疡大出血是溃疡基底的血管被侵蚀破裂的结果,多为动脉出血,约占上消化道大出血的 50% 以上,其中 5%~10% 需要外科手术治疗。

(1)病史:绝大多数病人以往有溃疡病史,近期有服用阿司匹林等非甾体类抗炎药的情况。

(2)临床表现:胃、十二指肠溃疡大出血的主要症状是呕血或黑便,多数病人仅有柏油样便。呕血前常有恶心,便血前常突然有便意,排便前后可有无力、头晕、眼前发黑,甚至发生晕厥。短时间内出血量超过 400 ml 时,病人可出现面色苍白、脉搏快速等症状。出血量超过 800 ml 时,可出现脉搏快弱、皮肤湿冷、血压降低等休克体征。腹部检查一般无明显阳性体征。

(3)辅助检查:红细胞、血红蛋白和血细胞比容明显下降;急诊内镜检查阳性率可达 70%~80%;选择性腹腔动脉或肠系膜上动脉造影可明确病因与出血部位,并可行介入止血。

(4)治疗原则:补充血容量,防治失血性休克。尽快明确出血部位,并采取有效止血措施。

1) 非手术止血措施:① 补充血容量;② 胃管注入 200 ml 含 8 mg 去甲肾上腺素的等渗盐水,每 4~6 小时 1 次;③ 急诊内镜电凝、激光凝固、注射或喷洒药物止血;④ 应用止血、制酸药。多数病人经非手术止血治疗,出血可停止。

2) 急诊手术止血:有下列情况者应考虑紧急手术止血:① 出血极快,短时间内出现休克,或 6~8 小时内需要输血 800 ml 以上,才能维持血压和血细胞比容者;② 年龄在 60 岁以上者;③ 近期发生过类似大出血或合并穿孔或幽门梗阻者;④ 胃溃疡大出血者;⑤ 正在进行药物治疗的溃疡大出血者;⑥ 内镜见动脉搏动性出血或溃疡底部血管显露者。

急诊手术应争取在 48 小时内进行,以免延误时机。主要手术方法是包括溃疡在内的胃大部切除术。对十二指肠溃疡大出血,可采用贯穿缝扎止血后,行迷走神经切断加幽门成形术或胃窦部切除术。对病情危重不能耐受较长时间手术者,可行单纯贯穿缝扎止血。

3. 胃、十二指肠溃疡瘢痕性幽门梗阻　幽门附近的溃疡引起痉挛、炎性水肿和瘢痕挛缩都是幽门梗阻的原因,但痉挛和炎性水肿引起的幽门梗阻是暂时性的、可逆的,而瘢痕性幽门梗阻必须行手术治疗方能解除。瘢痕性幽门梗阻病人,因经常发生呕吐,引起水、电解质和营养物质的严重丢失,易造成脱水、低钾低氯性碱中毒。

(1) 病史:病人有多年的溃疡病史。

(2) 临床表现:幽门梗阻后,溃疡症状的性质和节律逐渐改变,出现阵发性胃挛缩痛,进食后加重。病人常自己诱发呕吐,以缓解症状。呕吐逐渐成为突出的症状,呕吐量大,多为酸臭的宿食,不含胆汁,呕吐后上腹膨胀感即显著减轻。病人逐渐出现尿少、便秘、无力、食欲缺乏等症状。体检示病人消瘦、脱水貌,上腹隆起,有时可见胃蠕动波,晃动上腹可闻及震水声。

(3) 辅助检查:血生化检查可了解水、电解质和酸碱失衡情况;X线钡剂造影检查能验证幽门梗阻的存在;内镜检查有助于明确病变性质。

(4) 治疗:怀疑溃疡瘢痕性幽门梗阻者,可先行盐水负荷试验。空腹胃管注入 700 ml 等渗盐水,30 分钟后回抽,若超过 350 ml 提示幽门梗阻。经过 1 周包括胃肠减压、全肠外营养支持和静脉给予制酸药的治疗后,重复盐水负荷试验。若试验提示幽门痉挛性水肿明显改善,可继续非手术治疗;若无改善,则应手术治疗。瘢痕性幽门梗阻是手术治疗的绝对适应证。具体手术方式亦以胃大部切除术为主,也可行迷走神经干切断加胃窦部切除术。老年及全身情况极差者,可行胃空肠吻合加迷走神经干切断术。但在术前须注意纠正水、电解质及酸碱失衡和营养支持,持续胃肠减压。术前 3 天开始用温盐水洗胃,减轻胃黏膜炎性水肿,以利术后愈合。

二、护理评估

胃、十二指肠溃疡外科治疗的病人,常常病情紧急危重,身体内环境紊乱,加之手术的创伤,身心都面临严重考验。加强护理尤其是手术前后护理,是促进病人恢复健康的重要举措。

胃、十二指肠溃疡病人一般的护理评估,详见《内科护理技术》,胃、十二指肠溃疡并发症的护理评估已如前述。以下主要叙述胃手术后并发症病人的护理评估。

1. **胃内出血** 多数由于胃肠吻合口或残胃小弯侧关闭处止血不确切或缝合欠佳所致,少数是旷置的十二指肠球部出血。胃术后胃管引出的血性或咖啡色胃液,通常在术后 24~48 小时内完全消失。若胃管不断吸出鲜红血液,应密切观察。大出血多发生在术后第 1~2 天,也有发生于术后 5 天前后者。除胃管内持续吸出鲜血外,还可有呕血、便血及贫血。出血量多、速度快者可发生休克。

2. **十二指肠残端破裂** 是毕Ⅱ式吻合术后最严重的并发症之一,原因是溃疡瘢痕严重,局部血运较差,十二指肠残端缝合欠佳,空肠输入襻梗阻,术后局部血肿及感染等。十二指肠残端破裂多发生在术后 3~5 天,突发右上腹剧烈疼痛,同时有腹肌紧张、压痛及反跳痛,并伴有发热。

3. **胃肠吻合口破裂或瘘** 胃肠吻合口破裂的发生多因吻合口张力较大、血供较差、贫血和低蛋白血症、组织严重水肿、缝合不妥等所致。吻合口瘘亦发生在术后 5~7 天,表现为上腹部疼痛及腹膜刺激征。微小渗漏时,腹膜刺激征不甚明显,可形成局部脓肿,继之可发生外瘘。

4. **吻合口梗阻** 因吻合口水肿、过小、内翻过多所致。病人进流质饮食后出现上腹饱胀,伴有恶心、呕吐。呕吐以胃内容物为主,多无胆汁。

5. **空肠输入襻梗阻** 多见于毕Ⅱ式吻合后,有急、慢性两种类型。

(1) 急性输入襻梗阻:输出襻系膜悬吊过紧而压迫输入襻,或输入襻过长穿入输出襻与横结肠系膜的间隙孔形成内疝,是造成输入襻梗阻的主要原因。表现为上腹部持续性剧痛,阵发性加重,伴恶心呕吐,呕吐物量少,多不含胆汁。上腹部压痛,有时可触及包块。

（2）慢性输入襻梗阻:常因输入襻过长扭曲,或输入襻受牵拉在吻合口处形成锐角所致。表现为餐后不久出现上腹部饱胀、疼痛不适。餐后不定期突发喷射状呕吐,吐出大量不含食物的胆汁性液体,饱胀和疼痛随即缓解。

6. 空肠输出襻梗阻　常见原因为空肠输出襻粘连、扭曲成角和索带压迫,或大网膜粘连成团块压迫所致。临床表现为餐后上腹饱胀,疼痛不适,伴恶心呕吐。呕吐物中既含有胆汁,也含有食物。

7. 倾倒综合征　由于胃大部切除术后,原有控制胃排空的解剖结构不复存在,加上部分病人胃肠吻合口过大,导致胃排空过快,产生倾倒综合征。此征可分为以下两型。

（1）早期倾倒综合征:发生于餐后半小时以内,大量高渗食物迅速进入小肠,引起肠道内分泌细胞大量分泌肠源性血管活性肽,同时渗透作用使细胞外液大量进入肠腔,导致上腹饱胀不适、恶心呕吐、肠鸣音频繁,可有绞痛,继而出现腹泻等消化道症状,以及软弱、出汗、潮红、心悸、眩晕等循环系统症状。症状持续30～90分钟可自行缓解。

（2）晚期倾倒综合征:又称低血糖综合征。含糖食物快速进入小肠,葡萄糖被迅速吸收,引起高血糖,激发胰岛素过量释放,从而继发反应性低血糖,表现为餐后2～4小时出现乏力、眩晕、出汗、苍白、脉速等。饮用糖水可缓解症状。

8. 溃疡复发　复发性溃疡多发生在吻合口附近,特别是吻合口空肠襻侧,故又称吻合口溃疡。多因胃切除范围不足、胃窦部黏膜残留、迷走神经切断不完全、输入空肠襻过长所致。临床表现为溃疡病症状再现,多数病人有上腹疼痛,但疼痛常不典型。

9. 碱性反流性胃炎　在胃手术后,碱性胆汁、胰液、肠液反流入残胃,破坏胃黏膜屏障,终致胃黏膜炎症充血、水肿、糜烂,以至出现浅表溃疡。临床表现为上腹或胸骨后烧灼痛,呕吐胆汁样液体和体重减轻。

10. 营养性并发症　胃大部切除术后残胃较小,容易出现饱胀感,使得部分病人减少饮食量,引起体重减轻和营养不良。胃次全切除术后,胃酸减少,壁细胞生成的内因子不足,使铁和维生素 B_{12} 吸收障碍,导致贫血。毕Ⅱ式吻合后病人,食物与胆汁、胰液不能充分混合,影响脂肪的消化吸收。胃大部切除术后远期,约1/3的病人有钙、磷代谢紊乱,因而出现骨质疏松和骨软化。

11. 迷走神经切断术后腹泻　腹泻是迷走神经切断术后的常见并发症,以迷走神经干切断术后最为多见。与小肠转运时间缩短、小肠吸收减少、胆汁酸分泌增加以及刺激肠蠕动的体液因子释放有关。腹泻常呈发作性,可持续数天。每月发作1～2次。

12. 胃排空障碍　胃大部切除术后胃排空障碍,发病机制尚不明了。术后拔除胃管后,出现上腹持续饱胀、钝痛,呕吐物为带有食物和胆汁的胃液。迷走神经切断术后,特别是迷走神经干切断术后,胃的张力及蠕动明显减弱,机械性消化功能减弱,甚至可导致胃的排空障碍。病人餐后出现上腹饱胀不适、恶心,可有呕吐,呕吐物可为数小时前或数日前所进宿食。

三、护理诊断及合作性问题

1. 疼痛　与溃疡病、手术切口以及腹腔内炎症有关。
2. 焦虑　与担心疾病预后、手术风险有关。
3. 体液不足　与禁食、幽门梗阻、急性穿孔腹膜炎、大出血等导致的大量体液丢失有关。

4. 营养失调:低于机体需要量 与禁食或摄食量减少、消化吸收障碍、消耗增加等有关。

5. 潜在并发症 有胃内出血、十二指肠残端破裂、胃肠吻合口破裂或瘘、手术后梗阻、倾倒综合征、溃疡复发、碱性反流性胃炎、营养性并发症、腹泻、胃排空障碍等。

四、护理措施

(一)手术前护理

胃、十二指肠溃疡外科治疗的病人,多数术前情况较差,尤其是胃、十二指肠溃疡有并发症的病人,手术前往往病情危重。要加强术前护理,维持内环境稳定,为手术创造良好条件。

1. 心理护理 用和蔼的态度对病人表示理解和关心,告知检查与治疗方案,说明降低手术风险、减轻术后痛苦的措施与效果,增加病人对手术的了解,使其得到宽慰,以保持良好的心理状态。

2. 择期手术病人的护理 术前有充裕的时间来调整病人的心身状态,为手术做好准备。具体措施有:① 药物治疗:遵医嘱给药,以稳定病情,缓解症状;② 改善营养状况:给予高蛋白、高热量、高维生素、易消化饮食,少量多餐,定时进餐,以增加营养;③ 消化道准备:术前1~2天进流质饮食,手术前晚清洁灌肠,术晨置胃管。

3. 严重并发症病人的护理 ① 急性穿孔:按照急性腹膜炎护理。② 大出血:取平卧位,禁食、吸氧、补液、输血,保持输液通畅,应用抗酸、止血药;细致观察和记录病人呕血、便血情况,定时测量脉搏、血压,记录每小时尿量;配合医生采取内镜、介入等止血措施;做好急诊手术准备。③ 瘢痕性幽门梗阻:积极纠正水、电解质和酸碱失衡;肠外营养支持,纠正低蛋白血症;持续胃肠减压,术前2~3天每天用温等渗盐水洗胃,以减轻胃黏膜水肿。

(二)手术后护理

参见"第五章"。

1. 一般护理 胃手术后病人一般护理的特殊点如下:

(1)病情观察:注意观察记录生命体征,切口敷料和各种引流情况以及24小时出入量,有无恶心、呕吐、呃逆、腹部膨隆和腹肌紧张等腹部症状。

(2)胃管护理:每2小时用手逐渐挤压胃管一次,原则上不用注射器抽吸胃管,务必使消化液、血液能通畅引流排出。待胃肠蠕动恢复、肛门排气后拔除胃管。

(3)饮食护理:拔除胃管后,当天可给少量饮水;若无呕吐、腹胀等不适,次日可进流质饮食,并逐渐加量;约1周后进半流质饮食;10天后试进软食3~7天,无不适可进普通饮食。术后应少食多餐,忌生、冷、硬等不易消化及刺激性饮食。

2. 胃手术后并发症的护理 胃手术后的并发症纷繁复杂,应注意观察,及时发现并报告医生,及时处理。

(1)胃内出血:首先补液、输血,维持血容量,应用止血药、制酸药等。若短期观察无明显好转,继续有活动性出血者,需要及时再次手术。因此,要尽快做好手术前准备。

(2)十二指肠残端破裂:十二指肠残端破裂以急诊行十二指肠引流术为妥。将一引流管从残端破裂处插入十二指肠,行持续负压吸引。残端附近放置双腔或三腔管,持续负压吸引。胃管引入空肠输入襻,协助减压。另做空肠造口,以便日后加强营养支持。给予有效抗菌药物,详细记录24小时出入量,维持水、电解质和酸碱平衡,加用静脉高营养支持。

(3)胃肠吻合口破裂或瘘:有弥漫性腹膜炎者应立即手术修补。症状较轻无弥漫性腹膜炎者,可先行禁食、胃肠减压、充分引流、肠外营养支持、抗感染等综合治疗措施。必要时行手术修补。

(4)吻合口梗阻:先行禁食、持续胃肠减压、高渗盐水洗胃;补液维持水和电解质平衡,补充营养。水肿性梗阻可望消退。若上述处理2周以上无效者,应考虑手术治疗。

(5)空肠输入襻或输出襻梗阻:急性完全性输入襻梗阻,属闭襻性肠梗阻,易发生肠绞窄,若病情不能缓解者,应手术解除梗阻。慢性不全性输入襻梗阻,应采用禁食、胃肠减压、全肠外营养支持等治疗。若无缓解,则行手术治疗。症状较轻的不完全性输出襻梗阻,宜先行非手术治疗。若非手术治疗无效,应手术治疗。

(6)倾倒综合征:本征病人经过饮食调理,症状可望减轻或消失。所谓饮食调理包括少量多餐,进食高纤维素、高蛋白干食,避免高糖类流质饮食,餐后1小时饮水,餐后平卧20～30分钟等。饮食调理仍不能改善症状者,用生长抑素治疗常可奏效。手术治疗要慎重。

(7)溃疡复发:可采用制酸药、抗幽门螺杆菌药等治疗,无效者可再次手术治疗。

(8)碱性反流性胃炎:制酸剂治疗无效者,可用胃黏膜保护药、胃动力药及胆汁酸结合药治疗。症状严重者可考虑手术治疗。

(9)营养性并发症:胃手术后饮食调节非常重要。饮食宜高蛋白、低脂肪、低碳水化合物、高能量和高维生素,多吃高铁、高钙食品。适当给予多酶制剂,已有明显贫血者需给予抗贫血治疗。

(10)迷走神经切断术后腹泻:注意饮食调理,保持水、电解质平衡。多数病人用抑制肠蠕动药——洛哌丁胺,能有效控制腹泻。无效者可改用考来烯胺治疗。

(11)胃排空障碍:多数病人经禁食、胃肠减压、营养支持和给予胃动力药等可好转。若无好转,应想到机械性梗阻可能,需考虑手术治疗。

(三)健康指导

保持心情舒畅,生活规律化,劳逸结合,适当运动,3个月内避免重体力劳动。合理安排饮食,注意饮食结构,力求全面均衡营养,少量多餐,术后1个月内每天5～6餐,6个月左右恢复为每天3餐。食物宜软烂、易消化,原则上不吃刺激性食品,戒烟、酒。若症状再发或有其他不适,应及时就医。

第三节 胃癌病人的护理

一、疾病概要

胃癌是临床上最常见、最多发、危害最大的恶性肿瘤之一。胃癌发病率和死亡率在我国恶性肿瘤中居首位,在世界上亦属高发之列。胃癌好发年龄为40～60岁,男女性别之比为2.06∶1。但近年来胃癌却有"年轻化"的趋势,发病年龄在40岁以下者不在少数,尤其是女性。我国西北河西走廊一带及东部沿海地区是胃癌高发区。

流行病学病因学综合考察发现,胃癌危险因素有地域环境、霉变食物、不良饮食习惯、幽门螺杆菌感染、胃部癌前病变、遗传因素、精神创伤和性格抑郁等;有保护作用的因素为新鲜蔬菜、水果、豆制品、牛奶、鲜鱼肉及含巯基类的大蒜、葱及绿茶等。胃癌的发病部位,以胃窦部最多见,其次为贲门、胃底和胃体部。

（一）大体分型

1. 早期胃癌　即胃癌仅限于黏膜层或黏膜下层，不论癌灶大小或有无淋巴结转移，均为早期胃癌。

2. 进展期胃癌　癌组织超出黏膜下层，侵入胃壁肌层者为中期胃癌；病变达浆膜下层或是超出浆膜向外浸润至临近脏器或有转移者为晚期胃癌。中、晚期胃癌统称为进展期胃癌。按国际通用的 Borrmann 分型法分为 4 型：Ⅰ型（结节型）：为边界清楚、突入胃腔的块状癌灶；Ⅱ型（溃疡局限型）：为边界清楚并略隆起的溃疡状癌灶；Ⅲ型（溃疡浸润型）：为边界模糊不清的浸润性溃疡状癌灶；Ⅳ型（弥漫浸润型）：肿瘤沿胃壁各层完全性浸润生长导致边界不清。若全胃受累、胃腔缩窄、胃壁僵硬如皮革囊状，称为皮革胃，恶性度极高。

（二）组织学分型

WHO 按胃癌组织学分为常见的普通型和少见的特殊型。普通型有乳头状腺癌、管状腺癌、低分化腺癌、黏液腺癌、印戒细胞癌；特殊型有腺鳞癌、鳞状细胞癌、未分化癌、类癌等。一般而言，胃癌未经治疗，可通过直接浸润、淋巴转移、血行转移和腹腔种植转移等途径而发生蔓延和扩展。

（三）临床病理分期

根据国际抗癌联盟（UICC）分期准则，胃癌分为以下Ⅰ～Ⅳ期。

1. 0 期　癌症局限于胃的黏膜层而没有深入侵犯，也没有侵入淋巴系统。

2. Ⅰ期　癌症局限于胃的黏膜层，但有 6 个或 6 个以下的腹腔淋巴结侵犯；或者癌症局限于胃的黏膜层和肌层而没有淋巴侵犯。

3. Ⅱ期　癌症局限于胃黏膜层，并伴有 7～15 个腹腔淋巴结侵犯；或者癌症局限于胃的黏膜层和肌层，并伴有 6 个或以下的腹腔淋巴结侵犯；或者癌症局限于胃的浆膜层以内而没有腹腔淋巴结侵犯。

4. Ⅲ（A）期　Ⅲ（A）期癌症局限于胃的肌层以内，并伴有 7～15 个腹腔淋巴结侵犯；或者癌症局限于胃的浆膜层以内，并伴有 1～6 个腹腔淋巴结侵犯；或者癌症已侵入到胃部附近的其他器官但没有淋巴侵犯。

5. Ⅲ（B）期　癌症局限于胃的浆膜层以内，并伴有 7～15 个腹腔淋巴结侵犯。

6. Ⅳ期　癌症已侵入到胃部附近的器官，并伴有淋巴结侵犯；或者多于 15 个腹腔淋巴结侵犯；或癌症已经转移至身体的其他器官。胃癌有可能转移到身体的任何器官，但较常见的器官和组织包括远距的淋巴、腹腔、肝脏、肺和大肠。

（四）治疗

胃癌通常采用以手术治疗为主的综合治疗方案。目前，手术切除仍是胃癌达到治愈目的的重要方法。只要病人无明显远处转移，体质尚能耐受手术，一般均应手术探查，争取根治性切除。即使不能达到根治目的，也应尽可能多地切除瘤体，以减轻机体对肿瘤的负担，而残留在体内的少量肿瘤细胞，可借机体免疫防御能力加以消灭。若辅以化疗，疗效可以提高。这就是近年来所谓的手术切除本身也可以是一种增强免疫措施的观点。此外，姑息性切除还能减少出血、穿孔、梗阻等严重并发症的发生，无疑对延长病人的生命是有益的。

临床上收治的病例往往多是进展期胃癌。为了提高疗效，常采用根治手术加化疗的综合疗法。对姑息性切除病例，术后更需较长期的化学疗法。对不能手术的晚期病例，化疗更是主要的治疗手段。若属早期胃癌而无淋巴结转移，并经彻底手术切除者，原则上可不加化疗,但恶性程度高、癌灶面积大于 5 cm² 、多发癌灶、年龄低于 40 岁者,应辅以化疗。至于其他治疗方法,如免疫疗法、术前或术中的放射治疗、中医中药治疗等合理运用,也可提高胃癌疗效。

胃癌的预后与其部位、病理分期、组织学类型、生物学行为有关;也与其治疗措施有关;还与其社会背景、心理状态等有关。施行规范治疗的各期胃癌 5 年生存率,Ⅰ 期为 82%～95%,Ⅱ 期为 55%,Ⅲ 期为 15%～30%,Ⅳ 期为 2%。

二、护理评估

1. 健康史

(1)生活环境史:胃癌流行病学调查表明,不同地区的胃癌发病率存在明显差异。胃癌多发于高纬度地区和沿海地区。本病可能与地球化学因素以及环境中存在致癌物质有关。我国西北和东部沿海地区胃癌高发,而长江上游和珠江流域等地区胃癌低发。

(2)家族史:胃癌有遗传因素影响的可能性。胃癌病人的亲属中,胃癌的发病率要比对照组高 4 倍。有证据表明,胃癌的发生与抑癌基因 P53、APC、DCC 杂合性丢失和突变有关。

(3)不良饮食习惯史:饮食因素对于胃癌发病的影响,已受到广泛关注和重视。可能的饮食致癌因素为经常食用烟熏、烤炙、油炸食品或腌渍食品和酸菜。我国胃癌流行病学调查表明,胃癌与饮食关系密切。霉变粮食、高盐的盐渍食品、铁缺乏均是与胃癌有关的危险因素,而牛奶、动物蛋白、新鲜蔬菜和一些水果等则是保护因素。近年来,日本和美国胃癌发病率的下降都被归功于饮食情况的改善。

(4)慢性胃病史:胃溃疡的癌变率为 5%～10%,尤其是胃溃疡病史较长和中年以上的病人并发癌变的概率较大;现已公认慢性萎缩性胃炎是胃癌的一种前期病变,癌变率高达 10% 左右,尤与胃息肉或肠腺化生同时存在时,可能性更大;任何胃良性肿瘤都有恶变可能,而上皮性的腺瘤或息肉的恶变机会更多。直径超过 2 cm 的息肉,癌的发生率增高。胃黏膜上皮超过正常限度的不典型增生发展严重时,可被视为癌前期病变。

(5)幽门螺杆菌感染史:幽门螺杆菌长期感染可能是胃癌的重要病因之一。胃癌病人的幽门螺杆菌感染率为 61%,甚至 93% 的早期胃癌病人为幽门螺杆菌感染者。幽门螺杆菌主要作用于癌变的起始阶段,即在活动性胃炎、萎缩性胃炎和肠化生的发展中起主要作用。幽门螺杆菌能促使硝酸盐转化成亚硝酸盐而致癌;幽门螺杆菌的毒物 CagA、VacA 也可能有促癌作用。

2. 身体状况 早期胃癌多无症状或仅有轻微症状。上腹不适是胃癌中最常见的初发症状,约 80% 病人有此表现,与消化不良相似。若发生腹痛,一般都较轻,且无规律性,进食后不能缓解。将近 50% 的胃癌病人都有明显食欲减退或食欲不振的症状,部分病人是因进食过多会引起腹胀或腹痛而自行限制进食的。原因不明的厌食和消瘦,很可能就是早期胃癌的症状,需要引起重视。早期胃癌病人一般无明显的阳性体征。大多数病人除全身情况较弱外,仅在上腹部出现深压痛。当胃癌逐步发展扩大时,尤其在浸润穿透浆膜而侵犯胰腺时,可出现持续性剧烈疼痛,并向腰背部放射。肿瘤毒素的吸收,可使病人日益消瘦、乏力、贫血,最后表现为恶病质。肿瘤长大后,可出现梗阻症状,贲门或胃底癌引起下咽困难,胃窦部癌引起幽门梗阻症状,腹部还可扪及肿块。肿瘤表面形成溃疡时,则出现呕血和黑便。转移灶和腹水的出现,更是晚期胃癌的表现。

3. 辅助检查 胃癌病人的粪便隐血检查常呈阳性;中、晚期病人血常规检查常见红细胞计数、血红蛋白值下降。① 凡可疑胃癌病人应首选 X 线钡剂造影检查。尤其是胃低张双重对比造影检查,有助于发现早期胃癌。早期胃癌的 X 线表现为黏膜相异常;进展期胃癌的 X 线影像形态与胃癌的大体分型基本一致。检查前禁食、禁水。② 内镜检查是诊断早期胃癌的最重要手段。不仅可以直接观察胃黏膜病变的部位和范围,还可切取病变组织做病理学检查。目前所用的内镜一般均为电子内镜,检查已几无盲区,诊断进展期胃癌并无困难;内镜下染色技术也可使早期胃癌检出率显著提高;带超声探头的内镜还有助于了解病变的深度及临近脏器和淋巴结有无转移。③ 多排螺旋 CT 扫描结合三维立体重建和模拟内镜技术,可有助于胃癌诊断和术前临床分期;正电子发射成像技术(PET)可较准确地判断淋巴结与远处转移情况。

4. 心理状态 胃癌病人的心理状态评估,参见第十三章肿瘤病人的护理。

三、护理诊断及合作性问题

1. 营养失调:低于机体需要量 与食物摄入不足,消化吸收障碍;肿瘤生长所致消耗增加;围手术期禁食、化疗的消化道不良反应等有关。

2. 疼痛 与手术后疼痛,胃癌晚期侵犯神经、阻塞空腔脏器等有关。

3. 疲乏 与营养不足、心理压力和疼痛致睡眠不足等有关。

4. 知识缺乏 与病人缺乏有关诊断、治疗、康复知识等有关。

5. 焦虑/恐惧 与对预后、手术风险、经济状况改变的担忧等有关。

四、护理措施

参见"第十章"和本章"第二节"。

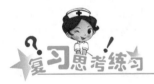

1. 胃、十二指肠溃疡的手术适应证是什么?

2. 胃、十二指肠溃疡病人的主要护理问题有哪些?

3. 胃手术后病人的护理有哪些特殊点?

4. 对胃癌病人进行护理评估时,应该着重了解其健康史的哪些方面?

5. 可疑胃癌病人应如何选择辅助检查?

(胡忠亚)

第二十章

肠疾病病人的护理

第一节 急性阑尾炎病人的护理

急性阑尾炎是外科常见的急腹症,临床上以转移性右下腹痛、右下腹局限性固定性压痛为主要特征。

一、阑尾解剖、生理概要

阑尾位于右髂窝部,起于盲肠根部,附于盲肠后内侧壁三条结肠带的会合点(图20-1)。阑尾外形似蚯蚓状,长5～10 cm,直径0.5～0.7 cm,远端为盲端,近端开口于盲肠(图20-2),位于回盲瓣下方2～3 cm处。

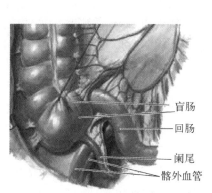

图20-1 阑尾位置示意图

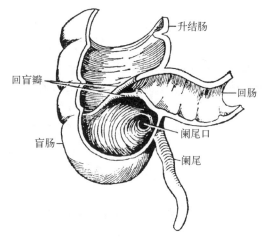

图20-2 阑尾的开口

阑尾的位置变异性比较大,所处位置主要包括阑尾根部在腹腔内所处的部位和阑尾与盲肠、回肠末段位置的关系两个方面。阑尾根部体表投影常在右髂前上棘与脐连线中外1/3交界处,该点称为Mc Burney点(简称麦氏点,图20-3)。阑尾位置多变,阑尾根部除位于麦氏点以外,还可位于回肠前位、盆位、盲肠后位、盲肠下位、回肠后位等部位(图20-4)。另外,还可见到一些少见的位置,如腹膜后位,甚至右上腹、左下腹等位置。

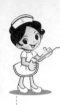

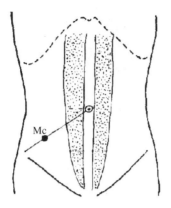

图 20 - 3　Mc Burney 点示意图

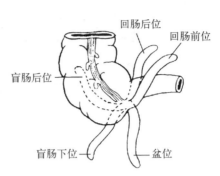

图 20 - 4　阑尾各种位置示意图

阑尾动脉来自回结肠动脉,为一终末血管,一般无交通支。当阑尾动脉因故受压或痉挛时,容易引起阑尾壁的循环障碍,促进阑尾炎症的发生与发展。阑尾静脉经右结肠静脉回流入门静脉系,当阑尾发生急性炎症时,细菌或脓性栓子可随静脉血进入门静脉内,导致门静脉炎,甚至发生肝脓肿。

阑尾具有丰富的淋巴组织。其淋巴管注入回结肠淋巴结,随后汇入肠系膜上淋巴结。阑尾内有 B 淋巴细胞,参与机体的免疫功能。另外,阑尾还有分泌细胞,能分泌多种物质,如促使肠管蠕动的激素以及与生长有关的激素等。

二、疾病概要

1. 病因

(1) 阑尾管腔阻塞:是急性阑尾炎最常见的原因。阑尾的管腔狭小而细长,远端又封闭呈一盲端,易发生阻塞。据统计,坏疽性阑尾炎的病理中,70%～80%可发现阑尾腔有梗阻的因素存在,梗阻的部位大多在阑尾的根部,也可在阑尾的中段和远段。梗阻的原因主要是淋巴滤泡增生,其次是粪石阻塞,其他如异物、食物残渣、寄生虫、肿瘤等则是少见的原因;也可因炎性粘连导致阑尾扭曲、受压等,使阑尾腔狭窄。阑尾腔阻塞后阑尾黏膜仍继续分泌黏液,腔内压力上升,血运发生障碍,使阑尾炎症加重。

(2) 细菌侵入:阑尾腔内存在大量细菌,主要为大肠杆菌、肠球菌及脆弱类杆菌等。由于阑尾管腔阻塞,细菌繁殖,分泌内、外毒素,损伤黏膜形成溃疡;细菌由阑尾黏膜面的溃疡侵入,或经血液循环到达阑尾,或因阑尾周围器官的急性炎症,直接蔓延至阑尾而引起感染。

2. 临床类型

(1) 急性单纯性阑尾炎:属轻型阑尾炎或病变早期,病变多局限于黏膜和黏膜下层。阑尾轻度肿胀,浆膜充血并失去正常光泽,表面有少量纤维蛋白性渗出物(图 20 - 5)。

(2) 急性化脓性阑尾炎:由急性单纯性阑尾炎发展而成。阑尾肿胀明显,浆膜高度充血,表面有脓性渗出物。镜下,阑尾管壁各层有小脓肿形成,腔内也有积脓。阑尾周围的腹腔内有稀薄脓液,引起局限性腹膜炎。

(3) 坏疽性及穿孔性阑尾炎:阑尾病变进一步加重,是一种重型阑尾炎。阑尾壁血液循环障碍,发生坏死,呈暗紫色或黑色,阑尾腔内积脓,压力升高,导致穿孔,穿孔部位多在阑尾根部和尖端。穿孔后若未被包裹,感染扩散,可引起急性弥漫性腹膜炎。

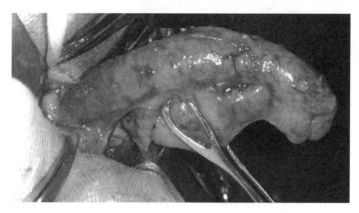

图 20 - 5　炎性阑尾照片

（4）阑尾周围脓肿：急性阑尾炎化脓、坏疽或穿孔时，若病程进展较慢，大网膜及腹腔内其他器官和组织可将阑尾包裹，并形成炎性肿块而导致粘连或形成阑尾周围脓肿。

三、护理评估

（一）健康史

急性阑尾炎常突然发病，可发生于任何年龄，但以青少年为多见，尤其是 20～30 岁为发病高峰期。评估健康史，主要了解生活史，腹部疾病史，有无胃肠功能紊乱、暴饮暴食、急性胃肠炎、生活无规律及过度疲劳等诱发因素；了解既往有无类似发作史等。

（二）身体状况

1. 腹痛　是急性阑尾炎最主要的症状，典型的表现是转移性右下腹痛，即腹痛始于上腹或脐周，数小时（一般 6～8 小时）后疼痛转移并局限且固定于右下腹，70%～80% 的病人具有这种特点。因阑尾炎早期炎症仅局限于阑尾壁内，刺激内脏神经引起上腹或脐周出现疼痛。数小时后炎症波及壁层腹膜，刺激了体神经，此时腹痛出现于右下腹。少部分病人，腹痛一开始即局限在右下腹，而无转移性右下腹痛病史。若腹痛范围突然扩大，是阑尾坏死或穿孔并发腹膜炎的表现。

课堂互动

★

急性阑尾炎病人，腹痛突然减轻，说明病情一定是好转吗？你能解释一下吗？

答案：不一定。

---

2. 胃肠道症状　早期可有厌食、恶心、呕吐，部分病人可发生腹泻，盆腔位阑尾炎，炎症刺激直肠和膀胱，引起排便次数增多、里急后重及尿频、尿急、尿痛等；弥漫性腹膜炎时并可出现腹胀等麻痹性肠梗阻症状。

3. 全身表现　急性单纯性阑尾炎病人仅有乏力、体温轻度升高多在 38 ℃ 左右，阑尾穿孔时可达 39 ℃ 或更高。发生门静脉炎时可出现寒战、高热、脉快和轻度黄疸等表现。

4. 体征

（1）右下腹固定性压痛点：是急性阑尾炎最常见和最重要的体征。压痛点通常位于麦氏点，亦可随阑尾位置变异而改变，但压痛点始终在一个固定的位置上。有些病人在发病早期腹痛尚未转移至右下腹时，即可出现右下腹局限性固定性压痛点。压痛的程度与炎症程度相关，若阑尾炎症加重，向周围扩展，压痛范围亦随之扩大，但压痛点仍以阑尾所在部位最明显。

（2）腹膜刺激征：包括压痛、反跳痛、腹肌紧张。这是由于壁腹膜受炎症刺激的一种防御性反应，提示阑尾有炎性渗出、化脓、坏疽或穿孔等。但在特殊年龄阶段、体质较弱及阑尾位置变化的病人，如小儿、老人、孕妇、肥胖、虚弱者及盲肠后位阑尾炎等，腹膜刺激征可不明显。

（3）右下腹包块：化脓性阑尾炎合并阑尾周围组织及肠管的炎症时，大网膜、小肠及其系膜与阑尾可相互粘连形成团块；阑尾穿孔后所形成的局限性脓肿，均可在右下腹触到包块。炎性包块的特点是境界不太清楚，不能移动，伴有压痛和反跳痛。包块的出现表示感染已趋于局限化，发炎的阑尾已被大网膜等组织紧密包绕。

5. 其他体征

（1）结肠充气试验：检查者一手按住左下腹结肠部位，另一手按压结肠近端，两手交替按压，使结肠内的气体传至盲肠和阑尾，引起右下腹痛者为阳性。阳性结果只能说明右下腹部有感染存在，但不能判断阑尾炎的病理类型和程度。当右下腹疼痛需要与右侧输尿管结石等疾病鉴别时，结肠充气试验检查可能有一定的帮助。

（2）腰大肌试验：病人左侧卧位，右下肢向后过伸，引起或加重右下腹痛者为阳性，提示阑尾位于腰大肌前方，可能是盲肠后位或腹膜后位。

（3）闭孔肌试验：病人仰卧位，右下肢屈髋屈膝均 90°，并被动向内旋转，引起腹痛者为阳性，说明阑尾位置较低，靠近闭孔肌。

（4）直肠指检：盆腔位急性阑尾炎，直肠右侧壁有明显触痛，甚至可触及炎性包块。阑尾穿孔伴盆腔脓肿时，直肠前壁可膨隆并有触痛，可有波动感，部分病人伴有肛门括约肌松弛现象。

6. 特殊类型阑尾炎

（1）小儿急性阑尾炎：小儿急性阑尾炎发展快，病情重，穿孔率高，并发症多。1 岁以内患儿的急性阑尾炎几乎 100%发生穿孔；2 岁以内为 70%～80%，5 岁时为 50%。小儿急性阑尾炎死亡率要比成年人高数倍。小儿的大网膜未发育健全，对炎症的局限能力差，就诊时将近 80%的患儿合并有不同程度的化脓性腹膜炎。临床症状不典型，胃肠道反应比较突出，有时以频繁的呕吐为首发症状。个别患儿起病时就伴有 39～40 ℃高热，也有以持续性腹泻为主要表现。上呼吸道感染、扁桃体炎、急性肠炎等可能是小儿急性阑尾炎的诱发因素，致使急性阑尾炎的临床表现不典型者较多，故容易误诊。小儿查体常不合作，腹部是否有压痛和压痛的范围、程度均不易确定，必须取得患儿家属的合作，反复检查、仔细比较，以求获得较准确的结果。确诊后应立即手术切除阑尾，加强术前准备和术后的综合治疗，以减少并发症的发生。

（2）老年人急性阑尾炎：老年人常患有多种主要器官疾病如冠心病等，急性阑尾炎的死亡率较高，而且随年龄的增大而增高。老年人抵抗力低下，阑尾壁薄，血管硬化，约 30%病人就诊时阑尾已穿孔。另外，老年人大网膜已萎缩，穿孔后炎症不易局限，因而并发化脓性腹膜炎的机会较多。临床表现不典型，老年人反应能力低下，腹痛不明显，常无转移性特点。

由于腹肌已萎缩,即使阑尾已穿孔,腹膜刺激征也不明显。有时阑尾周围脓肿形成后,右下腹已出现包块,但不伴有急性炎症表现,临床上颇似回盲部恶性肿瘤。老年人常并存有心血管疾病、慢性肺疾病、胃肠道疾病和代谢性疾病如糖尿病等。这些疾病的症状可能与急性阑尾炎的临床表现相混淆,因而也增加了诊断的难度。高龄并非手术的禁忌证,除单纯性阑尾炎在严密的观察下,可行非手术治疗外,其他类型的阑尾炎一旦确诊,均应及时手术,同时注意处理伴发的内科疾病,需做好充分的术前准备工作。

(3)妊娠期急性阑尾炎:由于孕妇生理方面的变化,一旦发生阑尾炎,其风险比一般成人大。随子宫的增大,盲肠和阑尾的位置也随之改变(图20-4)。阑尾在向上移位的同时,其尖端还呈逆时针方向旋转。有时盲肠和阑尾向外和向后移位,部分为胀大了的子宫所覆盖。妊娠期由于盆腔器官充血,炎症发展亦快,故阑尾炎穿孔的机会多。由于大网膜被推向一侧,不易限制炎症的发展,并发弥漫性腹膜炎的机会也增多。妊娠早期阶段急性阑尾炎的临床表现与一般阑尾炎相同,但妊娠中期和晚期,则腹痛和压痛的位置也随之升高,腹肌紧张不明显,临床上容易误诊。妊娠期急性阑尾炎的治疗,原则上首先应从孕妇的安全出发。妊娠早期的急性阑尾炎,原则上与非妊娠期相同,急诊切除阑尾最佳;妊娠中期的急性阑尾炎,症状严重者仍以手术治疗为好;妊娠晚期阑尾炎,约50%的孕妇可能早产,胎儿的死亡率也较高,手术时应尽量减少对子宫的刺激。临产期急性阑尾炎,行经腹剖宫产的同时切除阑尾。

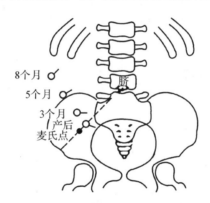

图20-6　妊娠期阑尾位置示意图

(三)心理-社会状况

急性阑尾炎发病突然,病人及亲属常可产生紧张与焦虑等不良情绪。

(四)辅助检查

1. 实验室检查　血常规检查可见白细胞计数和中性白细胞比例增高,白细胞总数多为$(10\sim20)\times10^9/L$,中性粒细胞多为80%～90%。老年病人因反应能力差,白细胞总数增高可不显著,但仍有中性粒细胞增高及核左移现象。尿常规一般无阳性发现,如果尿中出现少量红细胞,说明发炎的阑尾靠近输尿管或膀胱。如果尿中出现大量红细胞,可能是输尿管结石。

2. B超检查　病程较长者应行右下腹B超声检查,可了解阑尾是否肿大,是否有炎性包块存在,以及脓肿的具体部位、大小等。

(五)治疗原则

1. 手术治疗　绝大多数急性阑尾炎,一旦确诊应及早施行阑尾切除术(图20-7)。阑尾周围脓肿可先采取非手术治疗,一般3个月后再行阑尾切除术。

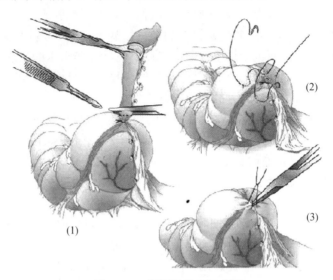

图 20 - 7 阑尾切除术示意图

2. 非手术治疗 仅适用于单纯性阑尾炎及急性阑尾炎的早期阶段,病人不接受手术治疗或客观条件不允许,或合并有严重器质性疾病有手术禁忌者。主要措施有休息、控制感染和对症处理等。

四、护理诊断及合作性问题

1. 疼痛 与阑尾炎症刺激腹膜有关。
2. 潜在并发症 急性腹膜炎、门静脉炎、腹腔脓肿、术后腹腔内出血、切口感染、粘连性肠梗阻、肠瘘等。

五、护理措施

(一)非手术疗法及术前病人的护理

1. 一般护理
(1)卧位:卧床休息,取半卧位。
(2)饮食护理:有手术可能者应禁食;不准备行手术治疗,肠蠕动良好者可进流质饮食。禁食期间应遵医嘱给予静脉补液,并做好静脉输液护理。
2. 治疗配合
(1)抗感染:遵医嘱合理应用有效的抗菌药物。
(2)对症护理:有明显发热者,可给予物理降温;观察期间慎用或禁用止痛剂。
3. 病情观察 注意病人的神志、生命体征、腹部表现及血白细胞计数的变化。如体温明显增高,脉搏、呼吸加快,或血白细胞计数持续上升,或腹痛加剧且范围扩大,或出现腹膜刺激征,说明病情加重。

应注意病程中腹痛突然减轻,可能是阑尾腔梗阻解除、病情好转;也可能是阑尾坏疽穿孔,使阑尾腔内压力骤减而腹痛有所缓解,但这种腹痛缓解是暂时的,并且体征和全身中毒症状迅速恶化。

当病情加重时,及时向医生报告并做好术前准备。

（二）手术后病人的护理

1. 一般护理

（1）体位：病人回病房后,先按不同的麻醉安置体位。血压平稳后,采用半卧位。

（2）饮食：术后暂禁食,肠蠕动恢复,肛门排气后可给流质,如无不适渐改半流质。术后5～6日给软质普食。但1周内勿进食过多甜食、牛奶或豆制品,以免腹胀,1周内忌灌肠和使用泻剂。

（3）早期活动：鼓励病人早期下床活动,促进肠蠕动恢复,防止发生肠粘连。轻症病人于手术当日即可下床活动,重症病人应在床上多翻身、活动四肢,待病情稳定后,及早下床活动。

2. 配合治疗　遵医嘱继续使用抗菌药物,并做好静脉输液护理。

3. 术后并发症的护理

（1）腹腔内出血：主要因阑尾动脉结扎线脱落所致,常发生在手术后24小时内。可出现面色苍白、脉搏增快、血压下降等失血性休克表现,或是腹腔引流管引流出血性液体。应立即协助病人平卧,静脉快速输液,报告医生并做好急症手术前准备。

（2）切口感染：是急性阑尾炎手术后最常见的并发症。多因手术时污染所致。常在术后3～5日出现体温升高,切口疼痛、红肿、压痛或波动感等表现,应报告医生并协助处理。常加强应用抗菌药物,如已化脓应拆线引流。

（3）腹腔脓肿：穿孔性阑尾炎术后,腹腔脓汁吸收不完全,可在腹腔的不同部位形成脓肿,以盆腔脓肿最常见。常发生于术后5～7天,表现为体温再度升高,出现腹痛、腹胀、腹部包块、里急后重等症状。盆腔脓肿者直肠指检可见括约肌松弛,直肠前壁膨隆并有触痛,可有波动感,应给予抗感染、手术切开引流等处理。

（4）肠瘘：因阑尾残端的结扎线脱落或手术时误伤肠管所致,表现为低热、腹痛、粪样液体不断从腹壁切口流出等,应及时引流、抗感染、换药、保护切口周围皮肤等,多数病人肠瘘可自行愈合。如病程超过3个月仍未愈合者,应行手术治疗。

（5）粘连性肠梗阻：阑尾术后肠粘连的机会较多,与手术损伤、异物刺激、术后活动较晚、未早期下床活动和引流物拔除过晚等有关。一般先行非手术治疗,无效时再手术处理。

（三）心理护理

给予病人心理上的支持和鼓励,向病人及其亲属讲解急性阑尾炎的相关知识,介绍手术目的、方法、注意事项及需要配合的事项等,稳定病人情绪,提高病人战胜疾病的信心,使病人能积极配合治疗。

（四）健康指导

1. 避免诱发疾病的因素,保持良好的饮食、卫生及生活习惯,避免暴饮暴食,防止腹部受凉,餐后不做剧烈运动,防止胃肠功能紊乱。

2. 及时治疗胃肠道炎症或其他疾病,预防慢性阑尾炎急性发作。

3. 强调术后早期下床活动,防止发生粘连性肠梗阻。

4. 告知阑尾周围脓肿未行阑尾切除的病人,3个月后可行阑尾切除术。

5. 自我监测,发生腹痛或不适时及时就诊。

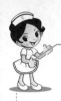

第二节　肠梗阻病人的护理

肠内容物不能正常运行,即不能顺利通过肠道,称为肠梗阻。

一、疾病概要

(一)分类

1. 按肠梗阻发生的原因分

(1)机械性肠梗阻:是由于机械性原因导致的肠腔狭小使肠内容物通过障碍而发生的肠梗阻,临床上最常见。主要原因包括:

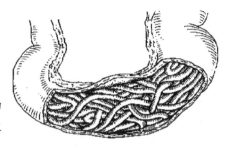

图20-8　蛔虫团堵塞

1)肠腔堵塞:如大的结石、粪块、寄生虫(图20-8)及异物等。

2)肠管受压:如肠扭转(图20-9)、肠外肿瘤压迫、粘连带压迫(图20-10)、嵌顿性疝等。

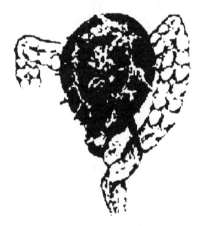

图20-9　小肠扭转

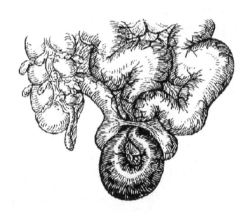

图20-10　粘连带压迫肠管

3)肠壁病变:如肠套叠(图20-11)、肠肿瘤及先天性肠道狭窄或闭锁(图20-12)等。

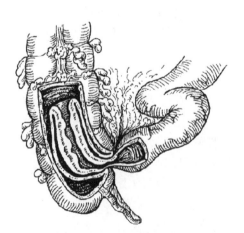

图20-11　回盲部肠套叠

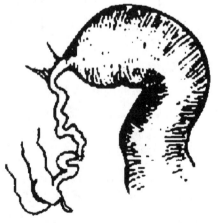

图20-12　先天性肠道狭窄、闭锁

（2）动力性肠梗阻：肠壁本身无器质性病变，是神经反射异常或腹腔内毒素刺激造成的肠运动紊乱，使肠内容物不能正常运行而导致的肠梗阻。可分为：

1）麻痹性肠梗阻：多见于急性弥漫性腹膜炎、腹腔内手术、低钾血症等。

2）痉挛性肠梗阻：持续时间短且少见，可继发于尿毒症、重金属中毒和肠功能紊乱等。

（3）血运性肠梗阻：是由于肠管局部缺血致肠功能紊乱而引起的肠梗阻，如肠系膜血管栓塞、血栓形成或血管受压等，较少见。

2. 按肠壁血运有无障碍可分

（1）单纯性肠梗阻：只有肠内容物通过受阻，而无肠壁血运障碍。

（2）绞窄性肠梗阻：是指梗阻并伴有肠壁血运障碍者。除血运性肠梗阻外，还可见于绞窄性疝、肠扭转、肠套叠等。

3. 按梗阻部位分

（1）高位肠梗阻：如空肠上段梗阻。

（2）低位肠梗阻：如回肠末段和结肠梗阻。

4. 按梗阻程度分　可分为完全性肠梗阻和不完全性肠梗阻。

5. 按病程分　可分为急性肠梗阻和慢性肠梗阻。

6. 其他类型　倘若一段肠襻两端均受压造成梗阻，又称之为闭襻型肠梗阻；结肠梗阻常因回盲瓣的存在，也可称为闭襻型肠梗阻。这类肠梗阻，肠腔内容物不能上、下运行，造成肠腔高度膨胀，肠壁薄、张力大，容易发生肠壁坏死、穿孔，因此，闭襻型肠梗阻需紧急处理。

肠梗阻的病理过程处于不断变化之中，上述类型可在一定条件下互相转化。肠梗阻若不能得到及时、恰当的处理，病情可迅速发展、加重，单纯性可变为绞窄性梗阻，不完全性肠梗阻可变成完全性肠梗阻，机械性肠梗阻可变为麻痹性肠梗阻。

（二）病理生理

1. 局部改变　各种类型的肠梗阻病理变化不完全一致，单纯机械性肠梗阻发生之后，梗阻以上部位肠管因大量积液积气而扩张，为克服梗阻而蠕动增强，产生阵发性腹痛和呕吐；梗阻以下肠管则瘪陷、空虚或仅存少量粪便。如果是急性完全性的梗阻，肠管迅速膨胀而使肠壁变薄，肠壁血管受压，单纯性肠梗阻可演变为绞窄性肠梗阻。

2. 全身变化

（1）水、电解质紊乱，酸碱平衡失调：由于频繁呕吐又不能进食，使水分及电解质大量丢失。肠管扩张，肠壁充血、水肿不能正常回吸收肠道内的液体，肠腔大量积液，相当于丢失，再加上肠管高度膨胀，血管通透性增强，使血浆外渗，导致大量水分和电解质积存在肠腔和腹腔内，造成严重的缺水、电解质紊乱及代谢性酸中毒。

（2）细菌繁殖和毒素吸收：由于梗阻以上的肠腔内细菌大量繁殖并产生毒素，肠管扩张、肠壁血运障碍致其通透性增加，细菌和毒素可以透过肠壁引起腹腔内感染，经腹膜吸收引起全身性感染、中毒。

（3）呼吸和循环功能障碍：肠腔内大量积气、积液引起腹内压升高，膈肌上抬，影响肺的通气及换气功能；膈肌上抬阻碍了腔静脉血的回流，而大量体液的丧失、电解质紊乱、酸碱平衡失调、细菌繁殖产生大量的毒素等均可导致循环障碍，严重者还可致多系统器官功能障碍综合征。

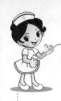

二、护理评估

（一）健康史

了解是否存在引起肠梗阻的原因,临床上最常见的是机械性肠梗阻,应注意询问有无腹部手术或外伤史、排蛔虫史、感染史,有无腹外疝,有无长期便秘史,饮食情况,既往腹痛史及本次发病的诱因等。

（二）身体状况

1. 症状

（1）腹痛:不同的肠梗阻引起的腹痛各有特点:单纯性机械性肠梗阻,病人表现为阵发性腹痛;绞窄性肠梗阻,呈持续性腹痛阵发性加剧;麻痹性肠梗阻为全腹持续性胀痛。

（2）呕吐:特点为:高位肠梗阻呕吐出现早、频繁,每次呕吐的量不是太多,梗阻早期呕吐物多为食物、胃液,以后可有胆汁、小肠液;低位肠梗阻呕吐出现迟、次数少,每次呕吐的量大,呕吐物为带臭味粪样物;绞窄性肠梗阻呕吐物为血性或棕褐色液体;麻痹性肠梗阻呕吐呈溢出性。

（3）腹胀:一般出现在梗阻发生一段时间之后,其程度与梗阻部位、性质及呕吐情况有关,高位梗阻腹胀轻,低位梗阻腹胀明显,呕吐后腹胀减轻。麻痹性肠梗阻表现为全腹均匀性腹胀。

（4）肛门排气、排便停止:完全性肠梗阻发生之后,病人多不再排气、排便。但在完全梗阻早期,尤其是高位梗阻,可因梗阻部位以下肠内有粪便和气体残存,仍可自行或灌肠后排出。某些绞窄性肠梗阻,如肠套叠、肠系膜血管栓塞或血栓形成等,可排出黏液样血便。

2. 腹部体征

（1）视诊:机械性肠梗阻可见肠型及蠕动波;肠扭转时腹胀多不对称;麻痹性肠梗阻时腹胀均匀。

（2）触诊:单纯性肠梗阻腹壁软,可有轻度压痛;绞窄性肠梗阻时压痛加重且固定,有腹膜刺激征;压痛性包块多为绞窄的肠襻。

（3）叩诊:绞窄性肠梗阻时,腹腔渗液增多,可有移动性浊音。

（4）听诊:机械性肠梗阻时肠鸣音亢进,有气过水声或金属音;麻痹性肠梗阻时,肠鸣音减弱或消失。

3. 全身表现　单纯性肠梗阻早期,病人多无明显的全身表现;梗阻晚期或绞窄性肠梗阻病人,可有尿少、皮肤弹性差、眼窝内陷、体温升高、呼吸浅快、脉搏细速、血压下降等中毒和休克征象。

4. 常见机械性肠梗阻病人的身体状况特点

（1）粘连性肠梗阻:为最常见的机械性肠梗阻,常由于腹腔内手术、感染、损伤、出血、异物等引起,以腹腔内手术为多见。有较典型的机械性肠梗阻表现,多为单纯性不完全性小肠梗阻。

（2）肠套叠:一段肠管套入其相连的肠腔内称为肠套叠。

1）原发性肠套叠:又称急性肠套叠,多见于 2 岁以下的小儿,与饮食改变引起的肠功能紊乱有关,以回盲型最多见。典型表现为:① 阵发性腹痛,小儿表现为阵发性哭闹,持续数分钟或更长时间后腹痛缓解,病儿安静或入睡,间歇 10～20 分钟再次腹痛,如此反复发作;② 呕吐,呕吐物为胃内容物;③ 果酱样黏液血便,为重要表现,是因为套入部肠管发生血液循环障碍,黏膜分泌大量黏液,与坏死出血及粪便混合成果酱样胶东状血便排出,或直肠指检时发现血便;④ 腹部腊肠样包块,空气或钡剂灌肠 X 线检查,可见空气或钡剂在结肠内逆行受阻,受阻端呈"杯口状"阴影。治疗原则是紧急复位,非手术治疗无效时,立即做好急诊手术术前准备及早手术复位。

2) 继发性肠套叠:多见于成年人,多因肠息肉、肿瘤等引起,症状不典型,多为不完全性肠梗阻,少有血便。

（3）肠扭转

1) 小肠扭转:多见于男性青壮年,常有饱餐后剧烈活动等诱发因素。表现为突然发作腹部剧痛,多在脐周围,常为持续性疼痛阵发性加剧,呕吐频繁,腹胀不显著或不对称。

2) 乙状结肠扭转:多见于老年人,常有便秘习惯,或以往有多次腹痛发作经排便、排气后缓解的病史。有腹痛,有明显腹胀,而呕吐一般不明显。低压灌肠,灌入量往往低于 500 ml。钡剂灌肠 X 线检查见扭转部位钡剂受阻,钡影尖端呈"鸟嘴"形阴影。

（4）肠堵塞:以蛔虫团或粪块堵塞为多见。蛔虫团堵塞,常见于农村儿童,有便虫、吐虫史,多为不完全性肠梗阻,表现为脐周阵发性疼痛伴呕吐,腹部有时可扪及变形、变位条索状团块,B 超检查可见成团蛔虫阴影。粪块堵塞,常见于老年人,常有便秘史,左下腹可扪及块状物。

（三）心理-社会状况

因急性肠梗阻起病急,病情较重,病人容易出现焦虑或恐惧;应评估病人及其亲属对肠梗阻相关知识的掌握程度,是否了解围手术期的相关知识,家庭经济和对病人的心理支持、社会支持情况等。

（四）辅助检查

1. 实验室检查　单纯性肠梗阻早期实验室检查变化不明显;后期因缺水和血液浓缩,查血常规可见血红蛋白、血细胞比容及尿比重升高,尿比容（比重）亦增高。绞窄性肠梗阻白细胞计数及中性粒细胞比例的升高,呕吐物及粪便检查可见大量红细胞或潜血试验阳性。病情较重时,应查血清电解质,了解酸碱度和电解质的平衡情况;检查尿素氮、肌酐的变化,了解肾功能情况。

2. X 线检查　一般在肠梗阻发生 4～6 小时,X 线检查即显示肠腔内积气积液影,可见胀气肠襻及多个阶梯状排列的气液平面。

小贴士

★

不同类型的肠梗阻其 X 线表现各有特点,如空肠梗阻时,空肠黏膜的环状皱襞可显示"鱼肋骨刺"状改变;乙状结肠扭转时,钡剂灌肠 X 线检查可见扭转部位钡剂受阻,钡影尖端呈"鸟嘴"形;肠套叠时,空气或钡剂灌肠 X 线检查,可见空气或钡剂受阻呈"杯口"状,甚至呈"弹簧"状阴影。

（五）治疗原则

纠正因梗阻所引起的全身生理紊乱和解除梗阻。非手术疗法最重要的措施是胃肠减压，吸出梗阻部位以上的气体和液体；同时纠正水、电解质紊乱和酸碱失衡；及时使用抗菌药物防治感染等。

1. 非手术治疗　又称基础治疗，适用于单纯性粘连性肠梗阻（不完全性肠梗阻）、麻痹性或痉挛性肠梗阻等，又用于手术治疗病人的围手术期处理。主要措施是禁食、禁饮、胃肠减压、补充水和电解质、纠正酸中毒、应用抗生素防治感染等等。对于急性肠套叠，病程在 48 小时以内，全身情况良好，无腹胀，无腹膜刺激征者，可采用灌肠复位。包括 B 超监视下水压灌肠、空气灌肠、钡剂灌肠复位三种方法，首选空气灌肠。

2. 手术治疗　适用于绞窄性肠梗阻、肠道肿瘤及先天性肠道畸形所致的梗阻。手术原则是解除梗阻，恢复肠道蠕动功能。手术方式有肠切除吻合术、肠扭转复位术、粘连松解术、肠短路吻合术和肠造口术等。

三、护理诊断及合作性问题

1. 体液不足　与频繁呕吐、肠腔内大量积液及胃肠减压有关。

2. 疼痛　与肠蠕动增强或肠壁缺血有关。

3. 体温升高　与肠腔内细菌繁殖有关。

4. 低效性呼吸状态　与肠膨胀致使膈肌上抬有关。

5. 潜在并发症　急性腹膜炎、肠瘘、肠粘连、器官功能障碍等。

四、护理措施

（一）非手术疗法及手术前护理

1. 一般护理

（1）体位：血压平稳者，取半卧位。

（2）饮食：常规禁食禁水；梗阻解除，肠功能恢复，腹痛、腹胀消失后可试进流质饮食，但应忌食产气的甜食和牛奶等。

（3）营养支持：禁食期间给予胃肠外营养。

2. 治疗配合

（1）胃肠减压：应及早使用，通过胃肠减压，吸出胃肠道内的气体和液体，可以减轻腹胀，降低肠腔内压力，减少肠腔内的细菌和毒素，改善肠壁血液循环，有利于改善局部和全身情况。一般采用较短的单腔胃管，但对低位小肠梗阻，可应用较长的双腔 M－A 管，其下端带有可注气的薄膜囊，借肠蠕动推动气囊将导管带至梗阻部位。胃肠减压期间，做好引流的护理，并维持负压。

（2）记录液体出入的量和性状，合理输液。

（3）防治感染：遵医嘱按时使用抗菌药物，并注意观察用药效果及药物的不良反应。

（4）准备手术者，积极做好术前准备。

3. 病情观察　密切观察病人的生命体征、腹部症状和体征及辅助检查的变化。若出现下列情况者，应考虑有发生绞窄性肠梗阻的可能，多需紧急手术处理，应及时报告医生并做好手术前准备工作。① 腹痛发作急骤，呈持续性疼痛阵发性加剧；呕吐出现早、剧烈而频繁。

② 病情发展快，感染中毒症状重，体温高、脉搏快、血白细胞高，休克出现早或难以纠正。
③ 腹膜刺激征明显。④ 腹胀不对称，腹部触及有压痛的肠襻或包块。⑤ 呕吐物、胃肠减压引流物、肛门排出物呈血性，或腹腔穿刺抽吸出血性液体。

4. 对症护理　病人呕吐时，嘱其或协助其坐起，不能坐起时头偏向一侧，避免误吸。腹痛明显、若无肠绞窄，可遵医嘱应用解痉药物缓解腹痛，切不可随意使用吗啡类镇痛剂。

（二）手术后护理

1. 一般护理

（1）体位：麻醉清醒、血压平稳后，取半卧位。

（2）饮食：肠蠕动恢复前禁饮食，保持有效胃肠减压，遵医嘱补液。待肠蠕动恢复并有肛门排气后，即可拔除胃管。拔管后可少量饮水，若无异常，开始进少量流质逐步过渡到半流质、普食。

2. 病情观察　观察病人的生命体征、腹部症状和体征的变化；注意病人腹痛、腹胀及呕吐改善程度，有无肛门排气排便；注意有无并发症的发生。常见的并发症有：吸入性肺炎、切开感染、腹腔感染及肠瘘、肠粘连等。

3. 早期活动　术后应鼓励病人早期下床活动，以促进肠蠕动恢复，防止肠粘连。

（三）心理护理

向病人及其亲属介绍疾病的相关知识，解释治疗的方法及意义，消除病人焦虑和恐惧心理，鼓励病人及亲属配合治疗和护理。

（四）健康指导

1. 向病人及其亲属介绍疾病的相关知识，注意饮食及个人卫生。避免暴饮暴食，饭后忌剧烈活动。宜少食多餐，进易消化富有营养的饮食。

2. 对腹外疝、便秘等积极治疗，腹部手术后尽早下床活动，预防肠梗阻再次发生。便秘者应注意通过调整饮食、腹部按摩等方法保持大便通畅，无效者可适当予以口服缓泻剂，避免用力排便。

3. 出院后，若出现腹痛、腹胀、呕吐等不适，及时就诊。

第三节　大肠癌病人的护理

一、疾病概要

大肠癌包括结肠癌和直肠癌，是胃肠道常见的恶性肿瘤，发病率仅次于胃癌，好发于40～60岁人群，在我国以直肠癌最为多见，乙状结肠癌次之。

1. 病因　大肠癌病因目前尚不明确，但其相关的高危因素已逐渐被认识，如过多的动物脂肪及动物蛋白饮食，缺乏新鲜蔬菜及纤维素食品；缺乏适度的体力劳动；遗传易感性在结肠癌的发病中也具有重要地位；肠息肉病已被公认为癌前期病变；结肠腺瘤、溃疡性结肠炎以及结肠血吸虫病肉芽肿，与大肠癌的发生均有密切的关系。

2. 病理类型 见图 20-13。

(1) 肿块型：肿瘤向肠腔内生长，瘤体较大，呈半球形或球状隆起，易溃烂出血，并继发感染、坏死。该型多数分化较高，浸润性小，生长较慢，好发于右侧结肠，特别是盲肠。

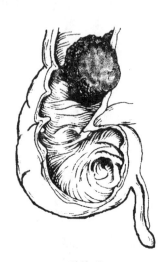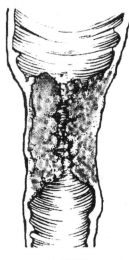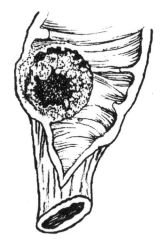

肿块型　　　　　　　　　浸润型　　　　　　　　　溃疡型

图 20-13　结肠癌分型示意图

(2) 浸润型：肿瘤环绕肠壁浸润，有显著的纤维组织反应，沿黏膜下生长，质地较硬，容易引起肠腔狭窄和梗阻。该型细胞分化程度较低，恶性程度高，出现转移早。多发生于右半结肠以远的大肠。

(3) 溃疡型：向肠壁深层生长，并向周围浸润，早期即可出现溃疡，边缘隆起，底部深陷，易发生出血、感染，并易穿透肠壁。细胞分化程度低，转移早，是结肠癌中最常见的类型。

显微镜下组织学分类较常见的为腺癌，其次有鳞癌、腺鳞癌、黏液癌、未分化癌等类型。

3. 转移

(1) 直接浸润转移：直接沿肠壁浸润一圈，需 1.5～2 年时间。直接浸润可穿透浆膜层侵入邻近器官，如横结肠癌可侵犯胃壁，甚至形成内瘘；直肠癌可侵犯膀胱、输尿管、前列腺、子宫、阴道等。

(2) 淋巴转移：是大肠癌的主要转移途径。首先转移到肠壁和肠旁淋巴结，再到肠系膜淋巴结，经腹主动脉旁淋巴结向远处转移。

(3) 血行转移：主要转移到肝，少数转移到肺、骨、脑等。

(4) 种植转移：穿透肠壁，脱落癌细胞可在腹膜上种植转移。

二、护理评估

(一)健康史

流行病学调查和临床观察结果认为，大肠癌的发生与个人饮食及生活习惯、结肠慢性炎症疾病、家族遗传史、其他癌前期疾病史有密切关系。

（二）身体状况

大肠癌早期多无症状或症状轻微,易被忽视,随着病情的发展,临床表现才逐步显现出来。依肿瘤生长部位,临床表现有所不同。

1. 结肠癌　右半结肠肠腔宽大,粪便稀薄,肠壁血运丰富,有较强的吸收能力。癌肿多为溃疡型和肿块型,易溃烂坏死,因此右半结肠癌主要表现为腹部隐痛不适、腹痛、中毒症状、贫血、腹部肿块和营养不良等表现。左半结肠癌,主要表现为慢性肠梗阻症状;可有排便习惯和粪便形状的改变;可有便秘、腹泻等表现;部分病人粪便带有血和黏液;不易扪及腹部肿块。

2. 直肠癌　早期仅有少量便血或排便习惯改变;癌肿破溃感染时,病人可出现直肠刺激征,如便意频繁,肛门下坠,里急后重、排便不尽感等;可有黏液血便;晚期有下腹痛,肠腔狭窄症状,初期大便变形、变细,造成肠管部分梗阻时有腹痛、腹胀等不全肠梗阻表现。转移后出现相应表现。

（三）心理-社会状况

大肠癌病人具有恶性肿瘤病人的心理反应。因症状涉及个人隐私,病人常有烦恼、焦虑,尤其是需要做做人工肛门的病人,对可能要进行的手术充满了恐惧。

（四）辅助检查

1. 直肠指检　是诊断直肠癌重要手段,为首选检查方法。因直肠癌75%为低位直肠癌,故大部分直肠癌可经直肠指检被发现(图20-14)。

2. 实验室检查

（1）大便隐血检查可作为筛选手段,阳性者再做其他进一步检查。

（2）血液检查:癌胚抗原(CEA)测定特异性不高,但对判断大肠癌的预后和疗效有一定作用。

3. 影像学检查

（1）钡剂灌肠X线检查:能判断结肠癌位置,并能了解有无多发性癌及结直肠息肉病等。

（2）B超检查:能显示腹部肿块,淋巴转移或肝转移等情况。

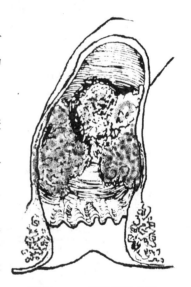

图20-14　直肠癌示意图

（3）CT检查:能帮助进一步判断大肠癌的位置及有无转移等情况。

4. 内镜检查　是大肠癌有效而可靠的检查方法,可以发现早期病变,并同时钳取活组织进行病理检查。

（五）治疗原则

以手术为主的综合性治疗。

1. 手术治疗

（1）结肠癌手术治疗:可行右半结肠切除术、左半结肠切除术、横结肠切除术、乙状结肠切除术(图20-15)。

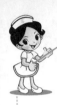

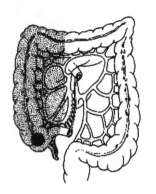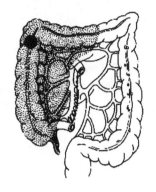

（1）右结肠切除范围

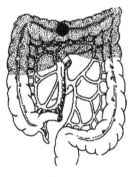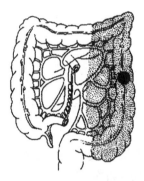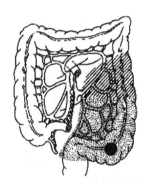

（2）横结肠切除范围　　　（3）左结肠切除范围　　　（4）乙状结肠切除范围

图 20－15　结肠癌切除范围示意图

（2）直肠癌手术治疗：常用的手术方式有：

1）局部切除术：适用于直肠癌早期。

2）经腹会阴联合直肠癌根治术：又称"Miles"手术（图 20－16），主要适用于腹膜返折以下的直肠癌。手术清扫范围较彻底，但需于左下腹行永久性乙状结肠造口（人工肛门）。

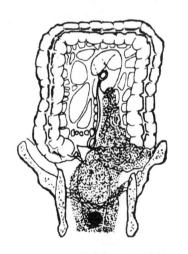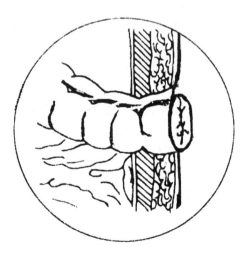

图 20－16　经腹会阴联合直肠癌根治术示意图（Miles 手术）

3）经腹直肠癌切除术（直肠前切除术，Dixon 手术图，图 20－17）：是目前应用最多的直肠癌根治术,适用于距肛缘 5 cm 以上的直肠癌,保留正常肛门。

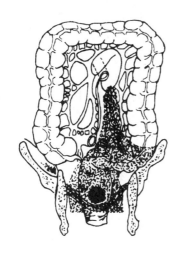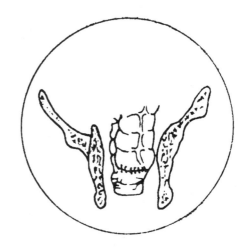

图 20－17　经腹直肠癌切除术示意图(Dixon 手术)

4) 经腹直肠癌切除、近端造口、远端封闭手术(Hartmann):适用于全身一般情况很差、不能耐受 Miles 手术,或急性肠梗阻不宜行 Dixon 手术的直肠癌病人。

5) 姑息性手术:晚期直肠癌病人发生排便困难或肠梗阻时,可行乙状结肠双腔造口。

6) 其他手术方法:直肠癌侵犯子宫时,可一并切除子宫,称为后盆腔器官清扫;直肠癌侵犯膀胱,行直肠和膀胱(男性)或直肠、子宫和膀胱切除时称全盆腔清扫。

2. 化学治疗　可作为大肠癌手术的辅助治疗,提高 5 年生存率。

3. 放射治疗　同样作为大肠癌手术的辅助治疗,可提高疗效。

4. 其他治疗　低位直肠癌形成肠腔狭窄且不能手术者,可用电灼、液氮冷冻和激光凝固、激光烧灼等局部治疗或放置金属支架,以改善症状。

三、护理诊断及合作性问题

1. 焦虑、恐惧　与畏惧癌症,对手术及预后担忧,手术后生活、工作受到影响有关。

2. 营养失调:低于机体需要量　与癌症的消耗、手术创伤和控制饮食等有关。

3. 知识缺乏　缺乏有关手术前肠道准备及结肠造瘘的护理知识。

4. 自我形象紊乱　与结肠造口,排便方式改变有关。

四、护理措施

(一) 术前护理

1. 一般护理　加强营养,给予高蛋白、高能量,富含维生素及易消化的少渣食物。必要时少量多次输血,提高机体对手术的耐受力。

2. 病情观察　密切观察病人生命体征及有无腹痛、腹胀情况,注意有无脱水、出血及肠梗阻的征象。

3. 治疗配合

(1) 肠道准备:手术前清洁肠道是手术前护理的重点内容,其目的是排空肠道内粪便,减少肠道内细菌量,防止术中污染和术后腹胀。一般是通过控制饮食,口服肠道抗菌药物及灌肠等方法来完成。

1）传统肠道准备法：① 控制饮食：手术前 3 日进少渣半流饮食，手术前 2 日起进流质饮食，以减少粪便产生，有利于肠道清洁。② 抑制肠道细菌：手术前 3 日口服肠道抗菌药物，如卡那霉素、新霉素及甲硝唑等；由于抑制了肠道细菌，影响了维生素 K 的合成和吸收，故手术前 3 日开始口服或肌注维生素 K。③ 清理肠道：手术前 2 日晚用 1%～2% 肥皂水灌肠，手术前一晚及手术晨清洁灌肠，手术前一日口服 1 次缓泻剂。若病人有慢性肠梗阻症状，应适当延长肠道准备时间。

2）全肠道灌洗法：为免除灌肠造成癌细胞扩散的可能，可采取全肠道灌洗法做肠道准备。于术前 12～14 小时开始由胃管灌注或口服温(37 ℃左右)等渗平衡盐溶液(用氯化钠、碳酸氢钠、氯化钾配制，也可加入抗菌药物)，引起容量性腹泻，得以清洁肠道。一般灌洗时间为 3～4 小时，半小时后病人开始排便，病人可坐于便桶上，90 分钟后可排出不含粪渣的清亮液体，灌洗量不少于 6 000 ml，可同时达到肠道清洁和消毒的目的。此法禁用于机械性肠梗阻病人；年老体弱、心、肾功能障碍者慎用。

3）口服甘露醇肠道准备法：该法比较简便，病人于手术前 1 日午餐后 0.5～2 小时内口服 5%～10% 甘露醇 1 500 ml 左右。高渗性甘露醇溶液进入肠道后，可保留肠腔内的水分不被吸收，并能促进肠蠕动，引起腹泻，以达到清洁肠道的目的，无需服泻药和灌肠。但年老体弱、心肾功能障碍者禁用。因甘露醇在肠道内被细菌酵解产生易爆气体，所以在手术中使用电刀时应慎重。

（2）手术日晨放置胃管和导尿管：可减轻腹胀，预防手术后尿潴留。

（3）协助医生做好手术前各项检查，常规准备手术中使用抗肿瘤药物。

4. 心理护理 关心病人，根据病情做好安慰，解释工作，帮助病人增加治疗疾病的信心。

（二）手术后护理

1. 一般护理

（1）体位：病情平稳后取半卧位，以利引流和改善呼吸。

（2）饮食：禁饮、禁食，持续胃肠减压，静脉补液。手术后 2～3 天，肠蠕动恢复，肛门排气可停胃肠减压，进流质饮食，如无不良反应，术后 1 周逐步改为半流饮食，术后 2 周左右可进普食。饮食宜选用营养丰富、易消化的食物，避免辛辣食物的摄入。

2. 病情观察 密切观察生命体征，保持腹腔引流管引流通畅，避免受压、扭曲、堵塞，密切观察并记录引流量和性质。观察腹部、会阴部创面敷料渗血情况，如渗血较多，应及时报告医师并协助处理。观察病人体温变化及局部伤口情况，保持切口清洁、干燥，及时更换敷料，防止切口感染。观察有无从切口渗出或引流管引流出稀粪样肠内容物，考虑有无吻合口瘘的发生。

3. 结肠造口（人工肛门）病人的护理

（1）结肠造口局部护理：造口开放前，用凡士林或 0.9% 氯化钠溶液纱布外敷结肠造口，外层敷料渗湿，应及时更换，防止感染；注意造口管有无因张力过大和缝合不严、血运障碍等因素造成回缩、出血、坏死。手术后 1 周或造口处伤口愈合后，每天扩张造口 1 次，防止造口狭窄。注意观察病人有无恶心、呕吐、腹痛、腹胀、停止排气排便等肠梗阻症状。若出现肠梗阻表现，可经结肠造口做低压灌肠，肛管插入深度不超过 10 cm，以防肠穿孔。

（2）保护腹壁切口：结肠造口于术后 2～3 天肠功能恢复后开放，病人一般取左侧（造口侧）卧位；用塑料薄膜将腹壁切口与造口隔开，防止因稀粪便污染而导致腹壁切口感染；及时清除流出的粪液。

（3）正确使用造口袋（肛袋）：病人起床活动时，选择合适造口袋并协助病人佩带，用有弹性的腰带固定。当造口袋的三分之一容量被排泄物充满时，应及时更换。每次更换造口袋之前，先用中性皂液或 0.5％氯己定溶液清洁造口周围皮肤，再涂上氧化锌软膏。使用过的造口袋洗净、晾干备用，也可使用一次性造口袋。

（4）保护好造口周围皮肤：保持清洁，并涂上氧化锌软膏，同时注意有无红肿、溃烂等现象。

4. 心理护理　鼓励病人正视现实，充分理解造口的价值，适应新的排便方式。指导病人自我护理造口，积极配合治疗。

5. 手术后并发症的观察和护理　观察病人体温变化及局部切口情况，保持切口清洁、干燥，及时更换敷料，防止切口感染。同时观察病人有无从切口渗出或引流管引流出稀粪样肠内容物，考虑有无吻合口瘘。

6. 健康指导

（1）饮食指导：注意饮食卫生，合理安排饮食，养成规律进食的习惯；选用易消化、富含营养、产气少、少渣食物；避免食物中毒等原因引起的腹泻；避免饮用碳酸饮料；避免生冷、辛辣等刺激性食物或易引起便秘的食物，鼓励病人多吃新鲜蔬菜、水果。腹泻时，可用收敛性药物；便秘时，可自行扩肛或灌肠。

（2）正确使用造口袋：选择合适造口袋，换用造口袋之前，先用中性皂将造口周围皮肤洗净，擦干皮肤、涂氧化锌软膏保护后，再佩带清洁肛门袋。袋口贴合于造口处，用有弹性的腰带固定造口袋。当造口袋的三分之一容量被排泄物充满时，应及时更换。肛门袋内排泄物倒出后，用中性洗涤剂和清水洗净，0.1％氯己定溶液浸泡 30 分钟，晾干备用，也可使用一次性造口袋。平时注意造口周围皮肤的清洁，及时涂抹氧化锌软膏，同时注意有无红肿溃烂等现象。当粪便成形或已经养成定时排便习惯后可不必佩戴肛门袋，每次排便后用清洁敷料覆盖造口即可。

（3）复诊指导：为防止造口狭窄，嘱病人出院后近 2～3 个月内，每 1～2 周扩张结肠造口 1 次，如发现造口狭窄或排便困难，应及时就诊。保肛手术者应多饮水，多摄入新鲜蔬菜及水果，并避免辛辣饮食；结肠造口者则应适当控制粗纤维的摄入，并避免过稀、过凉、易致肠胀气的食物。出院后每 3～6 个月来院复查 1 次，以防癌肿的复发或转移。进行化疗、放疗的病人应定期复查白细胞。

第四节　肠瘘病人的护理

肠瘘是指肠管与其他空腔器官、体腔或体表之间存在异常通道，肠内容物经此通道进入其他器官、体腔或至体外。肠瘘病人由于水、电解质和营养物质的大量丢失，全身及局部病理生理变化均较严重，且较易发生感染、出血等并发症，死亡率较高（15％～25％）。

一、疾病概要

（一）病因

1. 腹腔或肠道感染　急性或慢性炎症和特异性感染是常见原因。在肠瘘出现前，先有局限或弥漫性腹膜炎、腹腔脓肿，脓肿自行破溃或手术切开排脓后，形成肠瘘。肠绞窄和急性穿孔也可产生肠瘘。

2. 肠道缺血性疾病　如肠扭转、肠套叠或肠系膜血管栓塞致肠道发生急性或慢性缺血性损害。

3. 腹部手术或损伤　火器伤、刺伤等开放性损伤是主要原因，闭合性损伤少见；手术亦是损伤的原因；偶有放射治疗损伤而形成肠瘘。

4. 腹腔内器官恶性病变　肿瘤侵蚀、破溃形成肠瘘，常见于病程晚期。

（二）分类

1. 按肠瘘发生的原因分　① 先天性肠瘘。② 后天性肠瘘。

2. 按肠腔是否与体表相通分　① 肠外瘘：指肠腔通过瘘管与体表相通。② 肠内瘘：指肠腔通过瘘管与腹内其他器官或肠管相通。

3. 按瘘管所在部位分　① 高位瘘：指距离 Treitz 100 cm 内的消化道瘘，如胃十二指肠瘘、十二指肠空肠瘘。② 低位瘘：指距离 Treitz 100 cm 以下的消化道瘘，如空肠下段瘘、回肠瘘和结肠瘘。

4. 按肠瘘的排出量分　① 高流量瘘：指每天排出的消化液在 500 ml 以上。② 中流量瘘：指每天排出的消化液在 200～500 ml 范围内。③ 低流量瘘：指每天排出的消化液在 200 ml 以内。

（三）病理生理

1. 水、电解质和酸碱失衡　大量肠液流出所致，丧失的电解质主要为 Na^+、K^+、HCO_3^-，病人表现为代谢性酸中毒及低钠、低钾血症，并可引起循环血量降低，肾功能障碍，最终发生周围循环衰竭和肾衰竭。

2. 营养不良　口服饮食从瘘管丧失，不能从肠道吸收，引起营养不良。身体脂肪、蛋白质消耗大，体重下降，营养不良逐渐加重，最终可因营养衰竭而死亡。

3. 消化液腐蚀及感染　含有消化酶的肠液外溢，引起瘘周围皮肤和组织腐蚀糜烂、出血和继发感染，并可引起腹壁深部和腹腔内感染、腹腔内脓肿，甚至脓毒血症。

二、护理评估

（一）健康史

1. 腹部有无特异性或非特异性感染病史。
2. 腹部有无损伤和手术史。
3. 有无肠绞窄、穿孔、肿瘤等腹内疾病史。

（二）身体状况

肠瘘病人多有肠液气体和食物残渣从瘘口排出，或从外面直接观察到肠管外翻的肠黏膜。但发生在不同部位的瘘口，亦出现不同的临床特征：十二指肠和上段空肠瘘，体液漏出量大，且含有胆汁和胰液，易引起脱水、酸中毒、低钾血症、尿毒症及瘘口周围皮肤严重糜烂；下段空肠瘘流出的黄色稀蛋花样液体，胆汁减少，出现的缺水、电解质和酸碱失衡比上段空肠瘘为轻；回肠瘘流出肠液较稠，刺激性较小，引起的水、电解质紊乱和营养不良较轻；结肠瘘排出的半成形或成形粪便，对全身影响较小，但易发生较严重感染。

（三）心理状况

由于疾病影响生活、工作和学习，病程及治疗时间长，肠道内流出物对皮肤的刺激等，病人较痛苦,常出现焦虑、烦躁等变化。

（四）辅助检查

1. 实验室检查

（1）血常规检查。

（2）血生化检查:测定血清电解质、血清蛋白、转铁蛋白等。

2. 影像学检查

（1）B超、CT检查:有助于发现腹腔深部脓肿、积液等。

（2）胃肠道钡剂检查:不但可明确胃肠道本身有无病变,还可了解瘘口的部位、大小等。

3. 特殊检查

（1）口服胃炭、染料后,若在伤口内出现,即证明有肠瘘存在。

（2）瘘管造影:是准确的诊断方法,不仅可以显示瘘管的位置、大小、长度、走向等瘘的整体情况,亦可以明确有无引流不畅及邻近肠管情况。

（3）瘘管组织活检:可以发现有无特异性感染和肿瘤。

（五）治疗原则

纠正机体内环境的紊乱,控制感染,加强营养支持,重视瘘口护理,维护重要脏器功能及防止并发症。瘘管一旦形成可采取堵塞疗法,必要时手术治疗。

瘘管堵塞的方法

1. 外堵法:包括油纱布填塞、医用胶注入瘘管内填塞黏合法、盲端橡胶管或塑料管填塞等。

2. 内堵法:在瘘管内外侧分别放置硅胶片或乳胶片堵压,中间用支撑杆固定。

三、护理诊断及合作性问题

1. 有体液不足的危险　与大量肠液丢失有关。

2. 营养失调:低于机体需要量　与食物不能从肠道吸收有关。

3. 焦虑、烦躁　与疾病长期折磨和担心预后有关。

4. 有皮肤完整性受损的危险　与肠液中消化酶刺激有关。

四、护理措施

1. 维持体液平衡　提供管饲饮食和完全静脉营养,改善病人营养不良状况,要注意营养液的浓稠度、注入的量及速度,要随时作适当调整。

2. 维持引流管通畅　防止扭曲、受压、滑脱,记录引流量及性质。

3. 保持瘘口周围皮肤清洁,并用氧化锌软膏涂抹,防止糜烂。

4. 向病人耐心地解释疾病发生的有关知识,消除其心理障碍,增强病人战胜疾病的信心,以更好地配合各项医疗和护理工作。

5. 健康指导　早期肠瘘病人应给予低脂肪、适量蛋白质和易消化的饮食,随着肠道功能的恢复,逐步增加蛋白质和脂肪的量。待瘘口封闭后,可鼓励病人多活动,以增强体质和预防并发症。定期门诊随访。

1. 某男,56岁,1天前发生转移性右下腹痛,麦氏点有固定压痛,现腹痛突然加重,范围扩大,下腹部有肌紧张。问:

 (1) 该病人应考虑是发生了什么?

 (2) 护理该术后的病人,嘱咐早期起床活动,主要是为了防止什么?

 (3) 手术后3天,病人诉伤口疼痛,检查伤口红、肿、有波动,应首先处理的是什么?

2. 某病人,男性,52岁,近4个月来排便次数增加,每天3~4次,伴里急后重感,大便表面带血及黏液。问:

 (1) 该病人可能患了什么病?

 (2) 有助于确诊疾病的方法是什么?

(余宜龙)

第二十一章

直肠、肛管良性疾病病人的护理

第一节 概 述

直肠位于盆腔的后部,平骶岬处即第三骶椎前方上接乙状结肠。直肠并不直,沿骶、尾骨前面向下向前再向后,至尾骨平面与肛管相连,在矢状面上形成两个明显的弯曲:直肠骶曲和直肠会阴曲,直肠长 12～15 cm(图 21-1)。直肠腔上段较窄,下面扩大成直肠壶腹。直肠肌层内环外纵,环肌层在直肠下段伸延并增厚,成为肛门内括约肌;纵肌层下端与肛提肌和内、外括约肌相连,在参与括约肌和排便活动中起一定作用。直肠黏膜较厚,黏膜下层松弛,易与肌层分离。在壶腹部有上、中、下三个半月形直肠横襞,称直肠瓣(Houston 瓣),上直肠横襞接近直肠乙状结肠连接处,位于直肠左侧壁上,距肛门约 11 cm;中直肠横襞大而明显,位置恒定,位于直肠右侧壁上,距肛门约 7 cm,可作为直肠镜检查时的定位标志;下直肠横襞多位于直肠左侧壁上,有的缺如。

肛管的上界为直肠穿过盆膈的平面,长 2～3 cm,由肛门内、外括约肌和肛提肌围绕而成,表面为皮肤所覆盖。直肠下部因括约肌收缩,黏膜形成约 10 个纵行皱襞,称为肛柱(直肠柱),长 1～2 cm。相邻两个肛柱基底之间有半月形皱襞,称为肛瓣;肛瓣与肛柱之间的黏膜形成口向上、底朝下的袋状小窝,称为肛窦,也称肛隐窝。肛隐窝深 3～5 mm,底部有肛腺开口,此处常积存少量粪便,容易感染而引

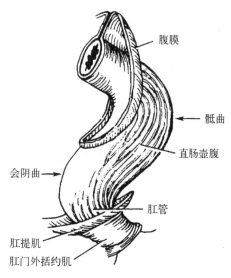

图 21-1 直肠与肛管示意图

起肛窦炎。肛管与肛柱连接的部位,常有三角形乳头状隆起,称为肛乳头。上述解剖结构,使直肠与肛管交界处形成一条不整齐的线,称为齿状线(又称肛直肠线,肛皮线),是直肠与肛管的分界线(图 21-2,图 21-3)。在齿状线下方有一宽约 1 cm 的环状区域称肛梳,肛梳下缘有一不甚明显的环行线称白线。白线位于肛门外括约肌皮下部与肛门内括约肌下缘之间的水平,肛诊时可触知此处为一环形浅沟,即括约肌间沟。

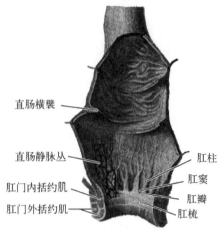

图 21-2　直肠和肛管内(腔)面示意图

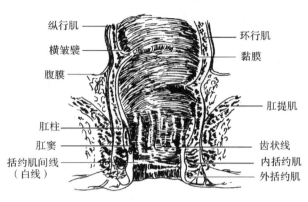

图 21-3　齿状线示意图

齿状线在解剖和临床上均有重要意义。齿状线以上为直肠黏膜,血液由直肠上、下动脉供应,静脉血经直肠上静脉丛回流入门静脉,淋巴回流入腹主动脉周围或髂内淋巴结,受内脏神经支配,无痛觉,有触觉和温度觉。齿状线以下为肛门皮肤,血液由肛门动脉供应,静脉血由直肠下静脉丛经髂内静脉、髂总静脉入下腔静脉;淋巴回流入腹股沟淋巴结和髂外淋巴结;受躯体神经的阴部内神经支配,痛觉异常敏感。

肛直肠环由肛门外括约肌深浅两部、直肠纵形肌、肛门内括约肌以及肛提肌共同围绕肛管组成的一个强大肌环(图 21-4)。此环对肛管起着极其重要的括约功能,故肛门手术时,必须注意环的部位和保护此环。若不慎切断此环,可造成肛门失禁。

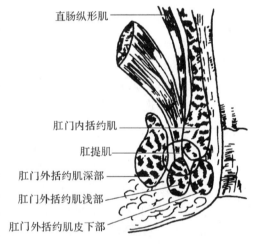

图 21-4　肛直肠环结构示意图

直肠肛管周围间隙又称外科解剖间隙,在临床上有重要意义。肛提肌以上有骨盆直肠间隙,在腹膜反折以下、直肠两侧,左右各一个;直肠后间隙在直肠和骶骨之间,也在肛提肌上方,可与两侧骨盆直肠间隙相通;肛提肌以下为坐骨肛管间隙,在肛管两侧,左右各一个。以上间隙是肛周感染的常见部位。

第二节　痔病人的护理

一、疾病概要

痔是直肠下端黏膜下和肛管皮肤下静脉丛扩张、迂曲所形成的静脉团。

(一)病因

病因尚未完全明确,可能与多种因素有关,目前主要有以下几种学说:

1. 静脉曲张学说 门静脉及其分支无静脉瓣,血液容易淤积;加之直肠黏膜下组织疏松,缺乏对静脉的支持;习惯性便秘长时间用力排便,使静脉丛内压力长时间增高,逐渐破坏平滑肌纤维和弹性纤维组织,使静脉曲张;腹内压增高如妊娠、盆腔肿瘤、前列腺增生致排尿困难和便秘等,使静脉回流受阻。这些因素影响下会形成痔。

2. 肛垫下移学说 肛垫是肛管上部皮肤下海绵状组织,内有小动脉和小静脉,并有平滑肌和结缔组织,起闭合肛管、节制排便的作用。正常情况下,肛垫由纤维结缔组织固定在肛管肌层上,排便时被推向下,排便后弹性回缩肛管内。由于局部组织变性、弹性回缩功能减弱后,肛垫充血、下移,形成痔。

3. 其他学说 长期饮酒和进食大量刺激性食物可使局部充血;肛周感染可引起静脉周围炎,使静脉失去弹性而扩张;营养不良可使局部组织萎缩无力。以上因素都可诱发痔的发生。

（二）分类及病理

痔分为内痔、外痔和混合痔(图 21-5)。

1. 内痔 内痔是直肠上静脉丛曲张所形成的静脉团块,位于齿状线以上,为直肠上静脉丛的曲张静脉团块,表面为黏膜覆盖,好发于截石位 3、7、11 点钟处。

2. 外痔 外痔是直肠下静脉丛的曲张静脉团块,位于齿状线以下,表面为肛管皮肤所覆盖,常因静脉内血栓形成而突出在肛门口或肛门外。如有剧痛,为血栓性外痔。

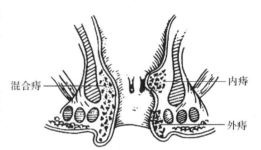

图 21-5 痔的分类示意图

3. 混合痔 痔核位于齿状线上下,由直肠上、下静脉丛互相吻合所形成,表面分别为直肠黏膜和肛门皮肤所覆盖。

二、护理评估

（一）健康史

需了解有无腹内压增高因素的存在,如习惯性便秘、盆腔肿瘤、前列腺增生、是否处在妊娠期等。

（二）身体状况

1. 内痔的主要表现有 ① 便血:为便时带血,简称便血,是内痔的常见症状,呈鲜红色、无痛;② 痔核(痔块)脱出:内痔第二、三期即可脱出肛门外,由自行回复至逐步加重,尔后必须用手推回肛门内,否则容易嵌顿、坏死;③ 瘙痒:直肠黏膜因痔脱出,刺激分泌物增多,括约肌松弛,分泌物外流,使肛周皮肤瘙痒,甚至发生皮肤湿疹。单纯内痔无疼痛,但当内痔黏膜糜烂、水肿、继发感染时可有疼痛,若发生嵌顿绞窄、坏死感染,可有剧痛。根据病情轻重可将内痔分为 4 期(图 21-6):

（1）第一期:排便时出血,呈鲜红色、无痛,出血量一般不多;痔核(痔块)不脱出肛门外,肛镜检查可见痔核。

（2）第二期:出血较多,呈喷射状,日久可造成贫血,除有便血外;便时痔核脱出肛门外,便后自行还纳。

（3）第三期：为便时或腹压增高时痔核脱出肛门外，不能自行还纳，需外力帮助才能还纳；便血量减少，有时无便血。

（4）第四期：为痔核长期脱出于肛门外不能还纳或回纳后随即又脱出；偶有便血。

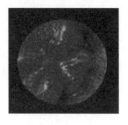 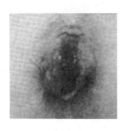 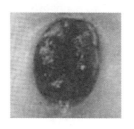 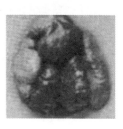

一期内痔(内镜下)　　　　　二期内痔　　　　　　三期内痔　　　　　　四期内痔

图 21‑6　各期内痔的痔核表现

2. 外痔　外痔位于肛管内或肛门缘外，痔核不能送回肛管内，也不易出血。临床常分为结缔组织外痔、静脉曲张性外痔、炎性外痔和血栓性外痔。排便致直肠下静脉丛破裂，血液渗入皮下组织，成为血肿，凝结成痛性肿块即为血栓性外痔。以疼痛和有异物感为主要症状，排便和活动时疼痛加重，检查见肛缘处有一突出的暗紫色长圆形肿块，大小不等，表面皮肤水肿，肿块初起时较软，几天后变硬，触痛明显。若未发炎，肿块可在 3～4 周内完全吸收消散，不留痕迹。有时看见到结缔组织外痔(皮赘)及炎性外痔。

3. 混合痔　一般情况下先有内痔，而后因静脉曲张进一步加重，于是并发外痔，最终形成混合痔。因此，混合痔的症状具有内、外痔两者的特征。

（三）心理状况

当内痔出血量大、血栓性外痔疼痛剧烈时，病人常有恐惧、焦虑等情绪状态的改变。

（四）辅助检查

首先是肛门视诊，再直肠指检，最后行直肠镜检查。另外，血常规检查可了解病人有无贫血；必要时可经钡剂灌肠 X 线检查了解直肠、肛管病变情况。

（五）治疗原则

应遵循三个原则：① 无症状的痔，无需治疗；② 有症状的痔，重在减轻或消除症状；③ 以保守治疗为主。多数病人，只需注意饮食，保持大便通畅，预防出现并发症即可。必要时，行硬化剂注射或手术疗法。

内痔的治疗方法比较多，常用的有：注射疗法、红外线凝固疗法、胶圈套扎疗法、冷冻疗法、激光疗法、手术疗法等。

三、护理诊断及合作性问题

1. 疼痛　内痔与黏膜受损感染、外痔血栓形成以及手术损伤有关。

2. 便秘　与排便时引起疼痛有关。

3. 焦虑　与病程长、病情反复有关。

4. 知识缺乏　与缺少健康知识有关。

四、护理措施

（一）非手术疗法病人的护理

1. 坐浴 每天用 1 : 5 000 高锰酸钾坐浴 2 次,便后也应坐浴,可减轻水肿和疼痛,并防治感染。

2. 有内痔脱出时,应及时复位。

3. 保持排便通畅,预防便秘。

4. 做好术前准备,术前一天给予半流质饮食,术前一天晚可给予缓泻药,必要时行清洁灌肠。

（二）硬化剂注射疗法病人的护理

硬化剂注射疗法适用一、二期内痔,将药物注射入母痔基部黏膜下层,使之发生无菌性炎症反应,达到小血管闭塞和痔内纤维增生、硬化、萎缩的目的。常用的硬化剂有 5%鱼肝油酸钠、5%石炭酸植物油、5%盐酸奎宁尿素水溶液、4%明矾水溶液等,忌用腐蚀性药物。注射方法是:病人排空大便,取胸膝位,肛镜下显露痔核,消毒后,在齿状线上方针头刺入黏膜下层注药,每个痔核注射 2～3 ml,注射后轻轻按摩注射部位(图 21 - 7)。

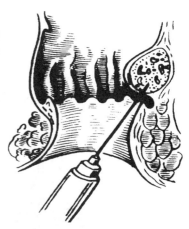

图 21 - 7 痔的注射疗法

（三）冷冻疗法病人的护理

适用于痔出血不止、术后复发、年老体弱或伴有心、肺、肝、肾等疾病而不宜手术者。通过应用液氮的冷冻探头与痔核接触,使组织坏死脱落。冷冻方法是:经肛门镜将冷冻探头直接与痔核中心接触,持续 2 分钟,使整个痔变成白色冰球,术后无特殊处理,5～7 天痔组织坏死,10～14 天坏死脱落,同时上皮自行生长而愈合。

（四）手术疗法病人的护理

手术疗法适用于内痔脱出较重者。常用方法:① 结扎法(图 21 - 8);② 胶圈套扎法(图 21 - 9);③ 痔切除术(图 21 - 10)。血栓性外痔切开皮肤取出血栓即可,皮肤不予缝合。

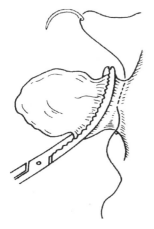
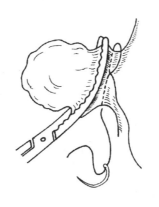
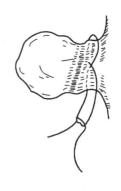

图 21 - 8 内痔结扎术

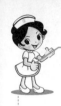

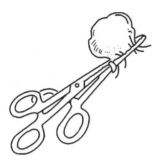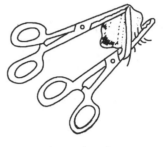

图 21-9 内痔胶圈套扎术

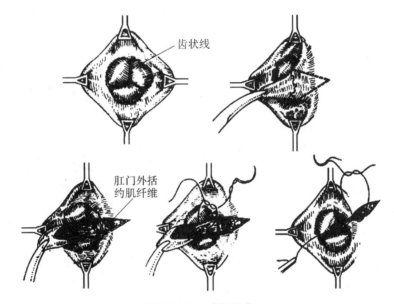

图 21-10 痔切除术

1. 术前护理

(1) 适当休息,指导病人进有营养、易消化、无辛辣刺激性的食物,口服缓泻药,软化大便。

(2) 用 1：5 000 高锰酸钾溶液坐浴,每天 2 次,每次 20 分钟,便后另加 1 次。

(3) 认真执行医嘱,做好各种术前准备工作。清洁灌肠时,护士应向病人解释清楚目的、意义及要求病人如何配合等。操作时,在治疗处置室内进行,给予适当遮挡,注意操作轻巧,用石蜡油润滑肛管;可与病人交谈,分散病人的注意力,以减轻因插管而引起的疼痛。

(4) 病人感到焦虑、恐惧,主要是因害怕疼痛所致。有的因为以前手术治疗失败,或者担心手术是否顺利,害怕不能一次成功。护士要关心体贴病人,多和病人交谈,鼓励病人提出问题,了解焦虑恐惧的原因,然后有针对性进行解释和积极的疏导,千方百计地消除病人的顾虑,使病人情绪安定。

(5) 组织同类手术病人交流信息,使其心理上有准备。介绍手术的情况、手术过程及护理措施,增加病人的安全感,使他们放心地接受手术。

2. 术后护理

(1) 观察伤口出血情况,监测生命体征,及时认真地执行术后医嘱,注意用药后的反应。告诉病人手术成功,使其心情愉快,积极地配合恢复期的治疗。若伤口出血,应通知医生,并协助止血。有的病人对伤口出血感到惊慌,此时护士应多关心、安慰病人,给予适当的解释和疏导。

（2）嘱病人卧床休息,避免频繁、过剧的活动。

（3）手术后随着麻醉作用的消退,病人一般都会感到伤口疼痛,会引起紧张不安。护士应当理解病人的心情,关心体贴病人的疼痛程度,多做解释工作,帮助他们解除痛苦。必要时,遵医嘱给予止痛药。

（4）术后尿潴留:多见于精神紧张的男性病人,护士应努力使病人精神轻松,鼓励病人尽量多喝水,可预防尿潴留的发生。一旦出现尿潴留,护士首先应解除病人心理压力,使病人精神轻松、体位舒适,让病人听流水声,用温水冲洗会阴,轻轻按摩下腹部膀胱膨隆处等方法诱导、促进、协助排尿。上述护理无效时,应采用导尿术。

（5）饮食:病人术后 3 天宜进食富含营养的流质饮食,然后根据伤口及大便情况进食易消化、无辛辣刺激的半流质饮食或普通饮食。少数病人由于害怕大便时伤口疼痛而数天不进食,护士应理解病人的心情,说明进食的重要性,鼓励病人进食,以防便秘。

（6）帮助病人渡过大便关,尽可能减少病人的痛苦:鼓励病人多吃蔬菜、水果,多饮水,使他们心情轻松,培养定时大便的习惯。还应指导病人便后及时清洗伤口,并用 1∶5 000 的高锰酸钾液坐浴,然后及时换药。必要时遵医嘱给予缓泻药。

（五）健康指导

1. 养成每天定时排便的习惯,防止便秘和排便时间过长。

2. 注意饮食卫生,多吃蔬菜,少吃辣椒等刺激性大的食物,避免大量饮酒。

3. 经常锻炼身体,坚持体育活动,对久站、久坐或年老体弱的病人要坚持做工间操。

4. 保持肛门部清洁,及时治疗直肠肛管炎性疾患。

第三节　肛裂病人的护理

一、疾病概要

肛管皮肤全层裂开后所形成的溃疡,称肛裂,好发于肛管的后正中线。

病因病理　长期便秘的病人,因粪块干硬,排便时用力过大,撕裂肛管皮肤,是肛裂形成的主要原因。肛管后正中部皮肤较固定,直肠末端由后向前弯曲,因而肛门后方承受的压力较大,因而肛裂好发于此。肛裂多为单发纵形的梭形或椭圆形溃疡创面,反复损伤、感染,使基底变硬,肉芽灰白;裂口下端皮肤因炎症、浅静脉及淋巴回流受阻,而发生水肿,形成向下突出的袋状赘生物,突出于肛门外,称为"前哨痔";溃疡创面上方肛乳头因炎症和纤维化而增生肥大。溃疡创面（裂隙）、肛乳头肥大、"前哨痔",三者同时存在时,称为肛裂"三联征"（图 21 - 11）。

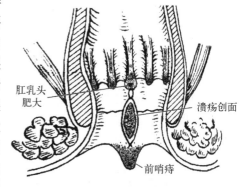

图 21 - 11　肛裂"三联征"

二、护理评估

1. 健康史　大部分病人有长期便秘的习惯。

2. 身体状况　典型症状是疼痛、便秘和出血。

（1）疼痛：表现为规律性的便时痛和便后痛。排便时干硬粪便直接摩擦溃疡创面，并撑开裂口，造成剧烈疼痛，称为便时痛；粪便排出后疼痛暂时缓解，称为间歇期；经数分钟后由于括约肌反射性痉挛，又引起较长时间的强烈疼痛，称为便后痛，直至括约肌疲劳松弛后疼痛方缓解，可持续半小时至数小时不等。下次排便时疼痛再发。

（2）便秘：便秘即是肛裂的病因，也是肛裂的临床表现，病人由于惧怕疼痛而不敢排便，使便秘加重，而便秘加重又使肛裂加重，形成恶性循环。

（3）出血：创面裂开可有少量出血，血液附着在粪便表面或手纸上见到少量血迹或有便后滴血。

（4）肛门周围瘙痒及肛门分泌物。

（5）肛门视诊：用手指轻轻分开肛门口，即见溃疡创面。新发生的肛裂边缘整齐、色鲜红、易出血。慢性肛裂深而硬，灰白色，不易出血。裂口下方可见"前哨痔"。因肛门指检和肛镜检查可引起病人剧烈疼痛，一般不进行此类检查，必要时需在局麻下检查。

3. 心理状况　由于每次排便会引起剧烈疼痛，所以病人大多有恐惧的心理。

4. 辅助检查　个别病人需行病理学检查，以排除其他疾病引起的肛管溃疡。

5. 治疗原则　一般以非手术疗法为主，如口服缓泻药、肛门坐浴等。陈旧性肛裂经非手术治疗无效，可采用手术切除。

三、护理诊断及合作性问题

1. 疼痛　与粪便刺激溃疡创面有关。

2. 便秘　与病人惧怕排便时疼痛有关。

四、护理措施

1. 一般护理

（1）热水坐浴：可改善局部血液循环和保持局部清洁。方法是：在较深的盆具内盛 43～46 ℃的 1∶5 000 的高锰酸钾溶液，让病人坐入盆内 20～30 分钟，每天 2～3 次。

（2）保持大便通畅：多饮水，多吃水果、蔬菜，多运动。必要时，口服缓泻药，以利于排便。

2. 治疗配合

（1）新鲜肛裂：经非手术治疗可达愈合，如局部热水坐浴，便后用 1∶5 000 高锰酸钾溶液坐浴，可促使肛门括约肌松弛；溃疡面涂抹消炎止痛软膏（含地卡因、黄连素、甲硝唑等），促使溃疡愈合；口服缓泻药，使大便松软、润滑；疼痛剧烈者可用普鲁卡因局部封闭或保留灌肠，以使括约肌松弛。

（2）陈旧性肛裂：经上述治疗无效，可采用手术切除。切除范围包括溃疡和前哨痔，还可切断部分外括约肌纤维，可减少术后括约肌痉挛，有利于伤口愈合。创面不予缝合，术后保持排便通畅，热水坐浴和伤口换药，直至完全愈合。

3. 手术疗法病人的护理　同本章第二节。

4. 健康教育

（1）保持肛门清洁。出院后应坚持热水坐浴一段时间，经常清洗，勤换内裤。

（2）保持大便通畅。要养成每天定时排便的习惯，发现大便干结时，切忌奋力排便，而要用温盐水灌肠或开塞露注入肛内润肠通便。

（3）要少喝酒，不吃辛辣刺激食物；食不可过精，要粗细粮搭配；多吃蔬菜等富含纤维素的食物，可使大便保持正常。

（4）及时治疗引起肛裂的各种疾病，如溃疡性结肠炎等，以防止肛裂发生。

第四节　直肠肛管周围脓肿病人的护理

一、疾病概要

直肠肛管周围脓肿是指发生在直肠肛管周围软组织间隙内的急性化脓性感染及脓肿形成。

1. **病因和病理**　绝大多数直肠肛管周围脓肿由肛窦炎、肛腺感染引起。肛腺开口于肛窦，肛窦开口向上，腹泻、便秘时易引发肛窦炎。感染延及肛腺，可再扩散至直肠肛管周围间隙。由于直肠肛管周围间隙内组织疏松，一旦感染，极易扩散。少数直肠肛管周围脓肿可继发于外伤、炎性病变或药物注射后；肛周皮肤的毛囊炎、皮脂腺感染也可形成脓肿。

2. **常见类型**　见图 21-12。

（1）肛旁皮下脓肿：脓肿在肛门周围皮下者为肛旁皮下脓肿（图 21-13），临床最常见。

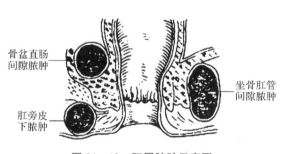

图 21-12　肛周脓肿示意图

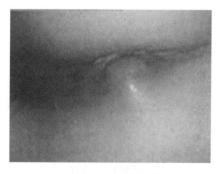

图 21-13　肛周脓肿照片

（2）坐骨肛管间隙脓肿：在肛提肌以下坐骨肛管间隙内，为坐骨肛管间隙脓肿。

（3）骨盆直肠间隙脓肿：在肛提肌以上、直肠两侧、盆腔腹膜以下者，为骨盆直肠间隙脓肿。

（4）直肠后间隙脓肿：在骶骨前直肠后两侧韧带之间者，为直肠后间隙脓肿。

二、护理评估

1. **健康史**　直肠肛管周围脓肿多因肛窦炎、肛腺感染所致。应了解病人有无肛窦炎、肛腺感染；有无便秘、腹泻史；有无肛周皮肤感染、损伤、肛裂、内痔、药物注射等病史。

2. 身体状况

（1）肛旁皮下脓肿：肛周持续性跳痛，行动不便，排便时加重，全身感染症状不明显。早期局部红肿、压痛，脓肿形成后有波动感，在波动感明显处穿刺可抽出脓液。若未及时治疗，脓肿自行破溃可形成肛瘘。

（2）坐骨肛管间隙脓肿：脓肿较大、较深，容量有 60～90 ml。全身可有发热、畏寒等症状，局部呈持续性胀痛，逐渐加重为持续性跳痛，排便或行走时疼痛加重。有时可出现排尿困难和里急后重。肛周检查：早期无明显体征，以后出现红肿、压痛。直肠指检可扪及柔软有波动、压痛的肿块，穿刺可抽出脓液。

（3）骨盆直肠间隙脓肿：脓肿位置较深，全身中毒症状更明显，而局部症状较轻。早期就有全身中毒症状，如持续高热、头痛、恶心等。局部表现为肛门坠胀，里急后重，排尿不适等。肛周检查无异常发现，直肠指检在直肠外侧壁可触及隆起的肿块，可有波动感，穿刺抽得脓液即可确诊。

3. 心理状况　由于有肛门疼痛、高热等症状，病人大多有较明显的焦虑、紧张等情绪变化。

4. 辅助检查　血白细胞计数明显升高，中性粒细胞比例增加；穿刺抽脓便可确诊。可同时做细菌培养及药敏试验。

5. 治疗原则

（1）非手术治疗：感染未形成脓肿时，可采用非手术治疗，如应用抗菌药物抗感染、热水坐浴、局部理疗、口服缓泻药，以减轻病人排便时疼痛。

（2）手术治疗：脓肿一旦形成，应及时切开引流。

三、护理诊断及合作性问题

1. 疼痛　与炎症刺激有关。
2. 体温过高　与炎性物质吸收有关。

四、护理措施

1. 未形成脓肿时，采用非手术治疗　卧床休息，坐浴，遵医嘱使用抗菌药物控制感染。

2. 脓肿切开引流后，每天更换敷料　更换敷料前，用 1：5 000 高锰酸钾溶液坐浴，保持脓腔引流通畅。口服缓泻药，以减轻病人排便时疼痛。

3. 手术疗法病人的护理　同本章第二节。

4. 健康教育

（1）保持肛门部清洁：肛门部有较多的汗腺和皮脂腺，细菌容易生长繁殖。为了预防感染，出院后应坚持热水坐浴一段时间，经常清洗，勤换内裤。

（2）调理饮食，防止便秘：多吃含纤维素丰富的食物，如红薯、芹菜、茄子、香蕉、玉米等，促使大便通畅。

（3）不要久坐湿地：在草地、湿土上久坐，肛门部受凉受湿，降低了抗病能力，可引起感染。

（4）锻炼身体、增强体质：久坐者易引起肛门局部血液循环障碍，降低了局部的抗病能力，容易发生感染，所以，久坐之人要积极参加体育运动，增强抗病能力。

第五节 肛瘘病人的护理

一、疾病概要

肛瘘是指直肠肛管与肛门周围皮肤相通的慢性感染性管道。通常为直肠肛管周围脓肿处理不当所造成。

（一）病因病理

大部分肛瘘由直肠肛管周围脓肿自行破溃或切开排脓后形成。脓肿在逐渐缩小的过程中,因引流不畅而形成慢性感染性窦道。

（二）肛瘘的组成

典型的肛瘘由内口、外口、瘘管三部分组成（图 21-14）。其内口多位于齿状线附近,外口位于肛门周围皮肤。

（三）肛瘘的分类

1. 按瘘管位置高低分 ① 低位肛瘘:瘘管位于外括约肌深部以下者为低位肛瘘。② 高位肛瘘:瘘管位于外括约肌深部以上者为高位肛瘘。

2. 按瘘管、瘘口数目分 ① 单纯性肛瘘:只有一个瘘管、一个内口、一个外口者,称为单纯性肛瘘。② 复杂性肛瘘:有多个瘘口和瘘管者,为复杂性肛瘘。

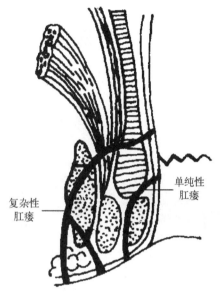

单纯性肛瘘

复杂性肛瘘

图 21-14 肛瘘示意图

在临床上,常以肛瘘的病理性质、位置高低、单纯性和复杂性来综合命名。如低位单纯性肛瘘、低位复杂性肛瘘、高位单纯性肛瘘、高位复杂性肛瘘等。

二、护理评估

1. 健康史 了解有无直肠肛管周围脓肿破溃或切开排脓史,以及有无肛周皮肤损伤、肛裂、内痔、药物注射等病史。

2. 身体状况 瘘口流脓或分泌物是其主要症状,分泌物刺激皮肤而有肛门瘙痒不适。当外口阻塞或有假性愈合时,瘘管内脓液积存,局部可肿胀疼痛,甚至有发热症状。由于引流不畅,脓肿常反复发作,甚至破溃出现多个外口。较大较高位的肛瘘,常有粪便从外口排出或有气体从外口逸出。检查时,外口可见一乳头状突起,挤压时有少量脓液或粪便排出。直肠指诊可触及条索状物,有触痛。随索状物向上探索,有时可扪及内口。本病经久不愈或间歇性反复发作,多见于男性青壮年。

3. 心理状况 由于病程较长,病人较为悲观。

4. 辅助检查

(1) 视诊:可见肛周皮肤有突起或凹陷的外口,挤压时有少许脓液排出。

(2) 直肠指检:可触及索条状瘘管。

(3) 肛门镜检查:直视下看到齿状线全貌,红肿处常为肛瘘的内口。

（4）探针检查：先于肛门内插入手指，用银质圆头探针，由瘘管外口沿管道向肠腔方向轻轻探入，手指在肠腔内可触及探针，确定内口（图 21-15）。探查时切忌盲目用力，以免形成假道，使感染扩散。

（5）染色检查：将干纱布放入直肠内，将亚甲蓝（美蓝）溶液 1～2 ml 由外口徐徐注入，然后拉出纱布，若有染色，即可证明有内口存在。

（6）其他检查：对复杂、病因不明的肛瘘病人，应做钡剂灌肠 X 线造影检查或直肠镜检查，以排除 Crohn 病、溃疡性结肠炎等疾病的存在；磁共振成像检查对复杂性肛瘘有一定的意义（图 21-16）。

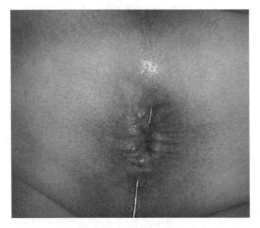

图 21-15　肛窦的探针检查

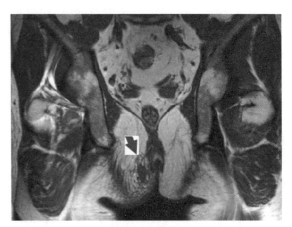

图 21-16　磁共振显示复杂性肛瘘

5. 治疗原则

（1）急性感染发作期：应用抗菌药物、局部理疗、热水坐浴等；脓肿形成应及早切开引流。

（2）挂线疗法：适用于距肛门 3～5 cm 以内，有内、外口或单纯高位性肛瘘，或作为复杂性肛瘘切开、切除的辅助治疗（图 21-17，图 21-18，图 21-19）。即利用橡皮筋或有腐蚀作用药线的机械压迫作用，缓慢切开肛瘘。瘘管在缓慢切开的过程中，底部肉芽组织逐渐生长，使瘘管逐渐向浅部移动，高位肛瘘逐渐演变成低位肛瘘，最后完全切开，橡皮筋脱落，肛瘘痊愈。挂线疗法具有操作简单、出血少、换药方便等优点，而最大优点是不会造成肛门失禁。

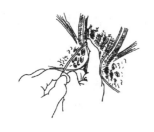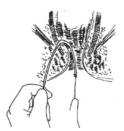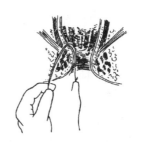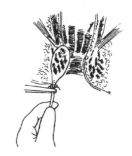

图 21-17　挂线疗法

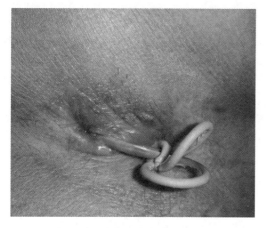

图 21-18 单纯性肛瘘挂线治疗

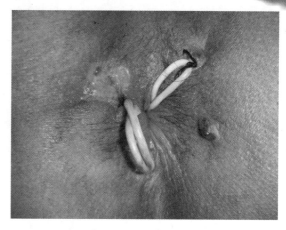

图 21-19 复杂性肛瘘挂线疗法

（3）瘘管切开术：适用于低位肛瘘。

（4）肛瘘切除术：适用于低位单纯性肛瘘。

三、护理诊断及合作性问题

1. 有感染危险　与脓液引流不畅等有关。

2. 潜在并发症　如术后肛门失禁。

四、护理措施

同本章第四节。

第六节　直肠脱垂病人的护理

一、疾病概要

肛管、直肠、甚至乙状结肠下段向外翻出并脱出于肛门之外，称之为直肠脱垂。直肠壁部分下移（直肠黏膜下移），称黏膜脱垂或不完全脱垂；直肠壁全层下移，称为完全脱垂。下移的直肠壁在直肠肛管腔内，称为内脱垂；下移到肛门外，称为外脱垂。

病因病理　直肠脱垂的病因可能与多种因素有关：

（1）解剖缺陷：骶骨弯曲度不足，直肠后方失去有效的支持，易向前滑动。腹膜反折过低，直肠亦易向下滑动。

（2）组织软弱：先天发育不全、后天营养不良、年老久病等，使提肛肌及骨盆底部肌肉软弱无力，直肠不能保持正常位置。

（3）腹内压增加：如腹泻、便秘、排尿困难、慢性咳嗽、妊娠等。

不完全脱垂者直肠下部黏膜和肌层分离，向下移位，形成皱褶，黏膜脱出呈紫红色，表面有出血点或糜烂；完全脱垂者直肠全层脱出，因括约肌收缩，直肠壁静脉回流受阻，若不及时回纳，可发生坏死、出血。

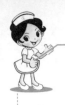

二、护理评估

(一)健康史

了解病人有无先天发育不全、营养不良等盆底组织软弱病史;是否有长期腹泻、习惯性便秘、慢性咳嗽等腹内压增高因素的存在。

(二)身体状况

早期排便时,直肠由肛门脱出,便后能自行回缩到肛门内,以后逐渐发展到必须用手托回,严重时不仅在大便时脱出,而且在咳嗽、打喷嚏、走路等腹内压增高的情况下均可脱出,常有大量黏液污染衣裤,引起肛周瘙痒。当脱出的直肠被嵌顿时,局部水肿呈暗紫色,甚至出现坏死。不完全性脱垂仅黏膜脱出,脱出长度一般不超过 3 cm,肛门指检时,感到肛门括约肌收缩无力,病人用力收缩也仅略有收缩感。完全性脱垂为全层肠壁翻出,黏膜呈同心环状皱襞,肿物有层层折叠,如倒置宝塔状(图 21-20,图 21-21)。肛门指诊检查,可发现肛门括约肌松弛无力。

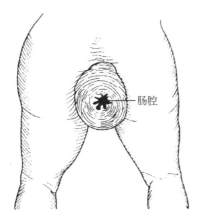

图 21-20 直肠脱垂示意图

肠腔

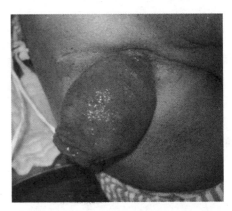

图 21-21 严重直肠脱垂

(三)心理状况

病人常有焦虑、羞愧等情绪上的改变。

(四)辅助检查

钡剂灌肠 X 线检查或直肠镜检查有助于全面了解病情。

(五)治疗原则

1. 一般疗法　幼儿直肠脱垂有自愈的可能,需注意营养,定时排便,避免便秘或腹泻,嘱病人每天自行收缩肛门多次,以增加肛门括约肌的舒缩能力,使排便时间缩短,便后立即复位,取俯卧位等。同时应积极治疗慢性咳嗽、便秘、腹泻及产生腹压增高的疾病,尽量消除产生脱垂的因素。

2. 注射疗法　适用于轻度的脱垂。直肠黏膜下注射硬化剂,造成无菌性炎症而引发粘连,使直肠固定。常用药物有 5% 石炭酸植物油、5% 盐酸奎宁尿素水溶液等。

3. 手术疗法　① 脱垂黏膜切除术;② 肛门环缩术;③ 直肠悬吊术。

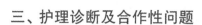

三、护理诊断及合作性问题

1. 焦虑　本病病程较长,给病人造成较大的心理压力。
2. 组织完整性受损　与直肠全层脱出,静脉回流受阻有关。

四、护理措施

1. 症状轻者适当休息,忌刺激性饮食。
2. 遵医嘱积极治疗咳嗽、便秘等引起直肠脱垂的各种因素,改变营养不良状况。
3. 排便时禁忌蹲位,可在床上用便盆平卧位排便,以减少脱垂的机会。脱垂后应立即复位。若脱垂后因水肿不易复位,严重者需在麻醉下进行复位。复位后需静卧半小时,并口服缓泻药。
4. 行硬化剂注射疗法　应密切观察病人的一般状况和肛门渗出情况。
5. 手术疗法病人的护理　同本章第二节。
6. 健康教育
(1) 及时治疗腹泻、便秘、慢性咳嗽及感染性肠炎。
(2) 多食蔬菜,防止便秘。
(3) 养成良好的如厕习惯,忌久蹲茅厕,用力排便。
(4) 妇女分娩后要充分休息。
(5) 鼓励病人坚持做辅助操,如每天练习收缩肛门动作 2 次,每次做 5~10 分钟,以增强肛门括约肌的收缩能力。

直 肠 息 肉

直肠息肉是直肠黏膜向肠腔突出的良性隆起性病变。在病理上可分为肿瘤性息肉和非肿瘤性息肉,肿瘤性息肉包括管状腺瘤、绒毛状腺瘤和混合性腺瘤;非肿瘤性息肉包括增生性(化生性)息肉、炎性息肉和幼年性息肉等。多发性息肉又称息肉病,肿瘤性息肉、家族性息肉和息肉病可发生癌变。直肠息肉主要表现是便血,特点是鲜红、无痛、量少。直肠下端的带蒂息肉可随排便脱出于肛门外,便后可自行回纳。直肠息肉以手术治疗为主,尤其是有癌变倾向者更应及早手术。

第七节　直肠肛管检查配合与护理

主要的直肠肛管检查方法有直肠指检和各种内镜检查。检查前应先向病人说明检查的目的和方法,准备好必要的检查物品,如手套、石蜡油、肛门镜、直肠镜、照明设备和纸巾等。协助病人摆好体位,配合医生检查,对好光源,传递物品。检查后将所用物品整理归位。

1. 直肠肛管检查体位　常用的有四种(图 21-22):
(1) 左侧卧位:适用于年老体弱的病人。

（2）膝胸位:适用于短时间的检查。

（3）截石位:常用于手术治疗。

（4）蹲位:适用于检查内痔脱出或直肠脱垂。

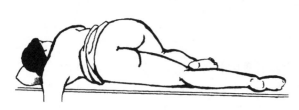

（1）左侧卧位

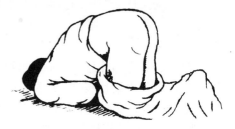

（2）膝胸位

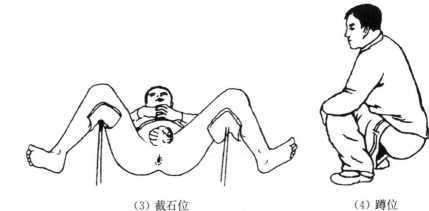

（3）截石位

（4）蹲位

图 21 - 22　直肠肛管检查体位示意图

2. 直肠肛管检查的记录方法　发现直肠肛管病变时,先标明何种体位,再用时钟定位法记录病变的部位(图 21 - 23)。

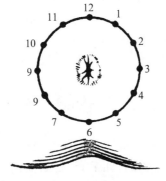

图 21 - 23　时钟定位法

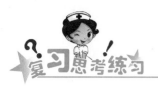复习思考练习

1. 某病人,男性,28 岁,1 年前出现血便,常见便纸上有血迹,并伴肛门肿块脱出,平卧时可自行回纳。问:
   (1) 应考虑该病人发生了什么病? 属于第几期?
   (2) 术后针对该病人的护理措施有哪些?

2. 某病人,男性,16 岁,肛门右侧皮肤反复破溃、流脓 3 个月。体检发现肛门右侧约 3 cm 处有一乳突状突起,挤压时有脓液流出。问:
   (1) 应考虑该病人发生了什么病?
   (2) 应如何治疗?
   (3) 主要护理措施有哪些?

(田 彪 高立峰)

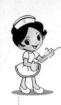

第二十二章

肝胆外科疾病病人的护理

第一节　概　述

一、肝的形态、位置与毗邻

1. **肝的解剖**　肝是人体内最大的腺体,我国成年男性肝重为 1 230～1 450 g,女性肝重为 1 100～1 300 g,左右径约 258 mm,前后径约 152 mm,上下径约 58 mm。肝大部分位于右上腹,隐匿于右侧膈下和季肋深面,其左外叶横过腹正中线而达左上腹。肝呈一不规则的楔形,右侧钝厚而左侧扁窄。膈面呈凸形,大部分与膈肌相贴附,膈面与脏面交界处成锐缘(图 22-1)。脏面较扁平,与胃、十二指肠、胆囊、结肠肝曲以及右侧肾和肾上腺相毗邻(图 22-2)。右肝的下缘齐右肋缘,左肝的下缘可在剑突下扪及,但一般在腹正中线处不超过剑突与脐连线中点。肝的膈面和前面分别有左、右三角韧带、冠状韧带、镰状韧带和肝圆韧带,使其与膈肌及前腹壁固定。肝呈红褐色,质软而脆,受到暴力打击时容易破裂而引起大出血。

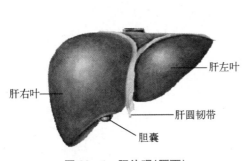

图 22-1　肝外观(膈面)

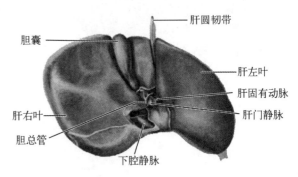

图 22-2　肝外观(脏面)

2. **肝的血液供应特点**　肝动脉供血 25%～30%,供氧 40%～60%;门静脉供血 70%～75%,汇集来自肠道的血液,供给肝营养。肝的总血流量约占心排出量的 1/4,正常可达 1 500 ml/分钟。

3. **肝的组织结构**　肝是由 50 万～100 万个基本结构单位——肝小叶组成的。肝小叶的中央有一中央静脉,其周围有大致呈放射状排列的肝细胞板(肝板),肝板之间为肝窦(窦状隙),相邻肝细胞之间有毛细胆管。毛细胆管汇集成稍大的胆管,再逐级汇集成更大的胆管,最后形成左、右肝管经肝门出肝。肝细胞分泌的胆汁进入胆小管,经各级胆管和肝管流出。门静脉和肝动脉入肝后反复分支,最终与肝血窦相连接,在此进行物质代谢。肝窦中的血液经中央静脉及各级静脉,最后由肝静脉出肝,汇入下腔静脉(图22-3)。

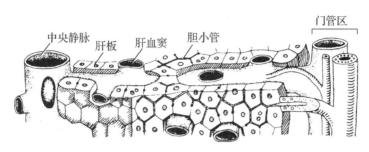

图22-3 肝板、肝血窦与胆小管的关系示意图

二、肝的生理

1. 肝具有分泌胆汁、贮存糖原、解毒和吞噬防御等功能,在胚胎时期还有造血功能。肝几乎参与了体内各类物质的代谢,因而被誉为人体内物质代谢的中枢、最大的"化工厂"。

2. 肝担负着重要而复杂的生理功能,其中已明确并有临床意义的是:

(1)分泌胆汁:每天持续不断地分泌胆汁600～1 000 ml,经胆管流入十二指肠。胆汁主要含胆盐和胆色素。胆盐能帮助脂肪消化以及脂溶性维生素 A、维生素 D、维生素 E、维生素 K 的吸收。

(2)代谢功能:肝参与糖、脂肪和蛋白质的代谢,从消化道吸收来的营养物质,先经肝,在肝内加工制造各种代谢物质。肝能将碳水化合物、蛋白质和脂肪转化为糖原,储存于肝内。当血糖降低时,又将糖原分解为葡萄糖,释放入血液。肝还能合成人体所需要的各种重要的蛋白质,如清蛋白、纤维蛋白原和凝血酶原等。当肝有疾患时,可导致各种代谢紊乱,血浆清蛋白减少,凝血物质也减少,因而容易发生出血现象。

(3)凝血功能:肝是合成或产生许多凝血物质的场所。除合成上述纤维蛋白原、凝血酶原外,还产生凝血因子 Ⅴ、Ⅶ、Ⅷ、Ⅸ、Ⅹ、Ⅺ和Ⅻ。另外,储存在肝内的维生素 K 对凝血酶原和凝血因子Ⅶ、Ⅸ、Ⅹ的合成也是不可缺少的。

(4)解毒与防御功能:体内代谢产生的有毒物质、外来的毒物和药物等,主要在肝解毒。此外,进入肝的细菌、抗原抗体复合物等,可被肝的单核-吞噬细胞系统的 Kupffer 细胞所吞噬。这些都对机体起着防御和保护作用。

(5)亚细胞结构和酶含量丰富:肝细胞内有大量的线粒体、内质网、微粒体及溶酶体等亚细胞结构,使与肝活跃的生物氧化、蛋白质合成、生物转化等多种生理功能相适应。已知肝内酶的种类有数百种,有些酶是肝细胞特有或其他组织含量极少,这是肝进行物质代谢的基础。

3. 肝有特殊的形态结构

(1)具有肝动脉和门静脉双重血液供应。

(2)具有肝静脉和胆管系统两条输出通路。

4. 肝的再生能力和潜力很大 动物实验证明将正常肝切除70%～80%,仍可维持正常的生理功能,且能在6周后修复生长到接近原来的重量。但在人体,一般认为需8～12个月才能修复生长到接近原来的重量。

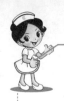

三、肝外胆管应用解剖

左、右肝管出肝后在肝门部汇合形成肝总管,肝总管与胆囊管汇合形成胆总管。胆总管又可分为四段:十二指肠上段、十二指肠后段、胰腺段和十二指肠壁内段。胆总管与主胰管汇合膨大形成胆胰壶腹,也称 Vater(凡特)壶腹,此处病变胆、胰互相影响。壶腹部周围有括约肌,称 Oddi 括约肌。壶腹开口于十二指肠乳头(图 22 - 4)。

胆囊呈梨形,长 5~8 cm,宽 3~5 cm,容积 40~60 ml,分为底、体、颈三个部分。胆囊管长 2~3 cm,直径 0.2~0.4 cm。胆囊管内黏膜隆起形成螺旋状皱襞,称 Heister 瓣膜。胆囊结石不易通过胆囊管。

胆汁的主要功能有:① 乳化脂肪,胆盐随胆汁进入肠道后与食物中的脂肪结合,使之形成能溶于水的脂肪微粒而被肠黏膜吸收,并能刺激胰脂肪酶的分泌和使其被激活,水解脂类,促使脂肪、胆固醇和脂溶性维生素的吸收。② 胆盐有抑制肠内致病菌生长繁殖和内毒素形成的作用。③ 刺激肠蠕动。④ 中和胃酸等。

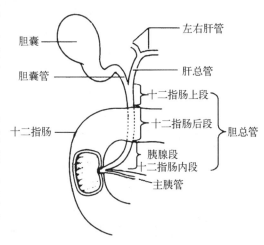

图 22 - 4　肝外胆管系统示意图

（田　彪　高立峰）

第二节　门静脉高压症病人的护理

一、疾病概要

(一) 解剖概要

门静脉主干是由肠系膜上、下静脉和脾静脉汇合而成。门静脉的左、右两干分别进入左、右半肝后逐渐分支,汇入肝窦,然后汇入肝小叶的中央静脉,再汇入肝静脉,最后汇入下腔静脉(图 22 - 5)。

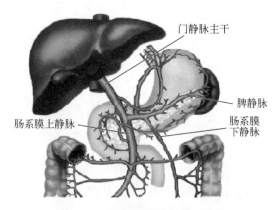

图 22 - 5　门静脉系统解剖示意图

门静脉系统与腔静脉系统之间存在四个交通支:① 胃底、食管下段交通支;② 直肠下端、肛管交通支;③ 前腹壁交通支;④ 腹膜后交通支(图 22-6)。

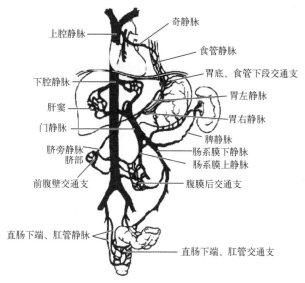

图 22-6 门-腔静脉系统及交通支

(二)概念

门静脉正常压力为 13~24 cmH$_2$O(1.3~2.4 kPa),由于各种原因使门静脉血流受阻,血液淤滞,门静脉压力升高,并出现一系列症状和体征,如脾大,脾功能亢进,呕血和黑便及腹水等,称为门静脉高压症。

(三)病因病理

在我国,造成门静脉高压症的主要原因是肝硬化,尤其是肝炎后肝硬化。在长江流域的血吸虫病流行区,主要是血吸虫病引起的肝硬化;而其他地区主要是肝炎后肝硬化。主要病理改变是肝小叶内纤维组织增生和肝细胞的增生。由于增生的纤维索和再生肝细胞结节的挤压,使肝小叶内肝血窦变窄和阻塞,以致门静脉血液不易流入中央静脉,血流淤滞,致使门静脉压力升高。另外,位于肝小叶间汇管区的肝动脉小分支和门静脉小分支之间的交通支,在肝血窦变窄或闭塞时大量开放,高压的肝动脉血直接反注入压力低的门静脉小分支,使门静脉内压力更高(图 22-7)。

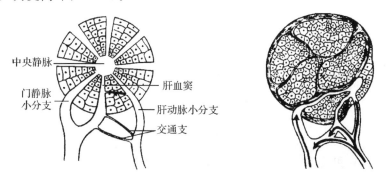

(1)正常时交通支关闭 (2)肝硬化时交通支开放,从而使门静脉压力更高

图 22-7 门静脉小分支和肝动脉小分支之间的交通支的病理作用示意图

当门静脉压力升高时,由于门静脉系统内无静脉瓣,门静脉系统发生普遍扩张,交通支也扩张,主要是胃底、食管交通支明显扩张,易发生破裂引起急性大出血。其他交通支亦可发生扩张,如出现脐旁及腹壁上、下浅静脉怒张;直肠上、下静脉丛扩张而引起继发性痔。门静脉压力升高,引起脾充血肿大,脾的长期充血,脾内纤维组织增生和脾髓细胞增生,则发生不同程度的脾功能亢进。门静脉高压肝功能代偿不全时,由于低蛋白血症致血浆胶体渗透压降低,门静脉压升高,使血管床滤过压升高,引起顽固性腹水。

二、护理评估

(一)健康史

有肝炎后肝硬化或血吸虫性肝硬化病史;或有肝癌和肝内胆管疾病史。

(二)身体状况

1. 脾大及脾功能亢进　由于门静脉压力升高,使脾静脉压力长期增高,脾可发生充血性增大。脾大程度不一,早期质地较软,晚期则较硬。脾大多合并有脾功能亢进症,如贫血、白细胞及血小板减少等。

2. 上消化道出血　门静脉压力增高时,门静脉与腔静脉之间侧支循环扩张,尤其是胃底、食管下段交通支扩张破裂,可出现呕血和柏油样便等上消化道大出血症状。此外,由于失血性休克以及大量血液在肠道中被分解,大量毒性物质吸收后进入肝,均可进一步加重肝功能损害,以至出现肝性脑病。

3. 腹水　是肝功能代偿不全的标志,甚为顽固。对腹水病人评估时,要在其腹部做测量标记,以准确观察腹水量的变化(图22-8)。

4. 其他表现　病人常有食欲降低、腹胀腹泻、恶心呕吐等消化吸收功能障碍的表现;可有乏力、体重下降、贫血、水肿等营养不良的表现;可有鼻及牙龈出血、紫癜等全身出血倾向;还可有慢性肝病的其他表现,如肝掌、蜘蛛痣、黄疸等;检查可见腹壁静脉曲张、痔、脾肿大等。

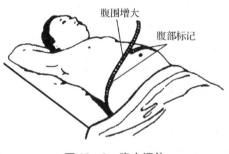

图22-8　腹水评估

(三)心理状况

病程较长,甚至出现大出血,故病人常焦虑、恐惧,心理负担较重。

(四)辅助检查

1. 血常规检查　示全血细胞减少。

2. 血生化检查　示血清转氨酶、黄疸指数增高等肝功能减退。

3. 食管吞钡检查　可以观察到呈串珠样改变的曲张静脉。

4. B型超声检查　可确定有无脾肿大、肝硬化和腹水。

(五)治疗原则

因门静脉高压症多由肝硬化所致,故基本的治疗方法仍然是内科治疗。外科主要是治疗或预防食管下段静脉曲张破裂出血以及治疗脾功能亢进。大部分病人需经充分准备后择期手术;有时当大出血采用非手术治疗不能控制时,则要施行紧急手术。

1. **手术治疗**　手术方法有 4 种,主要有两种:一种是通过各种分流术,降低门静脉压力;另一种是阻断门奇静脉的反常血流,从而达到防治上消化道大出血的目的。常用的手术方法有:

(1)分流手术:是采用门静脉系统主干及其主要分支与腔静脉及其主要分支血管吻合,使较高压力的门静脉血液分流入腔静脉中去。由于此法能有效地降低门静脉压力,是防治大出血的较为理想的方法。但有术后肝性脑病之虑。目前,多认为远端脾-肾静脉分流术,既能有效降低门静脉压力,又有术后肝性脑病发生率较低的优点。常见的分流手术方法有:① 脾-肾静脉端侧分流术;② 脾-腔静脉分流术;③ 肠系膜上-下腔静脉分流术等(图 22 - 9)。

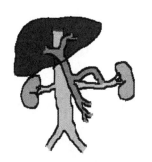 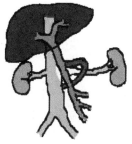 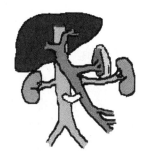

(1) 脾-肾静脉端侧分流　　(2) 脾-腔静脉分流　　(3) 肠系膜上-下腔静脉分流

图 22 - 9　门静脉分流术

(2)门奇断流术:一般包括食管和胃底静脉结扎术、贲门周围血管离断术、冠状静脉结扎术、贲门周围血管离断术(图 22 - 10)。

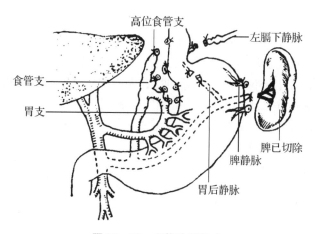

图 22 - 10　门静脉断流术

(3)脾切除术。

(4)腹水内引流术。

2. **上消化道大出血的处理**　上消化道大出血是门静脉高压症的严重并发症。肝硬化病人中有 40% 出现食管-胃底静脉曲张,而有食管-胃底静脉曲张的病人中有 50%~60% 可并发大出血。大出血后,病人有发生休克、肝性脑病的可能。急救措施如下:① 及时补足血容量,纠正休克;② 使用止血药物;③ 内镜治疗:经胃镜食管曲张静脉结扎和(或)硬化剂注射;

④ 三腔双囊管压迫止血;⑤ 手术疗法;⑥ 介入治疗:经皮肝门静脉-胃冠状静脉栓塞术或经颈静脉肝内门体静脉分流术。

三、护理诊断及合作性问题

1. 心输出量减少　与食管曲张的静脉破裂出血有关。

2. 营养失调:低于机体需要量　与消化吸收功能障碍、肝功能减退有关。

3. 体液过多　与低蛋白血症、门静脉压力过高有关。

4. 有感染的危险　与机体免疫功能下降和手术创伤有关。

5. 焦虑/恐惧　与大出血或对手术疗效的担心有关。

6. 知识的缺乏　病人往往缺乏对本病的认知。

7. 潜在的并发症　如失血性休克、肝性脑病。

四、护理措施

1. 密切观察病情　观察有无出血征兆;避免食用粗糙食物。

2. 一般护理　① 安排舒适的环境。② 进行饮食指导,提供高糖、高维生素、高蛋白和易消化饮食,避免粗糙食物。若有肝性脑病先兆时,应给予低蛋白饮食。③ 加强口腔护理。

3. 维持体液平衡　① 对有腹水的病人应记录出、入液体量;② 使用利尿药时,应密切观察血清电解质的变化。

4. 治疗配合

(1) 药物治疗:血管收缩药和血管扩张药可分别特异性地收缩内脏血管和舒张门静脉血管,降低门静脉/肝静脉压力梯度(HVPG),以达到止血和预防再出血的目的。① 垂体后叶素:通过收缩内脏血管,减少门静脉血流而降低门静脉压力。护理上应严格控制滴速,保证有效浓度。冠心病、高血压病人慎用,必要时加用硝酸甘油以减少其对心脏的不良反应。注意有无恶心、呕吐、腹痛等表现,必要时减慢滴速,并加强观察。若药液外渗,可用 50% 硫酸镁湿敷。24 小时更换注射部位 1 次。② 奥曲肽(生长抑素,施他宁,善得定):通过收缩内脏血管和降低胰高血糖素,达到降低门静脉压和门静脉侧支血流的作用。护理上应严格控制滴速,因药物半衰期短,为保证有效浓度需持续输注。静脉注射时速度宜慢,过快易引起胸闷、心悸、恶心。③ 血管扩张药:通过直接舒张门静脉侧支、肝血窦前纤维和窦膈的肌纤维,达到降低门静脉侧支阻力和肝内阻力;松弛平滑肌,使血压下降;反射性地引起内脏血管收缩,减少门静脉血流,从而降低门静脉压力。护理人员应教会病人自己测定脉搏,根据脉搏快慢调节剂量,并告诉病人不可擅自停药,防止产生撤药综合征而发生出血。

(2) 三腔双气囊管压迫止血:利用气囊压迫胃底、食管黏膜下静脉,而达到止血的目的(图 22-11)。胃气囊可以注水或注气,注水量一般为 200 ml 左右,注气量一般为 300 ml 以上。保持压力需 60 mmHg才有止血效果。插管前,护理人员应检查气囊,观

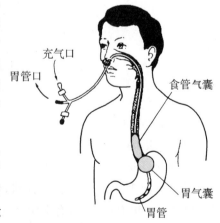

图 22-11　三腔管压迫止血示意图

(图中标注:充气口、胃管口、食管气囊、胃气囊、胃管)

察气囊充盈是否均匀,以保证压迫效果。采用气囊压迫者,应每天测量气囊压力。若压力小于 60 mmHg,应及时寻找原因。三腔管与病人躯体间的牵引角度为 30°～40°,重量 0.5 kg,离地面 30 cm;观察病人有无胸闷、气急等呼吸道阻塞和窒息表现。一旦发生,应立即剪断三腔管行应急处理。三腔管压迫 12 小时后,应定时放松牵引,并放空气囊 10～20 分钟,改善压迫部位黏膜血液循环,放松时需做好生命体征的观察。插管期间禁食,防止吸入性肺炎的发生。拔管前口服石蜡油 50 ml,防止管壁与黏膜粘连。拔管后流质饮食 2 天,逐步过渡到正常饮食。

(3) 内镜治疗:经内镜食管曲张静脉结扎,使曲张静脉内的血流阻断、缺血和闭塞,从而达到止血和减少再出血的目的。经内镜将硬化剂直接注入曲张的食管静脉内,使其形成血栓,血管硬化,达到曲张静脉消失的目的。本法急性止血成功率高达 95%。内镜治疗术后需卧床休息,观察血压、脉搏及腹部体征,注意粪便颜色、性质;术后 6 小时内禁食,适当补液,以后给流质饮食 2～3 天,逐步过渡到正常饮食。术后 48 小时内可有胸骨后疼痛,与硬化剂刺激致食管痉挛有关。疼痛剧烈时,可口服利多卡因止痛(100～300 mg 利多卡因＋等渗盐水 500 ml)。

(4) 介入治疗

1) 经皮肝门静脉-胃冠状静脉栓塞术(PTVE):适用于非手术治疗无效和经内镜注射硬化剂后再出血者。术后平卧 12 小时,观察穿刺点有无渗血,注意有无腹痛及腹部体征。常规应用抗菌药物抗感染,观察体温变化。必要时,可用冰袋物理降温或吲哚美辛(消炎痛)栓剂纳肛止痛。

2) 经颈静脉肝内门体静脉分流术(TIPS):适用于反复出现食管-胃底静脉曲张破裂大出血,经内镜注射硬化剂治疗无效者,或经硬化剂治疗仍在出血者及不宜行硬化剂治疗者。术后卧床休息 24 小时,常规输注抗菌药物 3～5 天预防感染;加强保肝治疗,口服乳果糖及输注支链氨基酸,以防止肝性脑病。术日观察病人意识、血压、脉搏及腹部体征;术后嘱病人多饮水,保持尿量每天 1 500 ml 以上,以防止造影剂所致的肾衰竭。术后需抗凝治疗,必须观察凝血时间及有无皮肤、黏膜出血等情况的发生。

5. 手术前后的护理

(1) 术前掌握病情,做好心、肺、肝、肾等重要脏器功能的检查,明确病人各系统状况。

(2) 术后密切监测呼吸、血压、脉搏、体温。

(3) 观察意识状况,严防肝性脑病的发生。

(4) 保持输液通畅,维持体液平衡。

6. 健康教育

(1) 指导病人合理饮食,少食多餐、以糖为主,避免食用粗糙、干硬、刺激性食物。

(2) 适度活动、避免劳累。

(3) 鼓励病人保持安静、乐观的情绪。

(田　彪　高立峰)

第三节　细菌性肝脓肿病人的护理

一、疾病概要

　　肝受感染后在肝实质内形成的脓肿,称为肝脓肿。常见的肝脓肿有细菌性肝脓肿和阿米巴性肝脓肿,临床上以细菌性肝脓肿多见。

　　细菌性肝脓肿的致病菌多为大肠杆菌、金黄色葡萄球菌。细菌可以通过下列途径进入肝内:① 胆管:据报道,22%~52%的细菌性肝脓肿来自胆管炎症,包括胆石症、胆囊炎、胆管蛔虫、其他原因所致胆管狭窄与阻塞等,细菌沿着胆管上(逆)行,是引起细菌性肝脓肿的主要原因。② 门静脉:所有腹腔内、胃肠道的感染,均可通过门静脉进入肝内。过去细菌性肝脓肿最常见来源为化脓性阑尾炎,可占30%~50%,近年已被胆管感染所取代。其他还有溃疡病、憩室炎、溃疡性结肠炎、结肠癌伴感染、痔核感染等。③ 肝动脉:全身性或其他全身各部化脓性疾病,如败血症、化脓性骨髓炎、痈、疖、亚急性细菌性心内膜炎、呼吸道感染等,均可通过肝动脉进入肝内。这种途径占细菌性肝脓肿的10%左右。④ 其他:如邻近组织器官化脓性炎症直接蔓延、创伤、异物等所引起者,特别是肝的贯通伤或闭合伤后肝内血肿的感染而形成脓肿。亦有来源不明者。

二、护理评估

　　(一)健康史

　　细菌性肝脓肿多为继发病变,应了解病人身体其他部位有无感染灶以及肝脏有无开放性损伤,同时评估病人发育营养状况。

　　(二)身体状况

　　1. 全身中毒症状　寒战、高热是细菌性肝脓肿最常见的症状,多在原发病病程中出现,体温可高达39~40 ℃。

　　2. 肝肿大及肝区疼痛　右季肋区呈饱满状态,甚至可见局限性隆起,右下胸及肝区叩击痛阳性,肋间有压痛,皮肤可出现凹陷性水肿;肝常肿大,有明显触痛,严重时可出现黄疸和腹水。

　　3. 消化道症状　由于毒素的吸收,病人常有食欲下降、恶心、呕吐、腹胀和呃逆等症状。

　　(三)心理-社会状况

　　由于病程长,加上对疾病的不了解病人常有明显的情绪改变,大多情绪低沉,有焦虑和恐惧的情绪。

　　(四)辅助检查

　　1. 实验室检查　血常规检查:白细胞计数增高,中性粒细胞增多,严重时白细胞计数下降,有核左移现象,甚至出现贫血。肝功能检查:可见轻度异常。

　　2. 影像学检查

　　(1) X线检查:右膈肌升高,运动受限,肝影增大或局限性隆起,有时伴有反应性胸膜腔积液。

　　(2) B超检查:可显示肝内液性病灶的部位和大小。

（3）CT 及 MRI：对确定肝脓肿及定位有一定价值。

3. 诊断性肝穿刺抽脓　是一重要手段,应在超声波探查引导下进行。抽出脓液即可确诊,同时可行脓液细菌培养和药物敏感试验。

（五）治疗原则

细菌性肝脓肿是一种严重的疾病,必须早期诊断、早期治疗。其治疗要点：

1. 选用合适抗菌药物。

2. 重视全身性支持疗法。

3. 对小而多发脓肿者宜用单纯药物治疗；单个较大或其中有较大的脓肿者,可在超声指引下反复穿刺抽脓,脓腔内注入抗菌药物,或经皮穿刺置入导管作引流。

4. 全身中毒症状严重、脓肿较大且有穿破危险者,或有多个脓肿相邻而穿刺不能达到充分引流者,或药物治疗未能控制其迅速发展者,可酌情做切开引流。

5. 治疗原发感染病灶。

三、护理诊断及合作性问题

1. 疼痛　与肝肿大包膜受压、腹腔内感染、手术切口和引流管摩擦有关。

2. 体温过高　与感染和手术损伤有关。

3. 焦虑　与环境改变、病情危重和不清楚疾病的预后有关。

4. 有体液不足的危险　与高热后大汗、液体摄入不足和引流液过多有关。

5. 潜在并发症　有如感染性休克、化脓性腹膜炎的可能。

四、护理措施

（一）一般护理

1. 加强营养　给予高蛋白、高热量、富含维生素饮食,必要时少量多次输入新鲜血液,以增强机体的抵抗力。维持水和电解质及酸碱平衡。

2. 镇静止痛　遵医嘱给予镇静止痛药物,以缓解疼痛症状。

3. 降温　对高热病人应及时使用物理降温或药物降温。

（二）病情观察

密切观察生命体征和腹部体征,注意感染性休克的发生和脓肿破溃引起的腹膜炎等并发症。细菌性肝脓肿的严重并发症是向膈下、腹腔、胸腔穿破,以及胆源性肝脓肿引起胆管大出血。

（三）治疗配合

1. 应用抗菌药物的护理　由于肝脓肿的致病菌以大肠杆菌和金黄色葡萄球菌最为常见,在未确定病原菌之前,首选对此两种细菌有效的抗生素,可使用较大剂量,然后根据细菌培养和抗生素敏感试验结果选用有效的抗生素。

2. 手术疗法的护理　对于较大的单个脓肿,应施行切开引流,病程长的慢性局限性厚壁脓肿,也可行肝叶切除或部分肝切除术。其要点有：① 积极进行术前常规准备；② 术后密切观察生命体征和腹部体征；③ 病情稳定后宜采用半卧位；④ 继续使用抗生素；⑤ 妥善固定引流管,保持引流管通畅,密切观察引流量和性状；⑥ 重视原发感染病灶的处理。

（四）心理护理

加强和病人的沟通,解释检查手段的意义,说明手术的必要性和重要性,消除其焦虑和恐惧情绪,使其能积极配合治疗和护理。

（五）健康指导

加强与病人的交流,介绍细菌性肝脓肿的相关知识;卧床休息,保持良好的心态,积极配合治疗和护理;多饮水,饮食宜清淡、易消化;解释引流管的意义和注意事项;给予病人出院指导,嘱病人出院后加强营养,如有不适,应及时就诊。出院后要按期随访。

附:细菌性肝脓肿与阿米巴性肝脓肿的鉴别(表22-1)。

表 22-1 细菌性肝脓肿与阿米巴性肝脓肿的鉴别表

	细菌性肝脓肿	阿米巴性肝脓肿
病　史	继发于胆管感染或其他化脓性疾病	继发于阿米巴痢疾后
病　程	病情急骤严重,全身脓毒血症状明显	起病缓慢,病程较长,症状较轻
血液化验	白细胞计数增加,中性粒细胞可高达90%	有时血液细菌培养阳性,白细胞计数可增加,血液细菌培养阴性
粪便检查	无特殊发现	部分病人可找到阿米巴滋养体
脓肿穿刺	多为黄白色脓液,涂片和培养可发现细菌	大多为棕褐色脓液,镜检有时可找到阿米巴滋养体。若无混合感染,涂片和培养无细菌
诊断性治疗	抗阿米巴药物治疗无效	抗阿米巴药物治疗有好转

（田　彪　高立峰）

第四节　肝癌病人的护理

一、疾病概要

肝癌可分原发性肝癌和继发性肝癌两类,是我国常见的恶性肿瘤之一,死亡率高。本节主要介绍原发性肝癌,是指发生在肝细胞和肝内胆管细胞的癌,其中肝细胞癌(HCC)占原发性肝癌的90%左右。

肝癌的发病原因和发病机制至今仍未明了,可能与慢性肝病如慢性乙型肝炎、丙型肝炎和肝硬化,某些天然化学致癌物质如亚硝胺类化合物、有机氯杀虫剂等以及其他因素如肝内寄生虫感染、真菌毒素、乙醇、营养不良、遗传等有关。其确切病因有待进一步研究。

原发性肝癌大体标本的观察,通常可分为三型,即巨块型、结节型和弥漫型(图22-12),其中以结节型为最常见,且多伴有肝硬化。巨块型肝癌呈单发的大块状,也可由许多密集的结节融合而成,较少伴有肝硬化或肝硬化程度较轻微。弥漫型肝癌较少见,全肝满布无数灰白色点状结节,肉眼难以和肝硬化区别。现在新的分类为:微小肝癌,直径≤2 cm;小肝癌,直径>2 cm、≤5 cm;大肝癌,直径>5 cm、≤10 cm;巨大肝癌,直径>10 cm。

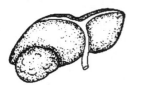
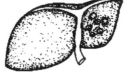
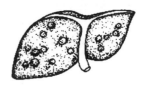

（1）巨块型　　　　　（2）结节型　　　　　（3）弥漫型

图 22－12　原发性肝癌大体分型示意图

原发性肝癌根据组织学观察可分为肝细胞型肝癌、胆管细胞型肝癌和混合型肝癌三种。我国绝大多数原发性肝癌是肝细胞肝癌（91.5%）。

原发性肝癌早期即可发生转移，常先经门静脉系统形成肝内转移。肝转移的方式有：① 经门静脉肝内播散：是肝癌的主要转移方式；② 肝外血行转移：多转移到肺，其次为骨、脑等；③ 淋巴转移：常转移到肝门淋巴结，多见于胆管细胞型肝癌；④ 种植性转移：腹腔内可见多个种植性转移病灶。

二、护理评估

1. 健康史　全面了解病人的健康资料。乙型肝炎病毒、丙型肝炎病毒以及肝内寄生虫感染，肝硬化、黄曲霉素、亚硝胺类化合物、有机氯杀虫剂、营养不良、遗传等，都有可能与肝癌的发生有关。应了解病人有无这方面病史、接触史和治疗史。

2. 身体状况　原发性肝癌的早期症状较为隐匿，无特征性，一旦出现症状和体征，多已进入中晚期。

（1）肝区疼痛：为最常见的症状，是肿瘤体积增大使肝包膜紧张所致。多为胀痛、钝痛和刺痛，多为间歇性，亦可为持续性。病变侵及膈肌或腹膜后时，可有肩背部或腰部胀痛；肝右叶后上部的侵犯亦可有胸痛。

（2）消化道及全身表现：食欲不振、恶心、呕吐及腹泻等胃肠功能紊乱症状。腹胀也较常见，多见于左叶肝癌。另外，消化功能障碍及腹水亦可引起腹胀。

（3）肝肿大：进行性肝肿大是肝癌最重要的体征，一般为质地坚硬、不规则状，表面高低不平，可伴压痛。

（4）其他：消瘦、无力多为中、晚期表现；发热的出现为癌肿坏死吸收的结果；出血现象多见于伴有严重肝硬化或肝癌晚期的病人，如鼻出血、牙龈出血、皮下淤斑等；脾大、黄疸多在晚期出现，为胆管受压及肝实质破坏所致。

3. 心理-社会状况　由于该病的预后较差，病人大多有焦虑、恐惧、悲观的心理变化。

4. 辅助检查

（1）实验室检查

1）血清甲胎蛋白（AFP）测定：为目前诊断原发性肝细胞癌最灵敏、特异性最高的方法之一。

2）肝癌病人血清中 γ-谷氨酰转肽酶、碱性磷酸酶和乳酸脱氢酶的同工酶等可高于正常，但由于缺乏特异性，只能作为辅助诊断。

（2）影像学检查

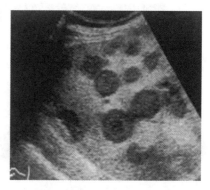

图 22－13　肝癌 B 超影像

1) B型超声检查:可检出直径 2 cm 以上的病变,能显示肿块的大小、形态、所在部位以及肝静脉或门静脉内有无癌栓等,是目前较有价值的非侵入性检查方法(图 22－13)。

2) 肝放射性核素扫描:可检出超过 3 cm 的病变,显示肝肿大、失去正常的形态。

3) CT 检查:对肝癌的诊断符合率高达 90％,可检出 1～2 cm 的癌灶。增强扫描和延迟扫描对鉴别肝细胞癌或肝血管瘤更有价值(图 22－14)。

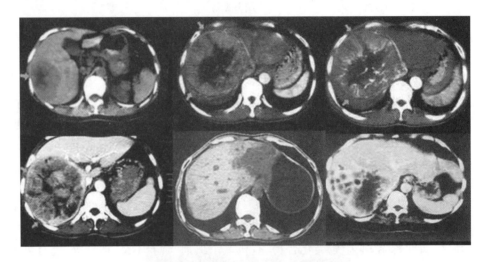

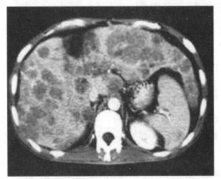

图 22－14 肝癌 CT 影像

4) 选择性腹腔动脉或肝动脉造影检查:可确定肿瘤病变的部位、大小和分布,特别是对小肝癌的定位诊断尤为理想(图 22－15)。

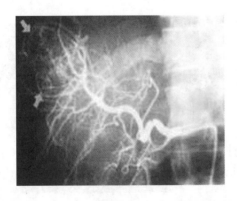
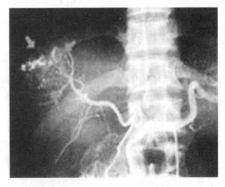

图 22－15 肝动脉造影

5) 磁共振成像(MRI):分辨率较高,可与海绵状血管瘤、囊肿、局限性脂肪沉着等进行鉴别。

(3) 肝穿刺抽吸细胞学检查:可确定诊断,但有导致出血、肿瘤破裂和针道转移等危险,目前应用大为减少。

5. 治疗原则 肝癌治疗原则为早期发现、早期诊断和早期治疗,并根据不同病情发展阶段进行综合治疗。

(1) 手术治疗:早期施行手术切除仍是最有效的治疗方法。

(2) 介入治疗:如经肝动脉化疗并栓塞阻断肝癌组织血供(图 22 - 16);经皮穿刺入肿瘤行射频消融、冷冻、激光、微波凝固、高功能超声聚焦或注射无水乙醇等。既可单独应用,也可用于手术前后配合治疗。阻断肝癌组织血供的治疗方法,是无法切除病例的首选疗法。

(3) 其他:放疗、化疗、免疫治疗等。

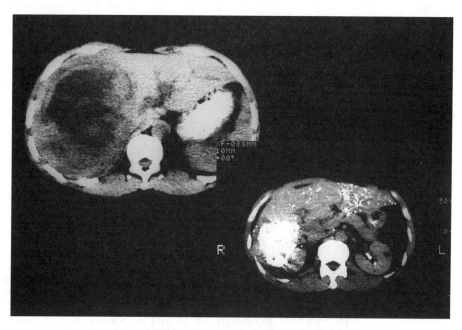

图 22 - 16　施行栓塞前后 CT 影像

三、护理诊断及合作性问题

1. 营养失调:低于机体需要量　与肿瘤消耗有关。
2. 疼痛　与肿瘤增大、肝包膜张力增加有关。
3. 恐惧　与担心预后有关。
4. 潜在并发症　有大出血、肝性脑病、腹腔感染等。

四、护理措施

参见第十章第二节。

1. 一般护理　热情接待病人,做好入院宣教工作,消除病人恐惧心理,使病人产生信任感,能积极配合治疗;注意休息,减少活动量,以减轻肝的负荷;保证蛋白质摄入,进食适量的脂肪和高维生素;保持床单位整洁平整,定时翻身。

2. 疼痛护理　疼痛不仅影响病人正常的生活,而且会引起严重的心理变化,可给予止痛药或使用镇痛泵镇痛。

3. 心理护理　肝癌病人心理变化较为复杂,需要家庭、社会,尤其是医护人员的关心体贴。护理人员可通过细致的服务、耐心的交谈,打消病人的恐惧心理,使其配合治疗和护理。

4. 手术治疗病人的护理

(1) 术前除进行常规护理以外,为减少术中出血,还应肌内注射亚硫酸氢钠甲萘醌(维生素 K_3);为减少发生肝性脑病的机会,应给予清洁肠道措施。

(2) 术后密切观察生命体征的变化。正确使用止血药,输入新鲜血液。

(3) 术后保持腹腔引流管的通畅。

(4) 使用抗菌药物,防治腹腔和切口的感染。

(5) 及时补充血浆和清蛋白,以提高病人的免疫力。必要时,可使用要素饮食或静脉营养支持。

(6) 肝衰竭是术后严重的并发症,要密切观察病人神志变化;及时补充血容量,以增加门静脉血流量;清洁肠道,以减少血氨浓度;积极采取保肝措施,避免使用对肝细胞有损害的药物。

5. 健康指导

(1) 高危人群要定期体格检查,以早发现、早诊断和早治疗。

(2) 指导病人积极戒烟、戒酒,多食用高蛋白和新鲜蔬菜、水果。

(3) 术后注意劳逸结合。

(4) 鼓励病人积极参加文娱活动,保持生活规律性。在病情得到缓解后,应参加力所能及的工作,消除"不治之症"的影响,维持机体正常功能。

(5) 嘱咐病人定期复查。

(田　彪　高立峰)

第五节　胆石症病人的护理

一、疾病概要

胆石症是指胆囊和胆管形成结石所引发的疾病,是胆管系统常见病、多发病。我国胆石症的发病率为 $1.9\%\sim10.1\%$,平均为 5.6%,女性发病率高于男性。近年来由于饮食结构改变、卫生条件改善,发病特点也发生了明显改变,胆囊结石的发病率已高于胆管结石。

(一) 病因

胆石的成因很复杂,是多种因素综合作用的结果,主要与胆管感染、代谢异常、胆管梗阻和胆管异物等有关。

1. 胆管感染　胆汁滞留、细菌或寄生虫入侵胆管而致胆管感染,细菌产生 β-葡萄糖醛酸酶和磷脂酶,使可溶性的结合胆红素水解为游离胆红素,后者与钙结合形成胆红素钙,进而沉淀积聚,形成胆红素结石。

2. 代谢异常 主要与脂类代谢有关,脂类代谢异常可引起胆汁的成分和理化性质发生变化。胆汁内的主要成分为胆盐、磷脂酰胆碱(卵磷脂)和胆固醇,如果胆盐成分减少或胆固醇分泌过多,均可使胆固醇呈过饱和状态、析出、沉淀、结晶而成为胆固醇结石。

3. 胆管梗阻 胆管梗阻引起胆汁淤滞,滞留于胆汁中的胆色素在细菌作用下分解为非结合胆红素,进而形成胆色素结石。

4. 胆管异物 胆管异物可成为结石的核心,如胆管寄生虫(蛔虫等)虫卵或成虫的尸体;胆管术后线结等。

5. 胆囊功能异常 胆囊收缩功能减退,胆囊内胆汁淤滞,促进结石形成。如迷走神经干切断术后病人、长期禁食或完全肠外营养治疗的病人,可因胆囊收缩减少,胆汁排空延迟而导致结石形成。

(二)结石的类型与分布

1. 按结石的组成成分不同分 分为三类(图22-17):

(1)胆固醇结石:以胆固醇为主要成分,约占结石总数的50%,其中80%发生于胆囊。呈多面体、圆形或椭圆形,质硬,表面多光滑,形状及大小不一,剖面见放射状排列的条纹,结石外观呈淡灰黄或黄色,X线检查多不显影。

(2)胆色素结石:以胆色素为主要成分,约占结石总数的37%,其中75%发生于胆管内。大小不一,形状可为粒状或长条状,质软易碎,剖面呈层状,外观呈棕黑色或棕褐色。松软不成形的胆色素结石,称为泥沙样结石。X线检查多不显影。

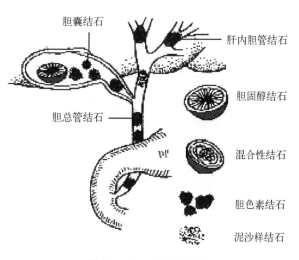

图22-17 胆结石类型

(3)混合性结石:主要由胆红素、胆固醇、钙盐等混合而成,约占结石总数的6%,其中60%发生于胆囊。剖面呈层状,有的中心呈放射状而外周呈层状,呈深绿或棕色,因其含钙盐较多,X线检查常显影。

2. 按结石的部位分 分为胆囊结石、胆管结石。

(1)胆囊结石:指结石在胆囊内形成,胆囊结石病人约占全部胆石症人的50%。多为胆固醇结石,或以胆固醇为主的混合性结石。多为多发,多发者可为小球形、多面体形、扁片状等;单发者多为球形。

(2)胆管结石:根据结石所在部位分为肝外胆管结石和肝内胆管结石。① 肝外胆管结石:多为原发性结石。单发或多发,形状多样,多与胆管形状相似,大小不等。多为胆色素结石或以胆色素为主的混合性结石。自胆囊坠入胆管的为继发性结石,其成分与胆囊结石相同。② 肝内胆管结石:绝大多数为多发,小块状或泥沙样,可有蛔虫残体为核心。多为胆色素结石或以胆色素为主的混合性结石。

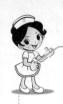

重点提示

胆囊结石以胆固醇结石多见，胆管结石以胆色素结石多见。胆汁成分改变是胆固醇结石形成的最主要原因，胆色素结石的发生与胆管感染有关。

（三）病理生理

1. 胆囊结石 ① 进油腻食物后引起胆囊收缩，或睡眠时体位改变致结石移位嵌顿于胆囊颈部，导致胆囊强烈收缩而发生胆绞痛。② 较大结石嵌顿和压迫胆囊壶腹部或颈部，可出现胆囊炎；并可引起肝总管狭窄，出现胆管炎或梗阻性黄疸。③ 较小结石可坠入胆管，形成胆管继发性结石，并可引起胆管炎和胆源性胰腺炎。④ 结石对胆囊黏膜的慢性刺激，可诱发胆囊癌变。⑤ 胆囊结石长期嵌顿，胆囊内胆汁中的胆色素被胆囊黏膜吸收，胆囊内为胆囊黏膜分泌的黏液，呈无色透明，形成胆囊积液，称为白色胆汁。

2. 胆管结石 胆管结石所致的病理生理改变与结石部位、大小以及病史长短有关。① 引起胆管的梗阻和继发感染，发生急性或慢性胆管炎。② 胆汁排出受阻产生梗阻性黄疸，长期梗阻可导致胆汁淤积性肝硬化。③ 当结石嵌顿于胆总管壶腹部时，可造成胰液排出受阻，而引起胆源性胰腺炎。④ 其他：可并发胆管大出血，胆源性肝脓肿等。

二、护理评估

（一）健康史

胆石症常有反复发作史，病人常厌食油腻食物，中年妇女特别是肥胖及多次妊娠者，发病率高。应注意询问是否出现过腹痛、寒战、高热、黄疸，有无胰腺炎发作病史等。

（二）身体状况

1. 胆囊结石 临床症状与结石的大小、部位、有无梗阻、感染以及胆囊有无功能等有关。约30%的胆囊结石病人终生无症状，而在其他检查或手术时被偶然发现，称为静止性胆囊结石。单纯性胆囊结石，无梗阻和感染时，常无临床症状或仅有轻微的消化系统症状。当胆结石嵌顿时，可出现下列症状和体征：

（1）腹痛：表现为胆绞痛：突发右上腹部剧烈绞痛，呈阵发性，可向右肩胛部和背部放射。诱因：饱餐、进食油腻食物或睡眠时体位改变，致结石移位嵌顿于胆囊颈部，引起胆囊强烈收缩所致。

（2）消化道症状：常伴恶心、呕吐、厌食、腹胀、腹部不适等非特异性消化道症状。

（3）腹部体征：有时可在右上腹部触及肿大而有触痛的胆囊。若继发感染，右上腹可有压痛、肌紧张或反跳痛，并可出现墨菲（Murphy）征阳性。

墨菲征（Murphy）

检查者将左手平放于病人的右肋部，拇指按压右腹直肌外缘与肋弓交界处，嘱病人缓慢深吸气，使肝脏下移，因拇指触及肿大胆囊，病人发生疼痛而突然屏气。墨菲征是急性胆囊炎的阳性体征。

2. 胆管结石　病人表现取决于胆管有无梗阻、感染及其程度。当结石阻塞胆管并继发感染时,可表现为典型的 Charcot(夏柯)三联症,即:腹痛、寒战高热、黄疸。

(1)肝外胆管结石:① 腹痛:发生在剑突下及右上腹部,呈阵发性绞痛,或持续性疼痛、阵发性加剧,可向右肩背部放射,常伴恶心、呕吐。原因是结石嵌顿于胆总管下端,刺激引起 Oddi 括约肌痉挛收缩所致。② 寒战高热:多发生在腹痛后,体温高达 39～40 ℃,呈弛张热。系胆管梗阻继发感染后引起的全身性中毒反应。③ 黄疸:因胆管梗阻后胆红素逆流入血所致。胆管梗阻 1～2 天即可出现黄疸,病人首先出现尿黄,接着出现巩膜黄染和皮肤黄染伴瘙痒。黄疸程度取决于胆管梗阻程度、是否并发感染和结石是否有松动。临床上黄疸多呈间歇性和波动性变化,间歇性黄疸是肝外胆管结石的特点。

(2)肝内胆管结石:肝内胆管结石常与肝外胆管结石并存,其临床表现与肝外胆管结石相似。当胆管梗阻和感染仅发生在部分肝叶、段胆管时,病人可无症状或仅有轻微的肝区和患侧胸背部胀痛。若一侧肝内胆管结石合并感染,而未能及时治疗并发展为叶、段胆管积脓或肝脓肿时,病人由于长时间发热、消耗而出现消瘦、体弱等表现,部分病人可有肝大、肝区压痛和叩痛等体征。

(三)心理-社会状况

症状反复发作,并发症的出现,以及被告知手术时,病人常有焦虑、恐惧感;胆管结石多次手术仍不能痊愈,使病人失去信心,甚至不合作。

(四)辅助检查

1. 实验室检查　胆管结石合并胆管感染时,血常规检查可见白细胞计数及中性粒细胞比例明显升高。胆管结石病人血清胆红素、转氨酶、和碱性磷酸酶可升高;尿液检查示尿胆红素升高,尿胆原降低甚至消失,粪便检查示粪中尿胆原减少。

2. 影像学检查

(1)B超检查:是普查和诊断胆管疾病的首选方法,可以显示结石影、有无胆囊肿大以及胆管扩张情况。对胆囊结石的诊断准确率高达 95％以上;对肝外胆管结石的诊断准确率达 80％左右。

(3)其他:CT、MRI、PTC、ERCP 等可显示胆管扩张的范围、梗阻的部位、结石大小和数量等。

(五)治疗与效果

1. 胆囊结石　切除胆囊是治疗胆囊结石的首选方法。胆囊切除术包括开腹胆囊切除术和腹腔镜胆囊切除术,具体应根据病情选择。对无症状的胆囊结石,一般无需立即手术,可以暂观察与随访。

知识拓展

★

腹腔镜胆囊切除术(LC):在电视腹腔镜的窥视下,操作者利用特殊器械,通过腹壁小戳孔,将腹腔镜手术器械插入腹腔内行胆囊切除术。该术式为微创手术,具有创伤小、痛苦轻、恢复快等优点,已迅速广泛的普及。其适应证与开腹胆囊切除术基本相同,但还不能完全代替开腹胆囊切除术,特别是腹腔镜探查发现胆囊与周围严重粘连导致局部解剖不清时,应及时中转开腹手术。

2. 胆管结石　胆管结石以手术治疗为主。原则是:尽可能取尽结石,解除胆管狭窄和梗阻,去除感染病灶。

(1) 肝外胆管结石常用手术方法有:① 胆总管切开取石加 T 管引流术。② 胆肠吻合术,又称胆肠内引流术,常用的式式是胆总管空肠 Roux-en-Y 吻合术。③ Oddi 括约肌成形术。④ 经内镜 Oddi 括约肌切开取石术等。

(2) 肝内胆管结石应采取以手术为主的综合治疗。常用的手术方法有:① 高位胆管切开取石术。② 胆肠内引流术。③ 去除肝内病灶:对反复并发感染,引起肝局部纤维化、萎缩者,可切除病变的肝叶。④ 胆管镜取石:术后发现残余结石,可在窦道形成后拔除 T 管,经其窦道插入胆管镜取石。

三、护理诊断及合作性问题

1. 焦虑　与胆管疾病病情反复发作、对手术的担忧等有关。
2. 疼痛　与胆石嵌顿、胆囊及 Oddi 括约肌痉挛、感染等有关。
3. 体温过高　与胆石嵌顿导致胆管感染有关。
4. 营养失调　与长时间发热、食欲减退等有关。
5. 有皮肤完整性受损的危险　与胆管梗阻致皮肤黄疸、瘙痒;引流液刺激管周皮肤等有关。
6. 潜在并发症　肝功能障碍、肝脓肿、急性胰腺炎、术后出血、胆瘘及感染等。

四、护理措施

(一) 非手术治疗及手术前护理

1. 一般护理

(1) 体位:病人应卧床休息,根据病情选择适当的体位,有腹膜炎不伴有休克者,宜取半卧位。

(2) 饮食:胆石症病人对脂肪消化吸收能力低,而且常有肝功能损害,因此应给予低脂、高糖、高维生素易消化饮食。对病情较重,伴有急性腹痛,或恶心、呕吐,应暂禁饮食,静脉补充所需营养物质。

2. 病情观察　观察腹痛的部位、性质、有无诱因及持续时间。若出现腹痛加重、腹痛范围扩大、寒战高热、黄疸,并有神志淡漠、嗜睡、脉速、血压下降等,应考虑急性重症型胆管炎,要及时与医生联系。

3. 治疗配合

(1) 缓解疼痛:胆绞痛发作的病人,遵医嘱给予解痉止痛药物,常用哌替啶 50～100 mg、阿托品 0.5 mg 肌内注射。但禁忌使用吗啡,因其能使 Oddi 括约肌痉挛,加重胆管梗阻和疼痛程度。

(2) 控制感染:遵医嘱应用有效抗生素,控制感染;拟行胆肠吻合术者,术前 2～3 日应用抗生素,术前 1 日晚行清洁灌肠。

(3) 保肝治疗:肝功能损害严重的病人应给予保肝药物治疗;应用维生素 K,纠正凝血机制障碍。

(4) 皮肤护理:梗阻性黄疸时,因胆盐沉积而引起全身皮肤瘙痒,应告知病人相关知识,并剪短指甲,不可抓挠皮肤,以免造成破损;保持皮肤的清洁,可用温水擦洗皮肤,减轻瘙痒;

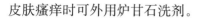

皮肤瘙痒时可外用炉甘石洗剂。

(5)高热护理:根据病人情况,给予物理降温和(或)药物降温,尽快降低病人体温。

(6)相关检查护理:进行胆管特殊检查时,做好检查前及检查后的相关护理。

(7)在使用溶石、排石、疏肝利胆等治疗时,做好护理配合工作,注意观察疗效和并发症。

(8)术前准备护理:做好备皮、药物皮试、配血等必要的术前准备护理。

4.心理护理 护士应根据病人具体心理状况,以亲切的语言予以安慰,适当解释病情,以消除其顾虑,取得积极配合。

(二)手术后护理

1.一般护理

(1)体位:术后早期取平卧位;血压平稳,麻醉作用消失后改为半坐卧位;术后第二天,病情平稳可下床活动。

(2)饮食:术后禁饮食、必要时胃肠减压;肠蠕动恢复、肛门排气后逐步恢复饮食。禁食期间,给予静脉输液,维持体液平衡。

2.病情观察

(1)生命体征:连续动态监测呼吸、脉搏和血压;体温有无异常;注意有无因肝功能损害等所致的意识障碍。

(2)并发症的观察和预防

1)黄疸:术前有肝硬化或肝功能损害,术后可出现黄疸,一般于术后3~5天黄疸减退;若术前肝功能损害较重、或术中损伤胆管,术后黄疸时间较长。胆管损伤是术后严重的并发症,应密切观察黄疸的变化情况、血清胆红素浓度,发现问题及时报告医师。

2)出血:术后早期出血多由于术中结扎血管线脱落、肝断面渗血以及凝血功能障碍所致。术后应加强观察病人生命体征变化和腹腔引流管引流情况。若病人有血压下降、脉细速、面色苍白等休克征象;或腹腔引流管引流出血性液体量多,每小时大于100 ml,持续3小时以上,应考虑有腹腔内出血。预防措施:对于肝部分切除术后病人,应卧床休息3~5天,以免过早活动导致肝断面出血;遵医嘱使用维生素K,纠正凝血功能障碍。

3)胆漏:由于胆管损伤、胆总管下端梗阻、T管引流不畅或脱出等所致。主要表现为胆汁性腹膜炎或从腹腔引流管中流出胆汁样液体。术后应注意观察病人有无腹痛、发热、腹膜炎体征,观察腹腔引流情况。疑有胆漏,应立即报告医师,并协助处理。

3.治疗配合

(1)预防感染:应用有效的抗生素预防感染。

(2)T管引流的护理:胆总管探查或切开取石术后,在胆总管切开处放置T形管引流,由腹壁戳孔引出体外,接引流袋。其主要目的是:① 引流胆汁和减压,防止因胆汁排出受阻而致胆管内压力增高、胆汁外漏而引起胆汁性腹膜炎。② 引流残余结石,使胆管内残余结石,尤其是泥沙样小结石通过T管排出体外。③ 支撑胆管,防止胆总管切口处瘢痕狭窄、管腔变小。④ 术后可经T管溶石或造影等。

(3)T管引流护理注意事项:T管引流除按一般引流管护理进行护理外,应注意以下几个方面:

1)妥善固定:术后除用缝线将T管固定于腹壁外,一般还应在皮肤上加胶布固定。连接管不宜太短,严防因翻身、起床活动时牵拉导致脱落。对躁动不安的病人应有专人守护,或适当加以约束,避免将T管拔出。T管早期一旦脱落,将引起胆汁性腹膜炎,不可避免再次手术。

2）保持引流通畅：T管不可受压、扭曲、折叠。有阻塞时，可由近向远挤捏引流管，保持引流通畅。如有阻塞，应用无菌生理盐水低压冲洗。病人下床活动时引流袋可悬吊于衣服上，位置应低于腹壁引流口，防止胆汁逆流引起感染。

3）观察记录胆汁引流量、颜色及性状：观察记录胆汁引流的量、颜色、性状、有无鲜血、结石及沉淀物。正常成人每日的胆汁分泌量为 800～1 200 ml，呈黄色或黄绿色、清亮、无沉淀物。术后 24 小时内引流量为 300～500 ml，恢复饮食后，可增至每日 600～700 ml，以后逐渐减少至每日 200 ml 左右。引流量过少可能因 T 管阻塞或肝功能衰竭所致，引流量过多应考虑胆总管下端不通畅可能。颜色过淡或过于稀薄，说明肝功能不佳；混浊表示有感染；有泥沙样沉淀物，说明有残余结石。

4）预防感染：每日更换无菌引流袋，严格无菌操作。长期带 T 管者，应定期冲洗，每日更换无菌引流袋。引流管周围皮肤每日以 75％乙醇消毒，管周垫无菌纱布，防止胆汁浸润皮肤引起炎症。

5）拔管：T管一般放置 2 周左右，无特殊情况可以拔管。若 T 管引流出的胆汁色泽正常，且引流量逐渐减少，在术后 12 天左右试行夹管 1～2 天。夹管期间，病人若无腹痛、畏寒发热、黄疸等症状，可经 T 管做胆管造影，证实胆管通畅，胆管无狭窄、结石、异物等异常情况，在持续开放 T 管 24 小时充分引流造影剂后，可即拔管。拔管后残留窦道用凡士林纱布填塞，引流口如有少量胆汁流出，为暂时现象，2 日后窦道即可闭合；如有大量胆汁外溢，应报告医生处理。

6）拔管后护理：拔管后注意观察有无腹痛、发热、黄疸；饮食情况等。

4. 健康指导

（1）饮食指导：一般选择低脂、高蛋白、高维生素易消化的饮食。胆囊切除手术康复后可以恢复正常饮食。

（2）复查与自我监测：非手术治疗的病人，应遵医嘱坚持治疗，定期复查。若出现腹痛、发热、黄疸等情况时，应及时到医院就诊。

（3）T管护理：病人带 T 管出院时，应告知留置 T 管的目的和重要性，指导病人进行 T 管护理。① 妥善固定，防止滑脱；② 引流管伤口每日换药一次，伤口周围皮肤涂氧化锌软膏保护；③ 每日在同一时间更换引流袋，记录引流液的量、颜色和性状；④ 沐浴时应采用淋浴，并用塑料薄膜覆盖引流口处；⑤ 若出现身体不适、引流液异常应及时就诊。

（王叙德）

第六节　胆囊炎病人的护理

一、疾病概要

胆管感染是临床上常见的疾病，按发生部位分为胆囊炎和胆管炎。胆管感染与胆石症互为因果关系，胆石症引起胆管梗阻，导致胆汁淤积、细菌繁殖致胆管感染；胆管反复感染又是胆石形成的致病因素和促发因素。

胆囊炎是指胆囊发生的细菌性和（或）化学性炎症。按发病急缓和病程经过分为急性胆囊炎和慢性胆囊炎。急性胆囊炎约 95％的病人合并有胆囊结石，称急性结石性胆囊炎；未合并有胆囊结石的,称为急性非结石性胆囊炎。慢性胆囊炎70%～95%的病人合并胆囊结石。

（一）病因

1. 急性胆囊炎

（1）胆囊管梗阻:胆囊结石或胆囊管扭曲等导致胆囊管梗阻,引起胆汁淤积,细菌繁殖致胆管感染。胆囊结石堵塞胆囊管是引起急性胆囊炎的常见原因。

（2）细菌感染:致病菌可通过胆管逆行侵入胆囊,或经血液循环、淋巴途径进入胆囊。致病菌主要为革兰阴性杆菌,以大肠杆菌最常见,其次有肠球菌、铜绿假单胞菌、厌氧菌等。

（3）其他:如严重创伤、化学性刺激、肿瘤压迫等原因也可引起。

2. 慢性胆囊炎 大多是急性胆囊炎反复发作的结果,胆囊结石是慢性胆囊炎的最常见原因。

（二）病理

1. 急性胆囊炎 病理类型分三型:① 急性单纯性胆囊炎:炎症初期,病变局限于黏膜层,仅有充血、水肿和渗出。② 急性化脓性胆囊炎:炎症扩散到胆囊全层,白细胞弥漫性浸润,部分黏膜有坏死和脱落,胆汁呈脓性,浆膜面有脓性渗出物。③ 急性坏疽性胆囊炎:胆囊内压力持续增高,导致胆囊壁血运障碍,引起胆囊壁坏死、穿孔和胆汁性腹膜炎。

2. 慢性胆囊炎 由于胆囊炎症反复发作,使胆囊壁纤维化,结缔组织增生,胆囊萎缩,失去收缩和浓缩胆汁的功能。

二、护理评估

（一）健康史

询问发病是否有与饱食和高脂饮食等有关,既往有无胆结石、胆囊炎、黄疸病史,有无类似发作史等。

（二）身体状况

1. 急性胆囊炎

（1）腹痛:典型表现是突发右上腹阵发性绞痛,常在饱餐、进油腻食物后或在夜间发作,疼痛常放射到右肩背部。

（2）消化道症状:腹痛时常伴有恶心、呕吐、厌食等消化道症状。

（3）发热:病人常有轻度发热,如果胆囊积脓、穿孔或合并急性胆管炎,可出现明显的寒战高热。

（4）体格检查:① 右上腹部可有不同程度和范围的压痛、反跳痛及肌紧张,墨菲(Murphy)征阳性,可扪及肿大的胆囊。② 黄疸:10%～25%的病人可出现轻度黄疸,多见于胆囊炎反复发作合并 Mirizzi 综合征的病人。

知 识 链 接

★

Mirizzi 综合征:指胆囊管或胆囊颈结石嵌顿和(或)其他良性疾病压迫或炎症波及肝总管或胆总管引起不同程度梗阻,导致胆管炎、梗阻性黄疸为特征的综合征。1948 年由阿根廷外科医生 Mirizzi 首次描述该病。

2. 慢性胆囊炎 临床症状常不典型,多数病人曾有典型胆绞痛病史。主要表现为:上腹部饱胀不适或隐痛、厌食油腻、腹胀、嗳气等消化道症状;体格检查右上腹胆囊区轻压痛或不适感。

（三）心理-社会状况

症状的反复发作、并发症的出现,常使病人焦虑;当症状明显,或被告知手术时,病人易产生恐惧感。

（四）辅助检查

1. 实验室检查 胆囊炎病人血白细胞计数和中性粒细胞比例明显增高者,提示胆囊化脓或坏疽;血清转氨酶和胆红素可能有增高。

2. 影像学检查 急性胆囊炎B超检查可见胆囊肿大、壁厚、囊内有结石。慢性胆囊炎B超检查可见囊壁增厚或萎缩,其内有结石或胆固醇沉着。

（五）治疗与效果

1. 非手术治疗 适用于诊断明确、病情较轻的急性胆囊炎病人。包括:禁食,输液,纠正水、电解质及酸碱失衡;选用有效的抗生素控制感染;全身支持;解痉止痛;消炎利胆等处理。大多数急性胆囊炎病人病情能控制,待以后行择期手术。在非手术治疗期间若病情加重,或出现胆囊坏疽、穿孔等并发症时应及时手术。

2. 手术治疗

（1）急诊手术:适用于:① 急性胆囊炎发病在72小时内;② 经非手术治疗无效且病情加重,或有胆囊穿孔、弥漫性腹膜炎、急性化脓性胆管炎、急性坏死性胰腺炎等并发症者。手术方式包括胆囊切除术和胆囊造口术。胆囊造口术适用于年老体弱病人,或局部炎症水肿、粘连严重导致解剖不清者。

（2）其他胆囊炎均应在病人情况处于最佳状态时择期行胆囊切除术。

三、护理诊断及合作性问题

1. 焦虑与恐惧 与疼痛、病情反复发作、手术有关。
2. 疼痛 与胆石嵌顿、胆囊强烈收缩,以及和手术伤口有关。
3. 体温升高 与术前感染、术后炎症反应有关。
4. 体液不足 与不能饮食和手术前后需要禁食有关。
5. 潜在并发症 胆囊穿孔等。

四、护理措施

（一）非手术疗法及术前护理

1. 一般护理

（1）体位:协助病人采取舒适体位,达到缓解疼痛目的;术后病人血压平稳,麻醉反应过后取半卧位,术后第二天若病情平稳,可下地活动。

（2）饮食:病情较轻的急性胆囊炎病人和慢性胆囊炎病人宜进清淡饮食,忌油腻食物。病情较重的急性胆囊炎病人需禁食,以减轻腹痛。

2. 病情观察 应密切观察病人的体温、脉搏、呼吸、血压、黄疸、腹痛程度及腹部体征变化,发现异常,及时与医生联系。

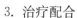

3. 治疗配合

（1）控制感染：及时合理应用抗菌药物，有效控制感染，有利减轻胆囊肿胀和胆囊压力，达到减轻疼痛的效果。

（2）维持体液平衡：在病人禁食期间，遵医嘱补充水、电解质和能量等，以维持水、电解质和酸碱平衡。补充维生素 K，纠正凝血机制障碍。

（3）对症处理：对诊断明确的剧烈疼痛病人，遵医嘱给予解痉、镇痛药物；高热者给予物理降温或药物降温。

（4）并发症的预防及护理

1）加强观察：严密监测病人生命体征，以及腹痛程度、性质和腹部体征的变化。若腹痛进行性加重，范围扩大，同时出现腹膜刺激征，伴有寒战、高热的症状，应考虑胆囊穿孔或重情加重。

2）减轻胆囊内压力：应用抗菌药物，有效控制感染，减轻炎性渗出，以减轻胆囊内压力，达到预防胆囊穿孔的目的。

3）及时处理胆囊穿孔：一旦发生胆囊穿孔，应立即和医生联系，并做好紧急手术的准备。

4. 心理护理　加强与病人沟通，介绍胆囊炎的有关知识，解释术前准备的目的和必要性，使之配合。

5. 健康指导

（1）向病人解释进低脂饮食的意义，指导病人选择低脂饮食、忌油腻食物，宜少食多餐，避免过饱。

（2）年老体弱不能耐受手术的慢性胆囊炎病人，应严格限制油腻食物，遵医嘱服用消炎利胆药物及解痉药物。出现腹痛、发热和黄疸等症状时，应及时就诊。

（3）胆囊造口术后的病人，应定期到医院检查，待病情稳定时再行胆囊切除术。

（王叙德）

第七节　急性梗阻性化脓性胆管炎病人的护理

急性梗阻性化脓性胆管炎（acute obstructive suppurative cholangitis，AOSC），又称为急性重症胆管炎（acute cholangitis of severe type，ACST），是因胆管急性完全梗阻并发严重化脓性感染所致。如未予及时有效的治疗，病情不断恶化，严重者可在短期内死亡。

一、疾病概要

（一）病因

1. 胆管梗阻　梗阻最常见的原因是胆总管结石。其他原因还有胆管蛔虫、胆管良性狭窄、胆管及壶腹部肿瘤等。胆管梗阻是引起急性梗阻性化脓性胆管炎的首要原因。

2. 细菌感染　造成感染的致病菌几乎都是肠道细菌逆行进入胆管，以大肠杆菌最常见，铜绿假单胞菌、变形杆菌和克雷白杆菌次之，厌氧菌亦多见，也可混合感染。

（二）病理生理

急性梗阻性化脓性胆管炎的基本病理变化是胆管的梗阻和胆管内化脓性感染。管腔内充满脓性胆汁或脓液,胆管黏膜充血水肿,上皮细胞变性、坏死脱落,管壁各层呈不同程度的中性粒细胞浸润等病理改变。胆管梗阻致管腔内压升高,当胆管内压高达30 mm H$_2$O时,胆汁中的细菌和毒素可逆行进入肝窦,产生严重的脓毒血症,发生感染性休克。胆管梗阻是AOSC的首发原因,而梗阻所引起的胆管内高压是 AOSC 发展和恶化的首要原因,肠源性多菌种联合感染而产生大量毒素,是引起本病严重感染症状、休克及多器官功能衰竭的重要原因。

二、护理评估

(一)健康史

1. **发病情况**　了解腹痛的诱因、部位、性质、程度,注意与体位有无关系、有无牵涉痛等。询问本次发病是否突然发病,有无起病急、进展快、症状重的特点。

2. **既往史**　了解有无胆石症、胆管蛔虫病史,有无胆管手术史、类似发作史等。

(二)身体状况

本病发病急骤,病情进展快,除具有急性胆管炎的夏柯三联征(腹痛、寒战高热、黄疸)外,还可出现休克、中枢神经系统受抑制的表现,即雷诺(Reynolds)五联征。

1. **症状**

(1)腹痛:常表现为突发的剑突下或右上腹部持续性疼痛,阵发性加剧,并向右肩背部放射。

(2)寒战、高热:病人体温可持续升高达 39～40 ℃,呈弛张热热型。

(3)胃肠道症状:多数病人伴恶心、呕吐。

2. **体征**

(1)腹部压痛或腹膜刺激征:剑突下或右上腹部可有不同程度压痛或腹膜刺激征,可有肝大和肝区叩击痛,有时可扪及肿大的胆囊。

(2)黄疸:绝大多数病人有较明显的黄疸。

(3)神志改变:主要表现为躁动、神志淡漠、嗜睡、谵妄甚至昏迷。

(4)休克表现:呼吸急促,出冷汗,脉搏快而弱,达 120 次/分以上,血压降低等。

(三)心理-社会状况

了解病人和家属对本病的治疗方法、治疗过程、手术并发症和疾病预后的认知程度和心理承受能力;病人家庭的经济承受能力。

(四)辅助检查

1. **实验室检查**　血常规检查示白细胞计数升高,可达 $20×10^9$/L,中性粒细胞比例明显升高,细胞质内可见中毒颗粒。凝血酶原时间延长;血生化检查可见肝功能损害、电解质紊乱等。

2. **影像学检查**　B超可显示肝内、外胆管扩张,胆总管或肝内胆管结石,肝和胆囊肿大。必要时可行 CT、MRI、PTC、ERCP 等检查,有助了解梗阻部位、程度、结石大小和程度;PTC、ERCP 不仅可了解胆管情况,条件允许时也可行胆管引流。

(五)治疗与效果

治疗原则是紧急手术,切开胆总管减压,解除胆管梗阻和通畅引流胆管,应边抗休克边手术。首先建立通畅的静脉输液通道,加快补充水、电解质,补充有效循环血量,同时给予大剂量有效抗生素。手术力求简单而有效,多采用胆总管切开减压加 T 管引流术。

三、护理诊断及合作性问题

1. 焦虑　与病情重、担心手术安全和预后有关。
2. 疼痛　与炎症刺激、胆石嵌顿、手术创伤有关。
3. 体温过高　与胆管梗阻并继发感染有关。
4. 体液不足　与禁食、呕吐、胃肠减压及感染性休克有关。
5. 低效呼吸型态　与感染中毒有关。
6. 潜在并发症　出血、胆瘘、多器官功能障碍或衰竭等。

四、护理措施

AOSC 病人的护理与胆石症病人的护理大致相同,可参照本章第六节。但由于 AOSC 病人多为急重症,护理过程中应特别注意观察病情、维持体液平衡、积极防治休克、预防和处理并发症。

（一）一般护理

1. 体位　非休克病人取半卧位;出现休克应取平卧位或头低足高位。术后病人取平卧位,待血压平稳,麻醉作用消失后可改为半坐卧位。

2. 饮食　禁食和胃肠减压,有利于减轻腹痛、腹胀,有利于改善呼吸功能,并为急诊手术做好术前准备。术后病人禁饮食、胃肠减压;肠蠕动恢复、肛门排气后逐步恢复饮食。

3. 吸氧　根据病人具体情况选择给氧方式和氧流量,以维持病人正常的血氧饱和度,改善缺氧症状。

（二）病情观察

1. 密切观察生命体征　密切监测病人的呼吸、脉搏、血压、CVP、血氧饱和度、每小时尿量、意识状态,记录液体出入量。

2. 并发症的观察　密切观察腹部体征及术后引流管引流液的量、颜色和性质;监测血常规、电解质、血气分析和心电图检查结果的变化。若 T 管引流液呈血性,伴腹痛、发热等,应考虑胆管出血可能;若腹腔引流液呈胆汁样,伴腹膜炎体征,应考虑胆瘘可能;若病人出现神志淡漠、黄疸加深、尿少、肝肾功能异常、血氧分压降低、代谢性酸中毒和凝血酶原时间延长,应考虑多脏器功能障碍,应及时和医生联系,并协助处理。

（三）治疗配合

1. 补液扩容　对于休克病人应立即建立 2 条以上有效静脉输液通道,或放置中心静脉导管,快速补液扩容,尽快恢复血容量;遵医嘱及时应用肾上腺糖皮质激素,必要时应用血管活性药物,改善组织灌流和氧供;纠正水、电解质及酸碱平衡紊乱;补充维生素 K,纠正凝血机制障碍。

2. 控制感染　遵医嘱联合应用有效的抗菌药物,以控制感染。

3. 对症护理　高热病人根据情况,给予物理降温和(或)药物降温,尽快降低病人体温。对诊断明确的剧烈腹痛病人,可遵医嘱给予解痉止痛药物。

4. 做好急诊手术准备工作　做好术前常规准备工作,如做好药物皮试、备皮、备血;术晨按医嘱留置胃管等必要的术前准备护理。

5. 并发症的护理

(1) 出血的护理:术后定时监测生命体征,观察引流液色泽、量、性质。若腹腔出血,应按医嘱给予止血药物,及时补液或输血,并做好急症手术止血的准备。若胆管出血,应按医嘱给予止血药物,也可从 T 管注入冰盐水加去甲肾上腺素(100 ml 冰盐水加去甲肾上腺素8 mg)灌注,或与双氧水 10～15 ml(等量等渗盐水稀释)胆管冲洗交替使用以止血。

(2) 胆瘘的护理:病人发生胆瘘时,密切观察和记录引流液的量与颜色,遵医嘱补液,维持水、电解质和酸碱平衡;鼓励病人进高蛋白、高维生素、低脂易消化饮食,以防因胆汁丢失,影响消化吸收而导致营养障碍。

(3) 多器官功能障碍的护理:一旦出现多器官功能障碍的征象,应及时和医生联系,采取相应的急救措施。

(四) 心理护理

加强与病人及其家人的沟通,适当解释病情,解除或尽量缓解病人的心理压力,以消除顾虑,取得合作。

(五) 健康指导

1. 合理饮食　指导病人选择低脂、高蛋白、高维生素易消化饮食,定时进餐。
2. T 管护理　病人带 T 管出院时,应告知留置 T 管引流的目的,指导病人进行自我护理。
3. 自我监测　出现腹痛、发热和黄疸等症状时,应及时就诊。

(王叙德)

第八节　胆管蛔虫病病人的护理

一、疾病概要

胆管蛔虫病是肠道蛔虫钻入胆管所引起的急腹症,多见于农村儿童和青少年。

(一) 病因

蛔虫寄生在小肠中下段,喜碱厌酸,具有钻孔习性。当其寄生环境发生变化时,如高热、腹泻、饥饿、胃酸降低、驱虫不当等,可引起蛔虫窜动,经十二指肠钻入胆管。

(二) 病理生理

蛔虫进入胆管后,其机械刺激引起 Oddi 括约肌发生痉挛,出现胆绞痛,尤其部分钻入者更为频发。虫体带入的肠道细菌可引起胆管感染,且可引起急性梗阻性化脓性胆管炎、肝脓肿;堵塞胰管开口可引发急性胰腺炎;蛔虫经胆囊管进入胆囊可引起胆囊穿孔;死亡虫体、虫卵等可成为形成结石的核心。

二、护理评估

(一) 健康史

了解病人的卫生习惯,有无肠道蛔虫病史。

（二）身体状况

1. 症状

（1）腹痛:突起剑突下阵发性钻顶样剧烈绞痛,可放射至右肩及背部,病人常坐卧不宁,大汗淋漓,表情痛苦。腹痛可反复发作,持续时间不一。间歇期腹痛缓解,甚至完全消失,安然如常。

（2）恶心、呕吐:常有恶心、呕吐,呕吐物中有时可见蛔虫。

（3）发热、黄疸:少数病人可因继发胆管梗阻、感染而引起发热、黄疸。蛔虫钻入胆管引起的梗阻多为不完全性,因而黄疸较少见或较轻。

2. 体征 单纯性胆管蛔虫病,腹软,剑突右下方仅有轻度深压痛。此种体征与症状不相符合,是胆管蛔虫的最大特点。若并发胆管感染、胰腺炎、肝脓肿等,则有相应的体征。

重点提示

胆管蛔虫病的临床特点是症状与体征不相符合,即症状重而体征轻微。

（三）心理-社会状况

由于病人突发剧烈腹痛,难以忍受,使病人及其亲属十分恐惧。

（四）辅助检查

1. 实验室检查 血白细胞计数及嗜酸性粒细胞计数比例可升高,大便内可找到蛔虫卵。

2. 影像学检查

（1）B超检查:是诊断本病的首选方法,可显示胆管内蛔虫。

（2）ERCP:偶可见胆总管开口处有蛔虫,也可在ERCP下取出虫体而作为治疗的手段。

（五）治疗与效果

以非手术治疗为主,在非手术治疗无效或出现严重并发症时才考虑手术治疗。

1. 非手术治疗

（1）解痉镇痛:可用阿托品,解除平滑肌痉挛所引起的绞痛;绞痛剧烈并诊断明确时可应用哌替啶。

（2）利胆驱虫:可口服食醋、30%硫酸镁、中药乌梅汤驱虫,也可经胃管注入氧气驱虫。缓解期可口服左旋咪唑、或哌嗪（驱蛔灵）等,驱虫后需继续服用消炎利胆药2周,以促进虫体或虫卵排出,防止结石形成。

（3）控制感染:应用抗生素预防和控制感染。

2. 手术治疗 主要适用于经非手术治疗无效或症状加重、进入胆管的蛔虫较多、胆囊蛔虫病或有严重并发症,如肝脓肿、急性重症胆管炎、急性坏死性胰腺炎、胆汁性腹膜炎等。手术方式常采用胆总管切开探查取虫及T管引流。

三、护理诊断及合作性问题

1. 疼痛 与蛔虫刺激导致Oddi括约肌痉挛有关。

2. 知识缺乏 缺乏饮食卫生保健知识。

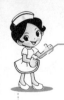

四、护理措施

（一）减轻或控制疼痛

1. 协助病人卧床休息和采取舒适体位，指导病人进行有节律的深呼吸，达到放松和减轻疼痛的目的。

2. 解痉止痛　遵医嘱给予解痉或止痛剂，以缓解疼痛。

（二）对症护理

病人呕吐时要做好呕吐的护理；疼痛间歇期指导病人注意休息，合理饮食。

（三）手术治疗的护理

对于手术治疗的病人，按照胆总管切开探查及 T 管引流术后的护理措施进行护理。

（四）健康指导

1. 养成良好的饮食和卫生习惯　不食生冷不洁食物，饭前便后要洗手，以降低肠道蛔虫感染率。

2. 正确服用驱虫药物　定期检查粪便，虫卵阳性者应做驱虫治疗。驱虫药物应在清晨空腹或晚上临睡前服用，服药后应注意观察大便中是否有蛔虫排出。

复习思考练习

1. 某病人，男性，40 岁，右上腹痛、高热 1 周。查体：急性病容，右上腹压痛伴肝大。血白细胞 18×10^9/L，中性粒细胞 0.95。B 型超声波检查提示肝内有液性病灶。问：
   (1) 该病人可能发生了什么病？
   (2) 为预防脱水，应保证该病人每天至少摄入多少液体量？

2. 某女性病人，36 岁，两天前突发上腹部疼痛，向右肩背部放射，伴恶心呕吐，近一天出现寒战高热。体检：体温 39.5 ℃，心率 112 次/分，血压 80/58 mmHg；表情淡漠，巩膜皮肤黄染；右上腹肌紧张、压痛、反跳痛，肠鸣音减弱。血白细胞 22×10^9/L。半年来有类似腹痛发作 2 次。问：
   (1) 该病人的初步诊断是什么？
   (2) 该病人的主要护理诊断有哪些？
   (3) 该病人的处理原则是什么？
   (4) 该病人术后 T 管护理的要点有哪些？

3. 某男孩，8 岁，突发剑突下阵发性钻顶样剧烈疼痛 3 小时，发作时患儿辗转哭闹，伴呕吐黄水，无畏寒发热。间歇期玩耍如常。问：
   (1) 该患儿的疾病诊断是什么？
   (2) 对该患儿的主要护理措施有哪些？
   (3) 对该患儿及家长的健康教育主要内容有哪些？

（王叔德）

第二十三章

胰腺外科疾病病人的护理

第一节 急性胰腺炎病人的护理

一、疾病概要

急性胰腺炎是指胰腺及其周围组织被胰腺分泌的消化酶"自身消化"所致的化学性炎症,为外科常见急腹症之一。分为急性水肿性胰腺炎和急性出血坏死性胰腺炎两种,前者病变较轻微,后者病情重、并发症多、病死率高。

（一）病因

急性胰腺炎的病因较复杂,任何造成胰液外溢和胰酶在腺体内被激活的因素均可引起急性胰腺炎。常见病因有:

1. 胆管疾病 是国内急性胰腺炎最常见的病因,占急性胰腺炎发病原因的50%以上,其中胆结石最为常见。主胰管与胆总管下端共同开口于十二指肠,当胆总管下端发生结石嵌顿、胆管蛔虫、Oddi 括约肌水肿和痉挛、Vater 壶腹部梗阻时,胆汁排出受阻,胆管压力增高,继发感染,脓性胆汁逆流进入胰管,激活胰酶,并导致胰小管和腺泡破裂。活化的胰酶和感染的胆汁渗入胰腺组织,引起自身消化和坏死。由胆管疾病所引起的急性胰腺炎称为胆源性胰腺炎。

2. 酗酒和暴饮暴食 是急性胰腺炎的重要诱因,也是导致其反复发作的主要原因。① 乙醇可刺激胃酸、促胰液素和胰液分泌增多。② 大量饮酒可致 Oddi 括约肌痉挛,使胰管堵塞,导致胰管内压增高,破坏腺泡。③ 乙醇对胰小管和腺泡均有直接的损害作用。④ 暴饮暴食常促使胰液分泌过度,在伴有胰管梗阻时,更易导致胰腺炎的发生。

3. 十二指肠液反流 十二指肠内压力增高时,十二指肠液反流到胰管内,其中的肠激酶等可激活胰液中各种酶,从而导致急性胰腺炎。

4. 创伤 上腹部手术、外伤可直接或间接损伤胰腺组织;经内镜逆行胰胆管造影检查,或内镜经 Vater 壶腹胆管取石术,均可并发急性胰腺炎。

5. 其他 ① 感染:如腮腺炎病毒、肝炎病毒、伤寒杆菌等感染,可累及胰腺。② 某些药物和毒性物质:如磺胺、噻嗪类药物、糖皮质激素、农用杀虫剂中毒等,可以导致急性胰腺炎。③ 代谢异常:高脂血症、高钙血症、与妊娠有关的代谢,可引发急性胰腺炎。④ 有少数患者最终因找不到明确的发病原因而被称为特发性急性胰腺炎。

（二）病理生理

急性胰腺炎的发病机制主要是由于胰酶对胰腺的自我消化和对其周围组织的消化，从而继发一系列的器官功能障碍。在正常情况下，胰液中的酶原不具活性，仅在十二指肠内被激活后才有消化功能，而且胰腺分泌的胰液排出顺利，所以胰液不损害胰腺组织。如果胰液排出受阻，使胰管内压力增高，导致细小胰管破裂，胰液进入胰腺组织间隙，胰蛋白酶原被激活，而消化胰腺组织，造成胰腺充血、水肿等急性炎症反应，称为水肿性胰腺炎。此时若能解除胰液逆流因素，炎症可以消退。如果病变进一步发展，活性很强的胰蛋白酶不仅能使组织蛋白质分解，还能激活其他胰酶如磷脂酶A、弹力纤维酶、糜蛋白酶、胶原酶和脂肪酶，而导致各种损害，引起胰腺及其周围组织广泛出血、坏死、脂肪皂化等，形成出血坏死性胰腺炎。此时胰周围组织有水肿；腹腔及腹膜后间隙有血性渗液；大网膜、肠系膜、腹膜后脂肪组织发生坏死溶解并与钙离子结合形成灰白色的皂化斑；继发感染可形成胰腺脓肿和全身严重感染；还可因胰酶、组织分解产物和感染毒素大量进入血液、呕吐、腹腔渗液等引起血容量减少，而导致休克；部分病人还可继发急性呼吸窘迫综合征、DIC甚至多器官功能衰竭。

二、护理评估

（一）健康史

注意询问病人有无胆管疾病、酗酒、暴饮暴食、腹部手术或外伤、感染及用药情况、是否行内镜检查或造影、有无高血脂、有无类似的发病史等。

（二）身体状况

1. 腹痛　为主要症状和首发症状，常在暴饮暴食或饮酒后突然发生。疼痛剧痛而持续，可有阵发性加剧，呈刀割样痛或绞痛。多在中上腹部或偏左，向腰背部呈带状放射。

2. 恶心、呕吐　出现腹痛时，即有频繁的恶心、呕吐；呕吐物为胃十二指肠内容物，偶可呈咖啡色，呕吐后腹痛无缓解。

3. 腹胀　与腹痛同时并存。由于腹腔内渗出液的刺激引起麻痹性肠梗阻，导致肠道积气积液引起腹胀。

4. 发热　轻型急性胰腺炎可无发热或轻度发热。胰腺坏死伴感染时，呈持续性高热。

5. 腹膜炎体征　急性水肿性胰腺炎时，中上腹部压痛，常无明显肌紧张；急性出血坏死性胰腺炎时，腹部压痛、反跳痛和肌紧张均明显，有移动性浊音，肠鸣音减弱或消失。

6. 水、电解质、酸碱平衡失调　呕吐和胰周渗出等造成病人脱水和代谢性酸中毒，严重呕吐出现代谢性碱中毒，钙与脂肪结合出现低钙血症。

7. 休克　急性出血坏死性胰腺炎病人可出现休克，甚至发生猝死。早期以低血容量性休克为主，后期并发感染时引起感染性休克。

8. 皮下出血　见于严重出血坏死性胰腺炎。胰液外溢经组织间隙渗至皮下，溶解皮下脂肪使毛细血管破裂发生出血。在腰部、季肋部皮肤出现大片青紫色淤斑，称 Grey-Turner征；脐周出现的蓝色改变称 cullen 征。

9. 黄疸　胆源性胰腺炎或胰头肿大压迫胆总管可出现黄疸。

（三）心理-社会状况

评估病人及其亲属是否由于病人病情较重、病程较长、费用高，而产生焦虑、恐惧、缺乏信心;对疾病的了解程度;经济承受能力。

（四）辅助检查

1. 实验室检查

（1）淀粉酶测定:对诊断意义极大。① 血清淀粉酶测定:在发病 1～2 小时即开始升高,24 小时达高峰,一般 2～5 天恢复正常。血清淀粉酶高于 500U/dL(正常值 40～180 U/dL,Somogyi 法),即提示本病。② 尿淀粉酶测定:发病 12～24 小时开始升高,48 小时达高峰,持续 1～2 周,甚至更长时间。尿淀粉酶高于 300U/dL(正常值 80～300 U/dL,Somogyi 法),提示本病。

（2）血常规检查:白细胞计数增高,中性粒细胞所占比例明显增高、核左移。

（3）C 反应蛋白(CRP):在胰腺坏死时 CRP 明显升高。

温 馨 提 示

CRP 是组织损伤和炎症的非特异标志物,对急性胰腺炎的诊断不具特异性,主要用于评估急性胰腺炎的严重程度。在胰腺坏死时 CRP 明显升高。

（4）血清钙测定:能反映病情的严重程度和预后。当血清钙降至 1.75 mmol/L 以下时,病人死亡率较高。

（5）其他:血糖、血脂升高,肝功能异常,血气分析及 DIC 指标异常等。

2. 影像学检查

（1）B 超检查:显示胰腺肿大、轮廓不规则,腹腔积液,同时可了解胆管有无异常。

（2）X 线检查:可显示肠管积气,左侧膈肌升高、左下胸腔积液等。

（3）CT、MRI 检查:可见胰腺弥漫性肿大、边界模糊、密度不均匀、胰内及胰周积液,对确定胰腺坏死部位、胰外侵犯程度和明确诊断有重要价值。

3. 腹腔穿刺 有腹膜炎体征而诊断胰腺炎困难时,可腹腔穿刺。胰腺炎时穿刺液外观呈血性混浊,可见脂肪小滴,并发感染时呈脓性。穿刺液淀粉酶测定若高于血清水平,对诊断有意义。

（五）治疗与配合

治疗要点为减轻腹痛、减少胰腺分泌、防治并发症。急性胰腺炎尚无继发感染者,首先均应采用非手术治疗;急性出血坏死性胰腺炎合并有感染者,需手术治疗;胆源性胰腺炎多数应该手术治疗以解除原因。

1. 非手术治疗

（1）禁食与胃肠减压:可以减少胰腺分泌,使胰腺得到休息,并可减轻恶心、呕吐和腹胀。

（2）解痉镇痛:应用阿托品解除 Oddi 括约肌痉挛,腹痛较重的可同时使用哌替啶。禁用吗啡,以免引起 Oddi 括约肌痉挛。

（3）抑制胰腺分泌:① 抗胆碱类药物,如阿托品等,有抑制胰腺分泌作用。② H_2 受体阻滞剂,如西咪替丁,可抑制胃酸以减少胰腺分泌。③ 生长抑素,如奥曲肽能有效抑制胰腺分泌功能。

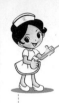

温馨提示

★

生长抑素是抑制胰腺分泌作用最强的药物。

（4）静脉补液：补充液体，加强营养支持，维持水、电解质和酸碱平衡，并补充能量。

（5）控制感染：急性胰腺炎在发病几小时内即可合并感染，病后应立即使用抗菌药物预防和控制感染。

（6）防治休克：记录24小时出入液量，根据病情，快速经静脉输入晶体液，并及时补充胶体液，以恢复有效循环血量。

2. 手术治疗

（1）适应证：① 伴有多器官功能损害，虽经积极治疗，但病情继续恶化。② 胰腺坏死继发感染。③ 胆源性胰腺炎。④ 胰腺或胰周出现脓肿。⑤ 不能排除其他外科急腹症。

（2）手术原则：清除胰腺及其周围的坏死组织，充分引流腹腔内液体，防止脓肿形成。

（3）手术方式：① 彻底清除胰腺和胰周坏死组织，或规则性胰腺切除。② 胰周、腹腔和盆腔深部置多个腹腔冲洗管及双套管，术后负压吸引和腹腔灌洗引流。③ 胆源性胰腺炎，应同时解除胆管梗阻。④ 胃空肠造瘘：胃造瘘可避免长期经鼻胃管胃肠减压造成的不适，空肠造瘘在肠道功能恢复时提供肠内营养。

三、护理诊断及合作性问题

1. 疼痛　与胰腺及其周围组织炎症，手术创伤有关。

2. 有体液不足的危险　与炎性渗出、出血、呕吐、禁食、发热、引流等有关。

3. 营养失调，低于机体需要量　与恶心、呕吐、禁食和大量消耗有关。

4. 体温过高　与炎症刺激及感染有关。

5. 潜在并发症　休克、MODS、感染、出血、胰瘘或肠瘘。

四、护理措施

（一）非手术疗法及术前护理

1. 一般护理

（1）休息与体位：病人应绝对卧床休息，协助病人取弯腰、屈膝侧卧位，以减轻腹痛。

（2）禁食与胃肠减压：通过禁食、胃肠减压减少胰腺分泌，并减轻腹痛和腹胀。

2. 病情观察　密切观察病人生命体征、意识状态、皮肤黏膜温度和色泽；记录24小时液体出入量；动态监测血糖、尿糖、血钙、血淀粉酶、肝功能和血气分析等。

3. 治疗配合

（1）控制感染：早期应用抗生素，预防和控制感染，并评估效果。

（2）抑制胰腺分泌和胰酶活性：遵医嘱应用阿托品、西咪替丁、奥曲肽等。注意观察药物疗效和不良反应。

（3）维持水和电解质平衡、防治休克：遵医嘱迅速补充液体和电解质。若病人有休克表现，应立即通知医生，并备好抢救物品，迅速建立两条有效输液通路，快速输液积极抗休克治疗。

（4）营养支持：早期经中心静脉置管给予肠外营养，待胰腺炎稳定，胃肠功能恢复后，逐步向肠内营养过渡，但应限制高脂饮食。

（5）对症护理：① 疼痛护理：遵医嘱给予解痉镇痛药物。② 高热护理：应补充液体，调节室温，给予物理降温，必要时给予药物降温。

（6）术前准备：如需手术应积极完善术前各种准备。

4. 心理护理　护士应为病人提供舒适的环境，了解病人的感受，耐心解答病人及其家属的问题，讲解有关胰腺炎的知识，帮助病人树立战胜疾病的信心。

（二）术后护理

手术后除继续执行非手术疗法和一般腹部手术后的护理外，重点做好以下护理：

1. 引流管护理　术后放置引流管较多，包括胃管、腹腔双套管、T 型管、空肠造瘘管、胰引流管、导尿管等。应分别标明每根引流管的名称，放置部位；将其妥善固定，防止滑脱；并与相应引流装置连接，保持引流管通畅；分别观察记录各引流液的量、颜色、性状；定时更换引流瓶（袋），注意无菌操作。

（1）腹腔双套管灌洗引流护理：① 腹腔灌洗：冲洗液常用生理盐水加抗生素，现配现用，维持 20～30 滴／分钟。② 保持引流通畅：维持一定的负压，但吸引力不宜过大，以免损伤内脏组织和血管；防止引流管受压、扭曲，管腔若有堵塞，可用生理盐水缓慢冲洗。③ 观察并记录引流液的量、颜色、性状。引流液若为混浊、脓性、胆汁或粪汁样，伴有发热和腹膜刺激征，应考虑胆瘘、肠瘘或胰瘘的可能。④ 引流管周围皮肤护理：保持引流管周围皮肤干燥、局部清洁后涂氧化锌软膏，防止胰液腐蚀。⑤ 监测：动态监测引流液的胰淀粉酶值，了解病情变化；引流液混浊时应做细菌培养。⑥ 拔管：体温正常并稳定 10 天左右，血白细胞计数正常，腹腔引流液少于 5 ml／天，引流液的淀粉酶值正常后可考虑拔管。拔管后注意拔管处伤口有无渗漏，若有渗出应及时更换敷料。

（2）经空肠造瘘给予要素饮食时，营养液要现配现用，注意浓度、温度和滴速。

2. 并发症的观察与护理

（1）多器官功能障碍：常见有急性呼吸窘迫综合征和急性肾衰竭。

1）急性呼吸窘迫综合征：根据病情，观察病人呼吸型态，监测血气分析；若病人出现呼吸困难和缺氧症状，应立即给予气管插管或气管切开辅助呼吸，并做好呼吸道护理。

2）急性肾衰竭：详细记录每小时尿量及 24 小出入液量，监测尿比重。遵医嘱给予利尿药、碳酸氢钠，或做血液透析。

（2）术后出血：定时监测生命体征，观察病人呕吐物及引流液色泽、量、性质。若因胰腺炎引起胃肠道黏膜糜烂出血，胃肠减压引流液为血性；若腹腔出血，腹腔引流液为血性。应及时清理血迹和引流的污物，按医嘱给予止血药物，及时补液或输血，并做好急症手术止血的准备。

（3）胰腺或腹腔脓肿：急性胰腺炎病人术后 2 周出现发热，腹部肿块，应检查有无胰腺脓肿或腹腔脓肿的发生。

（4）胰瘘、胆瘘或肠瘘：经腹壁切口渗出或引流管引流出无色透明或胆汁样的液体时，应考虑胰瘘或胆瘘；术后出现明显的腹膜刺激征，引流出胃肠液时，则应考虑肠瘘。应密切观察引流液的色泽和性质，监测引流液的胰酶值；保持引流通畅；保护引流口周围皮肤，可涂以氧化锌软膏，防止胰液腐蚀皮肤。

（三）健康指导

1. 向病人及家属介绍本病的主要诱发因素和疾病过程。

2. 指导病人注意饮食，避免酗酒、暴饮暴食，及时治疗胆管疾病，注意预防胆管蛔虫。

3. 腹痛缓解后，应从少量低脂、低糖饮食开始渐进恢复正常饮食，避免刺激性强、产气多、高脂和高蛋白饮食，戒除烟酒，防止复发。

4. 手术出院后 4～6 周避免过度劳累，康复期间，避免情绪激动，保持良好的精神状态，做一些增强体质的锻炼，定期到医院复诊。

第二节　胰腺癌病人的护理

一、疾病概要

胰腺癌（cancer of the pancreas）是消化系统较常见的恶性肿瘤，我国胰腺癌的发病率有逐年增高趋势。男性多于女性，好发年龄为 40 岁以上。早期诊断困难，手术切除率低，预后差。胰腺癌多发于胰腺头部，约占 75%，其次为胰体、尾部，全胰癌较少见。壶腹部癌（peri-ampullary carcinoma）系指发生于胆总管末端、壶腹部及十二指肠乳头附近的癌肿，在临床上与胰头癌有许多共同之处，恶性程度低于胰头癌。

（一）病因

尚不清楚，但认为与下列因素有关。① 吸烟与胰腺癌的发病密切相关。② 高蛋白和高脂肪饮食、糖尿病、慢性胰腺炎是胰腺癌的高危因素。③ 有遗传易感性。

（二）病理

胰腺癌的组织类型以导管细胞腺癌多见，其次为黏液癌和腺鳞癌。少见类型有囊腺癌和腺泡细胞。壶腹部癌以腺癌多见，其次为乳头状癌、黏液癌等。转移途径：① 淋巴转移：胰头癌可经淋巴转移至胰头前后、幽门上下、肝十二指肠韧带、肝总动脉、肠系膜根部及腹主动脉旁淋巴结；晚期可转移至左锁骨上淋巴结；② 直接蔓延：胰头癌可向周围组织直接浸润，如胆总管、胃、十二指肠、腹腔神经丛及邻近的血管；③ 血行转移：经血行转移到肺、骨、脑等处；④ 腹腔种植。

二、护理评估

（一）健康史

了解病人有无吸烟史、烟龄及数量；是否长期高蛋白和高脂肪饮食；有无其他伴随疾病，如糖尿病、慢性胰腺炎等；家族中有无胰腺肿瘤或其他肿瘤患者。

（二）身体状况

1. 上腹痛和上腹饱胀不适　是最常见的首发症状。病人出现上腹饱胀不适或上腹痛，并向肩背部放射。晚期腹痛加剧，并出现腰背痛，夜间尤甚，一般止痛药物无法缓解。

2. 黄疸　梗阻性黄疸是胰头癌的主要症状和体征，系癌肿侵犯或压迫胆总管所致。黄疸呈进行性加重，伴皮肤瘙痒、尿呈浓茶色、大便可呈白陶土色。

重点提示

★

进行性黄疸是胰头癌最主要的表现,但不是最早出现的症状。

3. 消化道症状 由于胰液和胆汁排出受阻,病人常有食欲不振、上腹饱胀、恶心、呕吐、消化不良或腹泻。

4. 肝和胆囊因胆汁淤积而肿大,常可触及肿大的胆囊。

5. 腹部肿块 属晚期体征。上腹部可及肿块,形态不规则,大小不一,质硬、固定,可伴有压痛。

6. 消瘦和乏力 病人在短时期内即可出现明显的消瘦和乏力,同时可伴有贫血、低蛋白血症等营养不良症状。

(三)心理-社会状况

了解病人及家属对本病的认识,对胰腺癌的诊治及预后是否产生焦虑、悲观等情绪;家庭经济承受能力。

(四)辅助检查

1. 实验室检查

(1)血清生化检查:胆管梗阻时血清总胆红素和直接胆红素进行性升高、尿胆红素阳性,碱性磷酸酶(AKP)升高,转氨酶可轻度升高,少数病人血糖升高。

(2)免疫学检查:癌胚抗原(CEA)、胰胚抗原(POA)、胰腺癌相关抗原(PCAA)、糖类抗原19-9(CA19-9)等血清学标记物水平可升高。其中CA19-9最常用于胰腺癌的辅助诊断和术后随访。

2. 影像学检查

(1)B超检查:可以发现2 cm以上的胰腺及壶腹部肿块、胆囊增大、胆管扩张;内镜超声能清晰显示胰腺各部的占位性病变。

(2)X线钡餐检查:胰头癌可显示十二指肠曲扩大,局部黏膜皱襞异常、充盈缺损、不规则、僵直等。

(3)CT:能较清晰显示肿瘤的形态、部位、大小,肿瘤与邻近血管的关系及腹膜后淋巴结转移情况。

(4)磁共振(MRI):能显示胰、胆管梗阻的部位和胰胆管扩张的程度。

(5)经内镜逆行胰胆管造影(ERCP):可直接观察十二指肠乳头部的病变,并能进行活检,造影可显示胆管或胰管的情况。同时可在胆管内植入支撑管,减轻黄疸。

(五)治疗与效果

早期手术切除是唯一有效的根治方法。多数胰腺癌病人在发现时病程已属晚期,手术切除率低,预后差。不能切除者行姑息性手术,辅以放疗或化疗。

1. 根治性手术 胰头癌根治性手术常用术式为胰头十二指肠切除术(Wipple手术),切除范围包括:胰头、远端胃、十二指肠、上段空肠、胆总管及胆囊,同时清除相关的淋巴结。再将胰、胆管、胃分别与空肠吻合,重建消化道。

2. 姑息性手术 对不能耐受手术或晚期病人不能行根治性切除的,可行姑息性手术。对黄疸者行胆-肠内引流术,也可经内镜下放置支架以解除黄疸。对伴有十二指肠梗阻者,同时施行胃-空肠吻合术。

3. 辅助治疗 全身或介入化疗、放疗、免疫疗法、中医中药等。

三、护理诊断及合作性问题

1. 焦虑 与对手术及预后的忧担有关。
2. 疼痛 与胰胆管梗阻、癌肿侵犯腹膜后神经丛及手术创伤有关。
3. 营养失调,低于机体需要量 与食欲下降、呕吐及癌肿消耗增加有关。
4. 潜在并发症 出血、感染、胰瘘、胆瘘、血糖异常。

四、护理措施

（一）一般护理

1. 饮食与营养支持 术前给予高热量、高蛋白、高维生素饮食,必要时采取肠外营养支持,根据需要适当补给全血、血浆或清蛋白。维持水、电解质和酸碱平衡等。术后禁食、胃肠减压期间,静脉补充营养。肠功能恢复并拔除胃管后给予少量流质,再逐步过渡至正常饮食。胰腺切除术后,胰外分泌功能严重减退,应根据胰腺功能给予消化酶制剂或止泻剂。

2. 对症护理 黄疸致皮肤瘙痒者,可用止痒药物涂抹,避免指甲抓伤皮肤。疼痛者给予有效止痛护理。

3. 其他 手术前安置胃管,做好其他常规术前准备的护理。

（二）病情观察

术后密切观察生命体征变化,监测尿量、血常规、肝肾功能、血糖、尿糖和酮体的变化,注意意识和黄疸的变化。

（三）治疗配合

1. 积极保肝 术前一周给予保肝治疗,补充维生素 K,使凝血酶原时间恢复正常。

2. 控制血糖 合并糖尿病者,遵医嘱用胰岛素将血糖控制在 7.2~8.9 mmol/L,尿糖为（-）~（+）,无酮症酸中毒时可考虑安排手术。胰腺癌术后病人,应动态监测血糖水平,对合并高血糖者,遵医嘱给予胰岛素,血糖应控制在 8.4~11.2 mmol/L。若发生低血糖,应补充适量的葡萄糖。

3. 防治感染 有胆管感染者,遵医嘱给予抗生素治疗。术后继续应用抗生素预防感染。及时更换伤口敷料,注意无菌操作。

4. 肠道准备 术前 2 天给予流质饮食,术前 2~3 天口服抗生素如庆大霉素或新霉素,手术前晚清洁灌肠,以减少术后腹胀和并发症发生。

5. 术后引流管护理 了解各引流管的引流部位和作用,如胃肠减压管、胆管引流管、胰管引流管、腹腔引流管等。注意妥善固定,保持引流通畅,观察并记录各种引流液的量、颜色、性状,警惕有无出血、胆瘘、胰瘘、吻合口瘘或继发腹腔感染的发生。腹腔引流管一般放置 5~7 天,胃肠减压管一般留至胃肠蠕动功能恢复,胆管引流管约需 2 周左右,胰管引流在 2~3 周后可拔除。

6. 术后并发症的观察与护理

（1）出血:术后 1~2 日内的早期出血,可因凝血机制障碍、止血不彻底或不可靠引起;术后 1~2 周出血可能为胰液、胆汁腐蚀所致,表现为经引流管引流出血性液体、呕血、便血、甚至休克。出血量少者可予止血药、补液以及输血等治疗,出血量大者需手术止血。

（2）胰瘘:发生于术后 1 周左右,表现为突然剧烈腹痛、腹胀、发热、典型者可见腹腔引流管或伤口流出清亮液体,腹腔引流液测得淀粉酶。应给予持续负压引流,周围皮肤涂以氧化锌软膏保护,多数胰瘘可以自愈。

（3）胆瘘：多发生于术后 5～10 天,表现为发热、腹痛、腹肌紧张、腹膜刺激征,T 管引流量突然减少,腹腔引流管或腹壁伤口溢出胆汁样液体。处理上应保持 T 管引流通畅,予以腹腔引流,加强支持治疗,同时做好手术的准备。

（4）胆管感染：多为逆行性感染,餐后平卧更易引发,表现为腹痛、发热、黄疸,严重时可致脓毒症。餐后宜坐位 15～30 分钟,以利胃肠内容物引流,可减少发生。治疗主要为应用抗生素、利胆药物,改善胃肠功能。

（四）心理护理

胰腺癌患者大多就诊晚,预后差;患者又多处于 40 岁左右,家庭负担重,常会使患者出现否认、悲哀、畏惧和愤怒情绪,对治疗缺乏信心,应以同情、理解的心态对待病人,做好病人和家属的心理工作,使之树立战胜疾病的信心。

（五）健康指导

1. 年龄在 40 岁以上,短期内出现持续性上腹部疼痛、腹胀、食欲减退、消瘦等症状时,应注意对胰腺做进一步检查。

2. 饮食宜少量多餐,以均衡饮食为主。

3. 病人出院后如出现消化不良、腹泻等,多因胰腺切除后,剩余胰腺功能不足,可适当应用胰酶以减轻症状。

4. 定期监测血糖、尿糖,发生糖尿病时给予药物治疗和饮食控制。

5. 按时放疗或化疗,同时定期复查血常规,一旦白细胞计数小于 $3 \times 10^9/L$ 应暂停放疗或化疗。

6. 术后每 3～6 个月复查一次,若出现进行性消瘦、贫血、乏力、发热等症状,应及时复诊。

复习思考练习

1. 某男,45 岁,因进油腻饮食后 4 小时出现上腹部疼痛,伴恶心、呕吐。自服止痛药和抗生素无效,12 小时后就诊。体检：体温 37.8 ℃,心率 110 次/分,呼吸 20 次/分,血压 112/74 mmHg,腹平软,左中上腹压痛,无反跳痛,腹腔穿刺阴性。血淀粉酶 500U/dL(Somogyi 法)。问：

（1）该病人的初步诊断是什么？

（2）该病人最适宜的治疗措施是什么？

（3）该病人的主要护理诊断有哪些？

（4）该病人的主要护理措施有哪些？

2. 某男性,54 岁,进行性黄疸 2 个月,诊断为胰头癌,行胰、十二指肠切除术,术后第 5 天,突然出现上腹疼痛,腹腔穿刺抽出含胆汁的液体。问：

（1）你认为该病人最可能出现了何种并发症？

（2）你认为该病人合适的处理方法是什么？

（王叙德）

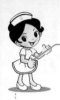

第二十四章

外科急腹症病人的护理

一、疾病概要

外科急腹症是以急性腹痛为突出表现的腹部疾病,起病急、进展快、变化多、病情重,常需及时诊断与处理。

(一)病因

外科急腹症常见的原因有

1. 感染性病变　如急性阑尾炎、急性胆囊炎。
2. 穿孔性病变　如急性胃、十二指肠穿孔。
3. 出血性病变　如外伤性脾破裂、肝破裂。
4. 梗阻性病变　如急性肠梗阻、输尿管结石。

(二)病理生理

急腹症的腹痛表现可在同一疾病有不同的表现,亦可在不同疾病有相似的表现。了解腹痛的病理生理及其变化规律将有助于诊断。

1. 内脏性疼痛　由内脏神经感觉纤维传入。其疼痛特点是:① 痛觉迟钝,对刺、割、烧灼等刺激不敏感,但对较强的张力(如牵拉、膨胀、痉挛)及缺血、炎症较敏感;② 痛感弥散,定位不准确;③ 疼痛过程缓慢、持续。

2. 躯体性疼痛　由躯体神经感觉纤维传入。其特点是对各种疼痛刺激能准确反映病变刺激的部位,常引起腹膜刺激征的表现。

3. 牵涉性疼痛　又称放射痛,指某个内脏病变产生的痛觉信号,被定位于远离该内脏的身体其他部位。如急性胆囊炎,除右上腹痛外,也常有右肩背部疼痛。

二、护理评估

(一)健康史

了解病人的年龄、性别、职业,腹痛发生的时间、与饮食的关系,腹痛加剧和缓解相关的因素,女性病人的月经、生育史等。

（二）身体状况

1. 症状

（1）腹痛：是急腹症的主要症状，要了解腹痛的情况。① 诱因：了解不同诱因下出现的腹痛，有助于急腹症的诊断。如外伤后出现的腹痛，应考虑腹腔内脏损伤。进食油腻食物后出现的腹痛，应考虑急性胆囊炎、胆石症。饱餐后剧烈运动后出现腹痛，应考虑肠扭转。② 部位及范围：腹痛的部位一般就是病变器官的部位，范围越大，提示病情越重。③ 性质及过程：绞痛往往提示空腔脏器的梗阻，如肠梗阻、胆管结石等。胆管蛔虫病常表现间歇性剑突下钻顶样痛。胃、十二指肠溃疡穿孔，多为上腹部刀割样痛，迅速播散到全腹。④ 程度：一般而言，炎症病变引起的腹痛较轻，空腔脏器痉挛、梗阻，脏器扭转、嵌顿、绞窄缺血引起的腹痛较重。⑤ 腹痛的放射或转移：一些部位的疼痛常放射到固定的区域，如胆囊的疼痛可放射到右肩背部。

（2）其他伴随症状：① 呕吐：腹痛初起反射性呕吐，呕吐次数少，机械性肠梗阻呕吐可频繁而剧烈；腹膜炎致肠麻痹，其呕吐呈溢出性，血性或咖啡色呕吐物常提示发生肠绞窄。② 腹胀。③ 排便改变：肛门停止排便排气是肠梗阻典型症状之一；腹腔脏器炎症伴有大便次数增多或里急后重，应考虑盆腔脓肿形成；果酱样血便或黏液血便是肠套叠等肠管绞窄的特征。④ 发热。⑤ 黄疸：可能系肝胆疾病或继发肝病变。⑥ 血尿或尿频、尿急、尿痛：应考虑泌尿系损伤、结石或感染等。

2. 体征

（1）望诊：观察腹部形态及腹式呼吸运动，有无肠型、肠或胃蠕动波，有无局限性隆起或腹股沟肿块等。

（2）触诊：有无腹部压痛，压痛部位常是病变器官所在处。如有腹膜刺激征，应了解其部位、范围及程度；弥漫性腹膜炎压痛和肌紧张的显著处也常为原发病变处；若触及腹部包块时，应注意部位、大小、形状、质地、压痛情况、活动度等，并结合其他症状和检查，以区别炎性包块、肿瘤、肠套叠或肠扭转、尿潴留等。

（3）叩诊：叩肝浊音界，胃肠穿孔或肠胀气时肝浊音界缩小或消失；炎性肿块、扭转的肠襻可呈局限性浊音区；腹膜炎渗液或腹腔内出血可有移动性浊音；膈下感染者在季肋区叩痛明显。

（4）听诊：肠鸣音亢进、有气过水声，金属高调音是机械性肠梗阻的特征；腹膜炎发生时肠鸣音减弱或消失。

（5）直肠指检：应注意有无触痛、指套上是否有血迹。如盲肠后位阑尾炎，在直肠右侧壁可有触痛；盆腔积液或积血时，膀胱或子宫直肠陷凹处可有波动或饱满感，肠套叠时指套上常有血迹。

（三）辅助检查

1. 实验室检查　血、尿、粪便常规及血、尿淀粉酶检查。

2. 影像学检查　包括 X 线、B 超、CT 和 MRI 检查。

3. 内窥镜检查　胃镜、肠镜、腹腔镜等。

4. 诊断性穿刺　腹腔穿刺，阴道后穹隆穿刺，用于不易明确诊断的急腹症。

（四）诊断与鉴别诊断

1. 外科腹痛特点　一般先有腹痛，然后出现发热等伴随症状。腹痛或压痛部位较固定，程度重。常出现腹膜刺激征,甚至休克。① 感染性病变:一般起病缓慢,腹痛由轻至重,呈持续性。体温升高,血白细胞及中性粒细胞增高。② 穿孔性病变:腹痛突然,呈刀割样持续性剧痛。迅速出现腹膜刺激征,容易波及全腹,但病变处最为显著。有气腹表现,如肝浊音界缩小或消失,X线见膈下游离气体。有移动性浊音,肠鸣音消失。③ 出血性病变:多在外伤后迅速发生。常导致失血性休克,可有不同程度的腹膜刺激征。腹腔穿刺可抽出不凝固性血液。④ 梗阻性病变:起病较急,以阵发性绞痛为主。

2. 内科腹痛特点 一般先出现发热,后有腹痛或胃肠道症状。腹痛部位不固定,程度较轻,无明显的腹肌紧张。

3. 妇科腹痛特点 以下腹部或盆腔内疼痛为主,常伴有白带增多、阴道流血,或有停经史、月经不规则,或与月经周期有关。

三、护理诊断及合作性问题

1. 疼痛 与腹腔炎症、穿孔、出血、梗阻或绞窄有关。

2. 体液不足 与禁食、丢失过多有关。

3. 体温过高 与腹腔炎症、腹腔感染有关。

4. 焦虑或恐惧 与发病突然、剧烈疼痛、手术压力和担心预后有关。

5. 潜在并发症 腹腔脓肿、休克等。

四、护理措施

（一）一般护理

1. 体位 一般情况良好者或病情允许时,宜取半卧位;有休克者取平卧位。

2. 饮食 根据病情及医嘱做好相应的饮食护理。对诊断不明或病情较重者,禁食水。

（二）病情观察

严密观察病情,定时观察生命体征、腹部症状和体征、有无伴随症状,动态观察实验室检查结果,详细记录液体出入量,注意有无脱水等体液紊乱或休克表现。

（三）治疗配合

外科急腹症发病急、进展快、病情危重,治疗应及时、准确及有效。

1. 非手术治疗护理 适用于诊断明确、病情较轻者;诊断不明,但病情稳定、无腹膜炎体征者。给予禁食、输液、胃肠减压和抗生素治疗。在治疗的同时加强临床观察和实验室检测,判断病人病情变化。

（1）胃肠减压:根据病情或医嘱决定是否施行胃肠减压。

（2）"四禁":外科急腹症病人在没有明确诊断前,应严格执行"四禁",即:禁用吗啡类止痛药、禁饮食、禁服泻药、禁灌肠。

（3）输液或输血:立即建立静脉输液通道,必要时输血或血浆等。

（4）抗感染:遵医嘱给予抗生素。

（5）疼痛护理:一般可给予针刺止痛,但在病情观察期间应慎用止痛剂;对诊断明确的单纯性胆绞痛、肾绞痛等,可给予解痉剂和镇痛剂;凡诊断不明或治疗方案未确定的急腹症病人,应禁用吗啡、哌替啶类麻醉性镇痛药,以免掩盖病情;对已决定手术的病人,可以适当使用镇痛药,以减轻其痛苦。

（6）必要的术前准备：及时做好药物过敏试验、配血、备皮、有关常规实验室检查或器官功能检查等，以备应急手术。

2. 手术治疗护理　诊断明确需立即处理的急腹症；诊断不明，但病情危重、腹痛和腹膜炎体征加剧、全身中毒症状明显者。

1. 某患者，女性，25 岁。诉 4 小时前脐周疼痛，后疼痛转移至右下腹。查体：体温：38.2 ℃，脉搏 108 次/分；右下腹压痛、肌紧张、反跳痛、肠鸣音消失；WBC 15.0×10⁹/L。

   问：该患者可能诊断是什么？术前护理应注意哪些方面？

2. 某患者，男，23 岁。腹部外伤后 2 小时，上腹痛，恶心，未吐。查体：面色苍白，心率 104 次/分，血压 90/70 mmHg。上腹压痛，肌紧张，以右上腹显著，肠鸣音弱，移动性浊音（＋），血红蛋白 110 g/L，白细胞 12×10⁹/L，中性粒细胞 80％。

   为确诊该病，最简单、有效的诊断措施是什么？

（徐幼坤）

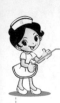

第二十五章

周围血管疾病病人的护理

第一节 单纯性下肢静脉曲张病人的护理

一、疾病概要

单纯性下肢静脉曲张又称原发性下肢静脉曲张,系指病变范围仅位于下肢浅静脉者。大多发生在大隐静脉,少数合并小隐静脉曲张或单独发生在小隐静脉。

(一)解剖生理概要

1. 下肢静脉由浅静脉、深静脉、交通静脉组成。浅静脉位于皮下,深静脉位于肌中间,与同名动脉伴行,深、浅静脉之间通过交通静脉连接(图 25 - 1)。

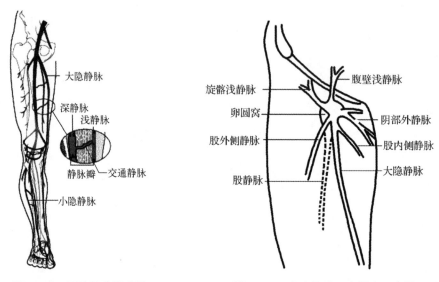

图 25 - 1 下肢静脉模式图   图 25 - 2 大隐静脉 5 个属支示意图

(1)下肢浅静脉:主要有大隐静脉和小隐静脉两条主干。大隐静脉起自足背静脉网的内侧,沿下肢内侧上行,在腹股沟韧带下穿过卵圆窝注入股总静脉。大隐静脉注入股总静脉前,主要有 5 个属支:阴部外静脉、腹壁浅静脉、旋髂浅静脉、股内侧静脉和股外侧静脉(图 25 - 2)。小隐静脉起自足背静脉网的外侧,自外踝后方上行,逐渐转至小腿背侧中线,在腘窝处穿过深筋膜注入腘静脉。

(2)下肢深静脉:主要由胫前、胫后和腓静脉组成,三者先后汇合成为腘静脉,经腘窝进入内收肌管裂孔,上行为股浅静脉,在大腿上部与股深静脉汇合为股总静脉。

2. 下肢血流动力学 下肢静脉血流能对抗重力而向心回流,主要依赖于:

(1)静脉瓣膜向心单向开放功能。

(2)肌关节泵的动力功能。

(3)心脏的搏动和胸腔内负压对周围静脉血的向心吸引作用。

（二）病因

静脉壁软弱、静脉瓣膜缺陷以及浅静脉内压力持续升高是引起浅静脉曲张的主要原因。相关因素有:

1. 先天性因素 静脉瓣膜缺陷和静脉壁薄弱是全身支持组织薄弱的一种表现,与遗传因素有关。有些病人下肢静脉瓣膜稀少,有的甚至完全缺如,造成静脉血逆流。

2. 后天性因素 增加下肢血柱重力和循环血量超负荷是造成下肢静脉曲张的后天因素。任何增加血柱重力的因素,如长期站立、重体力劳动、妊娠、慢性咳嗽、习惯性便秘等,都可使静脉瓣膜承受过度的压力,逐渐松弛而关闭不全。循环血量经常超过负荷,造成压力升高、静脉扩张可导致瓣膜相对性关闭不全。

二、护理评估

1. 健康史 有从事重体力劳动、长时间站立、腹内压增高等因素的存在。

2. 身体状况

(1)早期仅在长时间站立后患肢小腿感觉沉重、酸胀、乏力和疼痛。

(2)后期深静脉和交通静脉瓣膜功能破坏后,曲张静脉明显隆起,蜿蜒成团,并可出现踝部轻度肿胀和皮肤营养不良,包括皮肤萎缩、脱屑、瘙痒、色素沉着、皮肤和皮下组织硬结。可发生湿疹、溃疡、曲张静脉破裂出血等并发症。

3. 心理-社会状况 下肢静脉曲张是否影响生活与工作;病人是否因慢性溃疡或创面经久不愈而紧张不安和焦虑;病人对本病防治知识的了解程度。

4. 辅助检查

(1)特殊检查

1)大隐静脉瓣膜功能试验(Trendelenburg test):病人平卧,抬高下肢排空静脉,在大腿根部扎止血带阻断大隐静脉,然后让病人站立,10 秒钟内放开止血带,若出现自上而下的静脉逆向充盈,提示瓣膜功能不全。若未放开止血带前,止血带下方的静脉在 30 秒内已充盈,则表明交通静脉瓣膜关闭不全。根据同样原理在腘窝部扎止血带,可检测小隐静脉瓣膜的功能[图 25 - 3(1)]。

2)深静脉通畅试验(Perthes test):用止血带阻断大腿浅静脉主干,嘱病人连续用力踢腿或做下蹲活动 10 余次,随着小腿肌泵收缩迫使浅静脉血向深静脉回流而排空。若在活动后浅静脉曲张更为明显、张力增高,甚至出现胀痛,提示深静脉不通畅[图 25 - 3(2)]。

3)交通静脉瓣膜功能试验(Pratt test):病人仰卧,抬高下肢,在大腿根部扎上止血带,然后从足趾向上至腘窝缠缚第一根弹力绷带,再自止血带处向下,缠绕第二根弹力绷带;让病人站立,一边向下解开第一根弹力绷带,一边向下缚缠第二根弹力绷带,如果在第二根绷带之间的间隙内出现曲张静脉,即意味该处有功能不全的交通静脉[图25-3(3)]。

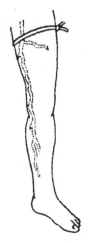 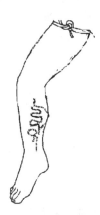 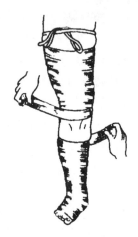

　　　（1）Trendelenburg 试验　　　　　　（2）Perthes 试验　　　　　　　（3）Pratt 试验

图 25-3　下肢静脉瓣膜功能试验

（2）影像学检查

1）下肢静脉造影:可观察下肢静脉是否通畅、瓣膜功能情况以及病变程度。在深静脉逆行造影时,若见到造影剂向远段逆流,提示深静脉瓣膜功能不全,而非原发性下肢静脉曲张。

2）血管超声检查:超声多普勒血流仪能观察静脉反流的部位和程度,超声多普勒显像仪可以观察瓣膜关闭活动及有无逆向血流。

5. 处理原则

（1）非手术治疗:只能改善症状。适用于:病变局限,症状较轻;妊娠期间发病;症状虽然明显,但不能耐受手术者。主要方法有:

1）促进静脉回流:避免久站、久坐,间歇性抬高患肢。患肢穿弹力袜或用弹力绷带,使曲张静脉处于萎瘪状态。弹力袜远侧的压力应高于近侧,以利回流。

2）注射硬化剂和压迫疗法:适用于病变范围小且局限者,亦可作为手术的辅助治疗,处理残留的曲张静脉。常用的硬化剂有鱼肝油酸钠、酚甘油液等。将硬化剂注入曲张的静脉后局部加压包扎,利用硬化剂造成的静脉炎症反应使其闭塞。

3）处理并发症

① 血栓性浅静脉炎:给予抗菌药及局部热敷治疗。

② 湿疹和溃疡:抬高患肢并给予创面湿敷。

③ 曲张静脉破裂出血:经抬高患肢和局部加压包扎止血,必要时予以缝扎止血。待并发症改善后择期手术治疗。

（2）手术治疗:适用于深静脉通畅、无手术禁忌证者,是治疗下肢静脉曲张的根本方法（图25-4）。

1）传统手术:涉及三个方面:① 高位结扎大隐静脉或小隐静脉。② 剥除大隐或小隐静脉主干及曲张静脉（图25-4）。③ 结扎功能不全的交通静脉。

2）微创疗法:伴随医学激光和超声等技术的飞速发展,近年来出现了静脉腔内激光治疗（endovascular laser treatment,EVLT）、内镜筋膜下交通静脉结扎术（subfascial endo-scopic

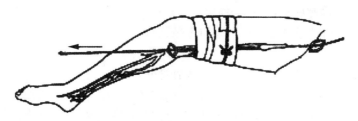

图 25-4　大隐静脉剥脱术示意图

perforator vein surgery,SEPS)、旋切刀治疗以及静脉内超声消融治疗等微创疗法。微创手术的特点是创伤小、恢复快,有替代传统治疗方式的趋势。

三、护理诊断及合作性问题

1. 活动无耐力　与下肢静脉回流障碍有关。

2. 皮肤完整性受损　与皮肤营养障碍、慢性溃疡有关。

3. 潜在并发症　深静脉血栓形成、小腿曲张静脉破裂出血。

四、护理措施

1. 促进下肢静脉回流,改善活动能力

(1) 穿弹力袜或缚扎弹力绷带:指导病人行走时穿弹力袜或使用弹力绷带,促进静脉回流。穿弹力袜时应抬高患肢,排空曲张静脉内的血液后再穿,注意弹力袜的薄厚、压力及长短应符合病人的腿部情况。弹力绷带应自下而上包扎,包扎不应妨碍关节活动,并注意保持合适的松紧度,以能扪及足背动脉搏动和保持足部正常皮肤温度为宜。手术后弹力绷带一般需维持 2 周方可拆除。

弹性绷带的使用方法

包扎前应使静脉排空,应从肢体远端开始,逐渐向上缠绕。宽度和松紧度适宜,松紧度以能将一个手指伸入缠绕的圈内并能扪及足背动脉搏动、保持足部正常皮温为宜。使用中注意观察肢端皮肤色泽、患肢肿胀情况,以了解效果。

(2) 保持合适体位:采取良好坐姿,坐时双膝勿交叉过久,以免压迫腘窝、影响静脉回流;休息或卧床时抬高患肢 30°~40°,以利静脉回流。

(3) 避免引起腹内压和静脉压增高的因素:保持大便通畅,避免长时间站立,肥胖者应有计划地减轻体重。

2. 预防或处理创面感染

(1) 观察患肢情况:观察患肢远端皮肤的温度、颜色,是否有肿胀、渗出,局部有无红、肿、压痛等感染征象。

(2) 加强下肢皮肤护理:预防下肢创面继发感染,做好皮肤湿疹和溃疡的治疗和换药,促进创面愈合。

3. 并发症的预防和护理

(1) 术后早期活动:病人卧床期间指导其做足部伸屈和旋转运动;术后 24 小时鼓励病人

下地行走,促进下肢静脉回流,避免深静脉血栓形成。

(2)保护患肢:活动时避免外伤引起曲张静脉破裂出血。

4. 健康教育

(1)指导病人进行适当的体育锻炼,增强血管壁弹性。

(2)非手术治疗病人应坚持长期使用弹力袜或弹力绷带,术后宜继续使用1~3个月。

(3)平时应保持良好的坐姿,避免久站;坐时避免双膝交叉过久,休息时抬高患肢。

(4)去除影响下肢静脉回流的因素:避免用过紧的腰带和紧身衣物。

(5)保持大便通畅,避免肥胖。

第二节　下肢深静脉血栓形成病人的护理

一、疾病概要

下肢深静脉血栓形成是指血液在深静脉内不正常地凝结、阻塞管腔,导致静脉回流障碍。全身主干静脉均可发病,以下肢静脉多见。若未予及时治疗,将造成慢性深静脉功能不全,影响生活和工作,甚至致残。

1. 病因　静脉壁损伤、血流缓慢和血液高凝状态是导致深静脉血栓形成的三大因素,其中血液高凝状态是最重要的因素。静脉损伤时,可因内膜下层及胶原裸露而启动内源性凝血系统,形成血栓;血流缓慢主要见于长期卧床、手术以及肢体制动的病人;血液高凝状态主要见于妊娠、产后、术后、创伤、肿瘤、长期服用避孕药等情况,可由于血小板数增高、凝血因子含量增加、抗凝血因子活性降低而造成血管内异常凝结形成血栓。

2. 病理生理　典型的血栓包括:头部为白血栓,颈部为混合性血栓,尾部为红血栓。血栓形成后可向主干静脉近端和远端滋长蔓延;随后,可在纤溶酶的作用下溶解消散,或血栓与静脉壁粘连并逐渐机化;最终形成边缘毛糙、管径粗细不一的再通静脉。同时因静脉瓣膜的破坏,造成继发性深静脉瓣膜功能不全。

二、护理评估

1. 健康史

(1)一般情况:病人的年龄、性别、婚姻和职业。

(2)血栓形成的诱因:近期是否有外伤、手术、分娩、感染等病史,是否妊娠。

(3)既往史:有无肿瘤或出血性疾病;是否长期服用避孕药、输液、卧床及肢体固定等。

2. 身体状况

(1)局部表现:因血栓形成的部位不同,临床表现各异。主要表现为血栓静脉远端回流障碍的症状。

1)中央型:血栓发生于髂-股静脉,左侧多于右侧。表现为起病急骤,患侧髂窝、股三角区有疼痛和压痛,浅静脉扩张,下肢肿胀明显,皮温及体温均升高。

2)周围型:包括股静脉及小腿深静脉血栓形成。前者主要表现为大腿肿痛而下肢肿胀不严重;后者的特点为突然出现小腿剧痛,患足不能着地和踏平,行走时症状加重,小腿肿胀且有深压痛,做踝关节过度背屈试验时小腿剧痛(Homans征阳性)。

3)混合型:为全下肢深静脉血栓形成。主要表现为全下肢明显肿胀、剧痛、苍白(股白肿)和压痛,常有体温升高和脉率加速;任何形式的活动都可使疼痛加重。若进一步发展,肢体极度肿胀而压迫下肢动脉并出现动脉痉挛,从而导致下肢血供障碍,足背和胫后动脉搏动消失,进而足背和小腿出现水疱,皮肤温度明显降低并呈青紫色(股青肿);若处理不及时,可发生静脉性坏疽。

(2) 全身表现:病人常有头痛、头胀等症状;溶栓及抗凝治疗期间有出血倾向,如皮下出血点,鼻、牙龈出血,穿刺点和伤口渗血,血尿或黑便等。

3. 心理-社会状况　病人因患肢出现持续剧烈的疼痛、肿胀所产生的痛苦、焦虑、悲观的心态和程度;家庭成员能否给予病人足够的支持。

4. 辅助检查

(1) 超声多普勒检查:通过测定静脉最大流出率可判断下肢主干静脉是否有阻塞,但对小静脉的血栓敏感性不高。

(2) 静脉造影:可直接显示下肢静脉的形态,有无血栓存在,血栓的形态、位置、范围和侧支循环。

5. 处理原则　包括非手术治疗和手术取栓两类。急性期以血栓消融为主,中晚期则以减轻下肢静脉淤血和改善生活质量为主。

(1) 非手术治疗包括一般处理、溶栓、抗凝和祛聚疗法。

1) 一般处理:卧床休息,抬高患肢,适当应用利尿药以减轻肢体肿胀。全身症状和局部压痛缓解后,可进行轻便活动。下床活动时,应穿弹力袜或用弹力绷带。

2) 溶栓疗法:适用于病程不超过 72 小时者。常用药物有尿激酶、重组链激酶、重组组织纤溶酶原激活物等药物,溶于液体中经静脉滴注,共 7～10 天。

3) 抗凝疗法:适用于范围较小的血栓。通过肝素和香豆素类抗凝剂预防血栓的繁衍和再生、促进血栓的消融。大多先用肝素,继以香豆素类药物,一般用华法林,维持 3～6 个月。

4) 祛聚疗法:祛聚药物有右旋糖酐、丹参等药物,能扩充血容量、稀释血液、降低黏稠度。其他抗血小板凝聚药物,如:阿司匹林、双嘧达莫(潘生丁)等,可以防止血小板凝聚,常作为辅助疗法。

(2) 手术治疗常用于下肢深静脉,尤其髂-股静脉血栓形成不超过 48 小时者。对已出现股青肿征象、即使病期较长者,亦应行手术取栓以挽救肢体。采用 Fogarty 导管取栓(图 25 - 5),术后辅以抗凝、祛聚疗法、防止再发。

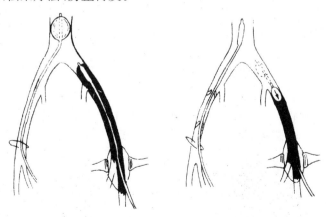

图 25 - 5　Fogarty 带囊导管取栓

三、护理诊断及合作性问题

1. 疼痛　与深静脉回流障碍或手术创伤有关。

2. 自理缺陷　与急性期需绝对卧床休息有关。

3. 潜在并发症　出血、栓塞。

四、护理措施

1. 缓解疼痛

(1) 观察和记录：密切观察病人患肢疼痛的部位、程度、动脉搏动、皮肤的温度、色泽和感觉，每日测量、比较并记录患肢不同平面的周径。

(2) 抬高患肢：患肢宜高于心脏平面 20～30 cm，可促进静脉回流并降低静脉压，减轻疼痛与水肿。

(3) 有效止痛：疼痛剧烈或术后切口疼痛的病人，可遵医嘱给予有效止痛措施，如口服镇痛药物、间断肌内注射哌替啶或术后应用镇痛泵等。

2. 加强基础护理和生活护理，满足卧床病人生理需求。

3. 并发症的预防和护理

(1) 预防出血：

1) 观察抗凝状况：根据抗凝药物的作用时间观察抗凝状况。

① 肝素：静脉注射 10 分钟后即产生抗凝作用，但作用时间短，一般维持 3～6 小时。维持凝血时间超过正常值（试管法，4～12 分钟）约 2 倍为宜。若测得凝血时间为 20～25 分钟，应请示医师调整用药剂量。

② 香豆素类药物：一般在用药后 20～48 小时才开始起效。半衰期长，有药物累积作用，停药后 4～10 天药物作用才完全消失。用药期间应每日测定凝血酶原时间，测定结果应控制在正常值的 20%～30%。

2) 观察出血倾向：应用抗凝药物最严重的并发症是出血，因此，在抗凝治疗时要严密观察有无全身性出血倾向和切口渗血情况。每次用药后都应在专用记录单上记录时间、药名、剂量、给药途径和凝血时间、凝血酶原时间的检查化验结果，并签名。

3) 紧急处理出血：若因肝素、香豆素类药物用量过多引起凝血时间延长或出血，应及时报告医师并协助处理，包括立即停用抗凝药、遵医嘱给予硫酸鱼精蛋白对抗肝素、静脉注射维生素 K_1 对抗口服抗凝药，必要时给予输新鲜血。

(2) 预防栓塞：

1) 卧床休息：急性期病人应绝对卧床休息 10～14 天，床上活动时避免动作幅度过大；禁止按摩患肢，以防血栓脱落和导致其他部位的栓塞。

2) 肺动脉栓塞：若病人出现胸痛、呼吸困难、血压下降等异常情况，提示可能发生肺动脉栓塞，应立即嘱病人平卧，避免做深呼吸、咳嗽、剧烈翻动，同时给予高浓度氧气吸入，并报告医师，配合抢救。

4. 其他

(1) 饮食：进食低脂、富含纤维素的食物，以保持大便通畅，尽量避免因排便困难引起腹内压增高而影响下肢静脉回流。

(2) 术后抬高患肢 30°，鼓励病人尽早活动，以免再次血栓形成。恢复期病人逐渐增加活动量,如增加行走距离和锻炼下肢肌,以促进下肢深静脉再通和侧肢循环的建立。

5. 健康教育

(1) 戒烟:告诫病人要绝对禁烟,防止烟草中尼古丁刺激引起血管收缩。

(2) 饮食:进食低脂、高纤维素的饮食;保持大便通畅。

(3) 适当运动,促进静脉回流:血流缓慢是引发深静脉血栓形成的重要因素,应鼓励病人加强日常锻炼,促进静脉回流,预防静脉血栓形成。对于长期卧床和制动的病人应同时指导其家属,加强病人床上运动,如定时翻身、协助病人做四肢的主动或被动锻炼。避免在膝下垫硬枕、过度屈髋、用过紧的腰带和紧身衣物而影响静脉回流。

(4) 保护静脉:静脉壁损伤也是引发深静脉血栓形成的因素,长期静脉输液者,应尽量保护静脉,避免在同一部位反复穿刺。

(5) 及时就诊:若突然出现下肢剧烈胀痛、浅静脉曲张伴有发热等,应警惕下肢深静脉血栓形成的可能,及时就诊。

第三节　血栓闭塞性脉管炎病人的护理

一、疾病概要

血栓闭塞性脉管炎是一种累及血管的炎症性、节段性和周期性发作的慢性闭塞性疾病。主要侵袭四肢,尤其是下肢的小动脉,小静脉也常受累。

1. 病因　病因尚未明确,与多种因素有关,基本可归纳为两方面:

(1) 外来因素:主要有吸烟、寒冷与潮湿的生活环境、慢性损伤和感染。

(2) 内在因素:自身免疫功能紊乱、性激素和前列腺素失调及遗传因素。上述因素中,主动或被动吸烟是参与本病发生和发展的重要环节。多数病人有吸烟史,戒烟可使病情缓解,再度吸烟常使病情反复。在病人的血清中有抗核抗体存在,罹患动脉中发现免疫球蛋白和C_3复合物,因此免疫功能紊乱可能是本病发病的重要因素。

2. 病理生理　病变主要累及四肢的中、小动脉和静脉,常起始于动脉,后累及静脉,由远端向近端发展,病变呈节段性,两段之间血管比较正常。早期为血管全层非化脓性炎症、血管内皮细胞和成纤维细胞增生、淋巴细胞浸润、管腔狭窄和血栓形成;后期,炎症消退,血栓机化,新生毛细血管形成,动脉周围有广泛纤维组织形成,常包埋静脉和神经组织,闭塞血管远端的组织可出现缺血性改变甚至坏死。静脉受累时的病理改变与病变动脉相似。

二、护理评估

1. 健康史

(1) 一般情况:病人的年龄、性别和职业。

(2) 患肢疼痛和运动的关系:患肢疼痛的性质,疼痛的程度、持续时间、与行走的关系;是间歇性跛行,还是静息痛;跛行距离和跛行时间;是否伴有麻木、发凉、针刺等异常感觉。采取的止痛措施及效果。

(3) 既往史:① 吸烟史:吸烟是本病发生和发展的重要因素,应详细询问病人的吸烟史,如开始吸烟的年龄,每日吸烟的量、烟草的种类等;② 生活史:是否长期在湿冷环境中工作或生活;③ 有无感染和外伤史。

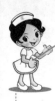

2. 身体状况　起病隐匿,进展缓慢,呈周期性发作。根据肢体缺血程度和表现,临床分为四期:

Ⅰ期:无明显临床症状,或只有患肢麻木、发凉、针刺等异常感觉,患肢皮肤温度稍低,色泽较苍白,足背和(或)胫后动脉搏动减弱。此期患肢动脉已有局限性狭窄病变,踝肱指数(踝部收缩压与臂部收缩压比值)小于0.9。

Ⅱ期:以患肢活动后出现间歇性跛行为突出症状。患肢皮肤温度降低、色泽更为苍白;小腿肌萎缩,足背或胫后动脉搏动消失。动脉狭窄的范围与程度均超过Ⅰ期,患肢依靠侧支循环维持血供,踝肱指数为0.5~0.9。

Ⅲ期:以缺血性静息痛为主要症状。在Ⅱ期症状加重的基础上,伴有趾(指)腹色泽暗红、肢体远侧水肿;患肢出现持续性剧烈疼痛,夜间更甚,迫使病人日夜屈膝抚足,不能入睡。动脉广泛、严重狭窄,仅靠侧支循环无法代偿肢体静息时的血供,组织濒临坏死,踝肱指数为0.3~0.5。

Ⅳ期:以出现趾(指)端发黑、干瘪、坏疽和溃疡为主要症状。临床症状继续加重,疼痛剧烈。若继发感染,则干性坏疽转为湿性坏疽,病人可有高热、烦躁等全身中毒症状,病程长者伴消瘦、贫血。此期,侧支循环供血已不能维持组织的存活,踝肱指数小于0.3。

3. 心理-社会状况　病人因患肢反复出现持续剧烈的疼痛、肢端坏死及感染所产生的痛苦、焦虑、悲观的心态和程度;家庭成员能否给予病人足够的支持。

4. 辅助检查

(1)特殊检查

1)测定跛行距离和跛行时间。

2)测定皮肤温度:若双侧肢体对应部位皮肤温度相差2℃以上,提示皮温降低,侧肢体动脉血流减少。

3)检查患肢远端动脉搏动情况:若搏动减弱或不能扪及,常提示血流减少。

4)肢体抬高试验(Buerger test):病人平卧,患肢抬高70°~80°,持续60秒,若出现麻木、疼痛、苍白或蜡黄色者为阳性,提示动脉供血不足。再让病人下肢自然下垂于床缘以下,正常人皮肤色泽可在10秒内恢复正常。若超过45秒且皮肤色泽不均匀,进一步提示患肢存在动脉供血障碍。

(2)影像学检查

1)肢体血流图:有助了解肢体血流通畅情况。血流波形平坦或消失,表示血流量明显减少,动脉严重狭窄。

2)超声多普勒检查:可显示动脉的形态、直径和流速、血流波形等;血流的波形幅度降低或呈直线状态,表示动脉血流减少或动脉闭塞。同时还能做节段动脉压测定,了解病变部位和缺血的程度。踝肱指数正常值大于1.0,若比值为0.5~1,为缺血性疾病;<0.5,为严重缺血。

3)动脉造影:可以明确动脉阻塞的部位、程度、范围及侧支循环建立的情况。患肢中小动脉多节段狭窄或闭塞是血栓闭塞性脉管炎的典型征象。

5. 处理原则　防止病变进展,改善和促进下肢血液循环。

(1)非手术治疗

1)一般处理:严格戒烟、防止受潮和外伤,肢体保暖但不做热疗,以免组织需氧量增加而加重症状。疼痛严重者,可用止痛和镇静剂。早期病人患肢进行适度锻炼,可促使侧支循环建立。

2) 药物治疗:适用于早、中期病人。

① 扩张血管和抑制血小板聚集:凯时(前列腺素 E_1,PGE_1),具有扩张血管和抑制血小板聚集的作用,可以改善患肢血供,对缓解静息痛有一定效果;a 受体阻滞剂和 β 受体兴奋剂,如妥拉唑啉等;硫酸镁溶液有较好的扩张血管作用;低分子右旋糖酐能降低血黏度,对抗血小板聚集。

② 预防或控制感染:对并发感染者,根据细菌培养及药物敏感试验,选用有效抗菌药。

③ 中医中药:辨证施治,常用的治疗方案有:温经散寒、活血通络;活血化瘀、清热利湿;补气养血辅以活血化瘀等。

3) 高压氧疗法:通过高压氧治疗,提高血氧含量,促进肢体的血氧弥散,改善组织的缺氧程度。

4) 创面处理:对干性坏疽创面,应在消毒后包扎创面,预防继发感染。感染创面可给予湿敷和换药。

(2) 手术治疗:目的是增加肢体血供和重建动脉血流管道,改善缺血引起的不良后果。

1) 动脉重建术:① 旁路转流术:适用于主干动脉闭塞,但在闭塞的近侧和远侧仍有通畅的动脉通道者;② 血栓内膜剥脱术:适用于短段的动脉阻塞者。

2) 分期动、静脉转流术:适用于动脉广泛闭塞并且无流出道者。在下肢建立人为的动-静脉瘘,通过静脉逆向灌注,向远端肢体提供动脉血,4～6 个月后再次手术结扎瘘近侧静脉。

3) 大网膜移植术:适用于动脉广泛闭塞者。将游离的大网膜血管与股部血管吻合,并将裁剪延长的大网膜通过皮下隧道延伸至小腿下段,借建立的侧支循环为缺血组织供血。

4) 腰交感神经切除术:适用于腘动脉远侧狭窄的病人。腰交感神经阻滞试验阳性(阻滞后皮肤温度提高 1～2 ℃),提示血管痉挛因素大于闭塞因素,可考虑施行腰交感神经切除术。切除病变同侧第 2、3、4 腰交感神经节,可解除血管痉挛和促进侧支循环形成。

5) 截肢术:肢体远端坏死已有明确界限者,或严重感染引起毒血症者,需做截肢(趾、指)术。

三、护理诊断及合作性问题

1. 疼痛　与患肢缺血、组织坏死有关。
2. 焦虑　与患肢剧烈疼痛、久治不愈、对治疗失去信心有关。
3. 组织完整性受损　与肢端坏疽、脱落有关。
4. 活动无耐力　与患肢远端供血不足有关。
5. 潜在并发症　术后切口出血和栓塞。

四、护理措施

1. 控制或缓解疼痛

(1) 绝对戒烟:告知病人吸烟的危害,消除烟碱对血管的收缩作用。

(2) 肢体保暖:告知病人应注意肢体保暖,避免受寒冷刺激,但应避免用热水袋或热水给患肢直接加温。寒冷可使血管收缩,而温度升高会使局部组织耗氧量增加,加重局部缺血、缺氧。

(3) 有效镇痛:对早期轻症病人,可遵医嘱用血管扩张剂、中医中药缓解疼痛。对疼痛剧烈的中、晚期病人常需使用麻醉性镇痛药。若疼痛难以缓解,可采用连续硬膜外阻滞方法止痛。

2. 减轻焦虑 由于患肢疼痛和趾端坏死,使病人备受病痛折磨,甚至对治疗失去信心,医护人员应以极大的同情心关心、体贴病人,给病人以心理支持,帮助其树立战胜疾病的信心,积极配合治疗和护理。

3. 预防或控制感染

(1) 保持足部清洁、干燥:每天用温水洗脚,告诉病人先用手试水温,勿用足趾试水温,以免烫伤。

(2) 预防组织损伤:皮肤瘙痒时,可涂止痒药膏,避免用手抓痒,以免皮肤破溃而形成经久不愈的溃疡。

(3) 预防继发感染:病人有皮肤溃疡或组织坏死时应卧床休息,减少损伤部位的耗氧量;保持溃疡部位的清洁、避免受压及刺激;加强创面换药,并遵医嘱应用抗菌药。

(4) 预防术后切口感染:密切观察病人体温和切口情况,若发现伤口红肿、渗出和体温升高,应及早处理,并遵医嘱合理使用抗菌药。

4. 促进侧支循环,提高活动耐力

(1) 步行:鼓励病人坚持每天多走路,行走时以出现疼痛时的行走时间和行走距离作为活动量的指标,以不出现疼痛为度。

(2) 指导病人进行伯尔格氏(Buerger)运动(图 25-6)。

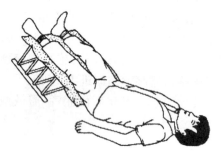
① 病人平卧抬高患肢

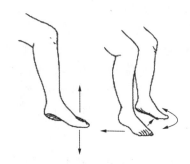
② 足部反复背曲、背伸并左右摇摆

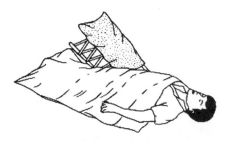
③ 病人平卧休息

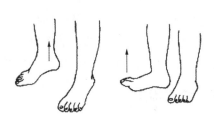
④ 踝关节屈伸

图 25-6 伯尔格氏(Buerger)运动

① 平卧位:抬高患肢 45°以上,维持 2～3 分钟。

② 坐位:双足自然下垂 2～5 分钟,做足背屈、跖屈和旋转运动。

③ 患肢平放休息 2 分钟。

④ 踝关节屈伸 10 余次。

如此重复练习 5 次,每日数次。

若有以下情况不宜运动:腿部发生溃疡及坏死时,运动将增加组织耗氧。动脉或静脉血栓形成时,运动可致血栓脱落造成栓塞。

5. 并发症的预防和护理

（1）体位:血管造影术后病人应平卧位,穿刺点加压包扎 24 小时,患肢制动 6～8 小时。患侧髋关节伸直、避免弯曲,以免降低加压包扎的效果。静脉手术后抬高患肢 30°,制动 1 周;动脉手术后患肢平放,制动 2 周。自体血管移植术后愈合较好者,卧床制动时间可适当缩短。病人卧床制动期间应做足部运动,促进局部血液循环。

（2）术后严密观察

1）病人血压、脉率。

2）切口、穿刺点渗血或血肿情况。

3）肢体远端血运情况,双侧足背动脉搏动、皮肤温度、皮肤颜色及感觉,并做记录。若动脉搏动消失、皮肤温度降低、颜色苍白、感觉麻木,提示有动脉栓塞;若动脉重建术后出现肿胀、皮肤颜色发紫、皮肤温度降低,可能为重建部位的血管发生痉挛或继发性血栓形成,应紧急通知医师采取治疗措施。

6. 其他　血管造影术后鼓励病人多喝水,促进造影剂的排泄,必要时可给予补液,记录 24 小时的尿量。

7. 健康教育

（1）劝告病人坚持戒烟。

（2）病人睡觉或休息时取头高脚低位,使血液容易灌流至下肢。告知病人避免长时间维持同一姿势（站或坐）不变,以免影响血循环。坐时应避免将一腿搁在另一腿膝盖上,以防腘动脉、腘静脉受压和血流受阻。

（3）保护患肢,切勿赤足行走,避免外伤;注意患肢保暖,避免受寒;鞋子必须合适,不穿高跟鞋;穿棉袜子,勤换袜子,预防真菌感染。

（4）指导病人进行患肢功能锻炼,促进侧支循环建立,改善局部症状。

（5）合理使用止痛药物。

复习思考练习

1. 某患者,男,48 岁,右下肢静脉蜿蜒成团伴酸痛 18 年,加重 2 年入院,1 年前右下肢内踝处溃烂后经换药愈合,本次来院要求手术。

　　请问:手术的前提条件是什么？术后早期活动的最主要目的是什么？

2. 某患者,右下肢大隐静脉术后出现右小腿高度肿胀且有剧痛,Homans 征阳性。

　　你考虑可能是什么原因？护理措施包括哪些？

（潘　淳）

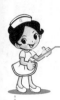

第二十六章

泌尿及男生殖系统疾病病人的护理

第一节　常见症状及诊疗操作的护理

一、排尿改变病人的护理

(一)常见症状

1. **尿频**　排尿次数明显增多称为尿频。正常成人膀胱容量男性约 400 ml,女性约 500 ml;一般白天排尿 4～6 次,夜间排尿 0～1 次,每次尿量 300～400 ml。排尿次数的多少受饮水、天气情况等影响较为明显。尿频可分为两种情况:① 排尿次数增多,每次尿量少,严重时几分钟排尿一次,但 24 小时总尿量不增多。常由泌尿生殖道炎症、膀胱结石、膀胱容量减小、良性前列腺增生症、肿瘤等原因引起。② 排尿次数增多,每次尿量正常,24 小时总尿量明显增多,可能为生理性的,如饮水过多、食用利尿性食物等;也可能为病理性的,如糖尿病、尿崩症或肾浓缩功能障碍等引起。有时精神因素也可引起尿频。

2. **尿急**　一有尿意,即迫不及待地想要排尿且难以自控,但尿量往往不多。常与尿频同时存在,多见于下尿路急性炎症或膀胱容量显著缩小时,也可见于无尿路病变的焦虑或精神紧张病人。

3. **尿痛**　排尿过程中或排尿后感到尿道疼痛,多呈烧灼样痛,也可呈刀割样痛。常见于膀胱或尿道的炎症、结核、结石或前列腺炎等。

尿频、尿急、尿痛三者同时存在时,合称为膀胱刺激征。

课堂互动

★

什么是膀胱刺激征? 出现膀胱刺激征说明发生了什么情况?

---

4. **排尿困难**　指膀胱内尿液排出不通畅。根据其程度不同具体表现有排尿迟缓、排尿费力、尿流缓慢、排尿时间延长、排尿不尽感、排尿无力、尿后仍有滴沥、射程变短、尿线变细或间断、尿线分叉甚至呈点滴状等不同的表现。

5. **尿潴留**　指尿液滞留在膀胱内且不能自行排出。根据发病的急缓不同,分为急性和慢性两类。①急性尿潴留:表现为突然不能排尿,使尿液滞留在膀胱内。多见于膀胱颈部以下尿路严重梗阻,腹部、会阴部手术后不敢用力排尿常会发生。②慢性尿潴留:起病缓慢,表现为膀胱充盈、排尿困难、耻骨上区不适。多见于膀胱颈部以下尿路不完全梗阻或神经源性膀胱。根据尿潴留形成的原因不同,又分为机械性和功能性两类。尿潴留严重时膀胱内压力明显升高,可出现充盈性尿失禁。

6. 尿失禁 指排尿不能自行控制,尿液不随意地从尿道外口流出。尿失禁常分为以下四种类型:

(1)真性尿失禁:又称为完全性尿失禁,指尿液连续从膀胱流出,膀胱呈空虚状态。常见的原因为外伤、手术、先天性疾病等引起膀胱颈部和尿道括约肌受损或神经功能失调所致,还可见于女性尿道外口异位。

(2)充盈性尿失禁:又称为充溢性尿失禁、假性尿失禁,指膀胱过度充盈造成膀胱功能失代偿而导致尿液不断溢出。多见于各种原因所引起的慢性尿潴留,当膀胱内压力超过尿道阻力(主要是括约肌收缩力)时,尿液流出,多呈间断性溢出。

(3)压力性尿失禁:当腹内压突然增高(如咳嗽、打喷嚏、屏气、大笑等)时,尿液不随意地流出。多见于女性,特别是多产妇或产伤者,偶见于未生育的女性。

(4)急迫性尿失禁:指严重的尿频、尿急时不能控制排尿而致尿液不随意地流出,通常继发于膀胱的严重感染。

7. 尿瘘 指尿液不经尿道外口而由泌尿道瘘口(不正常的径路)流出,也称漏尿。如输尿管阴道瘘、膀胱阴道瘘、膀胱直肠瘘、尿道会阴瘘、尿道直肠瘘等。应注意与尿失禁的区别。

8. 少尿或无尿 24小时内总尿量少于400 ml或每小时尿量少于17 ml,称为少尿;如果24小时内总尿量少于100 ml,称为无尿,表示肾功能障碍。

小 贴 士

你了解无尿与尿潴留的区别吗?

无尿,是指肾不能分泌尿液,膀胱空虚,是急性肾衰竭的主要表现之一;尿潴留,是指膀胱内有尿液而不能自行排出,多为下尿路(膀胱及尿道)梗阻所致。

(二)护理要点

1. 心理护理 排尿异常病人常因排尿痛苦而精神紧张、烦躁不安,往往有自卑心理。应关心体贴病人,解除病人心理上的压力,增强康复的信心,积极配合治疗和护理,早日恢复正常排尿。

2. 对症护理 有膀胱刺激征的病人,应适当休息,多饮水,避免食用刺激性食物。有尿潴留时,应了解原因,如果是因不习惯卧床排尿所引起的,在不影响病情的情况下,可协助病人起床排尿;如果是椎管内麻醉手术后引起的尿潴留,可进行下腹部膀胱区的按摩、热敷或针刺等处理。如果经上述方法处理无效,可在严格无菌操作下施行导尿术,一次导尿量一般不宜超过1 000 ml。若导尿失败,应及时告诉医生,并准备配合医生施行耻骨上膀胱穿刺或膀胱造瘘术,以解除尿潴留。急性尿潴留,应间歇、缓慢地放出尿液,避免快速排空膀胱,以免膀胱内压骤然降低而引起膀胱内大量出血。对长期尿失禁的病人,可给以留置导尿。

3. 生活护理 尿失禁、尿瘘病人应经常更换内裤和被褥,勤洗会阴部,并可涂护肤剂,以防皮肤损害。

二、尿液改变病人的护理

(一)常见症状

1. 血尿　指尿液中含有血液(主要是过多的红细胞)。根据尿液中含血量(红细胞)的不同,将血尿分为镜下血尿和肉眼血尿。

(1)镜下血尿:指肉眼尚不能分辨尿液是否呈血色,借助显微镜,行尿液检查,每高倍镜(×400)视野中红细胞有 3 个或 3 个以上即称为镜下血尿。

(2)肉眼血尿:指肉眼能看到尿液呈洗肉水色或血色,在显微镜下看到大量红细胞,称肉眼血尿。一般在 1 000 ml 尿液中含 1 ml 血液即可呈肉眼血尿。

根据血尿在排尿过程中出现的先后顺序不同,通常将肉眼血尿分为:① 初(始)血尿,仅在排尿开始时尿中有血,提示出血部位在膀胱颈部或尿道。② 终末血尿,排尿终末时才出现血尿,提示出血部位在后尿道、膀胱颈部或膀胱三角区。③ 全(程)血尿,在排尿的整个过程中都有血,提示出血部位在膀胱或其以上。

(3)严重的血尿可同时伴有不同形状的血块:来自肾、输尿管的血尿常伴有条索状血块;而来自膀胱的血尿可有大小不等的片状或不规则状血块。

真真假假和形形色色的血尿

肉眼血尿呈红色,但尿液呈红色并不一定都是血尿,有些药物可使尿液呈红色、橙色甚至褐色,如酚红、酚酞、抗凝剂、利福平、磺胺类、四环素类、甘露醇、环磷酰胺、嘌呤类药物、肝素及双香豆素等;有些食物也可使尿液呈红色;由于严重损伤、错误输血等使大量红细胞或组织破坏,可导致血红蛋白或肌红蛋白尿,而不是血尿;由于前尿道病变导致的尿道外口自行流血或滴血,与排尿无关,也不是真正的血尿。

血尿程度与疾病严重性并不成正比,血尿的色泽也因血量、尿 pH 及出血部位而不同,如镜下血尿肉眼很难辨别尿液是否呈红色;来自上尿路的血尿或酸性尿,色泽多较暗;来自膀胱的血尿或碱性尿色泽多较鲜红。

2. 脓尿　离心尿每高倍镜视野中白细胞超过 5 个以上为脓尿。脓尿是泌尿系感染的主要表现,严重时白细胞可充满整个视野,此时肉眼可见尿液混浊。脓尿与血尿同时存在时,称为脓血尿。

3. 乳糜尿　淋巴液进入尿路,使尿液呈乳白色,称为乳糜尿。乳糜尿液中含有脂肪、蛋白质等,有时还有红细胞、白细胞,若含有较多的红细胞,则称为乳糜血尿。多为丝虫病引起,由于胸导管和乳糜池附近的淋巴引流受阻,导致通向泌尿器官的淋巴管扩张、破裂,淋巴液流入肾盂或膀胱,出现乳糜尿。

4. 晶体尿　是尿中有机或无机物质沉淀、结晶所致。常见于尿液中盐类呈过饱和状态时。静置后有白色沉淀物,经加热或加酸后,盐类溶解,尿液变清。多饮水,既可使晶体消失又可起到预防晶体尿的作用。

（二）护理要点

1. 心理护理 尿液异常时,尤其是有肉眼血尿的病人,常有恐惧、焦虑等,应向病人介绍相关知识,消除病人的恐惧、焦虑等。

2. 观察尿液的性质和颜色深浅的变化,若有异常,应及时向医生反映,并配合医生进行处理。

3. 血尿严重的病人,应卧床休息,定时测量血压、脉搏等。

三、诊疗操作病人的护理

（一）行尿液检查病人的护理

1. 尿常规检查病人的护理 尿常规检查包括尿液的物理检查、化学检查及显微镜检查等项目。

2. 正确留送尿液标本 ① 留取尿常规标本时,以新鲜晨尿为宜,清晨第一次尿液浓度较高,且未受饮食影响,所以检验较为正确。② 昏迷或尿潴留病人可通过导尿术留取尿液标本。③ 女病人在月经期不宜留取尿液标本。④ 收集尿液标本的容器应清洁,收集好的尿液标本及时送检。采集 12 小时或 24 小时尿液标本时,应根据检验要求加入防腐剂。

3. 尿三杯试验 在不中断即连续排尿的情况下,以排尿最初 5～10 ml 为第一杯,排尿最后 10 ml 为第三杯,中间部分为第二杯。将尿液分段采集于 3 个容器中,分别检验,可初步判断镜下血尿和脓尿的来源及病变部位。若第一杯尿液异常,提示病变部位在尿道;第三杯尿液异常,提示病变部位在后尿道、膀胱颈部或膀胱三角区;若三杯尿液均异常,提示病变部位在膀胱或其以上。

4. 尿细菌学检查病人的护理 留取尿液标本时,需清洁外阴、消毒尿道外口,收取中段尿作为标本,及时送检。特殊情况下,可采取导尿或膀胱穿刺抽取膀胱尿作为标本,也可以行输尿管插管收集肾盂尿作为标本,进行尿细菌学检查。

5. 尿细胞学检查病人的护理 连续 3 天留取新鲜尿进行沉渣涂片检查,以了解有无泌尿系肿瘤细胞。

（二）泌尿外科常用普通器械的诊疗技术及护理

1. 导尿及导尿管

（1）导尿的作用

1）诊断作用:① 经尿道插入导尿管,可测定膀胱容量、膀胱内压力、残余尿量;② 采集尿液标本;③ 探测尿道有无梗阻、狭窄、结石或损伤;④ 经导尿管注入造影剂施行膀胱造影等。

2）治疗作用:① 解除尿潴留;② 持续引流尿液;③ 作为尿道内支架;④ 膀胱内药物灌注;⑤ 有些导尿管除引流尿液外,同时还有压迫止血等作用。

（2）导尿管的种类:根据质地不同可分为软质和硬质两大类,现在常用的为硅胶导尿管,以前用的主要是橡胶导尿管,均为软质导尿管。根据用途又分为普通导尿管、尖头导尿管（如前列腺导尿管）、气囊导尿管、特殊用途的导尿管等。留置导尿时,最常用的是气囊导尿管又称 Foley's 导尿管,气囊充气或注入生理盐水后容易留置在膀胱内,而且护理也比较方便。硬质导尿管主要为金属导尿管。

（3）导尿管的规格:常用法制（F）为计量单位,以 18F 为例,其周径为 18 mm,周径除以 3约为直径,即 18F 的导尿管其直径约为 6 mm。成人导尿,一般选择 16～22F 导尿管为宜。

急性尿道炎时禁忌导尿检查。

（4）留置导尿病人的护理

1）引流管长短要适宜，引流袋不能高于膀胱部位，以免逆流，并要及时倾倒引流袋内的尿液，防止逆行感染。引流袋每日或隔日更换1次。

2）保持引流管通畅，并嘱病人多饮水，以利排尿。

3）保持尿道口清洁，每天可用消毒棉球擦拭1～2次，女病人可每日清洗会阴部。

4）记录引流尿量并观察尿液的性质和颜色的变化。

5）导尿管应1～2周更换1次，以避免感染，并防止形成结石。

6）长期留置导尿者，应定时关闭和开放导尿管，使膀胱有规律地充盈，产生尿意，促进自动收缩，以免膀胱挛缩。

2. 尿道探杆（也称探条）　常用的是一套粗细不同的前端弯曲的金属杆形探条，其规格也是以法制（F）为计量单位。可用来探测尿道有无狭窄或确定狭窄的部位及程度，探察尿道或膀胱内有无结石，后尿道结石可用尿道探杆将结石推入膀胱。而尿道探杆最大的作用还在于施行尿道扩张术，预防或治疗尿道狭窄，一般首选18～20F探条扩张尿道，以免过细探条的尖锐头部损伤或穿破尿道造成假道。

【护理要点】

诊疗后偶有出血，常很快自行停止。若出血不止，及时向医生反映。嘱病人多饮水，遵医嘱应用抗菌药物等。

（三）行X线检查病人的护理

1. 尿路平片（KUB）　又称泌尿系平片，是评估泌尿系统疾病常用的初检方法，即不用造影剂作对比的普通腹部X线摄片。正位摄片的范围应包括两侧肾（K）、输尿管（U）及膀胱（B），可显示肾的轮廓、腰大肌阴影及不透光阴影等。腰大肌阴影消失，提示腹膜后有炎症或肾周围有感染。必要时，可加摄侧位片或特殊位片，如对输尿管结石病人评估时可加拍侧位片，侧位片可了解阴影是位于腹膜后还是位于腹膜腔内，有助于对结石的定位。急症病人一般不做X线检查。

【护理要点】

为提高X线片的清晰度，摄片前应常规做肠道准备，一般要求摄片前2～3天禁用不透X线的药物，如铋剂、铁剂、钡剂等；摄片前1天少渣饮食并服缓泻剂，如番泻叶10～30克用开水浸泡后口服；摄片日晨禁食并排除稀便。若大便干硬或有肠腔内积气也可采用灌肠法排除肠腔内积气及粪块，但要保证缓慢低压灌肠。

2. 静脉尿路造影（IVU）　又称排泄性尿路造影，过去曾称为静脉肾盂造影（IVP），是从静脉注入有机碘造影剂，常用60％泛影葡胺20～40 ml，造影剂经血液循环集中到肾并随尿液排泄，使尿路显影。一般在注药后5～7分钟、15分钟、30分钟分别摄片，不但能显示尿路形态，而且还可了解分侧肾功能。妊娠及肾功能严重损害为禁忌证。为了减少泛影葡胺等离子型造影剂所发生的严重副反应，有条件者可以考虑使用非离子型造影剂。一般剂量造影显影不良或肾盂、输尿管有积水者，可用大剂量（双倍及其以上剂量）快速注射或延迟摄影法或静脉滴注等方法进行尿路造影。

【护理要点】

（1）造影前除按摄尿路平片常规进行肠道准备外，造影前一日做碘过敏试验，并准备好0.1％肾上腺素。对离子型碘造影剂过敏者，可应用非离子型碘造影剂。造影前最好限制饮水12小时,以使尿液浓缩,增加显影效果。

(2)造影前排空膀胱,防止尿液稀释造影剂而影响显影效果。

(3)注射造影剂后要密切观察病人的反应,如有异常反应,应协助医生及时处理。

(4)摄片后鼓励病人多饮水,促使存留在尿路内的造影剂尽快排出,并注意休息。

3. 逆行尿路造影(RP) 也称逆行肾盂造影(RGP),经膀胱尿道镜插入输尿管导管,将造影剂或空气经输尿管导管注入肾盂,使肾盂、肾盏及输尿管显影。这种造影显影清晰,造影剂不通过血液循环,全身反应较少,但不能做膀胱镜检查时则无法施行此种造影,并且只是一种形态学检查,故一般认为逆行尿路造影(RP)是IVU的补充性检查。

【护理要点】

造影前常规做肠道准备,但不必严格禁饮食,因泌尿道黏膜对碘不吸收,除有过敏史的病人以外,一般不必常规做碘过敏试验。

4. 顺行性尿路造影 又称经皮肾穿刺尿路造影(AP),是用肾穿刺针在B超或X线引导下,经皮刺入肾盂后注射造影剂以显示上尿路形态的方法。造影之后可保留穿刺通道进行经皮肾盂造瘘,通过直接检查患肾尿液的总量和性质来评估患肾功能。

【护理要点】

基本同逆行肾盂造影和B超检查病人的护理。检查后注意观察穿刺部位有无出血、漏尿等表现。

5. 肾血管造影 主要是经股动脉穿刺插管行肾动脉造影或选择性肾动脉造影。另外还有静脉造影、数字减影血管造影(DSA)等,常用造影剂为76%泛影葡胺。适用于肾血管疾病、肾损伤、肾实质肿瘤等的诊断和进行介入治疗。选择性肾动脉造影,能更清晰地显示肾血管形态及分布情况,并可进行肾介入治疗。数字减影血管造影(DSA),能清晰地显示血管,包括直径在1 mm以内的细小血管,可以发现肾实质内小动脉瘤及动静脉畸形等血管异常。

【护理要点】

造影前应常规做肠道准备及碘过敏试验,检查或治疗后应注意观察血压、脉搏、肢体动脉搏动、肢体温度及尿量变化等,以便及早发现有无血管损伤后的出血和血栓形成等。

6. 计算机X线体层成像(CT) CT能清晰显示人体横断切面的解剖图像,对泌尿、男生殖系统肿瘤、肾外伤、肾绞痛、肾区感染、隐睾等病变的评估有很高的价值。检查时常规先做平扫,然后经静脉注射造影剂以增强效果。所以,CT检查前应做碘过敏试验。螺旋CT可利用计算机软件做冠状面的影像重组,成为X线计算机体层尿路造影,可用于无法进行排泄性或逆行尿路造影病人的检查。目前X线计算机体层血管造影已应用于临床,也方便于泌尿系统疾病的诊断。

(四)行内镜检查诊疗病人的护理

泌尿系统常用的内镜有膀胱尿道镜、输尿管镜、肾镜和腹腔镜。

1. 膀胱尿道镜 应用较为广泛,由外鞘、固定器和镜管组成,可直接观察尿道内及膀胱内有无病变(图26－1)。有可疑病变时,可用活检钳取活体组织做病理学检查;可经膀胱镜钳取膀胱内异物、破碎膀胱内结石;还可观察双侧输尿管口的形态、排尿情况

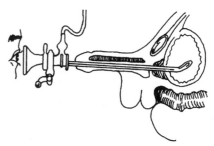

图26－1 膀胱尿道镜检查示意图

和尿液的性质;插入输尿管导管,可探测输尿管有无梗阻,并可做逆行肾盂造影或收集肾盂尿,也可进行输尿管套石术或安置输尿管支架做内引流。特殊的膀胱尿道镜包含电切镜等,可施行尿道、前列腺、膀胱、输尿管和肾等诊疗操作。如果有尿道狭窄、急性膀胱尿道炎症或膀胱容量小于 50 ml 等情况,不能做此项检查。

2. 输尿管镜和肾镜 有硬质和软质两种。输尿管镜曾称为输尿管肾盂镜,一般经尿道、膀胱置入输尿管及肾盂;肾镜又称经皮肾镜,是经皮穿刺造瘘进入肾盏、肾盂,常用于输尿管梗阻、肾积水等情况下。经输尿管镜或肾镜,可以直接观察输尿管和肾盂内有无病变,也可在直视下取石或碎石,切除或电灼肿瘤,取活体组织检查等。

【护理要点】

(1)心理护理:行泌尿系内镜检查或治疗属于有创性操作,检查前应做好解释和说明做此项检查或治疗的必要性和安全性,消除病人的恐惧和顾虑,使之主动配合,顺利完成各项操作。

(2)检查诊疗前护理:嘱病人在检查前排空膀胱内尿液;准备好器械、膀胱冲洗液及其他用品并进行灭菌或消毒;清洗病人会阴部。

(3)协助检查诊疗:将病人安置于合适体位,协助医生消毒、铺巾,一般性膀胱镜检查,检查者应常规刷手并戴无菌手套即可,如需在镜下做膀胱或尿道手术或行输尿管插管及输尿管镜检查,术者应穿无菌手术衣,护士应做好准备;施行肾镜操作时按手术对待。在检查诊治过程中,护士还应保证电源、冲洗液不能中断;保证其他所需物品的供应,并做好配合工作等。

(4)检查诊疗后护理:膀胱尿道镜、输尿管镜检查诊疗术后,病人常有肉眼血尿,嘱其适当多饮水,遵医嘱给予止血药和抗菌药物,如果病人感觉尿道疼痛,可给予止痛处理。若发生严重损伤,出血较多,应留院观察、输液及应用抗菌药物,必要时留置尿管,按尿道损伤处理,肾镜操作后按手术对待。

快速发展的内镜

内镜应用发展很快,内镜种类繁多,习惯上把经自然通道(如消化道、呼吸道、泌尿道、乳管等)进入者称为内镜;把经戳创(切口)进入体腔或潜在腔隙者称为腔镜,如腹腔镜、胸腔镜、关节镜等,这两类统称为内镜。内镜主要用于空腔器官或腔隙的观察、疾病的诊治等。膀胱是所有空腔器官中研究最早的器官,膀胱镜是应用最早的内镜,膀胱镜的发展对内镜的演变发挥了重要的推动作用。

(五)膀胱冲洗病人的护理

膀胱冲洗是通过留置导尿管或耻骨上膀胱造瘘管,将冲洗液注入膀胱后再经导管排出,往往反复进行。多用于前列腺、膀胱手术后以及长期留置导尿的病人。常用的冲洗液有生理盐水、0.02%呋喃西林、0.02%乳酸伊沙吖啶(雷佛奴尔)、3%硼酸溶液、抗菌药物溶液等。水温最好保持在 35～37 ℃,但膀胱内出血时应使用 4 ℃左右的冷冲洗液。冲洗次数及注入液体量,应根据病人具体情况而定,一般可每日 2～3 次,每次冲洗液量一般不应超过100 ml,膀胱手术后每次冲洗液量不应超过 50 ml。常用的冲洗方法有:

1. 密闭式冲洗法　即输液式冲洗法(图 26-2)。病人卧床,将装有冲洗液的输液袋(或瓶)悬吊于床旁输液架上,袋高应距病人骨盆 100 cm 左右,经输液管连接三腔导尿管或膀胱造瘘管。接好引流袋(或瓶),引流袋的位置应低于床面。冲洗前先引流尿液,使膀胱排空,然后夹住引流管,开放冲洗管,使冲洗液缓慢流入膀胱,每次滴入 100 ml 左右后夹住冲洗管,开放引流管,使引流液流入引流袋内。膀胱内的冲洗液排空后再重复以上步骤,每次反复冲洗 3~4 遍即可。也可持续膀胱冲洗。

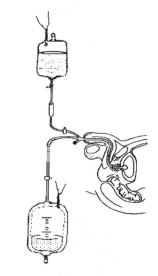

图 26-2　密闭式膀胱冲洗示意图

2. 开放式冲洗法　就是用膀胱冲洗器(图 26-3)或大注射器进行冲洗的方法。冲洗时先将留置导尿管或膀胱造瘘管与引流接管分开,远端引流管用无菌敷料包好置于一边,用 70% 乙醇棉球消毒导尿管或膀胱造瘘管与引流管接口处,一手衬无菌敷料固定导管末端,另一手将吸有冲洗液

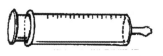

图 26-3　膀胱冲洗器

的冲洗器插入导管,将冲洗液缓缓注入膀胱,然后缓缓吸出,或让膀胱内的液体自行流出。膀胱内液体排空后,再重复以上步骤,如此反复冲洗,直至流出液澄清为止。冲洗结束后,将远端引流管也冲洗一遍,然后再接通导管继续引流。

第二节　泌尿系统损伤病人的护理

泌尿系统损伤以男性尿道损伤最为多见,肾和膀胱损伤次之,最少见的为输尿管损伤。由于解剖上的特点,泌尿系统损伤大多是胸、腹、腰部或骨盆严重损伤的合并伤。

一、肾损伤病人的护理

(一)疾病概要

1. 病因及类型

(1)开放性肾损伤:多因枪弹、刀刃等锐器致伤。常伴有胸部、腹部等其他器官的复合伤,病情较为严重。

(2)闭合性肾损伤:多因直接钝性暴力如腰腹部受到撞击、挤压、跌打、肋骨骨折等引起;也可因间接暴力如高处跌下时发生的对冲伤、突然暴力扭转等致使肾或肾蒂损伤。外力冲撞或挤压是肾损伤最常见的原因。

2. 病理类型(图 26-4)

(1)肾挫伤:损伤仅局限于部分肾实质且损伤轻微,轻者肾实质内点状出血,稍重者可形成肾淤斑和(或)包膜下血肿,肾包膜及肾盂黏膜完整。

(2)肾部分裂伤:又可分为两种情况:① 肾实质部分破裂同时肾包膜也破裂,可以引起肾周围血肿;② 如果肾实质外层及肾包膜未破而肾盂肾盏黏膜破裂,则可以有明显的肉眼血尿。

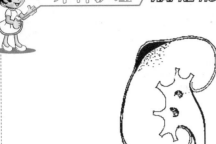

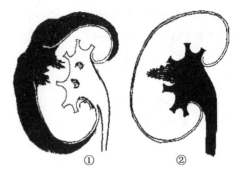

(1) 肾挫伤示意图　　　　　　　　　　　(2) 肾部分裂伤示意图

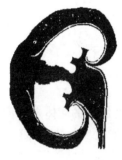

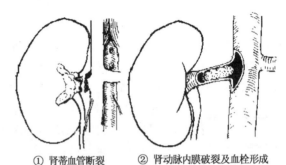

① 肾蒂血管断裂　　② 肾动脉内膜破裂及血栓形成

(3) 肾全层裂伤示意图　　　　　　　　　(4) 肾蒂损伤示意图

图 26-4　肾损伤病理类型示意图

（3）肾全层裂伤：肾包膜、肾实质、肾盂肾盏黏膜全部破裂。

（4）肾蒂损伤：可分为：① 肾蒂血管断裂；② 肾动脉内膜破裂及血栓形成。肾蒂血管断裂者常来不及救治而已经死亡；肾动脉内膜破裂及血栓形成，是在突然减速或突然加速运动，如车祸、从高处坠落、强烈撞击等时引起肾急剧移位，肾动脉突然被牵拉，导致弹性较差的动脉内膜破裂，形成血栓，影响肾动脉供血。

（二）护理评估

1. 健康史　详细了解受伤的原因、部位、受伤的经过、以往健康状况等。若原有肾病变，如肾积水、肾囊肿、肾肿瘤等肾本身处于病理状态时，则肾更容易受到损伤。

2. 身体状况

（1）血尿：是肾损伤的常见症状，血尿的程度与损伤类型有关。肾挫伤时血尿轻微，多为镜下血尿；肾部分裂伤或肾全层裂伤时可出现大量肉眼血尿；当血块堵塞输尿管、肾盂或输尿管断裂、肾蒂血管断裂时，血尿可不明显，甚至无血尿。

（2）疼痛：肾包膜下积血使肾包膜张力增加或血、尿渗入肾周围或肾周围软组织损伤可引起患侧腰、腹部疼痛；血液、尿液渗入腹腔或伴有腹部器官损伤时可出现全腹痛和腹膜刺激征；血块通过输尿管时可发生肾绞痛。

（3）腰、腹部包块：血液、尿液渗入肾周围组织可使局部肿胀形成包块，可有触痛和肌紧张。

（4）休克：严重的肾损伤，尤其是合并其他器官损伤时，易引起休克。

（5）发热：肾损伤后，由于创伤性炎症反应、伤区血液、渗出液及其他组织的分解产物吸收发热，多为低热；由于血肿、尿外渗继发感染引起的发热多较高。

3. 心理状况 由于突发的暴力致伤,或因损伤出现大量肉眼血尿、疼痛、腰腹部包块等表现时,病人常有恐惧、焦虑等心理状态的改变。

4. 辅助检查

(1) 尿常规检查:血尿是诊断肾损伤的重要依据,尿常规检查主要是了解尿中有无大量红细胞。

(2) B超:能提示肾损害的程度,包膜下和肾周血肿及尿外渗情况。

(3) X线平片检查:肾区阴影增大,提示有肾周围血肿可能。

(4) 排泄性尿路造影:可评价肾损伤的范围和程度,了解双侧肾功能及形态。

(5) CT:可清晰显示肾皮质裂伤、尿外渗和血肿范围,显示无活力的肾组织,并可了解肝、脾、胰腺及大血管等情况。

(6) 肾动脉造影:可显示肾动脉和肾实质损伤情况。

5. 治疗原则 若无合并其他器官损伤,轻微肾损伤经非手术治疗短期休息即可以康复;较为严重的肾损伤往往需要绝对卧床休息2～4周;严重者手术处理。

(三)护理诊断及相关合作性问题

1. 疼痛 与损伤后肾包膜张力增加,肾周围软组织损伤,血液、尿液渗入腹腔或伴有腹部器官损伤时刺激腹膜等有关。

2. 焦虑、恐惧 与损伤后出现血尿、手术等有关。

3. 组织灌注量改变 与肾损伤、出血等有关。

4. 有感染的危险 与损伤后免疫力降低有关。

5. 体温过高 与损伤后的吸收,血肿、尿外渗继发感染等有关。

(四)护理措施

1. 非手术治疗及手术前病人的护理

(1) 迅速建立静脉输液通路,及时输血输液,维持水、电解质及酸碱平衡,防治休克。

(2) 有大出血、休克的病人需配合医生迅速进行抢救及护理。

(3) 嘱病人绝对卧床休息2～4周,待病情稳定、血尿消失1周后方可离床活动,以防继发性大出血。

(4) 心理护理:对恐惧不安的病人,给予心理疏导、安慰、体贴和关怀。对一侧肾切除的病人,应向其解释另一侧健肾可代偿整个肾功能,消除病人顾虑。

(5) 病情观察

1) 伤后2日内每隔1～2小时观察一次病人的神志和生命体征,必要时每隔30分钟观察并记录;

2) 观察血尿的变化,包括血尿的次数、量及颜色等;

3) 观察病人疼痛和腰、腹部包块大小的变化;

4) 观察腹膜刺激征的变化。

(6) 配合医生做好影像学检查前的准备工作。

(7) 做好必要的术前常规准备,以便随时中转手术。

2. 手术后病人的护理

(1) 一般护理

1) 卧床休息:肾切除术后需卧床休息2～3天,肾修补术、肾部分切除术或肾周引流术后需卧床休息 2～4 周。

2）饮食：禁食 24 小时，适当补液，肠功能恢复后进流质饮食并逐渐过渡到普食，但要注意少食易胀气的食物，以减轻腹胀。鼓劲病人适当多饮水。

（2）病情观察：特别注意术后 24～48 小时内神志和生命体征的变化；注意观察有无并发症的发生。

（3）伤口护理：保持伤口清洁干燥，注意无菌操作，注意观察有无渗血、渗尿，应用抗菌药物，预防感染。

（4）做好引流管的护理：保持引流通畅；观察引流液的量、颜色和性状；每日更换 1 次引流袋。

3. 健康指导

（1）向病人介绍康复的基本知识，说明卧床以及观察血尿、腰腹部包块的意义。

（2）告诉病人恢复后 3 个月内不宜参加重体力劳动或竞技等剧烈运动；肾切除术后病人，应注意保护对侧肾，尽量不要应用对肾有损害的药物。

（3）适当多饮水，保持足够尿量。

（4）五年内定期到医院复诊，以便及时发现并发症。

（5）肾切除术后病人，应注意保护健肾，避免应用对肾有损害的药物。

二、膀胱损伤病人的护理

（一）疾病概要

膀胱损伤是指膀胱壁在受到外力的作用时发生膀胱浆膜层、肌层、黏膜下层和黏膜层的破坏甚至破裂，尿液外渗。膀胱损伤主要发生在膀胱充盈状态下受到外力撞击所致，极少数由医源性因素引起。

1. 病因及类型

（1）开放性损伤：多因尖锐物体、弹片、子弹等锐器致伤。

（2）闭合性损伤：主要发生在膀胱充盈状态下，尤其是高出耻骨联合时，下腹部受到撞击、挤压（膀胱内压骤然升高）或骨盆骨折等所引起。骨盆骨折片刺破膀胱和直肠，还可以造成膀胱直肠瘘。

（3）医源性损伤：经尿道做膀胱内器械（如膀胱镜、电切镜)检查或治疗、下腹部手术、盆腔手术、腹股沟部位手术、阴道手术等，均能损伤膀胱。

2. 病理和分类　根据损伤的程度不同，可将膀胱损伤分为以下 2 种类型。

（1）膀胱挫伤：仅伤及膀胱黏膜或肌层，膀胱壁未穿破，局部出血或形成血肿，可出现血尿，但无尿外渗。

（2）膀胱破裂：由于膀胱为腹膜间位器官，根据伤后腹膜是否破裂又可分为腹膜内型、腹膜外型和混合型三种类型（图 26 - 5）：① 腹膜内型，膀胱壁与覆盖其上的腹膜一并破裂，尿液流入腹膜腔，可引起腹膜炎，多见于膀胱后壁和顶部损伤。② 腹膜外型，膀胱壁破裂，但腹膜

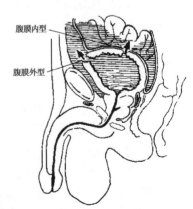

图 26 - 5　膀胱破裂示意图

未破。尿液外渗到膀胱周围及耻骨后间隙,可引起盆腔感染。③ 混合性膀胱破裂:同时存在腹膜内外两型。

（二）护理评估

1. 健康史 主要是详细了解受伤的原因、部位、受伤的经过、致伤物的性质,受伤当时膀胱是否充盈,膀胱有无病变等。

2. 身体状况

（1）血尿和排尿困难:膀胱轻度挫伤时病人仅有少量血尿,短期内即可自行消失;损伤严重时可有大量血尿;当有血块堵塞尿道或尿外渗到膀胱周围和(或)腹腔内时,则出现排尿困难或仅流出少量血尿;损伤刺激也可引起排尿困难。

（2）腹部疼痛和腹膜刺激征:腹膜外型膀胱破裂时,下腹部疼痛,耻骨上有压痛和肌紧张;腹膜内型膀胱破裂时,疼痛由下腹部扩展至全腹部,可出现急性腹膜炎的表现。

（3）休克:骨盆骨折所致的疼痛、大出血,膀胱破裂引起的尿外渗和急性腹膜炎,可引起休克。

（4）尿瘘:膀胱破裂与体表伤口相通时,可引起伤口漏尿;与直肠、阴道相通时,则可引起膀胱直肠瘘、膀胱阴道瘘。闭合性损伤在尿外渗感染后破溃,也可以形成尿瘘。

3. 心理状况 因损伤后出现血尿、排尿困难,病人常有焦虑、恐惧等心理状态的改变;还应了解病人亲属的心理状况,了解他(她)们对病人伤情的认知程度,对治疗及护理的配合程度等。

4. 辅助检查

（1）导尿及测漏试验:导尿管能够顺利插入膀胱,并引流出 300 ml 以上尿液,基本可排除膀胱破裂;导尿管虽然可以顺利插入膀胱,但仅能流出少量血尿,甚至无尿液引流出,则可能有膀胱破裂。为鉴别是否尿道损伤,此时经导尿管注入无菌生理盐水200～300 ml,片刻后吸出。若液体进出量差异很大,则提示膀胱破裂。测漏试验又称导尿试验。

（2）影像学检查:

1）X 线检查:常用的方法有两种:① 腹部平片,可以发现骨盆或其他部位骨折。② 膀胱造影,自导尿管注入 15%泛影葡胺 300 ml 摄片,可以发现造影剂漏至膀胱外,排出造影剂后再摄片,更能显示遗留于膀胱外的造影剂;腹膜内型膀胱破裂时,可注入空气造影,若空气进入腹膜腔,膈下见到游离气体,则为腹膜内破裂。同时,空气造影还可减少造影剂对腹膜的刺激,减少并发症的发生。

2）B 超检查:可显示尿液外渗情况。

5. 治疗原则

（1）紧急处理:出现休克者,积极抗休克。

（2）非手术治疗:膀胱挫伤或膀胱造影显示无明显尿外渗且症状较轻者,留置导尿管持续通畅引流尿液 7～10 天,休息,多饮水,应用抗菌药物预防感染即可。

（3）手术治疗:膀胱破裂伴有出血和尿外渗,病情严重者,须尽早手术清除外渗尿液,修补膀胱裂口,放置耻骨上膀胱造瘘管及导尿管引流尿液。

（三）护理诊断及相关合作性问题

1. 疼痛 与组织损伤、骨盆骨折、尿外渗后感染等有关。

2. 焦虑、恐惧 与损伤后出现血尿和(或)排尿困难有关。

3. 排尿异常　与膀胱损伤、尿外渗等有关。

4. 潜在并发症　感染、休克。

（四）护理措施

1. 非手术治疗及手术前病人的护理

（1）解除疼痛：按医嘱给予镇静止痛治疗。

（2）心理护理：主动与病人交谈，帮助病人解除恐惧、焦虑，使病人能安静休息。

（3）观察有无休克：任何原因引起的腹膜内型膀胱破裂和开放性膀胱损伤，都要积极防治休克。

（4）保持导尿管引流通畅，观察并记录引流液的量和性状。

（5）按医嘱及早应用抗菌药物，防治感染。

2. 手术后病人的护理

（1）体位：麻醉作用消失且血压平稳后，可取半卧位，以利呼吸和引流。

（2）观察病情：主要观察：① 生命体征；② 腹部症状和体征；③ 各种引流管的引流情况；④ 手术切口及创面愈合情况。

（3）预防感染：定时观察体温，了解血、尿白细胞计数变化，用消毒棉球进行尿道口及导尿管周围擦拭，严格无菌操作，合理应用抗菌药物等。

（4）留置导尿管的护理：妥善固定导尿管及连接管，冲洗膀胱并保持导尿管的通畅，观察引流液的量和性状，每日用消毒棉球擦洗尿道外口及尿道外口处的导尿管 2 次。

（5）耻骨上膀胱造瘘的护理

1）保持造瘘管引流通畅，避免引流管扭曲、受压或堵塞。

2）冲洗导管：术后如出血量多者可采用连续滴入、间断开放法冲洗导管。冲洗速度为每分钟 60 滴，每隔 30 分钟开放导管 1 次，待血色变淡时，可改为间断冲洗或每日 2 次。每次冲洗量不宜超过 100 ml；膀胱部分切除术后每次冲洗量应少于 50 ml。

3）选择冲洗液：可选择无菌生理盐水、0.02％呋喃西林；感染较重者可用 0.2％～0.5％新霉素溶液；铜绿假单胞菌感染者应用 2.2％苯氧乙醇或与 0.25％～0.5％醋酸交替冲洗。

4）保护造瘘口周围皮肤，保持清洁干燥。

5）拔管：暂时性膀胱造瘘，一般留置 1～2 周，拔管前需先夹管，观察能否自行排尿，排尿通畅方可拔除造瘘管；如果同时留置的有导尿管，应先拔除膀胱造瘘管，待膀胱造瘘口愈合后再考虑拔除导尿管。

（6）尿外渗切开引流的护理：对有尿外渗多处切开引流的病人，应观察引流液的量和性状，敷料浸湿或污染应及时更换。

（7）鼓励病人适当多饮水。

3. 健康指导

（1）向病人介绍本病康复的基本知识，膀胱造瘘或留置导尿管在拔管之前要进行膀胱功能训练，如夹闭导管，使膀胱充盈达到一定程度再开放，再夹闭，再开放。

（2）向病人解释适当多饮水的意义。

（3）向带有膀胱造瘘管的病人介绍其护理知识。

三、尿道损伤病人的护理

（一）疾病概要

尿道损伤多发生于男性。男性尿道以尿生殖膈为界，分为前尿道和后尿道。前尿道包括球部和阴茎部，后尿道包括前列腺部和膜部。球部和膜部尿道损伤较为多见。

1. 病因

（1）开放性损伤：多见于锐器伤，可伴有直肠、会阴部的贯穿伤。

（2）闭合性损伤：前尿道损伤多因骑跨伤所致，后尿道损伤多因骨盆骨折所致。

（3）医源性损伤：多见于经尿道的器械检查或治疗，尤其尿道有病变时，较易发生。

前尿道损伤常因骑跨伤所致，多位于球部；后尿道损伤常因骨盆骨折所致，多位于膜部；经尿道器械操作不当可引起球膜交界处损伤。

2. 病理

（1）类型：根据损伤的程度不同可将尿道损伤分为：

1）尿道挫伤：仅为尿道黏膜和（或）尿道海绵体部分损伤，而阴茎筋膜完整。

2）尿道破裂：又称尿道裂伤，即尿道部分断裂，尚有部分尿道壁完整，尿道仍保持部分连续性。

3）尿道断裂：又称尿道完全断裂，即伤处尿道完全离断，断端退缩、分离，尿道失去了连续性。

（2）尿外渗：尿道破裂或断裂后，尿液及血液经破损的尿道渗至周围组织内，形成尿外渗，易继发感染。

1）尿道球部损伤，尿液及血液流到会阴、阴囊、阴茎和下腹壁等部位，使该处肿胀和淤血（图26-6）。

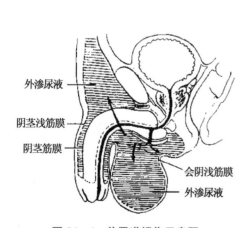

图 26-6 前尿道损伤示意图

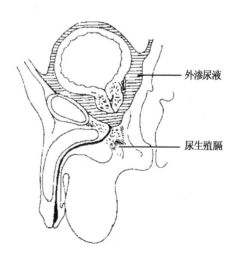

图 26-7 后尿道损伤示意图

2）尿道膜部损伤，尿液沿前列腺尖处外渗到耻骨后间隙和膀胱周围，若同时有耻骨前列腺韧带撕裂，则前列腺向后上方漂浮移位（图26-7）。

前尿道损伤常因骑跨伤所致，多位于球部；后尿道损伤常因骨盆骨折所致，多位于膜部；

经尿道器械操作不当可引起球膜交界处损伤。

（二）护理评估

1. 健康史　搜集病史资料时要注意询问受伤的原因、受伤时的姿势，是否有骑跨伤、骨盆骨折或经尿道的器械检查治疗史。

2. 身体状况

（1）尿道出血：前尿道损伤后，即使在不排尿时也可见尿道外口滴血或流血；后尿道损伤后，尿道外口不流血或仅流出少量血液；排尿时可出现血尿。

（2）疼痛：前尿道损伤时，受伤处疼痛，有时可放射到尿道外口，排尿时疼痛加重；后尿道损伤时，疼痛位于下腹部，在移动时出现或加重。

（3）排尿困难与尿潴留：尿道挫裂伤时因损伤和疼痛导致尿道括约肌痉挛，发生排尿困难；尿道断裂时，可引起尿潴留。

（4）局部血肿和淤斑：骑跨伤或骨盆骨折造成尿生殖膈撕裂时可发生会阴、阴囊部肿胀、淤斑和血肿。

（5）尿外渗：前尿道损伤时尿外渗至会阴、阴囊、阴茎部位，有时向上扩展至腹壁，造成这些部位肿胀；后尿道损伤时尿外渗至耻骨后间隙和膀胱周围。

（6）直肠指检：尿道膜部完全断裂后，可触及前列腺尖端浮动；若指套上染有血迹，提示可能合并直肠损伤。

（7）休克：骨盆骨折合并后尿道损伤可出现休克的表现。

3. 心理-社会状况　可因尿道出血、疼痛、排尿困难等而出现焦虑，有的病人担心发生尿道狭窄或性功能障碍而加重焦虑，甚至出现恐惧。

4. 辅助检查

（1）尿常规检查：了解有无血尿和脓尿。

（2）试插导尿管：若导尿管插入顺利，说明尿道连续，提示可能为尿道部分挫裂伤，一旦插入导尿管，即应留置导尿1周，以引流尿液并支撑尿道；若插入困难，多提示尿道严重断裂伤，不能反复试插，以免加重损伤和导致感染。

（3）影像学检查

1）X线检查：平片可了解骨盆骨折情况；尿道造影可显示尿道损伤的部位和程度，尿道裂伤或断裂可有造影剂外渗，尿道挫伤则无造影剂外渗。

2）B超检查：可了解尿外渗情况。

5. 治疗原则　全身治疗包括防治休克，防治感染和预防并发症；局部治疗包括恢复尿道的连续性，引流膀胱内尿液和外渗尿液。

（1）紧急处理：出现休克者，积极抗休克。骨盆骨折病人需平卧，勿随意搬动，以免加重损伤。尿潴留导尿失败或未能立即手术者，可行耻骨上膀胱穿刺排尿。

（2）非手术治疗：闭合性损伤应先试插导尿管，一旦插入导尿管，即应留置导尿7～14天，以引流尿液并支撑尿道，多饮水，应用抗菌药物预防感染。

（3）手术治疗：试插导尿管失败者多需手术治疗，常用的手术方式有尿道修补术、尿道断端吻合术、尿道会师术（图26-8）和耻骨上膀胱造瘘术等。尿道损伤修复期可形成尿道狭窄，需定期扩张尿道。

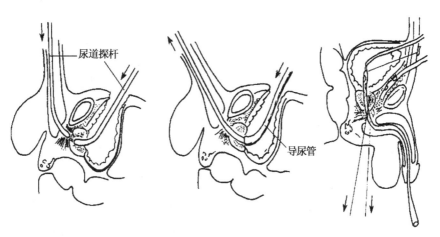

尿道探杆

导尿管

图 26-8　尿道会师术

（三）护理诊断及相关合作性问题

1. 疼痛　与组织损伤、尿液刺激等有关。

2. 焦虑　与尿道出血、排尿障碍以及担心发生尿道狭窄或性功能障碍等有关。

3. 排尿异常　与疼痛、尿道损伤等有关。

4. 潜在并发症　休克、感染、尿道狭窄。

（四）护理措施

1. 轻症病人的护理　主要是多饮水及预防感染。

2. 急重症病人的护理

（1）解除疼痛：按医嘱给予镇静止痛治疗。

（2）解除尿潴留：配合医生试插导尿管，如能插入，即应留置导尿管；如果导尿管插入困难，应配合医生于耻骨上行膀胱穿刺排尿或膀胱造瘘术。

（3）抗休克：出现休克者，安置病人于平卧位或抗休克体位，尽快建立静脉输液通路，及时输液，严密观察生命体征。

3. 饮食护理　能经口进食的病人，鼓励其适当多饮水，进高热量、高蛋白、高维生素的饮食。

4. 心理护理　对有心理障碍的病人进行心理疏导，鼓励病人树立战胜疾病的信心。

5. 留置导尿管的护理　同膀胱损伤的护理。

6. 耻骨上膀胱造瘘管的护理　同膀胱损伤的护理。

7. 尿外渗切开引流的护理　同膀胱损伤的护理。

8. 健康指导

（1）向病人及其亲属介绍康复的有关知识。

（2）嘱病人适当多饮水，以增加尿量，稀释尿液，预防泌尿系统感染和结石的形成。

（3）嘱尿道狭窄病人，出院后仍应坚持定期到医院行尿道扩张术。

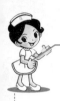

第三节　泌尿系统结石病人的护理

一、疾病概要

泌尿系统结石又称尿路结石或尿石症,可分为上尿路结石(肾结石、输尿管结石)和下尿路结石(膀胱结石、尿道结石)。

(一)病因

现在认为尿路结石是一种不正常的结晶过程,尿液中形成结石的盐类呈过饱和状态、尿中结晶抑制物的含量不足以及核基质的存在,是形成结石的三大主要因素。许多资料显示,形成尿路结石的原因目前尚未明了,有多种学说,大部分学者认为,泌尿系统结石的形成可能与下列因素有关:

1. 尿液因素

(1)尿液中形成结石的物质浓度过高,如钙、草酸、磷酸或尿酸排出增加,在尿液中过度饱和而形成结石。多与下列因素有关:如喜食菠菜、番茄等高草酸饮食;长期卧床、甲状旁腺功能亢进、痛风等;体内合成草酸增加或肠道吸收草酸增加;长期饮水过少,尿少和尿液浓缩,也可造成尿液中盐类和有机物质的浓度增高而形成结晶,进一步形成结石。

(2)尿液中抑制晶体形成的物质不足,如枸橼酸、酸性黏多糖、焦磷酸盐、镁等。

(3)尿 pH 改变,在碱性尿液中易形成磷酸盐结石,如大肠杆菌分解尿素产生氨,使尿 pH 增大,易形成磷酸镁铵结石;在酸性尿液中易形成尿酸盐和胱氨酸等结石。

2. 尿路因素　如尿路狭窄、尿路梗阻、尿路异物、尿路感染、尿潴留等,导致晶体或基质在该部位沉积,若继发尿路感染时尿基质增加,使晶体黏附,更容易形成结石。

3. 其他因素　如地理环境和气候,山区、沙漠、热带和亚热带地区泌尿系统结石发病率较高;从事职业,如高温下作业者、飞行员、长时间伏案工作者等发病率较高。另外,与年龄、性别、种族、某些疾病、应用某些药物等也有一定的关系。

在泌尿系统结石中,草酸钙结石最常见,磷酸盐结石、尿酸盐结石、碳酸盐结石次之,胱氨酸结石最少见。上尿路结石大多为草酸钙结石,膀胱结石多为磷酸镁铵结石。

(二)病理

泌尿系统结石主要在肾和膀胱内形成,下行进入并可停留在输尿管和尿道,形成输尿管结石和尿道结石。小结石可随尿液自然排出,不能排出者则可逐渐增大。结石可直接造成泌尿系统损伤、梗阻,导致出血和感染,梗阻和感染又可加速结石的形成。急性上尿路梗阻可因平滑肌痉挛而引起绞痛,慢性不完全性梗阻可导致肾积水和肾功能损害,长期完全性梗阻可导致肾功能丧失。下尿路结石可引起排尿困难,甚至尿潴留。

二、护理评估

(一)健康史

主要是了解有无泌尿系梗阻、感染和异物史,有无肾绞痛史、血尿史、排石史、饮食饮水用药史、生活史,有无甲状旁腺功能亢进、痛风、遗传性疾病或长期卧床病史等。

（二）身体状况

1. 肾和输尿管结石

（1）疼痛：肾盂内的大结石和肾盏内结石比较固定，往往无明显症状，仅在人体活动后出现上腹或腰部钝痛。较小的肾盂结石及输尿管结石活动度大并易嵌顿于输尿管狭窄处，引起平滑肌痉挛以致发生剧烈的肾绞痛，表现为阵发性剧痛，可放射至同侧下腹部、会阴部、外生殖器及大腿内侧，当结石在肾盂输尿管处嵌顿时也可向肩部放射。疼痛持续的时间长短不等，病人可伴有面色苍白、出冷汗、恶心和呕吐等。发作期间肾区叩击痛明显，沿输尿管走行部位可有深压痛。

什么是肾绞痛？

肾盂输尿管连接处或上段输尿管急性梗阻时，输尿管平滑肌痉挛以及梗阻部位以上输尿管的扩张所引起的疼痛，称为肾绞痛。表现为突然发生的腰腹部绞痛，其特点是疼痛剧烈，难以忍受，可呈阵发性，发作时常大汗淋漓，辗转不安，多伴有恶心呕吐，一般持续几分钟至几十分钟，间歇期可无任何症状。上段输尿管的神经支配和肾的神经支配相类似，以致这两处疾病引起的疼痛所感觉到的部位类同，统一称为肾绞痛。下段输尿管疾病引起的疼痛通常表现为膀胱、阴茎或尿道的疼痛，而非肾绞痛。

（2）血尿：病人活动或绞痛发作时及发作后可出现血尿，血尿的多少与结石对尿路黏膜损伤程度有关。通常损伤轻微，多为镜下血尿，损伤严重时可有肉眼血尿。如果结石引起尿路完全梗阻或固定不动，可以无血尿。

疼痛呈放射性并伴发血尿，是上尿路结石的特征性表现。

（3）其他表现：结石引起严重的肾积水时，上腹部可扪及包块；合并急性感染时，腰痛加重，出现寒战、高热、膀胱刺激征和脓尿等表现；输尿管末端结石可出现膀胱刺激征；双侧或孤立肾上尿路结石可造成肾功能损害，完全梗阻时可出现肾衰竭的表现。

2. 膀胱结石

（1）主要表现是下腹部疼痛、膀胱刺激征和排尿困难，结石堵塞尿道导致排尿困难，结石刺激或损伤膀胱黏膜引起膀胱刺激征。

（2）典型表现是排尿突然中断，活动（如蹦跳）或改变体位后又能继续排尿。排尿时结石堵塞膀胱颈导致排尿突然中断，此时病人改变体位，结石离开膀胱颈后又可排出尿液。若结石持续嵌顿于膀胱颈部，可发生急性尿潴留。

（3）表面粗糙的结石可引起血尿。

（4）并发感染时，膀胱刺激征加重，并可有脓尿。

3. 尿道结石

（1）主要表现为排尿困难伴会阴部疼痛，排尿时疼痛加重，并向会阴部和阴茎头部放射；有时尿液可呈点滴状排出，严重者可发生急性尿潴留以及会阴部剧痛。

（2）前尿道结石沿尿道可扪及结石，后尿道结石经直肠指检可扪及结石。

（三）心理-社会状况

病人因疼痛和排尿异常可有烦躁不安；开放性手术或体外冲击波碎石，病人可出现焦虑、甚至恐惧等。

（四）辅助检查

1. 实验室检查

（1）尿液检查：

1）尿常规检查：可发现镜下或肉眼血尿，有时可见较多的白细胞或结晶。

2）尿液生化检查：当怀疑结石的形成与代谢有关时，应测定尿中的钙、磷、尿酸、草酸水平等，有助于结石原因分析。

（2）血液生化检查：了解代谢情况，另外还应做肾功能检查。

（3）结石成分分析：是制定预防措施的依据。

2. 影像学检查

（1）X线检查：是评估泌尿系统结石最重要的方法，不但可明确临床诊断，还可有助于确定治疗方法。

1）泌尿系平片：可显示绝大多数泌尿系结石，90%以上的泌尿系统结石都能在泌尿系平片上被发现；但结石过小或钙化程度不高等情况下，X线平片不显示或显示不清楚，需要造影检查。

2）排泄性尿路造影：可进一步了解结石所处的位置，并可评价有无因结石所致的尿路形态和肾功能的改变及程度，了解平片上的阴影是否在泌尿系统内，还可查出透X线的结石。

3）逆行肾盂造影：仅在其他方法不能确定结石的部位或结石以下尿路病变不明时被采用。

（2）B超检查：能发现泌尿系平片不能显示的小结石和透X线的结石，还能显示有无肾积水及肾积水引起的肾结构改变，如肾影有无增大、肾实质有无萎缩等。急症病人不能行X线检查时，可选B超检查。

（3）CT检查：能分辨出微小结石。根据CT值不同，可分辨出不同成分的结石以及阴性结石，还可显示有无肾积水及肾积水引起的肾结构改变等。由于CT的敏感度很高，有时会将肾钙化斑显示出来，在临床上易被误认为小结石。螺旋CT薄层扫描可显示泌尿系结石内部结构，帮助了解结石成分及性质。

3. 内镜检查　包括肾镜、输尿管镜和膀胱镜检查，多在X线检查不能明确诊断时进行，通过内镜检查，既可明确诊断，又可进行碎石或取石治疗。

（五）治疗原则

1. 肾和输尿管结石的治疗　上尿路结石复杂多变，应实施个体化治疗。

（1）肾绞痛的处理：主要是解痉止痛，如注射阿托品、哌替啶，同时可以应用钙通道阻滞剂、吲哚美辛（消炎痛）、黄体酮等药物。口服吲哚美辛后胃肠道反应比较大，可用吲哚美辛栓剂塞入肛门内（纳肛）止痛。

（2）排石治疗：结石直径小于0.6 cm，表面光滑，无尿路梗阻，患侧肾功能良好，可试用排石治疗，同时多饮水，适当活动，以促进排石。

（3）体外冲击波碎石（ESWL）：在X线或B超定位下，将冲击波聚焦后作用于结石，使之碎裂，然后随尿流排出，尤其适用于肾、输尿管上段直径小于2.5cm的结石。

（4）手术治疗：对较大的结石以及非手术治疗无效或合并严重梗阻、感染、肾功能有损害的病人，应及早手术。手术的方式可分为两大类：一类为非开放性手术，即腔内手术，具有损伤小、恢复快的特点，如经皮肾镜取石或碎石术（图26-9），经输尿管镜取石、套石或碎石术

（图26-10），经腹腔镜输尿管取石术等；另一类为开放性手术，即传统的手术方法，如肾盂切开取石术、输尿管切开取石术等。

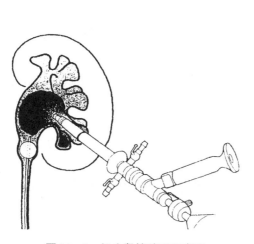

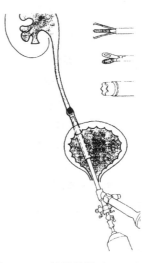

图26-9　经皮肾镜碎石示意图　　　图26-10　输尿管镜碎石示意图

2. 膀胱结石的治疗

（1）经膀胱镜取石或碎石术：应用碎石钳夹碎结石后取出或随尿液排出（图26-11）。较大的结石，可采用液电、超声、激光等方法碎石，也可采用体外冲击波碎石（ESWL）。

（2）耻骨上膀胱切开取石术：为传统的开放式手术。结石过大、过硬不宜碎石或合并膀胱、前列腺、尿道等其他病变不能行膀胱镜检查时，应采用耻骨上膀胱切开取石术，同时处理膀胱及其他病变。

3. 尿道结石的治疗

（1）前尿道结石可向尿道内注入润滑剂，将结石向尿道远端推挤，直至推挤出体外。不易推挤时，可用细钢丝将结石套出。

（2）后尿道结石可用尿道探条将结石推入膀胱，再按膀胱结石处理。

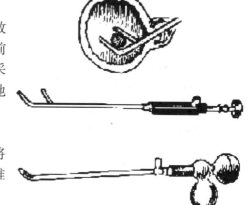

图26-11　膀胱结石碎石术

（3）以上两种方法不能处理的结石可采取碎石处理，开放手术仅适用于嵌顿于尿道无法取出的结石或有尿道病变（如尿道憩室）需同时手术者。

三、护理诊断及合作性问题

1. 排尿异常　主要有排尿困难或尿潴留、膀胱刺激征等，与结石梗阻、感染有关。

2. 烦躁、焦虑　与疼痛和排尿异常有关。

3. 疼痛　与结石梗阻、活动刺激、合并感染等有关。

4. 知识缺乏　缺乏有关病因、治疗及预防的相关知识。

5. 潜在并发症　手术后出血、感染等。

四、护理措施

（一）非手术治疗病人的护理

1. 一般护理

（1）增加尿量:鼓励病人多饮水,保持尿量在 3 000 ml/日以上,减少结石形成、促进小结石排出,有助于防治泌尿系感染。

（2）活动:指导病人适当运动,如在病人能承受的情况下做一些跳跃式或其他的体育活动,增强代谢,促进输尿管蠕动和结石下移。

（3）饮食:根据结石成分、饮食习惯和生活条件调整饮食结构。如草酸盐结石,不宜进食马铃薯、菠菜等含草酸丰富的食物;尿酸盐结石不宜食用动物内脏及豆类等高嘌呤类食物;含钙结石应限制含钙丰富的食物,多食高纤维素食物。

2. 病情观察　观察尿液的量、颜色、性状;监测尿常规、尿液 pH;注意有无泌尿系出血、感染等。

3. 治疗配合

（1）减轻疼痛:肾绞痛发作期间卧床休息,安排适当体位,可给予软枕支托,局部热敷,有利于缓解疼痛;疼痛较重者,可遵医嘱注射哌替啶、阿托品等解痉止痛药,也可应用吲哚美辛栓剂塞入肛门内(纳肛)止痛;疼痛严重者,可给予静脉滴注解痉止痛药。膀胱结石病人排尿困难合并疼痛时,可指导病人变换体位,如侧卧排尿,可缓解病情。

（2）促进排石的护理:

1）鼓励病人多饮水、指导病人适当运动。

2）遵医嘱使用利尿药、解痉药和排石药。

3）观察排石效果。告诉病人每次排尿时均要注意有无结石排出,若排尿于玻璃瓶或金属盆内,可看到或听到结石的排出。最好过滤尿液,若有结石排出,应予以保留,以便与影像学检查资料对照,也可化验分析其成分。

（3）预防或控制感染:遵医嘱正确使用抗菌药物,注意在各项护理操作中严格遵守无菌原则。

4. 心理护理　向病人介绍泌尿系结石的相关知识,消除病人的焦虑,使其情绪稳定,增强战胜疾病的信心,配合治疗及护理。

（二）体外冲击波碎石(ESWL)病人的护理

1. 碎石前病人的护理

（1）心理护理。向病人介绍碎石过程,说明该方法简单、安全、有效、可重复治疗等优点,但在碎石过程中有一定的噪声,到时不必紧张和恐慌。

（2）说明定位的重要性,争取得到病人的主动配合,避免碎石过程中随意移动或改变体位。

（3）应告诉病人碎石后可能会出现局部疼痛、血尿等,届时不要惊慌。

（4）检查心、肝、肾等重要器官功能和测定出、凝血时间。

（5）胃肠道准备。碎石前 3 天内禁食肉、蛋、奶、麦乳精等易产气的食物;碎石前 1 天服缓泻剂或灌肠;碎石日晨禁饮食。

2. 碎石后病人的护理

（1）饮食:如果病人无异常反应可正常饮食,鼓励病人多饮水,以增加尿量促进结石排出,必要时遵医嘱应用排石药物。

（2）体位：如果病人无异常情况，可适当活动，以增加输尿管蠕动，促进结石排出，仅少数有合并症的病人需卧床休息。肾结石体外冲击波碎石后应向患侧卧位48～72小时；肾下盏结石可采取头低脚高位，并叩击背部，以促进排石；巨大肾结石碎石后因短时间内大量碎石充填输尿管而发生堵塞，可形成所谓的"石街"，进一步发展可影响肾功能。因此，较大结石应分次碎石，碎石后可采取患侧在下的侧卧位，并适当活动，以利结石随尿流排出。

（3）观察并记录排尿情况：评估尿路有否梗阻，并观察尿液中碎石排出情况。一般碎石颗粒需4～6周才能排完。

（4）碎石后出现常见并发症病人的护理：常见的并发症有肾绞痛、血尿等，一般不需特殊处理，必要时遵医嘱应用解痉止痛剂、止血剂等；如果血尿很严重，应及时向医生反映，并协助处理；如果出现"石街"梗阻的表现，在预防感染的同时，应准备协助医生进行经直肠或阴道按摩，必要时配合医生做好再次碎石或用输尿管镜取石或开放性手术取石的有关护理。

（5）两次体外冲击波碎石（ESWL）治疗的间隔时间不得小于1周。

（6）定期进行X线检查，以了解结石排出情况。

（三）手术治疗病人的护理

1. 手术前病人的护理

（1）一般护理：同非手术治疗病人的护理。

（2）心理护理：向病人及亲属介绍手术的相关知识，手术室的情况，手术的安全性和必要性，多关心、体贴病人，以消除病人的恐惧心理。

（3）术前准备：完善术前各项检查，做好术前常规准备；临手术前，先送病人到放射科，再摄泌尿系平片，确定结石的位置有否移动，作为选择切口部位的参考，称为术前定位片。

2. 手术后病人的护理

（1）一般护理

1）体位：上尿路结石术后侧卧位或半卧位，以利引流；肾实质切开取石术后，绝对卧床2周，以免出血。

2）饮食：肠蠕动恢复后，即可进饮食；适当输液，并鼓励病人多饮水，以增加尿量，达到冲洗尿路和改善肾功能的作用。

（2）病情观察

1）观察尿量：术后每小时尿量应在50 ml以上。如果小于30 ml，就要注意是否发生了肾功能障碍，及时向医生反映。

知识链接（小贴士）

尿量，应包括由肾造瘘管、输尿管支架引流管、膀胱造瘘管、导尿管等引流管引流出的尿液和渗湿敷料估计量的总和。

2）观察尿液的颜色：手术后病人的尿液可带有血色，但随着时间推移逐渐变浅，若未变浅反而加深，甚至呈鲜红色血尿时，及时向医生反映并协助处理。

3）观察呼吸：肾和上段输尿管手术常取12肋缘下切口或经11肋床切口，注意观察呼吸是否正常。当深呼吸时切口处疼痛加重，以至于影响呼吸状态，可导致肺不张或呼吸系统其他并发症。可适当给予止痛剂，鼓励和指导病人做深呼吸运动和有效咳嗽，帮助病人翻身、拍背、早期离床活动等,以改善呼吸状态。

4)观察病情:除术后常规观察的项目外,还应注意有无出血、穿孔、感染、排尿困难、输尿管及尿道狭窄等并发症的发生。

(3)引流护理:施行肾和上段输尿管切开取石术往往需要安放肾周引流管、肾造瘘管或输尿管支架引流管,施行膀胱切开取石术往往需要安放膀胱造瘘管、留置气囊导尿管等。护士必须了解各引流管安放的部位及目的,保持各引流管的通畅和适当的固定。引流袋的放置要低于肾或膀胱,直立位时应低于髋部,以免逆流。肾盂造瘘管一般需置管10天以上,拔管前应先夹管1～2天,无异常表现后再经造瘘管行肾盂造影,证实上尿路通畅后方可拔管。拔管后,瘘口用凡士林纱条填塞外盖敷料并固定,病人应向健侧卧位,瘘口向上,以防漏尿。膀胱切开取石术后病人的护理基本上同膀胱损伤手术后病人的护理。

(4)腔内手术后病人的护理:经内镜取石或碎石术后,病人几乎都有血尿,应卧床休息,多饮水,遵医嘱适当应用止血药、抗菌药等药物,并做好病情观察及各种引流管的护理。

(四)健康指导

1. 向病人及其亲属讲解泌尿系结石的相关知识,使病人了解泌尿系结石的病因、病理、临床表现、诊治原则及预防知识,增强病人康复的信心,在诊治和护理过程中得到病人的主动配合。

2. 鼓励和指导病人多饮水,以增加尿量,稀释尿液,预防结石形成,应保持每日尿量在2 000～3 000 ml。

3. 预防骨质脱钙,有甲状旁腺功能亢进者应积极治疗;注意适当活动,长期卧床的病人可进行床上活动,以减少尿钙排出。

4. 指导病人根据结石的成分合理安排饮食。

5. 告诉病人出院后还应定期到医院复查,以了解排石治疗后的碎块排出情况,或治疗后有无复发。

第四节　良性前列腺增生症病人的护理

一、疾病概要

良性前列腺增生症(BPH)常简称为前列腺增生,是老年男性常见病。发病率随着人类寿命的延长而逐年增高,即随着年龄段的上升而增加。过去曾称前列腺肥大,而组织学表现为细胞增生,并且是良性增生,不是细胞增大,出现症状才需治疗,所以现在统一称为良性前列腺增生症。

(一)病因

病因尚不完全清楚,目前公认老龄和有功能的睾丸是前列腺增生两个主要的发病因素。随着年龄增大,体内性激素平衡失调,睾丸产生的睾酮经 5α 还原酶作用变为双氢睾酮,是前列腺发生增生的基础(双氢睾酮对前列腺增生所起的作用是睾酮的 5 倍以上)。另外,与各种生长因子的作用可能也有关。

(二)病理

男性 35 岁以后前列腺可有不同程度的增生,多在 50 岁以后才出现症状。前列腺增生引起症状主要是由于尿道周围前列腺移行带的腺体、结缔组织和平滑肌的增生,增生的腺体逐渐压迫尿道造成梗阻。梗阻的程度与前列腺增生体积的大小不完全成比例,而与增生腺体的位置有关(图 26－12,图 26－13)。如果增生的腺体突向尿道,使尿道受压、弯曲、伸长,导致尿道梗阻而出现症状;如果向外周增生,尤其是外周带的增生,尿道梗阻往往不严重,而无明显症状。

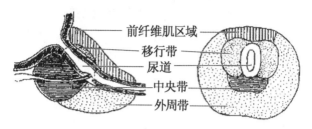

图 26－12　前列腺正常解剖及增生好发部位示意图

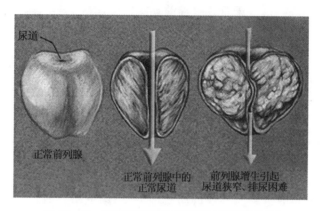

图 26－13　前列腺正常解剖及压迫尿道示意图

尿道梗阻后,排尿阻力增大,膀胱逼尿肌收缩力增加,逐渐代偿性肥厚,膀胱壁出现小梁、小室(图 26－14),严重时形成假性憩室,残余尿量增加,膀胱内压力升高,可导致尿潴留及充盈性尿失禁,并可继发感染和形成结石,还可引起上尿路积水扩张(图 26－15),肾功能障碍。

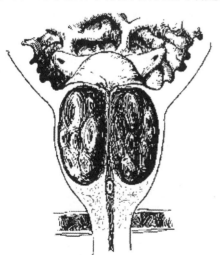

图 26－14　前列腺增生引起尿道及膀胱改
　　　　　变示意图

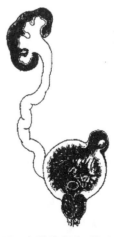

图 26－15　上尿路积水、膀胱结石等
　　　　　改变示意图

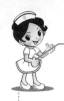

二、护理评估

（一）健康史

评估病人有无尿路梗阻病史；了解尿频尤其是夜尿增多、排尿困难的程度及演变过程；有无长期吸烟、饮酒史；是否有定时排尿或憋尿的习惯；近期有无因受凉、劳累、久坐、辛辣饮食、情绪变化、应用解痉药等而发生过尿潴留；有无因长期排尿困难而出现腹股沟疝、痔等并发症；有无高血压、糖尿病或其他疾病病史。

（二）身体状况

1. 尿频　往往是良性前列腺增生症病人最早（最初）出现的症状，尤以夜间为甚，即夜尿次数明显增多。尿频的原因，早期是因为增生的前列腺刺激引起；随着梗阻加重，残余尿量增多，膀胱有效容量减少，尿频更加明显，可伴有尿急。

2. 进行性排尿困难　排尿困难是良性前列腺增生症最主要的典型症状，特点是呈进行性加重。表现为排尿迟缓、排尿费力、排尿时间延长、排尿不尽感。尿路梗阻严重时可出现排尿无力、射程变短、尿线变细或间断、尿线分叉，最后排尿呈滴沥状等不同的表现。

3. 尿潴留　当梗阻达一定程度时，残余尿量逐渐增多，导致膀胱收缩无力，可引起慢性尿潴留；气候变化、受凉、饮酒、劳累等可使前列腺充血、水肿加重，可突然发生急性尿潴留。

4. 尿失禁　在慢性尿潴留的基础上，膀胱过度充盈，少量尿液可从尿道口溢出，发生充盈性尿失禁；当有尿急时，可出现急迫性尿失禁。

5. 直肠指检　这是简单而重要的检查方法。检查时可触及前列腺增大，表面光滑，质韧有弹性，中央沟变浅、消失甚至隆起，一般无压痛。

6. 其他表现　查体时可触及充盈的膀胱；合并感染或结石时，可出现明显的膀胱刺激征，并可出现血尿、脓尿；长期排尿困难引起腹内压增高，还可导致腹股沟疝、痔、直肠脱垂（俗称脱肛）、下肢静脉曲张等疾病的发生；严重梗阻引起肾积水、肾功能损害时，可出现相应表现。

（三）心理-社会状况

发病早期，由于症状不明显，病人往往不重视，甚至有些病人误认为是老年男性的"正常现象"；随着病情的发展，尤其夜尿次数明显增多，影响病人的休息、睡眠及其他日常生活时，即开始出现烦躁、焦虑，常希望尽早得到治疗；当需要手术治疗时，病人又担心手术会出现危险而产生恐惧。家庭对病人治疗的经济支持力度、对病人身体异味的接受程度等也会影响着病人的心理变化。

（四）辅助检查

1. 实验室检查　血、尿常规及肾功能等检查。

2. B超检查　主要是了解前列腺大小、结构、增生的腺体是否突入膀胱等，同时可以测定膀胱残余尿量（又称剩余尿，正常成人残余尿量小于 10 ml），另外还可以了解有无泌尿系结石、有无上尿路积水等。

3. 尿流率检查　可以确定前列腺增生病人排尿的梗阻程度，该项检查要求病人排尿量在 150～200 ml 以上。如果最大尿流率小于 15 ml/s，表明排尿不畅；如果小于 10 ml/s，则说明梗阻较为严重。

4. 血清前列腺特异抗原（PSA）测定　前列腺呈结节状增生或较硬时，测定 PSA 以排除

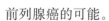

前列腺癌的可能。

（五）治疗原则

前列腺增生未引起尿道梗阻者,一般不需特殊处理,主要是观察随访(又称为观察等待);梗阻较轻或不能耐受手术者可采用非手术治疗;过去认为当残余尿量超过50～60 ml时即为手术指征,现在一般把残余尿超过150 ml作为严重梗阻的指标之一,症状明显而药物治疗效果不理想或曾经出现过急性尿潴留,可采取手术治疗。

1. 非手术治疗　主要措施有:药物,记忆合金网状支架,经尿道热疗(如射频、微波等),经尿道球囊扩张术,高能聚焦超声,激光等治疗方法。

目前常用的药物有三大类:① 5α 还原酶抑制剂,是激素类药物,可使前列腺体积缩小,目前常用药物是非那雄胺(又称非那甾胺)。② α肾上腺素能受体阻滞剂,常简称为α受体阻滞剂,其中 α_1 受体阻滞剂效果较好,可降低膀胱颈和前列腺的平滑肌张力,减小尿道阻力,改善排尿症状。常用药物有特拉唑嗪、哌唑嗪、阿夫唑嗪及坦索罗辛等。③ 植物类药物,疗效尚不明确,常用药有舍尼通、通尿灵等。

2. 手术治疗　常用的手术方法有三大类:① 经尿道前列腺切除术;② 开放性前列腺切除术;③ 永久性膀胱造瘘术(属于姑息性手术)等。

经尿道前列腺切除应用最早的是经尿道前列腺电切术(TURP),之后是经尿道前列腺电汽化术(TUVP)。目前较为先进的是经尿道等离子前列腺电切术(TUPKVP,又称 TUKP),它是双极汽化电切,可以用生理盐水作为操作媒介,避免了 TUR 综合征的发生,并可大块剜除前列腺组织,缩短了手术时间。

三、护理诊断及合作性问题

1. 排尿障碍　与尿路梗阻、逼尿肌损害等有关。
2. 焦虑　与排尿困难、手术等有关。
3. 有感染的危险　与尿路梗阻或留置各种引流管有关。
4. 潜在并发症　术后出血、TUR 综合征。

四、护理措施

（一）急症病人的护理

对急性尿潴留的病人,应及时配合医生解除病人的尿潴留。在留置导尿或膀胱造瘘期间做好相应护理。

（二）非手术治疗及手术前病人的护理

1. 一般护理　嘱病人进食易消化、高营养食物,辅以粗纤维食品以防便秘;忌饮酒及辛辣食物;鼓励病人适当多饮水。

2. 治疗配合

（1）用药护理:遵医嘱给病人服用药物。

（2）引流尿液:残余尿量多者或有尿潴留致肾功能不全者,应留置导尿,改善膀胱和肾功能。

3. 心理护理　耐心向病人及其亲属介绍疾病的相关知识,解释各种治疗方法和特点。

4. 术前准备　术前应配合有关功能检查,了解病人全身情况,以便进行充分的手术前准备,提高手术耐受力。

(三)手术后护理

1. 一般护理　术后先采取平卧位,6小时后生命体征平稳、无特殊不适及活动性出血征象者改为半卧位;术后暂时禁食,胃肠功能恢复后逐渐过渡到普食;遵医嘱应用药物;卧床期间注意适度活动并做好老年病人基础护理工作,预防肺部感染、下肢静脉血栓形成和压疮。可下床活动时,应加强陪护,防止意外损伤的发生。

2. 病情观察　注意病人意识和生命体征、重要器官功能状况、呼吸及泌尿等系统的感染征象、各引流管的引流情况。对经尿道前列腺电切除术(TURP)者,手术临近结束时以及术后最初的几小时内,应注意观察有无心慌、气急、恶心、呕吐甚至抽搐等 TUR 综合征表现。发现异常及时报告医生,并配合处理。

什么是 TUR 综合征?

TUR 综合征是电切术中大量的冲洗液被吸收,使血容量急剧增加,形成稀释性低钠血症,病人可在术后几小时内出现烦躁、恶心、呕吐、抽搐、昏迷,严重者出现肺水肿、脑水肿、心力衰竭等表现。

---

3. 治疗配合

(1)留置导尿:手术后利用气囊导尿管的气囊压迫前列腺窝以利止血,注意导尿管要固定牢固、引流通畅。病人取平卧位,气囊导尿管稍向外牵拉并固定在病人一侧大腿的内侧,告知病人不可自行松开。也可应用无菌纱布,在尿道外口扎住向外适度牵引着的导尿管,导尿管未见回缩即可。导尿管的外口与膀胱冲洗装置相连。一般牵引压迫时间为8～10小时。术后1周内禁止肛管排气或灌肠,以免诱发出血。

(2)防治感染:除术后早期预防性使用抗菌药物外,应注意保持伤口和各引流管的清洁,避免污染。膀胱冲洗系统的外连接管、袋须每日更换,每日2次清洁、消毒尿道外口。

(3)做好膀胱冲洗护理:术后常规用生理盐水持续冲洗膀胱1～5天,以防血块堵塞导尿管。具体方法详见第一节。

4. 心理护理　前列腺增生症的病情有时长时间内无明显变化,有时改善后又突然加重,病情反复,应耐心解释,并介绍手术的必要性、安全性及各种手术方法的特点,稳定病人情绪。术后病人更多关心伤口疼痛的转归、伤口大小及愈合时间、术后尿急甚至暂时尿失禁等并发症的转归情况,应配合健康教育给予心理安慰。

5. 健康指导

(1)嘱病人避免久坐、劳累、受凉;严禁憋尿,忌烟酒、辛辣食物等不良刺激;避免应用解痉药等而引起急性尿潴留。

(2)术后1～2个月内避免剧烈活动,如提重物、跑步、骑自行车、性生活等,以防继发性出血。

(3)向病人介绍本病的一般知识,嘱其出院后加强营养,适度活动,适当多饮水、勤排尿。术后前列腺窝的修复需要3～6个月,因此术后可能仍会有排尿异常现象,应定期到医院复查随访。

(4)指导有尿失禁现象的病人进行肛提肌舒缩活动,以尽快恢复尿道括约肌功能。方法是:吸气时缩肛,呼气地放松肛门括约肌,每日3次,每次10分钟。

（5）指导永久性膀胱造瘘的病人学会造瘘管的家庭护理。

第五节 泌尿系结核病人的护理

一、疾病概要

泌尿系结核是全身结核病的一部分,多继发于肺结核,少数继发于骨关节或肠道结核。结核杆菌自原发病灶经血播散,先引起肾结核,如未及时治疗或治疗不当,结核杆菌随尿流下行,进一步引起输尿管、膀胱和尿道结核。

病理生理 结核杆菌由原发病灶入血,随血流进入双肾,在肾皮质内形成多发性微小病灶。由于该处血液循环丰富,修复能力较强,如果病人免疫状况良好,可以自行愈合,不出现临床症状,但在尿中可查到结核杆菌,称为病理肾结核。如果病人免疫力低下,且结核杆菌数量多、毒性大,则肾皮质内的病灶逐渐扩大,累及肾髓质,穿破肾乳头到达肾盏、肾盂,出现临床症状及影像学方面的改变,称为临床肾结核,绝大多数为单侧病变。

肾结核的早期病变主要是肾皮质内形成多发性结核结节,此结节是由淋巴细胞、上皮样细胞、浆细胞和巨噬细胞等组成的结核性肉芽组织,中央常为干酪样物质,边缘为增生的纤维组织。随着病变的发展,累及髓质,肾髓质结核不能自愈,并呈进行性发展,不但形成结核结节,而且结核结节可相互融合,形成干酪样脓肿,破入肾盂形成结核性空洞。病变进一步发展,可波及输尿管、膀胱和尿道(图 26 - 16)。

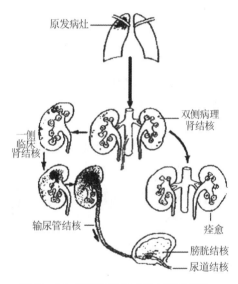

图 26 - 16 泌尿系结核病理变化示意图

输尿管结核的病变为黏膜及黏膜下层形成结核结节、溃疡、肉芽肿和纤维化。纤维化的输尿管呈僵硬条索状,管腔狭窄可导致肾积水或结核性脓肾。如果输尿管完全闭塞,结核杆菌尿不能再进入膀胱,膀胱病变反见好转,称为"肾自截"。

膀胱结核起初为黏膜充血、水肿,散在的结核结节,随着病变发展加重,结核结节可互相融合形成溃疡、肉芽肿等。病变愈合,广泛纤维化和瘢痕收缩,使膀胱壁失去伸张能力,膀胱容量显著减小,称为膀胱挛缩。膀胱结核病变可导致健侧输尿管口狭窄或闭合不全,输尿管末端丧失活瓣作用,导致尿路梗阻或尿液反流,引起"对侧肾积水"及肾功能损害。

二、护理评估

（一）健康史

了解有无肺、骨关节、肠结核病史或接触史,有无其他疾病史,免疫力的高低等。

（二）身体状况

1. 尿频、尿急、尿痛 尿频往往是泌尿系结核最早出现的症状,排尿次数由每日4～5次逐渐增加到十余次或数十次。初期是结核杆菌尿刺激膀胱黏膜引起,当膀胱发生结核病变时,尿频加剧,并出现尿急和尿痛。晚期,膀胱挛缩,容量显著减小,尿频等膀胱刺激症状更加严重,甚至出现尿失禁。

2. 血尿、脓尿　血尿是泌尿系结核另一重要而常见的症状,主要是由于肾盂和肾盏黏膜被破坏后排出干酪样物质以及结核性膀胱炎或溃疡等所引起,可伴有脓尿。

3. 肾区疼痛和包块　泌尿系结核一般无明显腰痛,只有病变影响到肾被膜、患肾破坏严重、输尿管被血块或干酪样物质堵塞时,可引起腰部钝痛或绞痛。较大的肾积脓或对侧肾积水时,腰部可触及包块。

4. 全身症状　泌尿系结核早期全身症状不明显,晚期或合并其他器官活动性结核时,可出现午后低热、盗汗、消瘦、乏力、贫血、食欲不振和血沉增快等典型的结核病全身症状。病情严重者,可出现肾功能障碍的表现。

（三）心理-社会状况

结核本身病程长,泌尿系结核又是继发性病变,尤其发生血尿、脓尿或需手术治疗时,病人常出现焦虑、恐惧等心理障碍;结核病具有传染性,病人在与亲属及他人交往中可能受到歧视或冷落,容易产生自卑等心理反应。

（四）辅助检查

1. 尿液检查　尿呈酸性,有较多的红细胞和白细胞;尿液沉淀物涂片找抗酸杆菌,阳性率为50%～70%;尿结核杆菌培养阳性率较高,可达90%,较可靠,但费时较长(4～8周),且需特殊培养,故基层医院应用较少。

2. 影像学检查　包括X线、B超、CT、MRI等检查,可显示泌尿系器官形态及病变情况,对临床诊断、判断病变严重程度、确定治疗方案非常重要。

3. 膀胱镜检查　可观察膀胱黏膜有无充血、水肿,可见到浅黄色的结核结节、结核性溃疡、肉芽肿等病变,必要时可取活组织检查明确临床诊断。

什么是结核结节?

结核结节是由淋巴细胞、上皮样细胞、浆细胞和巨噬细胞等组成的结核性肉芽组织,中央常为干酪样物质,边缘为增生的纤维组织。膀胱发生结核病变时,其黏膜亦可形成浅黄色的结核结节,在膀胱镜下不但可观察到,而且可取材活检。

（五）治疗原则

泌尿系结核是全身结核病的一部分,注意全身治疗,包括长期应用抗结核药等。目前常用的一线抗结核药有异烟肼、利福平、吡嗪酰胺、乙胺丁醇、链霉素等。多数抗结核药对肝、肾有损害,应定期检查肝功能及肾功能等。链霉素对听神经有损害,注意观察用药后的反应,还应注意测听力。若出现恶心、呕吐、耳鸣、听力下降等表现时,及时就诊。

经正规药物治疗6～9个月无效,病肾破坏比较严重,应在药物治疗的配合下施行手术治疗。手术前应用抗结核药一般不少于2周,术后继续用药。手术后可出现活动性出血、伤口感染等并发症,注意预防。

三、护理诊断及合作性问题

1. 营养失调:低于机体需要量　与机体消耗大、食欲不振等有关。
2. 焦虑　与担忧预后、惧怕手术治疗等有关。
3. 知识缺乏　缺乏有关疾病、用药及不良反应、康复等知识。

四、护理措施

(一)非手术治疗病人的护理

1. 一般护理　加强营养,鼓励病人进营养充分、富含维生素的饮食;多饮水,稀释尿液,以减轻结核性脓尿对膀胱的刺激;提供适宜的环境,充分休息,避免劳累,指导病人进行适当的户外活动,以增强体质,提高免疫力。

2. 病情观察　抗结核药物治疗时间长,药物的不良反应比较多,除观察疗效外,还应定期复查血、尿常规、血沉、X线尿路造影、B超及肝、肾功能,了解有无听神经损害等。

3. 治疗配合　遵医嘱指导病人服药,早期肾结核病人可通过合理服用抗结核药物而治愈。由于服药时间较长等因素,病人常不能坚持按时、足量地服药,以致影响治疗结果,因此应指导、监督病人严格执行治疗方案的服药要求。

4. 心理护理　体贴病人,耐心解释治疗的长期性、手术的必要性和预后,鼓励病人树立战胜疾病的信心,保持愉快心情,主动配合治疗和护理。

(二)手术治疗病人的护理

1. 手术前护理　泌尿系结核手术前需较长时间用抗结核药物准备,如全肾切除术前药物准备至少2周以上,而肾部分切除术前药物准备需3~6个月;检查重要器官的功能,若有器官功能障碍,应予以纠正;加强营养,提高病人对手术的耐受力;临近手术前,做好术前常规护理工作。

2. 手术后护理　基本上与肾损伤术后护理相同,另外观察健侧肾功能也是肾手术后护理观察最关键的内容之一。若手术后6小时仍无排尿或24小时尿量较少,说明健肾功能可能有障碍,应及时向医生反映并协助处理。术后继续抗结核治疗3~6个月,以防复发。

(三)健康指导

1. 耐心向病人讲解泌尿系结核发病、表现、用药及康复等方面的知识,要求病人遵医嘱用药,用药要保持联合、规律,不可随意减量或减药。宣传结核病预防知识,鼓励和指导病人养成良好的卫生习惯。

2. 指导病人加强营养,注意休息,避免劳累,坚持适当的户外活动。

3. 定期复查　告诉病人,用药期间需注意药物的不良反应,定期复查病情,复查尿常规和尿结核杆菌,复查肝、肾功能,测听力、视力等。5年不复发可认为治愈。

第六节　泌尿系统肿瘤病人的护理

一、疾病概要

泌尿系统肿瘤多为恶性,我国成人最常见的是膀胱癌,其次是肾癌,少数为肾盂癌;小儿最常见的是肾母细胞瘤。

1. 肾肿瘤 常见的有三种类型：

(1) 肾癌：发生于肾实质的肾小管上皮细胞，常累及一侧肾，多为单发。瘤体为类圆形实质性肿瘤，外有假包膜。当肿瘤增大穿透假包膜后，向外侵犯邻近器官组织，产生相应表现，向内破坏肾盏肾盂可引起血尿（图26-17）。

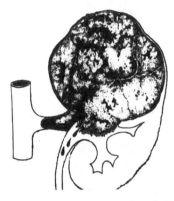

图 26-17 肾癌病理改变示意图

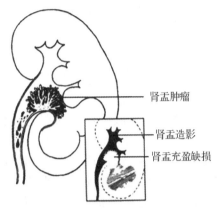

图 26-18 肾盂癌病理改变示意图

(2) 肾盂癌：发生于肾盂黏膜，多为移行细胞乳头状癌，可单发亦可多发，中等分化的乳头状细胞癌最常见，早期即可出现血尿（图26-18）。

(3) 肾母细胞瘤：又称肾胚胎瘤或 Wilms 瘤，是从胚胎性肾组织发生，由间质、上皮和胚芽三种成分组成的恶性混合瘤，可发生于肾实质的任何部位，增长迅速，有纤维假包膜。

2. 膀胱肿瘤

(1) 组织学类型：95% 以上为上皮性肿瘤，其中绝大多数为移行细胞乳头状癌，鳞癌和腺癌各占 2%～3%。

(2) 分化程度：世界卫生组织根据肿瘤细胞的大小、形态、分裂相及核改变等将其分为三级：Ⅰ级，细胞分化良好，属低度恶性；Ⅱ级，属中度恶性；Ⅲ级，细胞分化不良，为低分化乳头状癌，属高度恶性。

(3) 浸润深度：是膀胱癌临床和病理分期的依据。根据肿瘤浸润膀胱壁的深度分为：Tis 原位癌；Ta 无浸润的乳头状癌；T_1 浸润黏膜固有层；T_2 浸润肌层，又分为 T_{2a} 浸润浅肌层（肌层内 1/2），T_{2b} 浸润深肌层（肌层外 1/2）；T_3 已穿透膀胱壁；T_4 穿透膀胱浸润到前列腺、子宫或膀胱周围其他邻近器官（图26-19）。

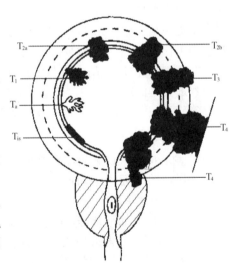

图 26-19 膀胱肿瘤分期示意图

二、护理评估

(一) 健康史

1. 了解病人的年龄、性别、职业、周围环境、既往史、家族史。

2. 有无长期接触致癌物质；有无诱发肿瘤的原因。

3. 有无其他疾病史等。

（二）身体状况

1. 血尿　间歇性、无痛的肉眼血尿或全血尿是肾癌、肾盂癌、膀胱癌共有的主要表现。血尿可自行减轻或停止，易给病人造成"好转"或"痊愈"的错觉。由于肾母细胞瘤很少侵入肾盂、肾盏，故血尿不明显。

2. 肿块　肾肿瘤较大或伴有肾积水时，在腹部或腰部可触及肿块。肾母细胞瘤最早和最主要的表现就是腹部肿块。

3. 疼痛　肾肿瘤多为腰部钝痛或隐痛，早期不明显，当肿瘤较大牵拉肾包膜或侵犯邻近组织器官时可引起疼痛；当血凝块通过或堵塞输尿管时可引起肾绞痛。膀胱癌晚期浸润盆腔可出现腰骶部疼痛。

4. 膀胱刺激征　膀胱癌晚期或合并感染时可出现尿频、尿急、尿痛。

5. 排尿困难或尿潴留　膀胱癌病人尿液内有时混有"腐肉"样坏死组织，随尿流排出堵塞尿道内口，或肿瘤组织堵塞膀胱颈部，均可造成排尿困难，甚至尿潴留。

6. 其他表现　可有发热、血压升高、消瘦、贫血、血沉增快，晚期可出现恶病质及肿瘤扩散的相应表现。

（三）心理-社会状况

反复出现血尿，可引起病人精神紧张，烦躁不安；一旦确诊是肿瘤时，病人往往感到恐惧和绝望；尤其是膀胱癌施行膀胱全切除肠代膀胱，即重建膀胱（或称储尿囊），需从腹壁造口，发生尿流改道，此时病人更加焦虑、自卑和悲观。

（四）辅助检查

1. 实验室检查　主要是尿常规和尿细胞学检查，以了解血尿及尿路感染情况；在病人尿液中找到脱落的肿瘤细胞，有助于疾病的临床诊断。

2. 影像学检查

（1）B超检查：是最简便且是无损伤性的检查方法。

（2）X线检查：包括尿路平片和造影检查，动脉造影检查的同时还可以进行介入治疗（图26-20）。

（3）CT、MRI、DSA等检查：能较早期显示肿瘤及其周围组织浸润情况（图26-21，图26-22，图26-23）。

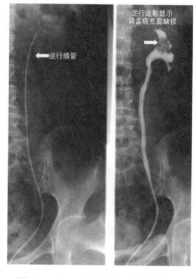

图26-20　肾盂癌X线造影片

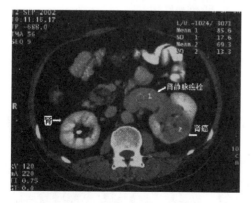

图26-21　肾癌CT片（左侧肾癌）

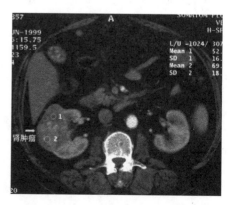

图26-22　肾癌CT片（右侧肾癌）

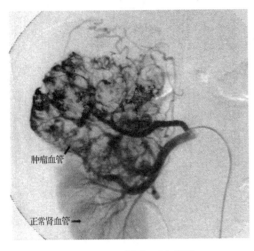

肿瘤血管

正常肾血管→

图 26－23 肾癌 DSA 摄片

3. 膀胱镜检查　为膀胱癌最重要的检查方法,能直接观察膀胱肿瘤所在的部位、数目、大小、形态、浸润范围等,必要时可取材做活组织检查,临床诊断价值较高;同时也可以进行治疗,如表浅的膀胱肿瘤可经膀胱镜施行电灼、电切、激光治疗等。

（五）治疗原则

以手术为主的综合治疗效果最好,对肾癌、肾盂癌、肾母细胞瘤的手术治疗,目前最主要的方法是根治性肾切除术。对膀胱肿瘤的治疗方法较多,如经尿道电切、激光治疗;膀胱部分切除;膀胱全切加膀胱重建术;姑息性治疗等。另外,可配合化学药物治疗、放射治疗、免疫治疗等以加强疗效。常用的膀胱内灌注治疗药物有丝裂霉素(MMC)、阿霉素(ADM)、羟基喜树碱及卡介苗(BCG,属于免疫治疗)等,目前认为BCG 效果最好,但不良反应如膀胱刺激征、发热、出血性膀胱炎等发生率较高。回肠代膀胱术后,病人易发生电解质失衡和高氯性酸中毒等并发症。

三、护理诊断及合作性问题

1. 排尿障碍　与膀胱癌晚期膀胱颈部或后尿道梗阻以及合并感染等有关。

2. 焦虑、悲观　与血尿、脓尿,担心肿瘤预后等有关。

3. 营养失调:低于机体需要量　与肿瘤慢性消耗、化疗副作用等有关。

4. 体象紊乱　与膀胱全切除尿流改道、引流装置的存在、不能主动排尿等有关。

5. 有感染的危险　与手术切口、引流置管、结肠代膀胱和腹壁存在瘘口等有关。

四、护理措施

（一）手术前护理

1. 一般护理　调节饮食,给予高蛋白、高热量、高维生素、易消化的食物,改善全身营养状况;指导病人适当多饮水以稀释尿液,减轻膀胱刺激征,减少血块对尿路的堵塞。

2. 治疗配合

（1）膀胱内药物灌注:准备好药物、稀释液、导尿包等物品,协助医生灌注。灌注时插入导尿管先排空膀胱内尿液,再将用等渗盐水稀释的抗癌药经导尿管灌入膀胱,帮助病人每 15分钟更换一次体位:平卧位、俯卧位、左侧卧位、右侧卧位,使药物与膀胱各壁充分接触,每次灌注的药液在膀胱内保留 1～2 小时后排出。每周灌注 1 次,一般 8 次为一个疗程。

（2）术前准备:做好手术前各项常规准备工作,如准备施行膀胱全切除肠代膀胱术前,应做好术前肠道常规准备工作,详见本书结肠癌一节。

3. 心理护理　病人可表现为对癌症的否认、对预后的恐惧、不接受尿流改道等心理反应,护理人员应通过体贴、交流,深入了解病人心理和情感的变化,倾听病人诉说,根据病人的具体情况,耐心适当解释、通俗地介绍治疗原则和预后,稳定病人情绪,尽可能消除其恐惧、焦虑、绝望的心理。

（二）手术后护理

1. 一般护理

（1）卧位与休息：病情稳定后可取半卧位，根治性肾切除术后，病人应卧床5~7天，避免过早下床活动引起手术部位出血。膀胱全切除术后，病人应卧床8~10天，以免引流管脱落而引起尿瘘。

（2）饮食：一般病人待肛门排气后进食，但涉及肠道手术（如肠代膀胱术）者则按肠吻合术后饮食，经尿道膀胱肿瘤电切术后6小时即可正常饮食。适当多饮水，可起到冲洗作用。

（3）预防感染：保持伤口清洁、干燥；定时翻身、拍背，指导病人正确咳嗽、咳痰及深呼吸；留置尿管者按要求做好护理。

2. 病情观察

（1）观察生命体征，伤口及尿量、尿液的颜色及性质。

（2）观察各引流管引流情况，如肾癌手术后腹膜后广泛渗血，应注意观察负压引流管内引流液的质与量。

（3）观察腹壁造口肠管的颜色、光泽等，以了解肠管的血运情况。如有异常，应及时向医生反映并协助处理。

（4）因尿液中的电解质易被肠黏膜吸收，所以肠代膀胱后应定时测血电解质浓度和血pH，若有异常及时纠正。

3. 治疗配合

（1）引流护理：肾癌术后伤口引流管内若无引流物流出，2~3天即可拔除。对膀胱癌术后留置气囊导尿管和耻骨上膀胱造瘘管的病人，做好膀胱冲洗及引流管相应的护理。对膀胱全切除肠代膀胱腹壁造口的病人，应辨明各种引流管在体内的部位和作用并及时接通引流袋。耻骨后间隙（盆腔）引流管，一般术后2~3天无明显引流液流出即可拔除；代膀胱内的硅胶引流管一般于术后1周左右拔除；输尿管内的支架管一般于术后2周左右拔除。同时注意观察和记录各引流管的引流量及性质。

（2）膀胱内药物灌注：术后仍需膀胱内药物灌注，但次数减少，开始时每周灌注1次，共6~8次，以后每月1次，持续2年。

（3）造口护理：选用数个合适的造口集尿袋交替使用，及时清空集尿袋内的尿液，清洗干净，消毒后才能再用，亦可用一次性集尿袋，鼓励病人尽快养成定时排尿的习惯，最终达到不佩戴集尿袋。可控膀胱术后，开始每2~3小时导尿1次，逐渐延长间隔时间至每3~4小时1次。注意保护造口周围皮肤，涂抹氧化锌软膏等，及时更换敷料，保持瘘口皮肤清洁。

4. 心理护理　对尿流改道术后病人，要多关心和体贴他们，帮助其尽快消除忧郁、焦虑、悲观的情绪，协助病人尽快适应改道后的日常生活。

（三）健康指导

1. 向病人及其亲属介绍疾病的相关知识及定期复查的意义。

2. 肾癌术后病人嘱其慎用对肾有损害的药物，保护健侧肾功能。

3. 术后适当锻炼，加强营养，增强体质，提高免疫力。

4. 膀胱癌术后病人坚持膀胱内灌注化疗。

5. 膀胱癌尿流改道术后病人，指导其正确使用集尿袋，学会自我护理。

6. 出院后,定期复查。

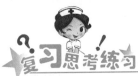复习思考练习

1. 某男性病人,26 岁,不慎从约 3 米高处跌落,右腰部撞击在硬物上,自觉右腰部疼痛,来院急诊。体检:病人面色苍白,脉搏 110 次/分,血压 80/50 mmHg,右侧上腹部略隆起,有压痛,无反跳痛,轻度肌紧张。B 超检查:右肾轮廓不清,右肾周围中度积液。血常规:血红蛋白 9.2 g/L。尿常规:尿液外观呈红色,镜检 RBC 满视野。请问:

   (1) 该病人可能发生了什么损伤?

   (2) 目前的处理原则是什么?

   (3) 该病人术前评估最重要的是什么?

   (4) 该病人目前最重要的护理诊断是什么?

2. 某女性病人,38 岁,在田间劳动时突然出现右腰部绞痛,向下腹部和大腿内侧放射。来医院急诊,检查发现右肾区叩击痛阳性,尿常规检查提示镜下血尿。请问:

   (1) 该病人可能患了什么病?

   (2) 还应做哪些检查?

   (3) 如何配合治疗该病人的疼痛?

3. 某男性病人,68 岁,排尿费力多年,夜尿明显增多。昨晚饮酒后一夜未排尿,下腹胀痛。体检:膀胱膨胀至脐下一指。请问:

   (1) 该病人可能患了什么病?

   (2) 该病人目前发生了什么?

   (3) 目前的处理原则是什么?

(田　彪)

第二十七章

骨关节疾病病人的护理

第一节 骨折病人的护理

一、概述

骨折是指骨的完整性或连续性发生中断。

（一）病因

1. 直接暴力 暴力直接作用的部位发生骨折。例如小腿被重物直接撞击后,胫腓骨骨干在被撞击的部位发生骨折(图 27 - 1)。

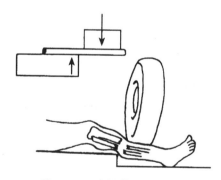

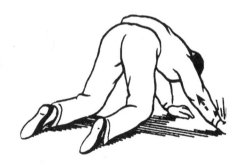

图 27 - 1 直接暴力引起骨折   图 27 - 2 间接暴力引起骨折

2. 间接暴力 暴力通过传导、杠杆、旋转作用使肢体受力部位的远处发生骨折。例如走路滑倒时,手掌撑地,暴力向上传导可致桡骨远端骨折、肱骨髁上等处骨折(图 27 - 2)。

3. 疲劳应力 长期、反复、轻微的外力集中作用于骨骼的某一点上,使其发生骨折,称为疲劳性骨折。例如长距离行军、长跑运动后发生第 2 跖骨及腓骨干下 1/3 处骨折。

4. 肌肉牵拉 肌肉突然猛烈收缩拉断其附着部位的骨骼。

5. 骨骼疾病 骨骼疾病引起骨质破坏,受到轻微外力时即断裂,称病理性骨折。例如脊髓炎、骨肿瘤、骨结核等病变发生的骨折。

（二）分类

1. 根据骨折处是否与外界相通分类

（1）闭合性骨折：骨折处皮肤黏膜完整，不与外界相通。

（2）开放性骨折：骨折部位的皮肤或黏膜破裂，骨折断端直接或间接与外界相通。例如骨盆骨折引起的膀胱、尿道或直肠破裂均属于开放性骨折。

2. 按骨折线的方向及其形态分类

（1）横形骨折：骨折线与骨干纵轴接近垂直。

（2）斜形骨折：骨折线与骨干纵轴呈一定角度。

（3）螺旋形骨折：骨折面呈螺旋状。

（4）粉碎性骨折：骨质碎裂成 3 块以上。

（5）嵌插骨折：骨折片相互嵌插，多见于干骺端骨折。

（6）压缩性骨折：骨质因压缩变形，多见于松质骨。

（7）凹陷性骨折：骨折片局部下陷，多见于颅骨。

（8）骨骺分离：经过骨骺的骨折，骨骺的断面可带有数量不等的骨组织。

3. 根据骨折的程度及形态分类

（1）不完全性骨折：骨折后，骨的完整性或连续性仅有部分破坏中断。如颅骨、肩胛骨及长骨的裂缝骨折，儿童的青枝骨折等均属不完全性骨折。

（2）完全性骨折：骨折后，骨的完整性或连续性全部中断，多见于管状骨。根据骨折线的方向和形态可分为横形骨折、斜形骨折、螺旋形骨折、粉碎性骨折、嵌插骨折、压缩骨折、凹陷性骨折和骨骺分离等（图 27－3）。

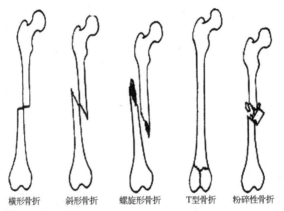

| 横形骨折 | 斜形骨折 | 螺旋形骨折 | T型骨折 | 粉碎性骨折 |

图 27－3　完全骨折

4. 根据骨折处的稳定性分类

（1）稳定性骨折：骨折端不易移位或复位固定后不易发生再移位者。例如裂缝骨折、青枝骨折、横形骨折、嵌插骨折等。

（2）不稳定性骨折：骨折端易移位或复位固定后易发生再移位者。例如斜形骨折、螺旋形骨折、粉碎性骨折等。

5. 根据骨折的时间长短分类

（1）新鲜性骨折：骨折后短期内（成人一般在 3 周以内）骨断端尚未形成纤维性连接者。

（2）陈旧性骨折：骨折后骨断端血肿机化（成人一般超过 3 周），已形成纤维性连接者。

骨折移位

多数骨折会引起不同程度的移位,常见原因为:① 暴力作用的性质、大小及作用方向;② 骨折远端肢体的重量;③ 肌肉牵拉力;④ 搬运及治疗不当。常见移位类型有成角移位、侧方移位、短缩移位、分离移位、旋转移位五种(图27-4)。

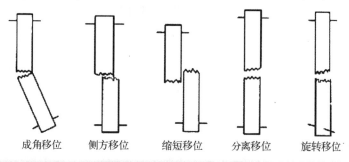

成角移位　　侧方移位　　缩短移位　　分离移位　　旋转移位

图 27-4　骨折移位示意图

(三)骨折愈合

1. 骨折愈合过程　骨折的愈合过程大致可分为三个阶段:① 血肿机化期,这一过程约在骨折后2周完成。② 原始骨痂形成期,一般需4～8周。病人可拆除外固定,进行康复治疗,逐渐恢复日常活动。③ 骨痂改造塑型期,原始骨痂逐渐被改造成为永久骨痂,具有正常的骨结构,此时可进行正常的活动,这一过程成人需要8～12周。

2. 影响骨折愈合因素　骨折的愈合过程可受多种因素的影响而致愈合延迟、不愈合或畸形愈合。影响骨折愈合因素有全身因素、局部因素和治疗因素。全身因素有年龄、性别、发育、营养及健康状况等;局部因素有骨折的类型和数量、引起骨折的原因、骨折部位血运情况、周围软组织损伤程度、神经功能障碍、感染、软组织的嵌入;治疗因素有过度牵引、复位不及时或复位不当、固定不妥、手术操作不当、过早或不当的康复治疗。

小 贴 士

骨折临床愈合标准:① 局部无压痛及纵向叩击痛;② 局部无异常活动;③ X线片显示骨折处有连续性骨痂,骨折线已模糊;④ 拆除外固定后,如为上肢,能向前平举1kg重物持续达1分钟;如为下肢,不扶拐能在平地步行3分钟,并不少于30步;连续观察2周骨折处不变形。

二、护理评估

(一)健康史

评估病人的受伤经过,明确外力的大小、性质和作用方向,了解受伤后的急救处理经过;既往有无骨质疏松、骨肿瘤史或骨折和手术史;询问病人近期有无服用激素类药物及药物过敏史。

（二）身体状况

1. 一般表现　可有肿胀、淤斑或出血、疼痛和压痛、功能障碍等表现。开放性骨折病人可见到伤口出血并可有骨质外露。

2. 专有表现

（1）畸形：是由于骨折段的移位导致受伤肢体外形改变，表现为肢体短缩、成角、弯曲等。

（2）反常活动：是指在没有关节的部位发生了类似关节样的活动。

（3）骨擦音或骨擦感：是指在活动骨折端时可以感觉到粗糙物体之间的摩擦感觉或听到粗糙物体之间摩擦的声音。

在检查骨折专有体征时，应在初次检查病人时注意，切忌反复检查，以免增加病人的痛苦或造成神经血管的损伤。

（三）并发症的评估

1. 早期常见并发症

（1）休克：严重创伤，骨折引起大出血或重要器官损伤所致。病人有休克征象时，应积极止血、输液，有重要脏器损伤时，及时处理。

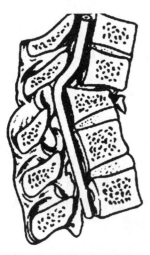

图 27-5　脊柱骨折导致脊髓损伤

（2）血管损伤：股骨髁上骨折，远侧骨折端可致腘动脉损伤；肱骨髁上骨折近侧骨折端可致肱动脉损伤；胫骨上段骨折可致胫前或胫后动脉损伤。搬运病人时注意避免继续损伤，出现肢体远端血液循环障碍，报告医生处理。

（3）神经损伤：好发于神经与其骨紧密相邻的部位，如肱骨中下交界处骨折极易损伤紧贴肱骨行走的桡神经；脊椎骨折易致脊髓损伤（图 27-5）。出现肢体感觉、运动障碍，报告医生处理。

（4）内脏损伤：骨折后骨断端导致临近脏器损伤，如骨盆骨折可致膀胱、尿道、和直肠损伤；肋骨骨折可致气胸、血胸和肝、脾破裂。

（5）骨筋膜室综合征：多见于前臂和小腿闭合性骨折，是由于骨折时出血、水肿，导致由骨、骨间膜、肌间隔、深筋膜组成的骨筋膜室内的压力增高，压迫血管造成急性缺血。主要表现是局部剧烈疼痛、肿胀、皮肤张力增高，有时可见到水疱，肢体呈微屈曲状态，被动伸展剧痛，远端动脉搏动减弱或消失。

（6）脂肪栓塞综合征：骨折后，骨断端血肿张力较大，使大量非脂化脂肪微粒进入破裂的静脉内，引起肺或脑血管脂肪栓塞，表现为呼吸困难、发绀、昏迷甚至死亡。

（7）感染：开放性骨折有发生感染可能，引起化脓性脊髓炎或脓毒症。

2. 晚期常见并发症

（1）关节僵硬：这是骨折和关节损伤最为常见的晚期并发症。患肢长时间固定，静脉和淋巴回流不畅，关节周围组织中浆液性渗出和纤维蛋白沉积，发生纤维粘连，并伴有关节囊和周围肌挛缩，致使关节活动障碍。及时固定和积极进行康复治疗是预防和治疗关节僵硬的有效方法。

（2）损伤性骨化：又称骨化性肌炎,常见于关节扭伤、脱位及关节附近的骨折,由于骨膜下出血、血肿机化并在关节附近的软组织内广泛骨化,影响关节功能。

（3）创伤性关节炎：关节内骨折,关节面遭到破坏,又未能准确复位,骨愈合后使关节面不平整,长期磨损易引起创伤性关节炎。

（4）缺血性骨坏死：骨折处骨质因严重血供障碍而坏死。

（5）缺血性肌痉挛：是骨折最严重的并发症之一,是骨筋膜室综合征处理不当的严重后果。它可由骨折和软组织损伤直接所致,更常见的是骨折处理不当所造成,特别是外固定过紧。一旦发生则难以治疗,效果极差,常致严重残疾。

（四）心理-社会状况

骨折引起的疼痛、行动障碍等,常使病人表现出忧虑、失眠、烦躁、情绪异常。多发性损伤病人多需住院和手术等治疗,由此形成的压力可影响病人与家庭成员的心理状态和相互关系。

（五）辅助检查

1. 实验室检查　血常规检查可了解骨折是否合并感染;尿常规检查可了解有无泌尿系损伤。

2. 影像学检查　所有骨折和可疑骨折的病人都要行 X 线正侧位平片检查,以明确骨折的程度及类型,判断治疗的效果及骨折愈合情况等。CT、MRI 可以了解脊柱骨折脊髓损伤的程度。

（六）骨折急救

1. 抢救生命　骨折病人出现呼吸心跳停止、休克、大出血、窒息、张力性或开放性气胸时,配合医生或独立进行现场急救,包括人工呼吸、胸外按压、压迫止血、给氧、输液等处理。注意观察呼吸、脉搏、血压、神志情况,并做详细记录。

2. 处理伤口　伤口用无菌敷料或现场最为清洁的布类进行包扎,以压迫止血和避免伤口进一步污染;伤口出血用绷带加压包扎,不能止血时可用止血带止血,使用止血带止血时,注意标明止血带的使用时间,每 40～60 分钟放松 1 次。如果骨折端外露,远端肢体动脉搏动减弱,可沿肢体方向稍作牵拉,使压迫解除,但不能使骨折端复位,以免细菌侵入。

3. 妥善固定　固定是骨折急救的重要措施,凡疑有骨折者均应按骨折处理。用简单的方法做骨折肢体的固定,最好用小夹板固定,也可现场取材,如树枝、木棍、木板等。必要时可利用人体进行固定,上肢用纱布绷带固定于躯干上,下肢患侧用纱布绷带固定于健侧,以达到防止继续损伤、减轻疼痛、便于搬运的目的。

4. 搬动转运　经过简单的现场处理后,快速将病人送往附近医院进行治疗。转运病人应选用合适的转运工具,如救护车等。搬动骨盆骨折者,在搬动时,先行骨盆兜固定、平拉下肢翻动,将病人平行托起,防止骨盆分离和上移;脊柱骨折者,尽量减少搬动,必需搬动时,几个人平行托起,平行放下,始终保持脊柱中立位,切忌背驮、抱托或坐立;颈椎骨折者,需用双手牵引头部,使颈椎维持中立位,平置病人于硬板上,在头颈两侧填塞沙袋或布团以限制头颈活动,现场有条件者可在牵引下安放颈托,保持头颈躯干平直,不能屈曲、旋转,防止发生移位,损伤颈部脊髓。

（七）骨折治疗原则

骨折的治疗原则为复位、固定和康复治疗。

1. 复位　用手法或手术使骨折部位恢复到正常或接近正常的解剖关系。复位方法有手法复位(图27-6)、手术复位和牵引复位。

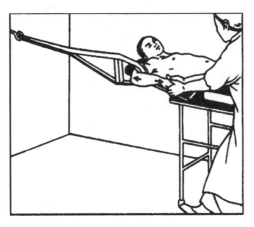

图27-6　手法复位示意图

复位标准

解剖复位:骨折段通过复位,恢复了正常的解剖关系,对位和对线完全良好。

功能复位:经复位后,两骨折段虽未恢复至正常的解剖关系,但在骨折愈合后对肢体功能无明显影响者。

2. 固定　因大部分骨折伴有移位,且复位后有再移位的趋势,加之骨折的愈合时间较长,都要求骨折复位后必须进行合理的固定。固定方法有外固定和内固定,外固定包括小夹板、石膏、外固定支架(图27-7、图27-8),牵引固定(图27-9皮肤牵引、图27-11骨牵引、牵引带牵引);内固定包括螺丝钉、钢板、髓内钉、克氏钉、张力带内固定等(图27-10)。

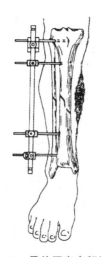

图27-7　骨外固定支架示意图

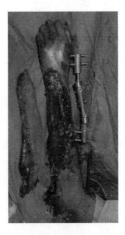

图27-8　骨外固定支架照片示意图

366

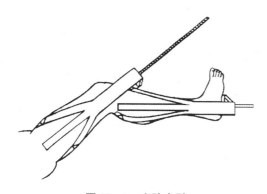

图 27 - 9　皮肤牵引

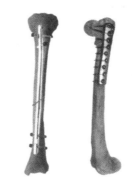

图 27 - 10　钢板、螺丝钉内固定

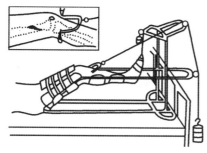

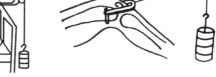

图 27 - 11　骨牵引

小贴士

医用高分子低温热塑材料——医用夹板,又称高分子聚酯塑板是一种新型外固定材料,与夹板、石膏绷带相比,具有轻便、坚固、透气、可以洗浴等优点。不但适用于四肢、躯干部位的固定,还可作成多种外固定支架(图 27 - 12)。此类骨定板,透气性强,有高达 50% 的网眼,克服了因石膏不透气导致皮肤红肿、瘙痒等缺陷。强度高、重量轻、薄、可塑性强,在 65 ℃时即可完全软化,可随意成型。骨定板从加热活化到冷却,时间最长可达 8 分钟。骨定板加热到完全透明,即表明活化完成,可以停止加热,以避免加热过度。

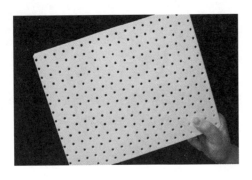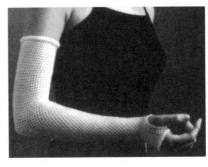

图 27 - 12　高分子聚酯塑板外固定

3. 康复治疗　骨折复位、固定后为促进骨折愈合、防止并发症和及早恢复患肢功能,应在不影响固定的前提下,循序渐进地进行康复治疗。

小 贴 士 ★

康复治疗分为早期阶段(2 周内),主要进行肢体肌的等长舒缩,骨折部位的上下关节暂不活动;中期阶段(2 周以后),除继续进行患肢肌的等长舒缩外,活动骨折部位上下关节,活动范围由小到大,活动幅度和力量逐渐加大;晚期阶段(骨折已达临床愈合标准,外固定已拆除)。此期为抗阻力下锻炼,关节活动包括主动锻炼、被动活动或用关节练习器锻炼等。在功能锻炼的同时,进行理疗、热疗等康复治疗。

三、护理诊断及合作性问题

1. 急性疼痛　与骨折、软组织损伤、肌痉挛和水肿等有关。
2. 躯体移动障碍　与疼痛、制动、外固定有关。
3. 心排出量减少　与体液不足、创伤后出血、创面大量渗液有关。
4. 皮肤完整性受损的危险　与骨折后躯体活动受限、骨骼隆起部位长期受压有关。
5. 焦虑、恐惧　与疼痛、生活不能自理、担心骨折后肢体功能恢复程度有关。
6. 潜在并发症　骨折后可出现早期或晚期并发症。

四、护理措施

1. 一般护理

(1)卧床护理:骨科病人常需要长时间卧硬板床。对长期卧床者,定时协助翻身、按摩、沐浴、洗头、剪指甲、更衣等,做好口腔及皮肤护理;保持病室环境和床单整洁,空气新鲜,增加病人舒适感;指导病人深呼吸,预防下肢静脉血栓形成以及呼吸系统等并发症。

(2)饮食护理:给病人提供高蛋白、高热量、富含维生素饮食,多吃水果蔬菜,以防便秘;长期卧床者易发生骨质脱钙,应多饮水,预防泌尿系结石形成。

2. 病情观察　观察病人的意识、生命体征、尿量和末梢循环,如毛细血管再充盈时间、患肢骨折远端脉搏情况、皮温和色泽、有无肿胀及感觉和运动障碍。对于开放性损伤或手术者,观察伤口渗血情况及有无红、肿、热、痛、脓液流出等感染迹象。

3. 治疗配合

(1) 小夹板固定病人的护理:小夹板固定是利用小夹板在适当部位加固定垫,绑在骨折部位肢体的外面,外扎横带,以固定骨折。护理时注意:① 协助医生选择大小、型号合适的小夹板,准备衬垫物及固定垫。② 夹板固定松紧适度,夹板固定的布带能上下可移动1cm 或两块夹板之间能容纳成人一横指。③ 抬高患肢,促进血液循环,减轻肿胀和疼痛。④ 门诊病人,需告知亲属及病人,如果出现末梢肿胀、青紫、麻木、疼痛、活动障碍、脉搏减弱或消失,及时返院复诊;前 3 天每日来院复查一次,随着肿胀的加重或减轻,可能出现固定过紧或过松,以便及时调整。⑤ 定期拍 X 线片,以便了解骨折有无移位,避免发生畸形愈合,影响外观和功能。⑥ 指导病人进行康复治疗。

(2) 牵引病人的护理:向病人及其亲属介绍牵引的意义、目的、步骤、注意事项,以取得其配合。牵引肢体局部皮肤必须用肥皂水和清水擦洗干净,去除油污。必要时剃毛,行颅骨牵引时,应剃除全部头发。了解药物过敏史。准备好牵引用物。牵引操作过程中,摆好并维持病人患肢位置,协助医生麻醉、做牵引。操作后保持有效牵引应注意:① 皮牵引时胶布绷带有无松脱,扩张板位置是否正确;若出现移位,应及时调整。颅骨牵引时,每日检查牵引弓,并拧紧螺母,防止牵引脱落。② 保持有效牵引,牵引绳不可随意放松,也不应有其他外力作用,以免影响牵引力。牵引重锤应保持悬空,牵引重量不可随意增减或移去,以免影响骨折的愈合。③ 保持对抗牵引力量。颅骨牵引时,应抬高床头;下肢牵引时,应抬高床尾 15～30 cm。若身体移位、抵住了床头或床尾,应及时调整,以免失去了牵引作用。④ 骨牵引病人,应保持牵引针孔周围皮肤清洁,在针孔处滴 70%乙醇,每日 2 次,预防感染。⑤ 每日测量肢体长度,两侧对比,防止牵引力量不足或过度牵引。⑥ 告知病人和亲属牵引期间始终保持正确位置,牵引方向与肢体长轴应成直线,以达到有效牵引。

(3) 石膏固定病人的护理

① 准备工作:向病人及亲属解释说明石膏固定的必要性。解释操作过程及术中石膏散热属正常现象,并告知病人肢体关节必须固定在功能位或所需的特殊体位,中途不能随意变动,以取得病人配合。做好石膏固定处的皮肤准备。用肥皂水及清水清洁皮肤并擦干;有伤口者更换敷料;发现皮肤异常,应记录并报告医生。在石膏固定处的皮肤表面覆盖一层衬垫以防局部受压形成压疮。准备一盆温水(35～40 ℃);根据固定范围的大小,选择适合的石膏卷并折叠;将准备好的石膏卷平放并完全浸没在水中。等石膏卷停止冒气泡,完全浸透后,两手持石膏卷两头取出,并向中心轻挤,以挤出过多水分。

② 协助包扎:石膏绷带固定的类型分为石膏托固定和石膏管型固定。石膏托固定时,应注意用手掌托起石膏,切忌用手指捏、提,协助医生使用纱布卷轴绷带将石膏托妥善固定好;石膏管型固定时强调石膏绷带自肢体近端向远端包扎,松紧度适中,每圈压前一圈的1/3。暴露肢体末端,便于观察血运、感觉及运动。修整石膏边缘,伤口处开窗,以便日后换药。

③ 加速石膏凝固:石膏从硬固到完全干固需 24～72 小时;应创造条件加快干固,可适当提高室温或用灯泡烤箱、红外线照射烘干。但应注意石膏传热,温度不宜过高,以防灼伤。潮湿的石膏容易断裂和变形,需要搬运时,用手掌平托石膏固定的肢体,维持肢体的位置,避

免石膏折断。

④ 保持石膏清洁、干燥：石膏污染时可用布沾洗涤剂擦拭，清洁后立即擦干，避免浸湿。及时更换断裂、变形或严重污染的石膏。

⑤ 石膏切开与更换：肢体肿胀时，为防止血管和神经受压，可将石膏切开。切开时注意全层切开以充分减压和避免伤及皮肤。石膏管型固定后，若因肢体肿胀消退或肌萎缩而失去固定作用时，应予重新更换，以防骨折错位。

⑥ 石膏拆除：拆除石膏管型前向病人解释拆除的过程及感觉，协助医生保护肢体。拆除后石膏下的皮肤一般有一层暗褐色的痂皮或死皮、油脂等，其下的新生皮肤较为敏感，避免搔抓，可用温开水清洗后，涂抹护肤霜。

（4）手术病人的护理

① 手术前护理：重点是皮肤准备，术前 2～3 日每日用肥皂水彻底清洗手术区皮肤，用70％乙醇消毒后用无菌布单包扎手术区，手术早晨重新消毒后更换无菌巾包扎，送手术室。开放性骨折，给予紧急处理后，进行清创术，遵医嘱注射 TAT 以及抗生素。

② 手术后护理：制动、抬高患肢以促进血液循环，减轻水肿；遵医嘱使用有效的抗生素预防感染。

4. 心理护理　骨折病人及亲属的心理变化比较复杂，多与病人进行交流，耐心听取病人诉说，同情病人的心理感受，针对性地消除病人产生焦虑的因素。

5. 健康指导　指导病人及亲属评估家庭环境的安全性，有无影响病人活动的障碍物；向病人及亲属介绍骨折的有关知识，使病人以良好的心态面对目前的状态，积极配合治疗；告知病人出院后继续康复治疗的方法和意义。向病人和亲属详细说明有关夹板、石膏或外固定器的应用和护理知识，如夹板、石膏或外固定器的保护、清洁、使用的方法及可能发生的问题。指导病人使用轮椅、步行辅助物，提高病人自我照顾的能力。指导亲属如何协助病人完成各项活动。告知病人如何识别并发症。若病人肢体肿胀或疼痛明显加重，骨折远端肢体感觉麻木、肢端发凉，夹板、石膏或外固定器械松动等，应立即到医院复查并评估功能康复的情况。

五、常见骨折病人的护理

（一）肱骨髁上骨折病人的护理

肱骨髁上骨折是指肱骨干与肱骨髁的交界处发生的骨折。多发生于 10 岁以下儿童，多为间接暴力引起，可分为伸直型（图 27-13）和屈曲型两种，以伸直型多见。主要表现手掌着地受伤后肘部出现疼痛、肿胀、皮下淤斑，肘部后突处于半屈位。肘后三角关系正常。可有骨擦音、反常活动等；可伴有正中、桡、尺神经损伤，表现为手的感觉、运动功能障碍。肱动脉挫伤或受压者因发生血管痉挛可致前臂缺血，出现剧痛、手部皮肤苍白、发凉、麻木，被动伸指疼痛，桡动脉搏动减弱或消失，严重者可造成前臂缺血肌挛缩畸形（常形成爪型手，图 27-14）等表现。X 线检查可确定骨折的部位、类型和移位方向。

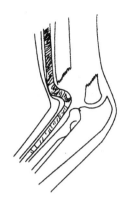

图 27-13 肱骨髁上骨折伸直型

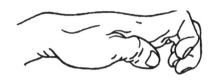

图 27-14 前臂缺血肌挛缩畸形——爪型手

【护理要点】

采用上肢制动抬高,促进静脉回流,减轻患肢肿胀和疼痛。注意观察患肢是否出现疼痛、麻木、肿胀、苍白或发绀;开放性骨折和手术后病人注意伤口有无红、肿、热、痛、分泌物等,一旦发现,及时通知医生。观察神经损伤的恢复情况;伤后第1周,患侧肢体避免活动;1周后逐渐开始握拳、伸指、腕关节屈伸及肩关节活动;4~5周后在去除外固定后,进行肘关节屈伸康复治疗。

(二)桡骨下端骨折

桡骨下端骨折是指距桡骨下端关节面3cm以内的骨折。伸直型骨折(Colles骨折)最多见,多为腕关节处于背伸位、手掌着地、前臂旋前时受伤。骨折的远端向桡、背侧移位,近端向掌、尺侧移位。临床表现为伤侧腕关节肿胀、疼痛、活动受限,侧面呈"餐叉状"畸形,正面呈"枪刺刀状"畸形(图27-15)。

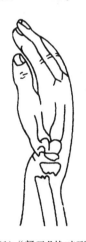

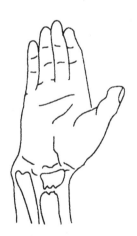

(1)"餐叉"状畸形　　　　　　　(2)"枪刺刀"状畸形

图 27-15 Colles骨折的畸形示意图

【护理要点】 用吊带或三角巾将患肢托起,避免患肢下垂引起的静脉回流障碍。石膏固定时注意观察患肢皮肤颜色、温度、有无肿胀及桡动脉搏动情况。指导病人早期进行拇指及其他手指的主动运动、用力握拳、充分屈伸五指的练习,以减轻水肿,增加静脉回流。同时进行肩、肘关节康复治疗,防止关节僵硬或肌萎缩。伤后2周进行腕关节背伸和桡侧偏斜练习,同时进行前臂旋转运动。

（三）股骨颈骨折

股骨颈骨折多发生于中、老年人，与骨质疏松导致的骨质量下降有关。股骨颈血供较差，骨折后不愈合率高，易发生股骨头坏死及塌陷。按骨折线的部位分为头下型骨折、经颈型骨折、基底部骨折（图 27-16，图 27-17）。病人跌倒后髋部疼痛，移动患肢时疼痛更明显，不能站立或行走，患肢呈现轻度屈髋屈膝、内收、外旋短缩畸形。大粗隆上移，髋部有压痛，纵向叩击痛阳性。

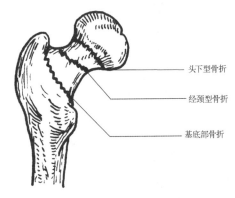

图 27-16　股骨颈骨折示意图

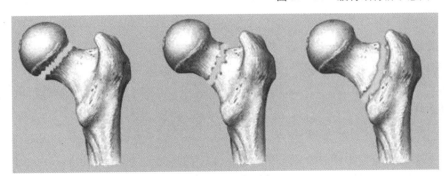

图 27-17　股骨颈骨折标本示意图

【护理要点】

保守治疗时患肢制动，卧床时两腿之间放一枕头，使患肢呈外展中立位，可穿防旋矫正鞋固定，防止髋关节外旋或脱位。通过下肢支架或沙袋固定保持患肢于合适体位。有手术指征时可采用内固定术（图 27-18，图 27-19）、人工股骨头置换术（27-20）、人工关节置换术等。观察患肢的血液循环，如有异常，及时报告医生。卧床病人，若条件允许，定期翻身拍背、排痰，鼓励深呼吸，防止肺部并发症；定时翻身、局部按摩、沐浴、洗头、勤剪指甲、勤更衣，保持床单清洁、干燥，骨质隆起处放置气圈，防止压疮发生；饮食一般给予高蛋白、高能量、高维生素饮食；多饮水，多食粗纤维饮食，防止便秘。后期指导病人练习股四头肌的等长收缩、双上肢及健侧下肢的全范围关节活动和康复治疗、髋关节康复治疗和转移及行走训练。

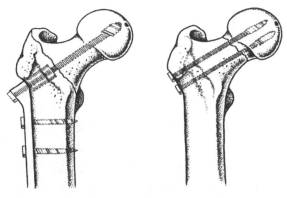

图 27-18　股骨颈骨折内固定示意图

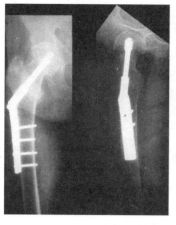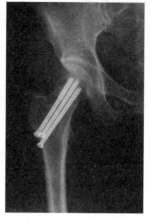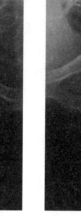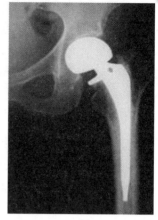

图 27-19　股骨颈骨折内固定 X 线平片　　　　图 27-20　人工股骨头置换

（四）股骨干骨折

股骨干骨折指由转子下至股骨髁上的骨干发生的骨折。青壮年多见,常由强大的直接暴力或间接暴力所致。股骨上 1/3 骨折时,近折段受髂腰肌、臀中肌和外旋肌群牵拉,常向前及外旋移位,近折段受内收肌群的牵拉,向上、向后移位;股骨中 1/3 骨折时出现重叠移位,远折段受内收肌群牵拉,骨折向外成角;股骨下 1/3 骨折,远折段受腓肠肌牵拉向后移位,可压迫或损伤腘动静脉和神经(图 27-21)。

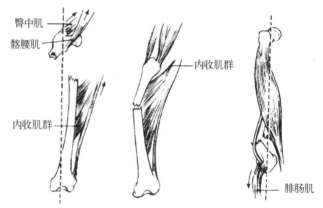

图 27-21　股骨干骨折

【护理要点】

3～4 岁儿童股骨干骨折一般用垂直悬吊牵引 3～4 周;5～10 岁儿童一般用皮牵引 4～6 周;成人一般用骨牵引 8～10 周。当保守治疗不满意或有其他手术适应证时,可采用切开复位加内固定。处理病人过程中应注意患肢远端血运、感觉和活动是否正常,牵引期间应早期进行股四头肌康复治疗。

（五）胫腓骨干骨折

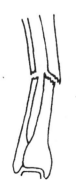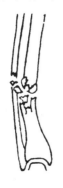

图 27-22　胫腓骨干双骨折

胫腓骨干骨折是最多见的长骨骨折,分为胫腓骨干双骨折、单纯胫骨骨折、单纯腓骨骨折三种,以胫腓骨干双骨折多见。多由交通事故中的撞击、碾压等直接暴力所致,少数由高处坠落等间接暴力所致。伤后局部肿胀明显,疼痛严重,出现畸形及功能障碍。同时注意有无合并胫前与胫后动脉损伤、腓总神经损伤及骨筋膜室综合征,X 线检查可以明确骨折的类型及移位情况(图 27-22)。

主要护理要点　稳定性骨折一般采用手法复位、小夹板或石膏固定;不稳定性骨折可采用根骨牵引结合手法复位、小夹板固定;必要时可选用切开复位内固定。固定时做好常规护理;鼓励病人早期进行康复治疗;注意病人患肢远端感觉、运动、皮色、皮温及肿胀情况,检查足背动脉和胫后动脉的搏动情况;观察有无足下垂及小腿前外侧、足背部和第一趾蹼处感觉障碍以了解有无腓总神经损伤。

(六)骨盆骨折

骨盆骨折多由车祸、工矿事故、高处坠落等意外事故中的直接暴力所致。一般分为骨盆撕脱性骨折、骶尾骨骨折、骨盆环单处骨折、骨盆环多处骨折等类型。骨盆骨折后出现局部疼痛、肿胀、皮肤擦伤、皮下淤血和红肿。表浅部位骨折常可触及移位的骨折端。可见骨盆畸形、骨盆分离与挤压试验阳性、下肢长度不对称、会阴部淤斑等体征。骨盆骨折多伴有腹膜后血肿、腹部脏器损伤、尿道及膀胱损伤、直肠、肛管及阴道损伤、神经损伤等严重并发症,要引起重视。

【护理要点】

骨盆骨折的并发症常较骨折本身更为严重,首先积极抢救危及生命的并发症。对于稳定和无明显移位的骨盆骨折,一般采用卧床休息、骨盆带牵引(图 27 - 23)、骨盆兜悬吊固定(图 27 - 24)、多头带骨盆环形固定等非手术治疗;对于骨盆环双处骨折伴骨盆变形等不稳定骨折,大多采用手术复位钢板内固定或骨外固定架固定术。治疗过程中应注意深静脉血栓形成和肺栓塞的发生;尽快建立静脉输液通道,必要时及时输血;做好皮肤护理以防压疮发生,协助病人更换体位;对长期卧床的病人指导深呼吸练习和肢体的活动练习,允许下床时指导病人使用助行器或拐杖。

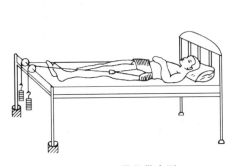

图 27 - 23　骨盆带牵引

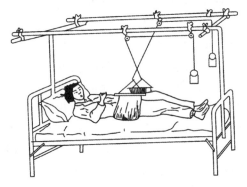

图 27 - 24　骨盆兜悬吊牵引

(七)脊柱骨折及脊髓损伤

脊柱骨折的主要原因是暴力,多由间接暴力所致。伤情严重复杂,可危及生命,常合并严重的并发症,病人伤后出现局部疼痛、压痛、肿胀、活动受限和脊柱变形,当合并脊髓损伤时,损伤平面以下感觉、运动、反射、自主神经功能障碍。

主要护理要点:现场注意正确搬运病人,脊柱骨折病人需要长时间的卧床休息,要保持皮肤的完整性,预防压疮发生同时加强基础护理,防止并发症发生。后期加强康复治疗。

(余宜龙)

第二节 关节脱位病人的护理

一、概述

（一）疾病概要

骨的关节面失去正常的对合关系称为关节脱位。失去部分正常对合关系,称为半脱位。多发生于青壮年和儿童,上肢关节脱位多于下肢关节脱位。

常见的分类方法

1. 按发生脱位的原因分　可分为:

（1）损伤性脱位:暴力作用于正常关节引起的脱位,最多见。

（2）先天性脱位:胚胎发育异常或胎儿在母体内受到外界因素影响引起的脱位。例如髋臼发育不良的先天性髋脱位。

（3）病理性脱位:因关节结构遭受病变破坏引起的脱位。例如关节结核或类风湿关节炎所致的脱位。

（4）习惯性脱位:由于创伤造成关节脱位时,关节囊及韧带在骨性附着处被撕脱,使关节存在不稳定因素,以致轻微的外力作用下即可反复发生再脱位,称为习惯性脱位,多见于肩关节。

2. 按脱位后的时间分　可分为:

（1）新鲜脱位:脱位时间未满 3 周。

（2）陈旧性脱位:脱位时间超过 3 周。

（二）护理评估

1. 健康史　了解病人的受伤经过,有无关节反复脱位的病史,有无关节和骨质的病变,如肿瘤、炎症等。

2. 身体状况

（1）一般表现:关节疼痛、肿胀、局部压痛及关节功能障碍。

（2）专有体征:① 畸形:脱位的关节处明显畸形,移位的关节端可在异常位置摸到,肢体可变长或缩短。② 弹性固定:脱位后由于关节囊周围韧带及肌肉的牵拉,使患侧肢体处于异常位置,被动活动时感到有弹性阻力。③ 关节盂空虚:脱位后可在体表摸到关节所在的部分有空虚感。

3. 心理-社会状况　病人及其家属对脱位的心理反应,对复位后康复知识的了解程度。

4. 辅助检查　以 X 线检查为主,了解关节脱位的类型以及有无合并骨折。

5. 治疗原则

（1）复位:包括手法复位和切开复位,以手法复位为主。对于合并关节内骨折、经手法复位失败者,有软组织嵌入、手法难以复位者或陈旧性脱位手法复位失败者可行手术切开复位。

（2）固定:复位后将关节固定于稳定位置 2～3 周,使损伤的关节囊、韧带、肌肉等软组织得以修复。固定的时间根据个体的脱位情况而定,太长易发生关节僵硬,太短则损伤的关节囊达不到修复,容易形成习惯性脱位。

（3）功能锻炼：在固定期间要经常进行关节周围肌肉的伸缩活动和患肢其他关节的主动活动。固定解除后，逐步进行患部关节的主动功能锻炼，切忌粗暴的被动活动，可用理疗、按摩等手段，促使关节功能早日恢复。

（三）护理诊断及合作性问题

1. 躯体活动障碍　与脱位后患肢功能丧失有关。

2. 疼痛　与关节脱位，局部软组织受损有关。

3. 潜在并发症　周围神经血管功能障碍。

4. 废用综合征的危险　与创伤性关节炎、骨化性肌炎及关节僵硬有关。

（四）护理措施

1. 心理护理　给予病人生活上的照顾，及时解决困难，给予其精神安慰，减轻紧张心理。

2. 局部观察　复位后，局部关节脱位的专有体征是否消失，是否行有效石膏固定或行牵引固定，有无发生再脱位的危险。

3. 体位　抬高患肢，以利静脉回流，减轻肿胀。关节脱位经手法复位后，应注意保持患肢于关节的功能位。如髋关节脱位复位后行持续皮牵引时，要保持患肢于外展位，防止髋关节屈曲、内收、内旋，防止发生再脱位。

4. 功能锻炼　固定期间可进行肌肉的舒缩活动以及固定范围以外关节的活动。拆除固定后，逐步进行肢体的主动功能锻炼，防止关节粘连和肌肉萎缩。

5. 健康指导

（1）固定：向病人讲述复位后固定、防止习惯性脱位的重要性，使其增加对复位后治疗的重视。

（2）功能锻炼：向病人和家属讲解功能锻炼的重要性，指导病人进行正确的功能锻炼，防止关节僵直和肌肉萎缩。

二、常见关节脱位病人的护理

（一）肩关节脱位

肩关节是全身活动范围最大的关节，由于肩盂面积小而浅，肱骨头相对大而圆，周围的韧带较薄弱，关节囊松弛，使肩关节的结构不稳定，容易发生肩关节脱位。

肩关节脱位多由间接暴力所致。当跌倒时手掌撑地，肩关节外展、外旋，使肩关节前方关节囊破裂，肱骨头滑出肩胛盂而脱位。肩关节脱位分为前脱位、后脱位、下脱位和盂上脱位，以前脱位多见（图27-25）。前脱位根据肱骨头的位置可分为啄突下脱位、盂下脱位和锁骨下脱位。脱位时可合并肱骨大结节撕脱骨折。

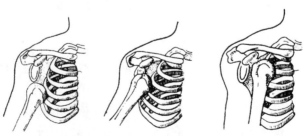

图27-25　肩关节前脱位的三种类型

肩关节脱位主要表现为:患肩疼痛、肿胀、功能障碍,病人不敢活动肩关节;三角肌塌陷,肩部失去正常轮廓,成方肩畸形,关节盂空虚,在关节盂外可触及肱骨头;Dugas征(搭肩试验)阳性,即患侧手掌搭于健侧肩部时,肘部不能紧贴胸壁,如果肘部紧贴胸壁,患侧手掌无法搭于健侧肩部,而正常情况下则可以做到。X线检查:能明确脱位的类型及有无合并骨折。

【护理要点】

复位后将关节固定于内收、内旋位,屈肘90°,患侧腋下置一棉垫,前臂用三角巾悬吊于胸前,一般固定3周左右。若合并有肱骨大结节撕脱骨折,应延长固定时间。固定期间指导病人进行康复训练,主要活动腕部与手指;解除固定后,鼓励病人主动进行肩关节各方向活动的训练。

（二）肘关节脱位

肘关节脱位较常见,发生率仅次于肩关节脱位。

多由间接暴力所致。病人跌倒时,肘关节位于伸直位,手掌着地暴力传递至尺、桡骨上端,尺骨鹰嘴突产生杠杆作用,使尺桡骨近端迅速移向肱骨远端后上方,肱骨则向前脱出,形成常见的后脱位(图27-26)。如果肘关节从后方受到直接暴力作用,则产生尺骨鹰嘴骨折和肘关节后脱位,相对少见。

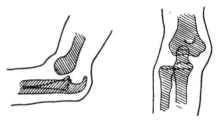

图27-26 肘关节脱位

肘关节肿胀、疼痛、功能障碍。患者以健手托住患侧前臂,肘关节呈半伸直位,肘后可摸到凹陷,尺骨鹰嘴明显向后突出,肘后三角失去正常关系。X线检查:可了解脱位情况及有无合并骨折。

【护理要点】

复位固定后用长臂石膏托固定肘关节于屈曲90°位,前臂用三角巾悬吊于胸前,固定3周左右。同时按康复训练原则进行功能锻炼:在固定期间即开始肌肉的伸缩锻炼,并活动各手指与肩关节。解除固定后应尽早练习肘关节屈、伸和前臂旋转活动。

（三）髋关节脱位

髋关节由股骨头和髋臼构成,髋臼为半球形,深而大,能容纳股骨头的大部分,属杵臼关节,周围有坚强的韧带及肌肉保护,结构稳固,脱位的发生率较低。强大的外力作用才能导致髋关节脱位。

按股骨头脱位后的位置可分为后脱位、前脱位和中心脱位,其中以后脱位最为常见。当髋关节屈曲或屈曲内收时,暴力从膝部向髋部冲击,使股骨头穿出后关节囊,或者在弯腰工作时,重物砸于腰骶部,使股骨头向后冲破关节囊造成髋关节后脱位。

患侧髋关节疼痛,主动活动功能丧失,被动活动时引起剧痛。髋关节后脱位时,患侧下肢呈屈曲、内收、内旋和短缩畸形,臀后隆起,可触及脱位的股骨头。髋关节前脱位时,患侧下肢呈外展、外旋和屈曲畸形。X线检查:可了解脱位及有无合并髋臼或股骨头骨折。

【护理要点】

复位后将患肢固定于外展中立位,持续皮肤牵引固定3～4周。同时进行功能锻炼:制动早期,应鼓励病人进行患肢肌肉等长收缩锻炼,关节的各方向活动锻炼。牵引解除后仍需卧床锻炼数日,再逐渐下床扶腋杖活动,但3个月内避免患肢负重,防止股骨头缺血性坏死及受压变形等。

（潘 淳）

第三节 脊髓损伤病人的护理

一、概述

1. 病因 脊髓损伤是脊柱损伤后的严重并发症。由于椎体骨折脱位或附件骨折,移位的椎体向后或骨片突入椎管,可压迫脊髓或马尾神经,产生不同程度的损伤。受伤平面以下的感觉、运动、反射完全消失,括约肌功能完全丧失,称完全性截瘫,部分丧失时称不完全截瘫。

2. 病理 按脊髓损伤的部位和程度,可分为:

(1) 脊髓震荡:是最轻微的脊髓损伤。脊髓有暂时性功能抑制,呈弛缓性瘫痪,损伤平面以下的感觉、运动、反射及括约肌功能丧失。常在数分钟或数小时内完全恢复。

(2) 脊髓损伤:可以是部分挫伤,也可以是完全断裂。早期也呈弛缓性瘫痪,损伤平面以下肢体的感觉(痛、温、触觉、位置觉),运动和反射(包括深浅反射)完全或部分丧失。骨折脱位的移位、小骨折片、突出的椎间盘及硬膜外血肿等可造成脊髓受压,若及时解除压迫,可促使脊髓功能部分或全部恢复。T_{10}至L_1之间的脊髓损伤有时可合并神经根损伤。

(3) 马尾损伤:L_2以下的椎体骨折脱位可引起马尾损伤,导致损伤平面以下的感觉、运动、反射消失。

(4) 截瘫指数:脊髓损伤后各种功能丧失的程度可以用截瘫指数来表示。"0"代表功能完全正常或接近正常;"1"代表功能部分丧失;"2"代表功能完全丧失或接近完全丧失。一般记录肢体自主运动、感觉及两便的功能情况,相加后即为病人的截瘫指数,如某病人自主运动完全丧失,而其他两项为部分丧失,则该病人的截瘫指数为 $2+1+1=4$。三种功能完全正常的截瘫指数为 0;三种功能完全丧失则截瘫指数为 6。从截瘫指数可以大致反映脊髓损伤的程度、发展情况,便于记录,还可以比较治疗效果。

二、创伤性高位截瘫病人的护理

1. 护理评估

(1) 健康史:评估受伤的时间、原因和部位,受伤时的体位,急救、搬运和运送方式等。

(2) 身体状况:

1) 局部:① 脊髓损伤:表现为受伤平面以下,单侧或双侧的感觉、运动、反射的全部或部分丧失,常伴膀胱平滑肌麻痹和排尿反射消失,导致尿潴留,溢出性尿失禁。② 脊髓半切征(Brawn-Segurad 征):损伤平面以下同侧肢体的运动和深感觉消失,对侧肢体的痛觉和温觉消失。③ 颈髓损伤:病人常出现四肢瘫痪。上颈椎损伤的四肢瘫均为痉挛性瘫痪,往往当即死亡。下颈椎损伤的四肢瘫由于脊髓颈膨大部位和神经根的毁损,上肢表现为迟缓性瘫痪,下肢表现为痉挛性瘫痪,可因肋间肌瘫而出现腹式呼吸,呼吸道分泌物不易排出,易发生肺部感染。④ 胸髓损伤:表现为截瘫。⑤ 脊髓圆锥损伤:表现为会阴部皮肤鞍状感觉缺失,括约肌功能丧失致大小便不能控制和性功能障碍,两下肢的感觉和运动仍保持正常。

2) 全身:有无高热、大便失禁、尿失禁、便秘、压疮、坠积性肺炎等并发症的出现。

(3) 心理-社会状况:病人对功能失调的感性认识和对现状的承受能力,病人及其家属对疾病治疗的态度。

（4）辅助检查：主要为影像学检查结果。

（5）治疗原则

1）尽早解除脊髓压迫：是保证脊髓功能尽可能恢复的首要问题。对椎体骨折或骨折脱位，应尽早施行手术复位，在复位的同时解除压迫因素。

2）稳定脊柱：特别对椎体不稳定型骨折，复位和减压后，必需行确切固定，避免再移位。

3）减轻脊髓水肿和继发损害：使用激素、甘露醇、高压氧等。

2. 护理诊断及合作性问题

（1）呼吸困难：与脊髓损伤、四肢瘫痪、长期卧床痰液引流不畅有关。

（2）躯体活动障碍：与四肢瘫痪有关。

（3）体温调节无效：与自主神经系统功能紊乱有关。

（4）自理能力差：与四肢瘫痪后活动或功能受限有关。

（5）皮肤完整性受损的危险：与长期卧床、四肢瘫痪致躯体活动受限有关。

3. 护理措施

（1）心理护理：病人受伤截瘫后，生活自理能力丧失，长年卧床，行动不便，心理矛盾突出，情绪波动，表现为焦虑、紧张、烦躁，甚至有轻生之念。护理需加强对病人的心理支持，主动关心病人。向病人和家属做好有关治疗、护理和康复的健康宣教。

（2）生活护理：尽量满足病人的各种需求，做到"四到床边"（即饭、药、水、便器）。坚持做好基础、皮肤和口腔护理，使其倍感舒适。鼓励病人多食新鲜水果和蔬菜、多饮水以利大便通畅。定期评估肢体感觉、运动及肌张力的变化，保持瘫痪肢体的关节处于功能位，防止关节屈曲、过伸、过展。鼓励病人进行力所能及的自主活动，提高生活自理能力。

（3）预防呼吸道并发症：截瘫病人长期仰卧，痰液引流不畅，肺及气管内分泌物不易排出，容易导致坠积性肺炎。受伤早期，在适当止痛基础上，鼓励病人深呼吸、用力咳嗽，促进肺膨胀和排痰；轻轻叩击胸背部，以利痰液松弛，促进排痰和肺的膨胀。遵医嘱于雾化吸入液中加入抗生素、地塞米松或糜蛋白酶等，以稀释分泌物，使之便于排出。伴肺不张时，可用导管吸出气管或支气管内分泌物。多翻身变换体位，有助于引流痰液。高位颈椎损伤伴呼吸困难者，早期行气管切开是减少呼吸道梗阻和防止肺部感染的重要措施。

（4）预防泌尿系统感染：截瘫早期，留置导尿，持续引流尿液，2～3周后，改为定时开放，每4～6小时开放1次，以训练膀胱反射或自律性收缩功能、预防泌尿系感染和膀胱萎缩。鼓励病人多饮水，以增加尿量，或必要时每日冲洗膀胱1～2次，以冲出膀胱内积存的沉渣。一般每周更换一次导尿管。

（5）预防压疮：截瘫病人因长期卧床、截瘫平面以下的皮肤感觉丧失，容易发生压疮，尤以骨突处为甚。每2～3小时翻身一次，定期按摩，有条件时可使用特制的翻身床、小垫床、电脑分区域充气床垫、波纹气垫等，以减轻局部压迫。用气圈或棉垫使骨突处悬空，并于翻身时按摩骨突部位。对已经形成的压疮且面积较大、组织坏死较深时，应按外科原则处理创面。

（6）健康指导

1）加强对高空及井下作业人员的宣教，注意施工安全，规范操作，劝诫高速驾驶、酒后驾车。

2）创伤现场急救及搬运病人时注意局部保护，妥善固定，防止加重创伤（图27－27）。

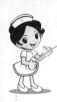

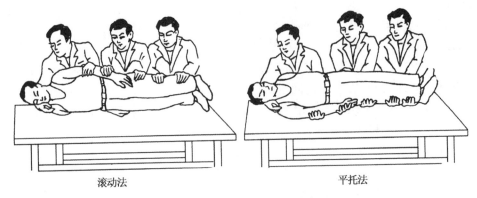

滚动法　　　　　　　　　　　　平托法

图 27－27　脊柱骨折病人正确搬运

3）进行各种意外情况下防范知识的教育。

（潘　淳）

第四节　颈肩痛及腰腿痛病人的护理

一、概述

（一）腰腿痛

腰腿痛是临床常见的一组症状，指下腰、腰骶、骶髂、臀部等处的疼痛，可伴有一侧或双侧下肢放射痛和马尾神经症状。退行性变和急、慢性损伤是腰腿痛最常见的病因。腰椎间盘突出症和腰椎管狭窄症是导致腰腿痛的常见疾病。

（二）颈肩痛

颈肩痛的病因大致与腰腿痛相似。疼痛不仅包括颈、肩各部位本身疾病所致的原位疼痛、放射痛、感应痛，还包括胸、腹腔器官疾病所致的放射痛及牵涉痛，如心绞痛、心肌梗死可表现左肩及左上臂内侧痛；胆囊炎、胆石症可表现有右肩部疼痛等。全身性疾病如类风湿、痛风等也会表现颈肩部疼痛。

二、颈椎病病人的护理

颈椎病指颈椎间盘退行性变及其继发性椎间关节退行性变所致脊髓、神经、血管损害而表现出的相应症状和体征。发病年龄多在中年以上。好发部位依次为 $C_{5\sim6}$、$C_{4\sim5}$、$C_{6\sim7}$。

（一）疾病概要

颈椎间盘退行性变是颈椎病的基本原因。颈椎活动度大且多，随年龄增长，椎间盘逐渐发生退行性变，使关节囊、韧带松弛，脊柱活动时稳定性下降，进一步发展可引起椎体、椎间关节及其周围韧带发生变性、增生、钙化，最后致相邻的脊髓、神经、血管受到刺激或压迫，导致颈椎病。

颈椎病的临床表现呈多样化，基本有以下四型，也可有复合型。

1. **神经根型颈椎病**　最常见，主要因椎间盘向后外侧突出，钩椎关节或关节突增生、肥大,压迫或刺激神经根,引起颈部疼痛及僵硬,短期内加重向肩部及上肢放射。用力咳嗽、打喷嚏及颈部活动时,疼痛加重。皮肤可有麻木、过敏等感觉改变。上肢肌力下降,手指动作不灵活。病人因患侧颈部肌肉痉挛,头部偏向患侧。颈肩部有局限性压痛,活动受限。上肢牵拉试验阳性:检查者一手扶患侧颈部,另一手握腕部,两手向相反方向牵拉刺激受压的神经根,即出现放射痛及麻木感。压头试验阳性:病人端坐,头后仰并偏向患侧,检查者用手掌在其头顶加压,可诱发颈痛及上肢放射痛。

2. 脊髓型颈椎病 主要系后突的髓核、椎体后缘骨赘、增生肥厚的黄韧带及钙化的后纵韧带压迫或刺激骨髓而引起。临床以侧束、椎体束受损最明显。表现为四肢无力,手握力减退,精细活动失调,行走不稳,有踩棉花样感觉。随着病情加重,发生自下而上的上运动神经原性瘫痪。

3. 椎动脉型颈椎病 由于颈椎横突孔增生狭窄,上关节突增生肥大、颈椎退行性变,颈椎稳定性下降,椎间关节活动移位时可直接压迫或刺激椎动脉;另外,颈交感神经兴奋,反射性引起椎动脉痉挛,引起椎动脉供血不足的临床表现。

(1)眩晕:为本型的主要症状,可表现为旋转性、浮动性或摇晃性眩晕。

(2)头痛:发作性胀痛,以枕部、顶部为主,有时放射至颞部,主要是由于椎-基底动脉供血不足,侧支循环血管代偿性扩张所致。

(3)视觉障碍:突发性弱视、复视或失明,短期内可恢复。主要原因是大脑后动脉及脑干脑神经核缺血。

(4)猝倒:常由于头部突然旋转或屈伸时,椎动脉受刺激突然痉挛引起。倒地后再站起可恢复正常活动。

4. 交感神经型颈椎病 表现为一系列交感神经症状:偏头痛、头晕;视物模糊、畏光、流泪、眼球发胀、眼睑下垂;耳鸣、听力下降;面部发麻、出汗异常;心律失常、心前区疼痛、血压增高及消化道症状等。

(二)护理评估

1. 健康史

(1)一般资料:性别、年龄、职业等。

(2)既往史:有无颈肩部急、慢性损伤史和肩部长期固定史;有无外伤史、以往的治疗方法和效果,有无脑血管疾病等。

2. 身体状况

(1)局部:颈肩部疼痛的部位及性质,诱发及加重的因素,缓解疼痛的措施及效果;有无四肢的感觉、运动和反射异常及躯干部的紧束感;上肢牵拉、压头试验是否阳性。

(2)全身:有无一过性脑缺血或脊髓缺血的表现,诱发及加重的原因,缓解的方法;有无交感神经兴奋及抑制的症状。

3. 心理-社会状况 长时间的疼痛和肢体功能障碍,给病人带来很大痛苦,严重时导致生活能力下降,影响正常生活与工作,并由此产生一系列不良情绪。需手术治疗的病人则因担心手术和并发症而产生焦虑、恐惧等不良情绪。了解病人及家属对手术及术后康复过程、可能出现的后遗症等方面的心理状态和认知程度,对病人宣讲复发和康复方面的知识。

4. 辅助检查 颈椎X线片可见颈椎生理前凸消失,椎间隙变窄,椎体前、后缘骨质增生;钩椎关节、关节突关节增生等退行性变。CT或MRI可示椎间盘突出、椎管及神经根管狭窄程度及脊神经受压情况。

5. 治疗原则

(1)非手术治疗:原则是解除压迫因素,消炎止痛,恢复颈椎的稳定性。可根据病情选择适宜的方法。

1)颌枕带牵引:病人取坐位或卧位,头微屈,牵引重量为2～6 kg,每日1～2次,每次1小时。2周为一疗程。牵引的作用是解除肌肉痉挛,增大椎间隙,减少椎间盘的压力,使嵌顿于小关节内的滑膜皱襞复位,减轻对神经、血管的压迫和刺激。脊髓型颈椎病一般不宜采用此法。

2)颈托和围领:可限制颈椎的过度活动,但不影响病人日常活动。

3)推拿按摩:松弛肌肉,改善局部血液循环。应由专业人员操作,手法应轻柔,严禁用推扳手法,以防发生颈椎骨折、脱位和脊髓损伤。一般每日2次,每次20～30分钟。脊髓型颈椎病忌用此法。

4)理疗:可改善颈肩部血液循环,松弛肌肉,消炎止痛。可用热疗、磁疗、超声疗法或电刺激等。

5)自我保健:包括选择适当枕头,不让头部过伸或过曲,纠正不良姿势、颈肩部活动锻炼等。

(2)手术治疗:切除突出的椎间盘、椎体后方及钩椎关节骨赘、椎板,或做椎板成形术,并加内固定,以解除对脊髓、神经和椎动脉的压迫和稳定颈椎。适合于诊断明确、经非手术治疗无效、反复发作或脊髓性颈椎病压迫症状进行性加重者。

(三)护理诊断及合作性问题

1. 有受伤的危险　与椎动脉供血不足引起的眩晕及下肢乏力有关。

2. 疼痛　与炎症、神经血管受压或刺激有关。

3. 自理能力差　与颈肩痛及四肢活动受限有关。

4. 潜在并发症　术后出血、脑脊液漏、呼吸困难。

5. 知识缺乏　缺乏疾病预防及康复的知识。

(四)护理措施

1. 术前护理

(1)心理护理:向病人解释病情,让其了解颈椎病的发病是一个缓慢的过程,术后恢复可能需要数月甚至更长的时间,对此应有充分的思想准备。向病人介绍手术程序及治疗成功的病例。消除其悲观的心理,增强对治疗的信心。

(2)术前准备:① 遵医嘱给予病人局部牵引制动,使用药物缓解疼痛。② 颈椎前路手术的病人,术前应进行气管、食管推移训练,以适应术中牵拉气管、食管操作。指导病人用2～4指在颈部皮外插入预备做切口一侧的内脏鞘与血管神经鞘间隙处,持续地向非手术侧推移。开始为每次10～20分钟,以后逐渐增至每次30～60分钟,训练5～6天,使气管推至中线一侧。③ 后路手术的病人,因手术中俯卧位时间较长易引起呼吸受阻,术前应指导俯卧位训练,以适应术中体位。开始每次为30～40分钟,以后逐渐增至3～4小时。

2. 术后护理

(1)保持颈部制动:行植骨固定椎体融合的病人,应注意颈部固定制动。在病人术后搬运时,用围领固定颈部,由专人护送。回病房后,取平卧位,颈部稍前屈,两侧颈肩部置沙袋以固定头部。指导病人在咳嗽、打喷嚏时用手轻按颈前部。术后1周,行头颈胸石膏或支具固定。

(2) 密切观察呼吸情况:前路手术中反复牵拉气管且持续时间较长,易使气管黏膜受损水肿,引起呼吸困难;多发生于术后1～2日内,一旦病人出现呼吸费力,张口状急迫呼吸,应答迟缓、口唇发绀等症状,应立即通知医师,做好气管切开及再次手术准备。

(3) 观察伤口出血:颈椎前路手术常因骨面渗血或术中止血不完善而引起伤口出血。当出血量大、引流不畅时,可压迫气管,导致呼吸困难甚至危及生命。因此术后应注意:

1) 观察血压:每0.5～1小时测量血压1次,病情平稳后可改为每4小时1次。

2) 观察伤口敷料:有无渗液,若渗血湿透敷料,应及时更换。若量大,应及时报告并协助医师采取止血措施。

3) 保持引流通畅:记录引流的性质和量。

4) 观察颈部有无肿胀:检查颈部软组织的张力。若发现病人的颈部明显肿胀,并出现呼吸困难、烦躁、发绀等症状时,应报告医师并协助敞开伤口,剪开缝线,清除血肿。若血肿清除后呼吸仍未改善,应协助医师施行气管切开术。

3. 健康指导

(1) 注意纠正日常生活、工作、休息时头、颈的不良姿势,保持颈部平直。

(2) 选择正确的睡眠体位和适当的枕头。睡眠时,以保持颈、胸、腰部自然屈度,髋、膝部略屈曲为佳。枕头以选择中间低两端高,透气性好,长度超过肩宽10～16cm,高度以头颈部压下后一拳头高为宜。

(3) 加强功能锻炼。长期伏案工作者,应定期远视,缓解颈部肌肉慢性劳损。在工作之余,应坚持功能锻炼,使肌肉有力,保持颈椎的稳定性,预防颈椎病的发生。

三、肩关节周围炎病人的护理

(一) 概述

肩关节周围炎是肩关节囊、滑囊、肌腱及肩周肌的慢性损伤性炎症,简称肩周炎,俗称冻结肩(凝肩)。多发于50岁左右人群,女性多于男性,多为继发性。以肩关节周围疼痛,各方向活动受限,影像学显示关节腔狭窄和轻度骨质疏松为其临床特点。

(二) 护理评估

1. 病因 中老年人多由于软组织退行性变及对外力承受力减弱引起。此外,肩部的急、慢性损伤或因上肢外伤、手术或其他原因长期固定肩关节亦是诱发因素。少数病人可无任何诱因而发生此病,称为原发性粘连性肩关节囊炎。另因颈椎病、心、肺、胆管疾病发生的肩部牵涉痛长期不愈,使肩部肌持续性痉挛、缺血而形成炎性病变,转变成真正的肩周炎。

2. 病理 成纤维细胞和成肌细胞增生、胶原增多使关节囊慢性纤维化而增厚;此外,滑膜充血、水肿,最终导致关节囊腔粘连、狭窄。

3. 身体状况

(1) 症状

1) 疼痛:早期,肩部疼痛,逐渐加重,可放射至颈部和上臂中部;夜间明显,影响睡眠。

2) 肩关节僵硬:后期肩关节僵硬,逐渐发展,直至各个方向均不能活动。

（2）体征

1）压痛及活动受限：肩部有广泛压痛；肩关节活动受限，以外展、外旋和后伸受限最明显。

2）肩部肌萎缩：三角肌有轻度萎缩，斜方肌痉挛。

4. 辅助检查　X线摄片可见颈肩部骨质疏松征象；肩关节造影见关节囊体积明显缩小。

5. 处理原则　主要为非手术治疗。

（1）局部牵拉训练：自我做被动肩关节牵拉训练，以恢复关节活动度。

（2）理疗：急性期肩部制动，局部温热治疗。慢性期坚持锻炼并配合理疗、针灸、推拿等。

（3）药物治疗：疼痛明显者口服或外用非甾体类消炎药。

（三）护理诊断及合作性问题

1. 躯体活动障碍　与肩关节损伤或粘连固定有关。

2. 卫生、穿衣等自理缺陷　与肩关节疼痛和活动受限有关。

（四）护理措施

1. 心理护理　病人有时会表现出焦虑、紧张，为疾病的预后担忧。应对病人进行卫生知识的宣传，提高病人对疾病的认识，从心理上配合治疗与护理。向病人介绍治疗成功的病例，消除因治疗怕疼痛而引起的紧张心理。

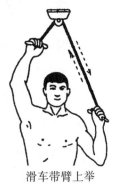

滑车带臂上举　　　　爬墙法

图 27-28　肩关节周围炎康复训练方法

2. 生活护理　协助病人穿衣、梳头、系腰带等。关心、体贴病人，协助病人解决生活中的困难。

3. 康复训练　肩关节周炎的康复训练方法有画圈法、双肩内收外展运动，或做钟摆样前后、左右运动；双肩内收外展运动、滑车带臂上举、手指爬墙法也可进行肩关节康复训练（图 27-28）。一日可进行数次，活动范围由小到大，要忍着轻痛坚持锻炼，但忌强力被动活动，以免损伤或撕裂组织。

四、腰椎间盘突出症病人的护理

（一）概述

腰椎间盘突出症是指腰椎间盘变性、纤维环破裂，髓核组织突出，刺激或压迫马尾神经根所引起的一种综合征。以 20～50 岁为多发年龄，男性多于女性。

1. 解剖生理　椎间盘位于脊柱各节椎体之间，由上、下软骨板，中心的髓核和四周的纤维环构成。腰椎存在生理性前凸，纤维环前方及两侧较厚，后外侧薄；后外方缺乏后正中韧带支持，属薄弱处，腰椎间盘易在此处膨出或破裂。由于此处亦是神经根离开硬膜囊进入椎间孔的部位，椎间盘突出可使硬膜囊和神经根受到压迫和刺激。腰椎间盘突出症多发生在脊柱活动度大、承重较大或活动较多的部位，因此以 $L_{4～5}$、L_5、S_1 多发。

2. 病因

（1）椎间盘退行性变：是腰椎间盘突出症的基本病因。成年后椎间盘发生退行性变，纤维环和髓核水分逐渐减少,弹性降低,椎间盘结构松弛、软骨板囊性变,髓核突出。

(2) 损伤:腰部的急、慢性损伤,尤其是反复弯腰、扭转等积累伤力是椎间盘突出的重要因素。当弯腰负荷时,髓核向后移动,可引起后方纤维环破裂。长期处于坐位及颠簸状态,腰椎间盘承受的压力较大,长期反复的较大应力也可诱发椎间盘突出。

(3) 妊娠:妊娠期间体重突然增加,腹压增高,肌肉、韧带相对松弛,易于使椎间盘膨出。

3. 病理和分型　根据病理变化和 CT、MRI 检查结果,腰椎间盘突出症可分为四型:

(1) 膨隆型:纤维环有部分破裂、隆起,但表层完整。

(2) 突出型:纤维环完全破裂,髓核从破口突向椎管,突出的髓核有薄层纤维环膜覆盖。

(3) 脱垂游离型:破裂突出的椎间盘组织游离于椎管内。

(4) Schmorl 结节及经骨突出型:髓核经上、下软骨板裂隙突入椎体骨松质内,或髓核沿椎体之间的血管通道向前纵韧带方向突出。

(二) 护理评估

1. 健康史

(1) 一般资料:年龄、职业、身高、营养状况。

(2) 既往史:是否有先天性椎间盘疾病;有无腰部外伤、慢性损伤史;有无腰部疼痛及下肢感觉障碍史;有无腰部手术史。

2. 身体状况

(1) 症状:① 腰痛:最常见。早期,病人仅有腰痛,表现为急性剧痛或慢性隐痛,在弯腰、咳嗽、排便等用力时均可使疼痛加剧。腰痛的主要原因是突出的髓核压迫纤维环外层及后纵韧带,刺激窦椎神经纤维而引起。后期,髓核突破纤维环和后纵韧带时,腰痛较前减轻。② 坐骨神经痛:因椎间盘突出多在一侧,故病人多表现为单侧疼痛。疼痛从下腰部向臀部再向下肢、足背或足外侧放射,可伴有麻木感。中央型椎间盘突出症可有双侧坐骨神经痛,表现为双侧大腿及小腿后侧疼痛。咳嗽、打喷嚏等导致腹压增高的活动均可使疼痛加剧。③ 马尾神经受压:中央型突出的髓核或脱垂游离的椎间盘组织压迫马尾神经,可表现为双侧大小腿、足跟后侧及会阴部感觉迟钝,大、小便功能障碍。

(2) 体征:① 腰椎侧突:是腰椎为减轻神经根受压所引起疼痛的姿势性代偿畸形。② 腰部活动受限:腰部各方向的活动均受到不同程度的影响,以前屈受限最明显。因前屈时椎间盘后突增加,进一步压迫神经根,增加疼痛。③ 压痛、叩痛:在病变椎间隙的棘突间,棘突旁侧 1 cm 处有深压痛、叩痛,并伴有向下肢的放射痛。④ 直腿抬高试验及加强试验阳性:病人平卧,膝关节伸直,被动直腿抬高下肢,至 60°以内即出现放射痛,称为直腿抬高试验阳性。在直腿抬高试验阳性的基础上,缓慢降低患肢高度,至放射痛消失,再被动背屈踝关节以牵拉坐骨神经,若引起疼痛,则称为加强试验阳性。

(3) 神经系统表现:主要为感觉减退、肌力下降及腱反射改变。L_5 神经根受累时,患侧小腿前外侧和足背内侧的痛、触觉减退,踝趾背伸力降低。S_1 神经根受累时,外踝附近及足外侧的痛、触觉减退,足跖屈无力,踝反射减弱或消失。

3. 心理-社会状况　长时间的急、慢性腰腿疼痛和下肢感觉异常,给病人带来很大痛苦,应注意观察病人的情绪变化。

4. 辅助检查　X 线平片可提示脊柱侧凸,椎体边缘增生及椎间隙变窄等退行性变。CT 和 MRI 可显示椎管形态、椎间盘突出的程度和方向等;MRI 还能显示脊髓、髓核、马尾神经、脊神经根的情况。

5. 治疗原则

（1）非手术治疗：目的是改变椎间盘与受压神经根的相对位置，减轻椎间盘对后者的刺激或压迫，消除神经根的炎性水肿。

1）绝对卧床休息：包括卧床大小便。症状初次发作时，即应卧硬床休息，有利于缓解脊柱旁肌肉痉挛所引起的疼痛。一般卧床 3 周，或至症状缓解后戴腰围下床活动。3 个月内不能做弯腰持重物的动作，以后酌情进行腰背肌功能锻炼。

2）持续牵引：可使椎间盘间隙增宽，减少椎间盘内压和肌肉痉挛所引起的疼痛。多采用骨盆水平牵引，抬高床脚做反牵引。牵引重量一般为 7～15 kg，持续约 2 周。也可使用间断牵引法，每日 2 次，每次 1～2 小时。

3）硬膜外注射糖皮质激素：主要作用是减轻神经根周围的炎症与粘连。常选用醋酸泼尼松龙 1.7 ml，加 2％利多卡因 4 ml，经硬膜外注射，每 7～10 天封闭 1 次，3 次为一个疗程。

4）理疗、推拿和按摩：除中央型椎间盘突出外，正确的理疗、推拿和按摩有助于松弛肌肉，缓解肌肉痉挛及疼痛，减轻椎间盘的压力。

（2）手术治疗：经严格非手术治疗无效或马尾神经受压者，可采取腰椎间盘突出物摘除术，有条件者可置入人工椎间盘维护脊柱的稳定性，防止脊柱的进一步退变，减少复发。

（三）护理诊断及相关合作性问题

1. 疼痛　与椎间盘突出刺激椎神经纤维而引起。

2. 躯体活动障碍　与疼痛、肌肉痉挛、肌肉萎缩有关。

3. 个人应对无效　与疼痛影响日常生活有关。

4. 潜在并发症　肌肉萎缩，神经根粘连，腰椎退变不稳。

5. 焦虑/恐惧　与担心手术及预后有关。

（四）护理措施

1. 术前护理

（1）绝对卧硬床休息：卧位时椎间盘承受的压力比站立时下降 50％，故卧床休息可减轻负重和体重对椎间盘的压力，缓解疼痛。卧床 3 周后，可考虑戴腰围下床活动，腰围能加强腰椎的稳定性，对腰椎起保护及制动作用。

（2）活动与功能锻炼：① 指导病人进行未固定关节的全范围活动以及腰背肌的功能锻炼，腰背肌功能锻炼的方法有仰卧法和俯卧法（图 27‐29）。若病人不能进行主动练习，在病

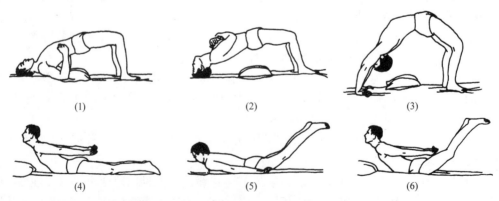

（1）五点支撑法；（2）三点支撑法；（3）四点支撑法；（4）（5）（6）俯卧法

图 27‐29　腰背肌锻炼仰卧法和俯卧法

情许可的情况下,可由医护人员或家属帮助病人活动各关节、按摩肌肉,以促进血液循环,防止肌肉萎缩和关节僵直。② 避免做弯腰、长期站立或上举重物等动作,以防腰部肌肉痉挛,加重疼痛。

(3) 指导病人进行腰背肌功能锻炼,以增加腰背肌的支撑能力。在病人状况许可的情况下进行各种活动。

(4) 术前准备:根据病人对手术的了解程度,向病人解释手术方式及术后暂时出现的问题,如疼痛、麻木等。训练正确翻身、床上使用便盆及术后功能锻炼的方法,以适应术后医疗护理的需要。在病人绝对卧床期间,协助或指导病人家属解决病人日常生活问题。

(5) 心理-社会状况:鼓励病人与家属的交流,使家属能够帮助病人克服困难及压力。同时介绍病人与病友进行交流,以增加病人的自尊和自信心。鼓励病人及其支持系统成员参与病人的治疗活动。

2. 术后护理

(1) 搬运:病人由手术室回病房,应用三人搬运法将病人移至病床上。搬运人员分别位于病床与病人的外侧,托起肩背部、腰臀部及下肢,保持身体轴线平直,同时用力将病人轻放在床上。一人注意保持规定体位,扶持输液肢体。

(2) 体位:术后 24 小时内平卧,不翻身,以压迫伤口,利于止血。术后 24 小时后可给予病人翻身,指导病人双手交叉于胸前,双腿中间放一枕头,一名护士扶托病人的肩背部,另一名护士托病人的臀部及下肢,同时将病人翻向一侧,扶托肩背部的护士移至病人的另一侧,保持脊柱平直,留在原位的护士在病人头下、肩部、臀部及胸前垫枕头支持。持续卧床 1~4 周。可根据手术的情况适当缩短或延长卧床的时间。

(3) 观察并记录病情变化:① 观察病人下肢皮肤的颜色、温度和感觉及运动恢复情况。② 引流:引流液的颜色、性质和量,有无脑脊液漏出,是否有活动性出血。若出血、渗液量增多或疼痛加剧,下肢感觉、运动障碍加重,应及时报告医师处理。引流管一般于术后24~48小时内拔除。③ 切口:观察手术切口敷料有无渗湿,渗出液的量、颜色、性质。渗湿后应及时更换敷料,以防感染。

(4) 并发症的预防:常见并发症为肌肉萎缩和神经根粘连。手术后一周开始进行腰肌、臀肌的等长收缩锻炼,以后逐渐增加活动量及范围,以预防肌肉萎缩。在病情允许的情况下,帮助病人早期做直腿抬高训练,防止神经根粘连,以后鼓励病人逐渐进行主动锻炼。

3. 健康指导

(1) 向病人及家属介绍有关防治腰腿痛的知识。遵医嘱服用消炎镇痛、舒筋活血、营养神经药等。应戴围腰或石膏背心固定 3~6 个月。

(2) 指导病人卧硬床。侧卧位时屈髋屈膝,两腿分开,上腿下垫枕,避免脊柱弯曲的"蜷缩"姿势;仰卧位时可在膝、腿下垫枕,避免头前倾、胸部凹陷的不良姿势;俯卧位时可在腹部及踝部垫薄枕,以使脊柱肌肉放松。经常变换体位避免长时间用同一姿势站立或坐位。站立一段时间后,将一只脚放在脚踏上,双手放在身前,身体稍前倾。长时间伏案工作者,应站起活动,以避免慢性肌肉劳损。搬抬重物时,应将髋膝弯曲下蹲,腰背伸直,主要应用股四头肌力量,用力抬起重物再行走,避免采取不舒适的或紧张的体位或姿势。腰部劳动强度大的工人,应佩戴有保护作用的宽腰带。参加剧烈运动时,应注意运动前的准备活动和运动中的保护措施。

五、腰椎管狭窄症病人的护理

腰椎管狭窄症指腰椎管因某种因素产生骨性或纤维性结构异常,导致一处或多处管腔狭窄,致马尾神经或神经根受压所引起的一种综合征。以40岁以上发病者多见。

腰椎管狭窄症的病因分先天性和后天性。先天性椎管狭窄可由于骨发育不良所致;后天性椎管狭窄常见于椎管的退行性变。在椎管发育不良的基础上发生退行性变是腰椎管狭窄症最多见的原因。椎管发育不良及退行性变使椎管容积减少,压力增加,导致其内的神经血管组织受压或缺血,出现马尾神经或神经根受压症状。

主要症状是神经源性马尾间歇性跛行:多数病人在行走数百米或更短的距离后,出现下肢疼痛、麻木、无力,需蹲下、弯腰或休息数分钟后方可继续行走,但继续行走后又复现上述症状。主要原因是肢体运动时,静脉回流量增加,椎管狭窄,使静脉回流受阻,血管扩张,加重马尾神经或神经根受压程度。腰腿痛:可有腰背痛、腰骶部痛和(或)下肢痛。下肢痛为单侧或双侧,多于站立位、过伸位或行走过久时疼痛加重,前屈位、蹲位及骑自行车时疼痛减轻或消失。疼痛程度一般较腰椎间盘突出症轻,有慢性加重的趋势。马尾神经受压:表现为双侧大小腿、足跟后侧及会阴部感觉迟钝,大、小便功能障碍。病人症状常重于体征,少数病人无明显体征。腰部后伸受限及压痛:病人常取腰部前屈位。影像学检查:腰椎X线片可显示椎体、椎间关节和椎板的退行性变,亦可测量腰椎管的矢径与横径。CT、MRI检查、椎管造影有较高的辅助诊断价值。

治疗原则 多数病人经非手术治疗(参照腰椎间盘突出症),症状都能缓解。手术治疗主要目的是解除对硬脊膜及神经根的压迫。手术方法包括椎板切除、下关节突切除、神经根管扩大及神经根粘连松解等,必要时同期行脊柱融合内固定术。

【护理要点】

要求病人卧床休息,限制行走、负重及手提重物等劳作;指导病人进行腹肌锻炼,协助病人佩戴腰围。

(潘　淳)

第五节　骨与关节化脓性感染病人的护理

一、化脓性骨髓炎病人的护理

(一) 疾病概要

化脓性骨髓炎是骨膜、骨密质、骨松质及骨髓受到化脓性细菌感染而引起的炎症,是一种常见病,好发于儿童;化脓性骨髓炎有急性和慢性之分。感染途径有:身体其他部位的化脓性病灶中的细菌经血液循环播散至骨骼,称血源性骨髓炎;由创口直接感染引起,如开放性骨折或骨骼手术后感染,称创伤后骨髓炎;邻近软组织感染病灶直接蔓延至骨骼,如脓性指头炎引起指骨骨髓炎,称外来性骨髓炎。

1. 病因

(1) 急性血源性骨髓炎:最常见的致病菌是溶血性金黄色葡萄球菌,其他依次为乙型溶血性链球菌、大肠埃希菌、产气荚膜杆菌、肺炎球菌和白色葡萄球菌。发病前大多有身体其他部位的原发性化脓性感染病灶,如疖、痈、扁桃体炎、咽喉炎、中耳炎等。儿童骨骼生长较快,干骺端毛细血管网丰富,往往弯曲成为血管襻,使该处血流缓慢。当原发病灶处理不当或机体抵抗力下降的情况下,化脓性致病菌侵入血循环,菌栓进入骨营养动脉,停滞于长骨干骺端的毛细血管内繁殖而引发本病。此外,外伤也可能是本病的诱因。

(2) 慢性骨髓炎:多系急性骨髓炎在急性期未能彻底控制感染或反复发作,遗留死骨、死腔、窦道演变而成。少数是由于低毒性细菌感染,在发病时即表现为慢性骨髓炎。

2. 病理

(1) 急性血源性骨髓炎:早期以骨质破坏和坏死为主,晚期以新生骨形成为主。大量菌栓进入长管状骨的干骺端,阻塞小血管,迅速发生骨坏死,并形成局限性骨脓肿。脓液沿哈佛管蔓延进入骨膜下间隙将骨膜掀起成为骨膜下脓肿,致骨密质外层缺血坏死。脓液穿破骨膜流向软组织筋膜间隙而成为深部脓肿。脓肿亦可穿破皮肤排出体外,形成窦道。脓液进入骨髓腔,破坏骨髓组织、骨松质及内层骨密质的血液供应,形成大片死骨。在死骨形成的同时,病灶周围的骨膜因炎性充血和脓液刺激而产生新骨,包围于骨干之外,成为"骨性包壳",包壳将死骨、脓液和炎性肉芽组织包裹,形成感染的骨性死腔,此时进入慢性骨髓炎期。儿童骨骺板具有屏障作用,脓液一般不易进入邻近关节(图 27 - 30)。

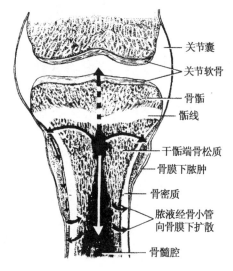

图 27 - 30　急性骨髓炎的病理改变

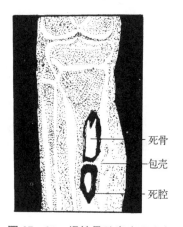

图 27 - 31　慢性骨髓炎病理改变

(2) 慢性骨髓炎:多系急性骨髓炎在急性期未彻底控制感染或反复发作,遗留死骨、死腔、窦道演变而成。少数是由于低毒性细菌感染,在发病时表现为慢性骨髓炎。急性骨髓炎感染期死骨形成的同时,周围形成死腔。死腔内的死骨、脓液、坏死组织和炎性肉芽组织,经窦道排出。由于炎症的反复刺激,窦道周围组织呈瘢痕增生,局部血液循环障碍,使窦道经久不愈。有时死骨排净后,窦道可暂时闭合;但若慢性炎症未彻底控制,当机体抵抗力降低或局部受伤时,急性炎症又再次发作,如此反复(图 27 - 31)。

(二) 护理评估

1. 健康史　了解病人的年龄、性别,是否有其他部位的感染或开放性骨折。

2. 身体状况

(1) 症状:① 急性骨髓炎起病急骤,有寒战、高热,体温可达 39 ℃以上,脉搏加快。患肢有持续、进行性加重的疼痛。儿童可表现为烦躁不安、呕吐与惊厥,重者可发生昏迷及感染性休克。② 慢性骨髓炎静止期可无症状。全身可出现衰弱、贫血等慢性中毒表现。

(2) 体征:① 急性骨髓炎患肢主动与被动活动受限。局部皮肤温度增高,发红,肿胀,干骺处有局限性深压痛。数天后若肿胀、疼痛加剧,提示该处形成骨膜下脓肿。当脓肿穿破骨膜、形成软组织深部脓肿时,疼痛反而减轻,但局部红、肿、热、压痛更为明显。当脓肿穿破皮肤时,体温可逐渐下降,形成局部窦道。1～2 周后,由于骨骼破坏,有发生病理性骨折的可能。② 慢性骨髓炎患肢局部增粗、变形。幼年期发病者,由于骨骺破坏,生长发育受影响,肢体呈现短缩或内、外翻畸形。周围皮肤菲薄,易破溃形成慢性溃疡或窦道。窦道口肉芽组织增生,流出臭味脓液,有时排出小的死骨;死骨排净后,窦道可暂时闭合。周围皮肤有色素沉着或湿疹样皮炎。急性发作时,局部有红、肿、热及明显压痛,原已闭合的窦道口开放,流出大量脓液或死骨。

3. 心理-社会状况　急性骨髓炎起病急,病情发展迅速,对病人及家属是突如其来的打击,会有不同程度的心理应激反应。慢性骨髓炎病人,则因病程长,反复发作,加上疼痛、行动不便以及关节挛缩造成的残障等而感到绝望,易有悲观失望的情绪。

4. 辅助检查

(1) 急性骨髓炎:① 实验室检查:血白细胞计数和中性粒细胞比例增高,红细胞沉降率加快,血细菌培养可为阳性。② 局部分层穿刺:可抽得脓液,做涂片检查,细菌培养及药物敏感试验有助明确诊断。③ 影像学检查:早期 X 线摄片无特殊表现。发病 2 周后,可见干骺区散在性虫蛀样骨破坏,并向髓腔扩散,骨密质变薄,逐渐出现内层与外层不规则,可有死骨形成。CT 检查可较早发现骨膜下脓肿。发病 48 小时后,核素骨显像可有阳性结果。

(2) 慢性骨髓炎:X 线平片可见骨膜掀起,骨膜下有新生骨形成,骨质硬化,骨髓腔不规则,有大小不等的死骨影,边缘不规则,周围有空隙。CT 检查可显示脓腔与小片死骨。经窦道水溶性碘溶液造影可显示脓腔概况。

5. 治疗原则

(1) 急性骨髓炎　早期诊断,早期治疗,控制并防止炎症扩散。

1) 非手术治疗:

① 抗生素:早期联合、大剂量应用抗生素。可先使用针对革兰阳性球菌的抗生素并联合广谱抗生素,待获得细菌培养和药敏试验结果后,再做相应调整。体温下降后再连续应用至少 3 周,以巩固疗效。

② 全身辅助治疗:高热时降温、补液、补充维生素;纠正水、电解质和酸碱平衡紊乱;必要时给予少量多次输新鲜血液,以增强病人全身抵抗力。

③ 局部辅助治疗:患肢做持续性皮肤牵引或石膏托固定于功能位,以减轻疼痛、防止关节挛缩畸形及病理性骨折或关节脱位。

2) 手术治疗:若早期抗生素治疗 2～3 日不能控制感染,局部分层穿刺抽得脓液或炎性液体,即应作局部钻孔引流(图 27 - 32)或开窗减压术(图 27 - 33),以阻止疾病向慢性骨髓炎发展。在干骺端钻孔或开窗减压后,应于骨腔内放置 2 根引流管做持续冲洗引流。近端放置较细的引流管作滴注管,连接用于冲洗的输液瓶,每日 24 小时连续滴入含有抗生素的溶液 1 500～2 000 ml;远端放置较粗的引流管做吸引,连接负压引流瓶(图 27 - 34)。连续冲洗 3 周,或持续到体温正常,引出液清亮,连续 3 次细菌培养结果阴性,即可拔管。

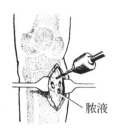
图 27－32　胫骨近端干骺端钻孔术

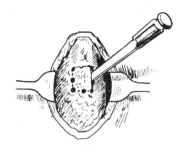
图 27－33　骨髓炎开窗减压术

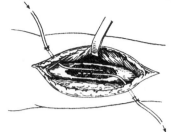
图 27－34　骨腔内闭合冲洗引流法

（2）慢性骨髓炎：以手术治疗为主。原则是清除死骨、炎性肉芽组织和消灭死腔。手术方法较多，应根据病情加以选择。

（三）护理诊断及相关合作性问题

1. 体温过高　与致病菌入侵及骨髓化脓性感染引起全身反应有关。

2. 疼痛　与炎症刺激及骨髓腔内压力增加有关。

3. 躯体活动障碍　与患肢疼痛及制动有关。

4. 皮肤完整性受损　与炎症、溃疡、窦道有关。

5. 焦虑或恐惧　与疾病迁延不愈、担心功能障碍有关。

（四）护理措施

1. 术前护理

（1）降温：① 观察生命体征。② 体温高于 39 ℃时，采取物理降温，必要时给予药物降温。应用降温措施后，应观察病人的体温变化。③ 发热病人由于液体丢失较多，应鼓励多饮水，并遵医嘱给予补液，维持水、电解质及酸碱平衡。病人出汗较多时，应及时擦洗，更换衣裤、床单，注意保暖，卧床休息。

（2）控制感染：应用抗生素时，注意观察有无药物过敏反应及毒副作用。

（3）缓解疼痛：① 制动。局部用皮牵引或石膏托妥善固定，以减轻疼痛和预防病理性骨折。② 抬高患肢以利静脉血回流，减轻肿胀或疼痛。③ 床上安置护架，避免棉被直接压迫患处，加重疼痛。

2. 术后护理

（1）引流管的护理：术后留置引流管、持续冲洗的病人，应保持冲洗、引流的通畅，防止管道扭曲、受压。滴入管应高出床面 60～70 cm，引流瓶应低于患肢 50 cm，以防引流液逆流。术后 12～24 小时内应快速滴入，以后减慢至 50～60 滴/分，直至引流液清亮。冲洗期间，密切观察并记录冲洗液的量、引流物的颜色、量、性质。若出入量差额较大时，提示有管道的堵塞，应调整引流管位置，加大负压吸引力或加压冲洗，以冲出管道内的阻塞物。

（2）促进皮肤愈合：保持石膏、敷料干燥、整洁；对消瘦衰弱者，每 2 小时翻身 1 次，按摩骨隆突处及长期受压部位的皮肤，以防压疮发生；协助医师定期更换敷料，保持创口干燥。

（3）预防肢体畸形：练习患肢肌肉的等长收缩，以感到肌肉轻微酸痛为度。帮助病人按摩患肢，未固定的肢体应做关节全方位的活动。

3. 健康指导

（1）向病人及家属解释长期彻底治疗的必要性，并强调出院后继续服用抗生素的重要性。

（2）指导伤口的护理及饮食调节，注意高蛋白、高热量、高维生素、易消化食物的摄入，以增加机体免疫力，促进创口愈合。

（3）指导病人有计划地进行功能锻炼。日常活动时注意预防意外伤害及病理性骨折。

二、化脓性关节炎病人的护理

（一）疾病概要

化脓性关节炎指关节内的化脓性感染。好发于髋关节和膝关节。多见于小儿，尤以营养不良的小儿居多，男性多于女性。

1. 病因　多由身体其他部位或邻近关节部位的化脓性病灶内的细菌通过血液循环播散或直接蔓延至关节腔，开放性关节损伤后继发感染、关节手术后感染也是致病因素。约85%的致病菌为金黄色葡萄球菌，其次分别为白色葡萄球菌、淋病双球菌、肺炎球菌及大肠埃希菌等。

2. 病理　根据病变的发展过程一般可分为三个阶段。

（1）浆液性渗出期：滑膜呈炎性充血、水肿；关节腔有白细胞浸润及浆液性渗出物，内含大量白细胞。此期关节软骨尚未被破坏，若能及时、正确治疗，关节功能可完全恢复。

（2）浆液纤维素性渗出期：随炎症逐渐加重，渗出物增多、混浊，含有白细胞及纤维蛋白。白细胞释放大量溶酶体类物质破坏软骨基质，纤维蛋白的沉积造成关节粘连和软骨破坏，可遗留不同程度的关节功能障碍。

（3）脓性渗出期：关节腔内的渗出液转为脓性，炎症侵入软骨下骨质，滑膜和关节软骨被破坏。关节囊和关节周围软骨发生蜂窝织炎。由于关节重度粘连，甚至呈纤维性或骨性强直，治愈后遗留重度关节功能障碍。

（二）护理评估

1. 健康史　了解病人的年龄、性别，是否有其他部位的感染，最近有无上呼吸道感染。

2. 身体状况

（1）症状：起病急骤，全身不适，乏力，食欲不振，寒战高热，体温可达39℃以上，可出现谵妄与昏迷，小儿多见惊厥，病变关节处疼痛剧烈。

（2）体征：病变关节功能障碍。浅表关节，可见红、肿、热、痛及关节积液表现。浮髌试验可为阳性。关节处于半屈曲位，以松弛关节囊、增大关节腔的容量，缓解疼痛。深部关节，如髋关节，因周围肌肉、皮下组织较厚，局部红、肿、热不明显，关节常处于屈曲、外展、外旋位。

3. 辅助检查

（1）实验室检查：血白细胞计数和中性粒细胞计数比例增高，红细胞沉降率增快；关节腔穿刺抽得液呈浆液性、纤维蛋白性或脓性，镜下可见大量脓细胞，抽出液细菌培养可获阳性。

（2）X线检查：早期可见关节周围软组织肿胀、关节间隙增宽；继之见骨质疏松，后期关节间隙变窄或消失，关节面毛糙，可见骨质破坏或增生，甚至出现关节挛缩畸形或骨性强直。

4. 治疗原则　早期诊断、早期治疗，可避免遗留严重并发症。

（1）非手术治疗：

1）全身应用抗生素：早期、足量、全身性使用抗生素，并根据关节液细菌培养及药物敏感试验结果调整用药。

2) 支持治疗:加强全身支持治疗,以提高全身抵抗力。

3) 关节腔内注射抗生素:关节穿刺,抽出积液后注入抗生素,每日 1 次,至关节积液消失、体温正常。若无效,应改行灌洗或切开引流。

4) 关节腔灌洗:适用于表浅的大关节,如膝关节。在关节部位两个不同点进行穿刺,经穿刺套管置入灌注管和引流管。每日经灌注管滴入含抗生素的溶液 2 000～3 000 ml,直至引流液清澈、细菌培养阴性后停止灌洗;再引流数天至无引流液吸出、局部症状和体征消退,即可拔管。

(2) 手术治疗:

1) 关节切开引流:适用于难以行穿刺插管的较深大关节化脓者。彻底清除脓腔内的坏死组织、纤维素性沉积物等,生理盐水冲洗后,在关节腔内置入硅胶管,进行持续性灌洗。

2) 关节矫形术:适用于关节功能严重障碍者。常用手术为关节融合术或截骨术。

(三) 护理诊断及相关合作性问题

1. 体温过高　与致病菌入侵及关节化脓性感染引起全身反应有关。

2. 疼痛　与炎症刺激及关节腔内压力增加有关。

3. 躯体移动障碍　与患肢疼痛、制动、肌肉萎缩或关节内的粘连有关。

4. 皮肤完整性受损　与炎症、溃疡、窦道有关。

5. 焦虑　与疾病迁延不愈、担心功能障碍有关。

(四) 护理措施

1. 降温　高热期间应采取有效的降温措施,一般用物理降温,可在额部置冰袋,或用 50％乙醇擦浴,冷水或冰水灌肠。根据医嘱给退热药物。

2. 饮食　食物要富于营养容易消化,一般给流食或半流食,应保证足够的液体入量,维持水和电解质平衡、酸碱平衡。体温高、病情较重者,特别是儿童,应记出入量和护理特别记录单。

3. 密切注意血压、脉搏和体温变化;出现昏迷、惊厥、谵妄等中枢神经系统功能紊乱症状的病人,须有专人护理。

4. 遵医嘱静脉输入抗生素,密切注意病人有无用药后的副作用和毒性反应。

5. 病人应卧床休息,抬高患肢,限制患肢活动,维持肢体于功能位,以减轻疼痛,防止关节畸形和病理骨折,有利于局部病灶修复。当必需移动患侧肢体时,应给予协助,动作要轻稳,做好支撑与支托。

6. 药物灌注、冲洗、负压引流,应注意观察局部引流液的量、颜色、性质,保持引流管通畅,防止引流液逆流。如创口处渗液量多,应及时更换敷料。

7. 化脓性关节炎为防止关节内粘连,尽可能保留关节功能。在对病变关节进行局部治疗后,可将肢体置于肢体功能锻炼器上,做 24 小时持续关节被动活动。急性炎症消退后,可鼓励病人做主动活动。

8. 健康指导

(1) 向病人和家属讲解骨与关节感染的发生、发展过程。尤其是慢性化脓性骨髓炎,在全身情况差时可能复发,出现症状应及时就诊。

(2) 解释长期静脉输液的必要性、病灶处置管行药物灌洗的重要性。

(3) 强调出院后需继续应用抗生素。

（4）指导适当时间开始肢体和关节功能锻炼,避免和减轻患肢功能障碍,防止患肢在强负重状态下发生病理性骨折。

（5）出院后继续进行家庭治疗,安排复诊日期,提供药物和家庭健康服务。

（潘　淳）

第六节　骨与关节结核病人的护理

一、疾病概要

（一）病因病理

骨与关节结核属继发性病变,绝大多数继发于呼吸系统结核,少数继发于消化道或淋巴结结核。好发部位是脊柱,约占 50%,其次是膝关节、髋关节与肘关节。好发部位都是一些负重大、活动多、易于发生创伤的部位。

结核杆菌由原发病灶经血循环或淋巴管到达骨与关节,骨与关节结核的最初病理变化是单纯性滑膜结核或单纯性骨结核,以后者多见。在发病最初阶段,关节软骨面是完好的。如果在早期阶段结核病便被很好地控制住,则关节功能不会影响。但如果病变进一步发展,结核病灶便会破向关节腔,使关节软骨面受到不同程度损害,称为全关节结核。全关节结核必定会后遗各种关节功能障碍。全关节结核不能被控制,便会出现继发性感染,甚至破溃产生瘘管或窦道,此时关节已完全毁损(图 27－35)。

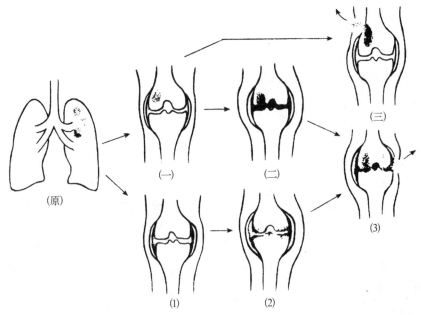

（原）原发病灶　（一）单纯骨结核　（二）由骨结核引起的全关节结核　（三）单纯骨结核穿破皮肤,形成窦道　（1）单纯滑膜结核　（2）由滑膜结核引起的全关节结核　（3）全关节结核穿破皮肤形成窦道

图 27－35　骨关节结核临床病理发展示意图

（二）治疗原则

1. 全身治疗

（1）支持疗法：注意休息、营养、每日摄入足够的蛋白质和维生素。有贫血者可给补血药，重度贫血或反复发热不退的，可间断输给少量新鲜血，混合感染的急性期可给予抗生素治疗。

（2）抗结核药物疗法：目前以异烟肼、利福平和乙胺丁醇为第一线药物。异烟肼成人剂量为每日 300 mg，分 3 次口服，或早晨一次顿服，用药时间为 2 年。利福平的成人剂量为 450 mg，早晨一次顿服，用药时间为 3 个月。乙胺丁醇的成人剂量为 750 mg，一次顿服。一般主张异烟肼＋利福平，或异烟肼＋乙胺丁醇。严重病人可以三种药物同时应用。

2. 局部治疗

（1）局部制动：为了保证病变部位的休息，减轻疼痛，固定制动甚为重要。常见的方法为皮肤牵引、骨牵引、石膏固定等。

（2）局部注射：局部注射抗结核药物具有药量小，局部药物浓度高和全身反应小的优点。最适用于早期单纯性滑膜结核病例。常用药物为异烟肼，剂量为 100～200 mg，每周注射 1～2 次，视关节积液的多少而定。

3. 手术治疗

（1）病灶清除术：直接进入骨关节结核病灶部位，将脓液、死骨、结核性肉芽组织与干酪样坏死物质彻底清除掉，并放入抗结核药物。

（2）其他手术治疗：关节融合术用于关节不稳者；关节成形术用以改善关节功能；截骨术用以矫正畸形。

4. 结核治愈的标准

（1）全身情况良好，体温正常，食欲良好。

（2）局部症状消失，无疼痛，窦道闭合。

（3）X 线表现脓肿缩小乃至钙化；无死骨，病灶边缘轮廓清晰。

（4）3 次血沉都正常。

（5）起床活动已 1 年，仍能保持上述 4 项指标。

二、护理

（一）护理评估

1. 健康史

评估病人年龄、性别、发育、营养状况，有无结核病史或与结核病人密切接触史，有无外伤史。

2. 身体状况

（1）局部表现

1）疼痛：初期不明显，随着病变发展疼痛逐渐加重，尤其在活动或负重时疼痛更明显。小儿患病时，常因疼痛而出现"夜啼"，因为熟睡后病变关节周围的保护性肌痉挛解除，在活动肢体或翻身时发生突然疼痛而哭叫。

2）功能障碍：病变关节部位的疼痛及关节周围的保护性肌痉挛，常使关节活动受限或异常姿态。如髋关节结核早期即可出现跛行；腰椎结核病儿，腰椎活动受限，病儿常挺腰屈膝屈髋下蹲捡拾地面上的物品,此征象称为拾物试验阳性。

3)肿胀及畸形:浅表关节结核可有肿胀和积液,压痛,后期肌肉萎缩,关节呈梭形肿胀,如膝关节结核可呈"鹤膝"样外观,积液过多时可出现浮髌试验阳性。脊柱结核可发生后突改变,呈现"驼背"畸形,甚至引起脊髓受压而发生截瘫。

4)部分病人可发生结核性脓肿,若脓肿破溃形成窦道,则经久不能愈合,易并发混合性感染。

(2)全身表现:起病缓慢,常有低热、乏力、盗汗、食欲不振、消瘦、贫血等结核中毒表现。

3. 心理-社会状况　结核治疗时间较长,需要长时间的连续服药,药物治疗效果多不理想,严重者留有后遗症,病人常有不同程度的焦虑、恐惧、悲观等不良情绪。

4. 辅助检查

(1)实验室检查

1)血液检查:红细胞比容下降,白细胞计数一般正常,红细胞沉降率在病变活动期明显增快。

2)结核杆菌培养:单纯冷脓肿穿刺液结核杆菌培养阳性率约为70%。

(2)影像学检查:起病2个月后X线检查才可发现改变;CT能显示冷脓肿及骨关节病灶;MRI具有早期诊断价值。

(二)护理诊断及合作性问题

1. 疼痛　与骨或关节结核和手术有关。

2. 营养失调:低于机体需要量　与食欲不振和结核有关。

3. 焦虑、恐惧　与结核治疗时间较长,药物治疗效果多不理想等有关。

4. 躯体移动障碍　与结核、石膏固定、手术或截瘫有关。

5. 皮肤完整性受损　与脓肿破溃、窦道经久不愈等有关。

6. 潜在并发症　关节功能障碍、畸形、病理性骨折等。

(三)护理措施

1. 非手术治疗及手术前护理

(1)一般护理

1)局部制动:一般小关节结核用石膏、支架固定1个月,大关节结核延长至3个月;骨结核致成人重度关节畸形可采用骨牵引治疗。制动期间注意做好皮肤及其他生活护理。

2)加强营养:给予高蛋白、高热量、富含维生素饮食,注意膳食结构的均衡、多样化及色、香、味,以增加病人食欲。

(2)病情观察:观察病人的生命体征及其他病情变化、并发症的出现;观察抗结核药物的治疗效果及有无药物不良反应。

(3)治疗配合

1)遵医嘱使用抗结核药物:非手术治疗时,一般联合用药至少6个月;骨与关节结核手术前,常规联合应用抗结核药物至少2~4周。

2) 控制细菌感染:伴有混合感染者,急性期可给予抗生素治疗。

(4) 心理护理:给予病人心理上的支持,耐心讲述有关疾病的知识,协助做好生活护理及功能锻炼,已提高其坚持治疗的信心,从而减轻焦虑情绪。

2. 术后护理

(1) 一般护理

1) 体位:根据麻醉及手术方式选择体位。颈椎结核术后需用颈托或沙袋固定颈部,髋膝关节结核者,术后保持功能位或制动体位。

2) 饮食:给予高蛋白、高能量、富含维生素饮食。

3) 其他:加强生活护理、皮肤的护理、大小便的护理。

(2) 病情观察:严格监测生命体征,术后每30分钟测生命体征1次,病情平稳后每1~2小时测1次,如有异常及时报告医生并协助处理;同时注意观察肢端的温度、皮肤弹性、色泽、毛细血管充盈情况、尿量等,出现患肢缺血性或瘀血性改变时协助医生处理。

(3) 治疗配合:术后应继续使用抗结核药物3~6个月。同时为防止肌肉萎缩及关节僵直,长期卧床的病人,在不影响病情的情况下及早进行肢体的活动,但对脊柱不稳定者,切忌随意搬动。

(4) 健康指导:指导病人养成良好的卫生习惯,防止结核传染。出院需继续抗结核治疗,要向病人及亲属讲解抗结核药物的剂量、用法、副作用及药物的保存方法。指导出院后的康复治疗。

(潘 淳 田 彪)

第七节 骨肿瘤病人的护理

一、概述

发生于骨内或起源于各种骨组织成分的肿瘤统称为骨肿瘤。发病率男性稍高于女性。骨肿瘤的病因尚不完全明确,但发现骨肿瘤的发生具有年龄和部位特点,如骨肉瘤多见于儿童和青少年,骨巨细胞瘤多见于成人,而骨髓瘤多见于老年人。解剖部位对肿瘤的发生也有意义,许多肿瘤生长于长骨的干骺端,如股骨下端、胫骨上端和肱骨上端,而骨骺则很少发生。

（一）病理分类

根据骨肿瘤细胞的分化程度及所产生的细胞间质类型将骨肿瘤分为良性、中间性和恶性三类。良性肿瘤中以骨软骨瘤多见；恶性肿瘤以骨肉瘤多见。

（二）临床表现

1. 疼痛　除少数肿瘤，如骨样骨瘤外，良性骨肿瘤多无疼痛。恶性骨肿瘤几乎都有疼痛，且呈进行性加重，表现为剧痛、夜间痛，并有局部压痛。

2. 肿块和肿胀　良性肿瘤多以肿块为首发症状，肿块质硬、无压痛。恶性肿瘤常表现为发展迅速的局部肿胀和肿块，表面可见浅静脉怒张。

3. 功能障碍和压迫症状　发生于长骨干骺端的骨肿瘤多邻近关节，由于疼痛、肿胀和畸形，关节功能障碍。肿块巨大时，可压迫周围组织引起相应症状，如脊柱肿瘤可压迫脊髓，出现截瘫。

4. 病理性骨折　肿瘤生长可破坏骨质，良、恶性肿瘤均可发生病理性骨折。

5. 转移和复发　晚期恶性肿瘤可经血流和淋巴向远处转移，如肺转移。恶性肿瘤治疗后可复发。良性肿瘤复发后，有恶变的可能。

（三）辅助检查

1. 实验室检查　恶性骨肿瘤病人可有血钙和血清碱性磷酸酶升高；尿中球蛋白（Bence-Jones 蛋白）阳性提示浆细胞骨髓瘤。

2. 影像学检查　X线检查对骨肿瘤诊断有重要价值，能显示骨与软组织的基本病变。良性肿瘤呈膨胀性骨病损，密度均匀，边界清楚。恶性肿瘤表现为病灶不规则，密度不均，边界不清，可见软组织阴影和骨膜反应。CT、MRI 或核素骨显像检查可辅助诊断。数字减影血管造影可显示肿瘤的血供，并可进行选择性血管栓塞、化疗。

3. 病理学检查　活检组织的病理学检查是确诊骨肿瘤的手段。

4. 现代生物技术检测　免疫组化技术、流式细胞技术等现代生物技术的应用进一步提高了骨肿瘤的诊断水平。

（四）治疗原则

以骨肿瘤的外科分期为指导，选择不同的治疗方法。良性肿瘤以手术切除为主，手术方式有刮除植骨术及外生性骨肿瘤切除术。恶性肿瘤采用手术治疗（包括保肢手术、截肢术）、化疗、放疗、栓塞治疗和免疫等综合治疗手段。

二、常见的骨肿瘤

（一）骨软骨瘤

1. 概述　骨软骨瘤是一种常见的良性骨肿瘤，多见于青少年，发生于长骨的干骺端，当骨骺线闭合后，骨软骨瘤的生长也停止。骨软骨瘤有单发性及多发性两种。以单发性多见，又名外生骨疣。多发性较少见，常合并骨骼发育异常，并有遗传性，故又称遗传性多发性骨软骨瘤。约有 1% 的单发性骨软骨瘤可恶变，多发性骨软骨瘤恶变机会较单发性高。

（1）临床表现：可长期无自觉无症状，多因无意中发现骨性肿块而就诊。肿块多位于股骨下端、肱骨上端或胫骨上端。骨性包块生长缓慢，当增大到一定程度可压迫周围组织，如肌腱、神经、血管等而影响相应组织的功能。多发性骨软骨瘤可妨碍骨的正常生长发育,以致患肢有短缩、弯曲畸形。

（2）辅助检查:X线检查表现为干骺端有骨性突起,其皮质和骨松质与正常骨相连,基底部可窄小成蒂或宽扁无蒂,一般小于临床所见。软骨帽和滑囊常不显影,有时呈不规则钙化影,肿块可为单发或多发。

（3）处理原则:无症状者,一般无需治疗,但应密切观察。若肿瘤过大、生长较快、出现压迫症状或影响功能时应手术切除。切除范围从肿瘤基底四周正常骨组织开始,包括纤维膜或滑囊、软骨帽等,以免复发。

2. 护理措施

（1）减轻焦虑、恐惧主动与病人沟通,了解其产生焦虑、恐惧的具体原因。解释骨软骨瘤属良性骨肿瘤,无症状者,无需治疗;有症状者,可手术切除,向病人介绍治疗方法。

（2）缓解疼痛指导病人应用非药物方法缓解疼痛,若疼痛不能控制,可遵医嘱应用镇痛药物。

（3）预防病理性骨折。提供无障碍环境,教会病人正确使用拐杖等助行器,避免肢体负重,预防病理性骨折。

（4）提供术后康复的相关知识术后抬高患肢,预防肿胀。观察敷料有无渗血,肢体远端有无感觉和运动异常,若发现异常,应立即配合医师处理并采取相应护理措施。骨软骨瘤手术一般对关节功能的影响较小,术后伤口愈合后即可下地开始功能锻炼。

（二）骨巨细胞瘤

1. 概述　骨巨细胞瘤,属于一种潜在恶性或介于良、恶性之间的溶骨性肿瘤。发病年龄多在 20～40 岁,女性多于男性,好发部位为股骨下端和胫骨上端。

（1）临床表现:主要表现为疼痛,局部肿胀及压痛,皮温增高,病变关节活动受限。瘤内出血或病理骨折时伴有严重疼痛。

（2）辅助检查:X线表现:骨骺处偏心性溶骨性破坏,无骨膜反应。骨皮质膨胀变薄,呈"肥皂泡"样改变,常伴病理性骨折。

（3）处理原则:以手术治疗为主。可采用局部切除加灭活处理,再用松质骨和骨水泥填充,但术后易复发。对于复发者,行肿瘤节段截除、假体植入。对于恶性无转移者,可行广泛、根治性切除或截肢术。对手术清除肿瘤困难者,可试行放疗,但照射后易发生肉瘤变。

2. 护理措施

（1）缓解疼痛:指导病人避免诱发或加重疼痛,如肿瘤局部制动,以减轻疼痛;若疼痛不能控制,可遵医嘱应用镇痛药物。

（2）促进关节功能恢复

1）做好术前准备,预防术后并发症。

2）术后注意观察伤口情况:有无出血、水肿,局部皮肤温度和肢体末梢血运有无异常。保持引流管通畅,记录引流液颜色、性质和引流量。鼓励病人进行功能锻炼,预防肌萎缩和关节僵硬。

（3）预防病理性骨折:提供无障碍环境,教会病人正确使用拐杖等助行器,避免肢体负重,预防病理性骨折。

（4）其他:放疗期间,注意保护照射部位皮肤,避免物理、化学因素的刺激,如皮肤破溃,应使用无刺激性药物治疗直至愈合。每周检查白细胞和血小板,若白细胞过低,应暂停放疗。对于脱发的病人可建议其使用假发或戴帽子,以减轻脱发引起的自卑感。

（三）骨肉瘤

1. 概述　骨肉瘤是最常见的原发性恶性骨肿瘤。恶性程度高,预后差。发病年龄以10～20岁青少年多见。好发于长管状骨干骺端,股骨远端、胫骨和肱骨近端是常见发病部位。其组织学特点是瘤细胞直接形成骨样组织或未成熟骨,故又称成骨肉瘤。近年来,由于早期诊断和化疗的发展,使骨肉瘤的5年存活率大大提高。

（1）临床表现:早期症状为疼痛,可发生在肿瘤出现以前,起初为间断性疼痛,渐转为持续性剧烈疼痛,尤以夜间为甚。骨端近关节处可见肿块,触之硬度不一,有压痛,局部皮温高,静脉怒张,可伴有病理性骨折。肺转移发生率较高。

（2）辅助检查:X线检查示骨质表现为成骨性、溶骨性或混合性破坏,病变多起于骺端。因肿瘤生长及骨膜反应可见三角状新骨,称Codman三角,或垂直呈放射样排列,称日光射线现象(图27-36)。

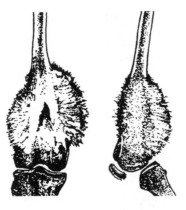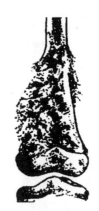

(1) 可见日光放射状阴影　　　⑵可见骨破坏和骨膜增生

图 27-36　股骨下段骨肉瘤

（3）处理原则:骨肉瘤采用综合治疗。术前大剂量化疗,然后做根治性瘤段切除、灭活再植或置入假体的保肢手术。无保肢条件者行截肢术,截肢平面应超过病骨的近侧关节。术后仍需做大剂量化疗。

2. 护理措施

（1）缓解疼痛,促进肌肉、关节功能。参见肿瘤概述相关护理措施。

（2）增强耐力,加强化疗护理。

1）改善营养状况:鼓励病人增加经口饮食,摄入蛋白质、能量和维生素丰富的食物。对经口摄入不足者,应根据医嘱提供肠内或肠外营养支持,并实施相应的护理措施。

2）化疗病人的护理:手术前后实施大剂量化疗,有利于骨肉瘤的根治。常用药物包括:环磷酰胺、长春新碱、博来霉素等。化疗药物的主要不良反应包括:胃肠道反应、骨髓抑制、肝功能受损、心肌受损、感染、溃疡等。因此,在病人接受大剂量化疗过程中,应加强护理。

3）化疗期间的护理:化疗药物一般经静脉给药,药物的剂量严格根据体重进行计算。药物应现配现用,避免搁置过久,降低疗效。联合使用多种药物时,每种药物之间应用等渗溶液间隔。化疗药物对血管的刺激性较大,要注意保护血管,防止药液外渗。一旦外渗,应立即停止静脉滴注,局部用 50%硫酸镁湿敷,防止皮下组织坏死。

4) 化疗后的观察和护理:① 胃肠道反应:最常见。可在化疗前半小时给予止吐药物,以预防恶心、呕吐。② 骨髓抑制:定期检查血常规,一般用药后 7～10 天即可有白细胞和血小板的下降。若白细胞降至 $3\times10^9/L$、血小板降至 $80\times10^9/L$,应停止用药,给予病人支持治疗。③ 皮肤及附件受损:化疗病人均有脱发,可在头部放置冰袋降温,减少毛囊部血运,降低头部皮下组织的血药浓度,预防脱发。④ 心、肝、肾功能:定期检查肝、肾功能以及心电图。鼓励病人多饮水,尿量保持在每日 3 000 ml 以上,预防泌尿系感染。

(3) 促进病人对自我形象的认可:向病人解释脱发是暂时现象,停药后头发可再生,建议病人戴假发或帽子修饰。对于面部的色素沉着,可化淡妆掩饰,一般停药后可消退。对于截肢者,可向其介绍各类助行器或义肢。请有类似经历的病人现身说法,消除病人的心理顾虑或障碍。加强心理护理,促使病人逐渐接受和坦然面对自身形象。

(4) 截肢术后的护理:

1) 体位:术后 24～48 小时应抬高患肢,预防肿胀。下肢截肢者,每 3～4 小时俯卧 20～30 分钟,并将残肢以枕头支托,压迫向下;仰卧位时,不可抬高患肢,以免造成膝关节的屈曲挛缩。

2) 观察和预防术后出血:注意观察截肢术后肢体残端的渗血情况,创口引流液的性质和引流量。对于渗血较多者,可用棉垫加弹性绷带加压包扎;若出血量较大,应立即扎止血带止血,并告知医师,配合处理。故截肢术后病人床旁应常规放置止血带,以备急用。

3) 幻肢痛:绝大多数截肢病人在术后相当长的一段时间内感到已切除的肢体仍然有疼痛或其他异常感觉,称为幻肢痛。疼痛多为持续性,尤以夜间为甚,属精神因素性疼痛。引导病人注视残肢,接受截肢的现实。应用放松疗法等心理治疗手段逐渐消除幻肢感。对于持续时间长的病人,可轻叩残端,或用理疗、封闭、神经阻断的方法消除幻肢痛。

4) 残肢功能锻炼:一般术后 2 周,伤口愈合后开始功能锻炼。方法是:用弹性绷带每日反复包扎,均匀压迫残端,促进软组织收缩;残端按摩、拍打及蹬踩,增加残端的负重能力。制作临时义肢,鼓励病人拆线后尽早使用,可消除水肿,促进残端成熟,为安装义肢做准备。

(5) 人工关节假体置换术后护理:部分恶性肿瘤病人为保肢,行人工假体置换术。临床常见假体是特别定制的人工髋关节和人工膝关节。

1) 了解麻醉和手术情况,测量生命体征,观察全身情况。

2) 观察患肢局部情况,注意伤口渗血和引流情况,引流液的量和性状,抬高患肢,注意患肢远端血运,有无肿胀、色泽改变、包扎有无过紧,有无重要神经损伤表现。

3) 人工髋关节置换术后应保持患肢外展中立位,可穿防外旋鞋或进行皮牵引,避免下肢内收和外旋;膝关节置换术后保持膝屈曲约 10°,两侧可放置砂袋保持中立位。

4) 为预防呼吸道感染,鼓励病人进行上身和上肢活动。床铺应保持平坦清洁,每 2～3 小时协助翻身擦背 1 次,预防骶部及其他骨突部压疮形成。

5) 功能锻炼:术后即可开始患肢肌肉的等长收缩和足趾活动,术后 1～2 周逐渐进行关节活动。髋置换者练习外展,膝置换者锻炼膝屈曲。术后 2 周练习扶拐下地,站立负重。告知病人髋关节置换术后不要盘腿、下蹲,避免髋关节过度内收、屈曲和外旋引起脱位。

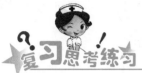复习思考练习

1. 某患者,男,35岁,因车祸致胸椎骨折伴移位,脐平面以下感觉、运动及大、小便功能丧失。该患者的急诊处理原则是什么? 该截瘫病人的护理措施有哪些?

2. 某患者,女,55岁,因左腰腿痛2年,加重2个月伴跛行来院就诊,专科检查:$L_{4\sim5}$ 椎间隙棘突左侧压痛、叩击痛阳性,直腿抬高60°试验及加强试验阳性,CT示:$L_{4\sim5}$ 椎间盘膨出。请问该患者非手术治疗措施有哪些?

3. 某患者,男,13岁,因感冒发烧2天后出现右膝关节肿痛3天来医院就诊,现体温正常,无恶心、呕吐、乏力、纳差等症状,否认有外伤史,专科检查:右膝关节轻肿胀,皮温高、活动受限。该病人的护理措施有哪些?

(潘 淳)

第二十八章

小儿常见外科疾病病人的护理

第一节　先天性肥厚性幽门狭窄病儿的护理

一、疾病概要

先天性肥厚性幽门狭窄是新生儿期幽门环肌肥大增厚而导致的机械性梗阻。病因尚未完全明了,可能与幽门肌间神经丛和神经细胞减少导致的副交感神经功能异常、血中胃泌素水平增高等有关。

病理特点是幽门肌层尤其是环肌增生肥厚,形成肌性包块,似橄榄状。幽门管细小、狭长,胃内容物通过困难,乳汁等滞留于胃内并酵解,导致胃扩张的同时亦破坏胃黏膜(图28-1)。由于反复呕吐,可造成水、电解质、酸碱等失衡。

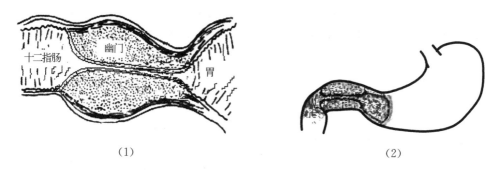

十二指肠　幽门　胃

（1）　　　　　　　　　　　（2）

图 28-1　先天性肥厚性幽门狭窄病理改变示意图

二、护理评估

(一)健康史

了解其母在妊娠期间有无发生感冒或其他疾病史,有无用药史,有无接触化学毒物,有无遗传性疾病史,了解喂养史,包括奶液种类等。

(二)身体状况

1. **呕吐**　为主要表现,病儿多在出生后2～3周内出现进行性加重的频繁呕吐。开始为溢乳,逐渐加重呈喷射状呕吐,呕吐物为含奶的胃内容物,不含胆汁,多在喂(哺)乳后出现呕吐,严重者,每次吃奶后均呕吐。因频繁呕吐病儿饥饿感明显,有强烈的觅食反应。发病早期吃奶后几十分钟才吐;后期,吃后即吐,吐后还吃。呕吐物带咖啡色提示黏膜有炎症伴出血。

2. 体检 哺乳后上腹膨隆,可看到胃型和胃蠕动波;有时在右上腹可触及大小和形态似橄榄状、质地硬如软骨、表面光滑、上下有一定活动度而左右较固定的肥厚幽门包块,且随日龄逐渐增大;病儿体重不增或下降,逐渐出现营养不良、缺水、低氯低钾性碱中毒等表现。

（三）心理-社会状况

病儿在出生后呕吐呈进行性加重,因频繁呕吐病儿饥饿感明显,有强烈的觅食反应,病儿家长常表现为烦躁不安;需手术治疗时,病儿家长又有顾虑,担心预后不好。

（四）辅助检查

1. 实验室检查 主要是血电解质检查,有低氯低钾性碱中毒。

2. 影像学的检查

（1）X线钡餐造影检查:可见胃扩张且蠕动增强,胃排空时间延迟;幽门管细而长,明显狭窄。

（2）B超检查:幽门前后径增大,幽门管细而长,明显狭窄。

（五）治疗原则

1. 非手术治疗 诊断不明确,或发病较晚,或有其他并发症暂时不能手术者,可采取非手术治疗。主要方法有解痉、补液,纠正缺水及电解质和酸碱失衡、纠正营养不良、球囊扩张幽门等措施。

2. 手术治疗 诊断明确早期行幽门环肌切开术。

三、护理诊断及合作性问题

1. 体液不足 与呕吐和摄入量不足有关。

2. 营养失调:低于机体需要量 与反复呕吐、摄入量不足有关。

四、护理措施

（一）非手术治疗及手术前护理

1. 纠正缺水、电解质和酸碱失衡,加强胃肠外营养。

2. 按医嘱应用解痉剂。

3. 做好手术前各项准备工作,尤其是小儿皮肤比较薄嫩,在做皮肤准备时应当注意。

4. 手术前4小时禁食禁饮;留置胃管;用生理盐水洗胃。

（二）手术后护理

1. 手术后常规护理 包括生命体征的监测,体位的安排,保持胃管引流通畅,术后继续补液等。

2. 其他护理 例如伤口的护理、排便功能的观察、并发症的观察及处理等。

（三）健康指导

1. 重视优生、优育,控制致畸因素,减少畸形发生。

2. 指导病儿家长正确喂养和护理病儿,如喂奶时应抱起婴儿,头高位,喂完后再拍拍背,以减少呕吐发生。

第二节　先天性巨结肠病儿的护理

一、疾病概要

先天性巨结肠是乙状结肠远端和直肠近端肠壁肌间神经从中神经节细胞缺乏或发育不良,导致该段肠管处于痉挛狭窄状态,肠内容物不能正常通过,引起近端结肠扩张的一种肠梗阻性疾病。

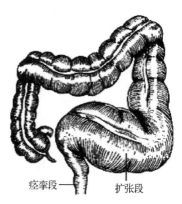

病因尚未完全明了,可能与环境污染、病毒感染等因素导致胚胎时期乙状结肠远端和直肠近端肠壁内神经节细胞发育障碍等有关。由于该部位神经节细胞缺如,导致肠管呈持续性痉挛状态,肠腔变窄,此段肠管称为痉挛段或狭窄段。其近端结肠因粪便长期滞留,使肠管扩张而形成巨结肠,此段称为扩张段(图28-2)。所以,先天性巨结肠的原发病变不在病变明显的扩张段,而是在貌似正常的痉挛段。

痉挛段　　　扩张段

图28-2　先天性巨结肠示意图

二、护理评估

(一)健康史

了解其母在妊娠期间有无发生感冒或其他疾病史,有无用药史,生活环境有无被污染,有无遗传性疾病史等。

(二)身体状况

1. 病儿常在出生后1周内即出现排便困难或胎粪排出异常(如排出延迟),同时伴有腹胀、呕吐,可见肠型。往往在通便后排出大量胎粪,胎粪排出后症状得以缓解,数日后症状再次加重,反反复复,形成顽固性便秘和严重腹胀,最终依赖通便才能缓解。

2. 直肠指检可发现直肠壶腹部空虚,粪便停留在扩张的结肠内。由于直肠指检可激发排便反射,退出手指时,大量粪便和气体随之排出,腹胀随之减轻。

3. 随着年龄增大,病儿主要表现便秘、腹胀、营养不良,多需灌肠或其他通便方法帮助排便。

4. 全身表现　病儿全身状况较差,消瘦、面色苍白、贫血、营养不良、免疫功能低下等。

5. 其他表现　因肠管膨胀、肠壁血液循环障碍,易合并感染而引起小肠结肠炎,可出现腹胀、腹泻、高热等表现,可迅速出现严重缺水,严重者可继发肠穿孔;肠管扩张,腹压增高,横膈上抬,可出现呼吸困难。

(三)心理-社会状况

病儿出生后不排胎粪或排出延迟,又出现腹胀、呕吐,病儿家长常表现为烦躁不安;需手术治疗时,病儿家长又有顾虑,担心预后不好,或出现并发症等。

（四）辅助检查

1. 实验室检查　主要是血常规和血电解质检查。

2. 影像学的检查

（1）B超检查：可见扩张的巨结肠，其内积聚大量液体和气体。

（2）腹部X线平片检查：可见扩张充气的结肠影及肠梗阻表现。

（3）钡剂灌肠X线造影检查：可了解痉挛段的长度和钡剂残留于结肠的时间，24小时后仍有钡剂残留，是巨结肠的主要征象之一（图28-3）。

3. 活组织检查　在直肠后壁取小块含黏膜和黏膜下层组织，切片检查，观察黏膜下层有无神经节细胞。

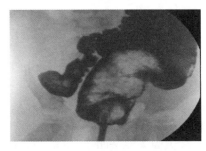

图28-3　先天性巨结肠X线造影检查

4. 乙酰胆碱酯酶（AchE）组织化学检查　直肠黏膜固有层出现异常增生的带深褐色或深棕色胆碱能神经纤维。

5. 肌电图检查　肌电图可显示先天性巨结肠特异性的变化。

（五）治疗原则

1. 非手术治疗　包括调节饮食、扩肛、开塞露塞肛通便，维持水电解质平衡及补充营养。发生小肠结肠炎时，应给予抗菌药物。

2. 手术治疗　一旦确诊即应手术，手术原则为切除狭窄和明显扩张肠段。

三、护理诊断及合作性问题

1. 排便异常：便秘　与肠功能障碍有关。

2. 营养失调：低于机体需要量　与反复呕吐、摄入量不足有关。

3. 潜在并发症　肠梗阻，小肠结肠炎，腹膜炎等。

四、护理措施

（一）非手术治疗及手术前护理

1. 纠正缺水、电解质和酸碱失衡，补充营养。

2. 灌肠　生理盐水100 ml/kg左右，每日1次，直到积粪排尽为止，通常需1～2周。若粪便硬而成团，可在灌洗后用液状石蜡50～100 ml保留灌肠，有利于下次灌洗。

3. 手术前2天口服肠道抗菌药物。

4. 做好手术前其他各项准备工作。

（二）手术后护理

1. 按腹部手术后常规护理　如禁食，补液，维持正常胃肠减压，记录引流液的量，观察引流液的颜色和性状；肠功能正常后拔除胃管，给少量流质饮食，2～3天后可改为半流质饮食。

2. 扩肛　手术后2周左右开始扩肛，每天1次，坚持3～6个月。同时训练排便，改善排便功能。

3. 其他护理 如伤口的护理、排便功能的观察、并发症的观察及处理等。

（三）健康指导

1. 向病儿及家长介绍疾病的相关知识，解释手术的必要性。

2. 手术后指导病儿加强排便自控能力训练，首先要培养规律性排便习惯，每次排便时都要力求排空粪便。

第三节 尿道下裂病儿的护理

一、疾病概要

尿道下裂是由于生殖结节腹侧纵形的尿道沟自后向前闭合过程停滞，导致尿道外口不在阴茎头部的顶端，而是在阴茎的腹侧、阴囊或会阴部的一种先天性尿道畸形。

尿道下裂的发生与遗传有关，属常染色体显性遗传；与内分泌紊乱可能也有关，因胚胎期尿道沟的发育及其闭合受垂体及睾丸激素的影响，胚胎睾丸产生雄激素不足，使左右尿道褶不能正常融合导致尿道下裂；在某些情况下，末端器官对雄激素不应答也可能是其原因之一。

根据尿道外口停滞的部位不同，常将尿道下裂分为四种类型：① 阴茎头型，包括冠状沟型，尿道口位于阴茎头部或冠状沟处；② 阴茎型，尿道口位于阴茎体部；③ 阴囊型，又称阴茎阴囊型，尿道口位于阴茎根部与阴囊交界处；④ 会阴型，尿道口位于会阴部（图28-4）。

二、护理评估

（一）健康史

因尿道下裂的发生与遗传有关，应了解有无遗传性疾病史等。了解其母在妊娠期间有无用药史，生活环境有无被污染等。

（二）身体状况

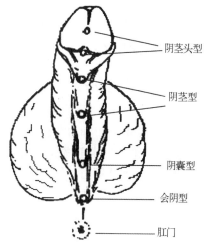

图28-4 尿道下裂类型示意图

典型的尿道下裂有三个特点：① 异位尿道口；② 阴茎下弯；③ 包皮异常分布，阴茎头腹侧包皮因未能在中线融合，故呈 V 形缺损，包皮系带缺如，全部包皮转至阴茎头背侧呈帽状堆积。

各种类型的尿道下裂均有不同程度的尿道海绵体发育不全，可呈纤维条索状使阴茎向腹侧弯曲畸形，阴茎多较小，尿道异位开口，尿道口狭小者排尿障碍。各种类型又有各自的特点：

1. 阴茎头型 最常见，尿道外口位于包皮系带部，系带本身常缺如。阴茎头向腹侧弯曲，对排尿影响最小。

2. 阴茎型 尿道外口位于阴茎腹侧，阴茎不同程度的向腹侧弯曲。尿道外口越远离阴茎头部，阴茎弯曲越明显，常需蹲位排尿，不但影响排尿而且影响性功能。

3. 阴囊型和会阴型 除上述畸形更加严重外，阴囊自中线裂开，很像阴唇，短小的阴茎似阴蒂,若合并隐睾症,常被误认为"女"性。

（三）心理-社会状况

家长及年长病儿,对其外生殖器外观及不能正常排尿,产生自卑、悲观、焦虑等心理障碍;需手术治疗时,病儿家长即希望手术又有顾虑,担心预后不好,或出现并发症等。

（四）辅助检查

对严重的阴囊型或会阴型,尤其是合并隐睾者,可做染色体及性激素检查。也可进行 B 超、CT、MRI 等检查。

（五）治疗原则

主要采取手术治疗,矫正阴茎弯曲,使尿道外口恢复或接近阴茎头部的正常位置,使之能站立排尿,成人后具有性能力。手术多在学龄前施行,越早越好,最好 1 岁左右施行。手术可一次完成,也可分两期进行,即先行阴茎弯曲矫正术,待瘢痕软化后,再做尿道成形术。

三、护理诊断及合作性问题

1. 排尿异常　与尿道外口异位有关。
2. 焦虑、恐惧　与其外生殖器外观异常及不能正常排尿有关。
3. 潜在并发症　伤口及尿路感染。

四、护理措施

（一）手术前护理

1. 心理护理　对病儿家长及年长病儿的心理障碍,进行耐心的开导和科学的解释,树立战胜疾病的信心。可通过与病儿交谈、读书、讲故事等,消除病儿的恐惧心理,取得病儿配合。
2. 肠道准备　术前做好肠道准备,有利于预防术后切口感染。方法是手术当日晨用 2 支开塞露入肛通便即可。
3. 做好会阴部皮肤准备。

（二）手术后护理

1. 做好导尿管护理　手术后常规留置导尿管,妥善固定,防止滑脱,保持通畅。导尿管周围皮肤保持清洁、干燥,预防感染。
2. 遵医嘱应用抗菌药物,预防感染。
3. 术后半年内病儿应避免剧烈活动,防止对阴茎的挤压、撞击、摩擦等,以避免影响修复或再造尿道的愈合。

第四节　隐睾病儿的护理

一、疾病概要

隐睾,是指睾丸在发育过程中未经腹股沟管降至阴囊而停留在中途,又称睾丸下降不全、睾丸下降异常,也称为隐睾症。

病因尚未明了,目前有两种学说,其一为内分泌学说,主要认为睾酮水平低下致睾丸下降停滞;其二为机械障碍学说,精索血管或输精管过短,妨碍睾丸下降。睾丸可停留在腹膜后、腹股沟管或阴囊入口处。阴囊内的温度低于体温 $1.5 \sim 2 \, ℃$,以维持睾丸的正常生精功能,隐睾则受温度影响而导致精子生成障碍,若为双侧隐睾症,引起不育可达 50% 以上。睾丸若不在正常位置,到 3 岁左右时,曲细精管的细胞停留于单层细胞,无造精功能。至青春发育期,间质细胞仍继续发育,仍能分泌雄激素,所以第二性征基本完善。隐睾易造成睾丸萎缩,可发生恶变,尤其是位于腹膜后者易恶变。

异位睾丸

异位睾丸与隐睾不同,异位睾丸是指睾丸已出腹股沟管外环,但未进入阴囊,而位于腹壁、股部或会阴部等异常位置。

二、护理评估

(一)健康史

1. **妊娠史**　了解病儿母亲在妊娠期间有无发生感冒或其他疾病史,有无用药史,有无接触化学毒物,有无烟酒嗜好,有无低摄入性营养障碍,胎位正不正,羊水少不少,有无遗传性疾病史等。

2. **发现畸形、症状及进展等情况**　是在接生助产时医务人员发现的还是病儿家长自己发现的异常情况,或是其他人员发现的,出生后多长时间发现的,以后进展情况如何,有无治疗史。

(二)身体状况

隐睾病儿一般无自觉症状,最主要的表现是阴囊空虚,病侧阴囊发育差,双侧隐睾则阴囊扁平,在阴囊内触不到睾丸。应在温暖环境中按顺序检查阴囊、外环、腹股沟管及内环处,多数病例可在腹股沟管或内环处触及睾丸,但推不进阴囊。若为单侧隐睾,还应明确对侧睾丸是否正常。

(三)心理-社会状况

应评估病儿家长及年龄较大的病儿对畸形疾病、手术方式、麻醉与手术的危险性、术后可能发生的并发症、预后、性生理等的认知程度和心理承受能力如何。

(四)辅助检查

1. **实验室检查**　可检查尿中 17-酮类固醇、FSH 及血清睾酮有利于寻找病因。

2. **影像学检查**　主要用于不能触及睾丸时的检查。隐睾直径大于 1 cm 者首选 B 超检查,可发现下降不全的睾丸;较小的隐睾可选 CT、MRI 等检查。

3. **腹腔镜检查**　单侧隐睾用腹腔镜比影像学检查效果好,在检查的同时并可治疗。

(五)治疗原则

1. **观察等待**　隐睾病儿在 1 岁以内睾丸仍有下降至阴囊内的可能,所以先观察。

2. **内分泌治疗**　若 1 岁以后仍未下降,可短期内应用绒促性素(过去称绒毛膜促性腺激素(HCG)和促性腺素释放激素(GnRH,又称促黄体素释放激素,LHRH)。

3. 手术治疗　接近2周岁仍未下降,应手术治疗。目的是游离松解精索,并将睾丸固定于阴囊内,必要时行自体睾丸移植。

三、护理诊断及合作性问题

1. 焦虑、恐惧　与家长及较大病儿担忧影响生育能力、担忧手术及预后、担忧别人讥笑等有关。

2. 潜在并发症　术后出血、术后切口感染等。

四、护理措施

(一) 非手术治疗及手术前护理

1. 心理护理　向病儿及其家长介绍疾病的相关知识,积极治疗的必要性,使他们能主动配合治疗和护理。

2. 术前护理　做好手术前各项准备工作,尤其是会阴部皮肤准备,每日用肥皂水及清水清洗干净。

(二) 手术后护理

1. 手术后常规护理　包括生命体征的监测,卧位,饮食护理等。术后卧床休息1周,避免过度活动。注意观察阴囊有无肿胀,患侧阴囊有无空虚现象。保持伤口敷料清洁干燥,排尿时避免污染,保持大便通畅。

2. 若是睾丸固定术,应做好睾丸牵引固定的护理。一般用弹力线牵引固定2周,保持患侧下肢伸直稍外展,注意保持牵引线的松紧度。阴囊睾丸牵引线处,每日用稀释的碘伏消毒2次。

3. 其他护理　例如伤口的护理、并发症的观察及处理等。

4. 出院后定期到门诊复诊。

(田　彪)

附录一

实训项目（供参考）

　　实训是外科护理课程重要的组成部分,从以就业为导向、以能力为本位、以实践为主线的角度看,理论为主的教学归根到底是为实践教学服务。为更好地上好实训课,根据大纲精神列出实训项目,供教学时参考。

实训一　手术前病人的准备

（病人手术区的皮肤准备）

【目的】

1. 了解病人手术区皮肤准备的范围。

2. 熟悉病人手术区皮肤准备的方法。

3. 树立无菌观念。

【准备】

1. 病人准备　病人沐浴、修剪指甲,更换干净衣物。

2. 用物准备　备皮盘内放置剃毛刀、弯盘、橡胶单及治疗巾、棉签、治疗碗内盛肥皂液棉球数只、持物钳、毛巾、乙醚、手电筒、脸盆内盛热水。骨科手术还应准备软毛刷、70%乙醇、无菌巾、绷带。

3. 环境准备　治疗室(如在病室内备皮应用屏风遮挡),注意保暖及照明。

【方法与过程】

1. 多媒体教学。

2. 教师集中示教。

3. 学生分组练习,可在实验室相互模拟病人做操作练习;也可以在医院病房进行实际操作训练。

4. 操作要点

(1) 皮肤准备一般在手术前1日或手术当日进行。

(2) 剃毛刀片应锐利;操作应轻柔;剃毛时,应绷紧皮肤,不能逆行剃除毛发,以免损伤毛囊。

(3) 备皮区域的皮肤若有炎症或不慎被剃破,应治愈后再进行手术。

(4) 操作过程中应注意病人保暖。

（5）备皮的同时应洗头、理发、剪指甲、换清洁衣物。

（6）小儿备皮一般不剃毛,仅做清洁处理。

【评价】

（供参考,可采取百分制,也可采取优良等级制或其他评价方法。）

综合实训评价:包括自评、小组成员评价、实训指导教师评价;技能实训成绩可以单列,由本组其他同学评价记分。

其评分参考标准:

1. 学生准备(20分,即20%)

2. 操作过程(80分,即80%)

最后集中,先由学生评价、小结,然后老师再点评、总结。

实训二　常用手术器械、物品的识别和应用

【目的】

1. 识别各种手术器械、敷料和巾单。

2. 掌握常用器械的使用方法。

【方法与过程】

1. 多媒体教学。

2. 教师集中展示和讲解各种手术器械、敷料和巾单的名称、用途及使用方法。

3. 学生分组练习,辨认各种各种手术器械、敷料和巾单,并说出其名称和用途,并能掌握常用器械的使用方法。

4. 抽查学生操作演示并评价。

【评价】

（可采取百分制,也可采取优良等级制或其他评价方法。）

其评分参考标准:

1.说出其名称和用途(30分)

2.操作过程(即使用方法,70分)

最后集中,先由学生评价、小结,然后老师再点评、总结。

实训三　手术体位的安置、器械台管理

(一) 手术体位安置

【目的】

保证病人的安全与舒适和手术的顺利操作,便于麻醉及监测。

【方法与过程】

1. 多媒体教学。

2. 教师示教或观看电教片。

3. 学生每3人一组,一人模拟病人躺在手术台上,2人模拟护士进行体位安置,然后交换练习。

（二）器械台的管理和手术中的配合

【目的】

通过技能训练,学生掌握手术器械台的铺置、器械的摆放,手术中的配合。

【准备】

1. 学生准备　模拟器械护士的学生消毒洗手、穿手术衣。

2. 用物准备

（1）应根据手术性质及范围,选择合适规格的器械台。

（2）无菌手术包:包括无菌治疗巾 4 块、中单 3～4 块、剖腹单 1 个、无菌布巾钳 4 把。

（3）无菌持物钳和手术器械包若干,适量消毒液。

（4）手术台、模型人（病人）根据分组情况进行安排。

3. 环境准备　外科手术实验室。

【方法与过程】

1. 多媒体教学。

2. 教师示教。

3. 学生分组训练,每 3 人 1 组,分别扮演器械护士、巡回护士和手术医师进行练习,然后交换。

【评价】

合格:动作轻巧、稳重、准确、安全、不发生污染。

不及格:动作不准确、发生顺序或定位错误、发生污染者。

评价要点:

1. 铺好备用的器械台超过 4 小时不能再用。

2. 凡垂落台缘平面以下物品,应视为已污染,不能再使用。

3. 术中污染的器械、用物不能放回原处,如术中接触胃肠道等污染区的器械应放于弯盘等容器内,勿与其他器械接触,或给予浸泡。

4. 在铺好的无菌器械台上摆放的无菌器具不可伸出台缘外,湿纱布敷料应放在无菌盘内,桌面如被水或血浸湿,应及时加盖无菌巾以保持无菌效果。

5. 手术开始后,该器械台仅对该手术病人是无菌的,而对其他病人或无菌物品,则是污染的。

6. 器械护士应及时清理器械台上的器械及用物,以保持器械台清洁、整齐、有序,及时供应手术人员所需。

最后集中,先由学生评价、小结,然后老师再点评、总结。

实训四　手术人员的无菌准备

【目的】

1. 能正确进行肥皂水刷手、穿手术衣、戴手套。

2. 树立无菌观念。

【准备】

1. 用物准备　肥皂、无菌毛刷、消毒肥皂液、无菌小毛巾、70％乙醇一桶或其他消毒液若干;无菌手术衣包、无菌手套。

2. 环境准备　洗手间用物齐全,水温、室温适宜。

3. 护生准备　穿上专用的衣、裤、鞋,上衣扎入裤中;戴专用手术帽、口罩;检查指甲不长且无甲下积垢、手臂皮肤无破损及感染。

【方法与过程】

1. 多媒体教学。

2. 教师集中示教。

3. 学生分组练习,可在外科手术实训室做操作训练。

关键点提示:

（一）外科洗手

1. 同一遍刷洗中不可上下来回刷。

2. 注意指缝及皮肤皱褶处刷洗,刷洗时要用力。

3. 冲洗时指尖朝上,肘朝下,避免臂部的水流向手部,造成污染。

4. 泡手毕,手取出乙醇桶时不可触及桶边,然后保持拱手姿势,双手不得下垂,不能接触未经消毒的物品。

5. 刷手中已刷部位一旦被污染,应重刷。

6. 擦过肘部的毛巾不可再擦手部,以免污染。

7. 紧急情况下可用 2.5％ 的碘酊涂抹手及前臂,再用 70％ 乙醇脱碘。先戴手套,后穿手术衣,袖口压在手套外面,然后再戴一副手套。

（二）穿无菌手术衣

1. 手术衣潮湿、破损必须更换。

2. 紧急洗手时先戴手套后穿手术衣,袖口压在手套外,再戴一副手套。

3. 手术衣穿好后肩以上,背部,腰以下均视为污染区不可接触。

【评价】

其评分参考标准:(仅供参考)

1. 学生准备(20分)

首先换穿手术室专用的清洁鞋,在更衣室换穿洗手裤、褂,戴好帽子、口罩。袖口卷起至肘上10 cm以上,下摆扎收于裤腰之内;帽子要盖住全部头发;口罩要盖住口和鼻孔;剪短指甲。

2. 操作过程(80分)

(1) 外科洗手

以肥皂水刷手法为例:

1) 清洁:按普通洗手方法,先用普通肥皂将双侧手及臂清洗1遍超过肘上10 cm,再用清水洗净肥皂。(5分)

2) 刷手:用消毒毛刷蘸取煮好的液体肥皂,刷洗双侧手和臂,按顺序两侧依次交替从指尖刷至肘上10 cm,不能漏刷,不能逆向刷洗,应特别注意指甲、甲沟、指蹼、肘后等部位的刷洗。刷完一遍后,手向上,肘部位于最低位,用流动清水冲净手及臂上的肥皂沫,冲下的水从肘部滴落,目的是保持手部相对最清洁。将肥皂冲干净后,重新取一个消毒毛刷重复进行第二、第三遍刷洗。(30分)

3) 擦干手和臂:刷手完毕,取灭菌小毛巾1块,先擦干两手,然后由前臂顺序擦至肘上。注意擦前臂至肘上时用折叠成三角形的小毛巾的两面分别各擦一侧,将手和臂上的水擦干,

不能逆向擦,以免手部被污染。(10 分)

4) 浸泡消毒:将双手及前臂浸泡在 70%乙醇桶内至肘上 6 cm,浸泡 5 分钟;也可在 0.02%氯己定或 0.1%苯扎溴铵等泡手桶内浸泡 3～5 分钟。(5 分)

5) 浸泡消毒达到时间要求后,抬起手和臂,使消毒液从肘部滴落,并保持拱手姿势,待干。(5 分)

(2) 穿普通无菌手术衣

1) 在手术间内,将折叠的手术衣拿起,认清衣服的上、下和前后,选择较大的空间处,将手术衣的内面朝向自己,双手提起手术衣领轻轻抖开,使手术衣自然下垂。(5 分)

2) 将手术衣轻轻向上抛起,双手顺势插入袖筒,双臂前伸,两手自袖口伸出,请巡回护士帮助拉紧衣角,系好系带。(15 分)

3) 双臂交叉,稍弯腰,用手指夹起腰带递向后方,由巡回护士在背后帮助系好。(5 分)

最后集中,先由学生评价、小结,然后老师再点评、总结。

实训五 病人手术区消毒和铺巾

【目的】

1. 能正确配合医生进行手术区皮肤消毒、铺巾的操作。

2. 掌握消毒及铺巾的注意事项、方法、要求等。

3. 树立无菌观念。

【方法与过程】

1. 多媒体教学。

2. 指导老师示教。

3. 学生分组练习。

4. 学生演示,评价。

【评价】

(仅供参考,可采取百分制,也可采取优良等级制或其他评价方法。)

其评分参考标准:

1. 学生准备(20 分)

同实训四手术人员的无菌准备。

2. 操作过程(80 分)

以碘酊、乙醇消毒方法为例:

1) 左手持卵圆钳或大镊子从盛放消毒纱球的缸子内夹出碘酊纱球,右手持卵圆钳接过碘酊纱球。(5 分)

2) 若为腹部手术先滴数滴碘酊消毒液于脐孔内,然后以拟作切口处为中心向四周涂擦。按从上到下,从内到外自清洁处逐渐向污染处的顺序涂擦皮肤,擦过外周的纱球不能再擦内部,若有空白处,则换取碘酊纱球再擦 1 遍。消毒的范围要超出切口边缘 15 cm 以上,若估计术中有延长切口的可能时,则应适当扩大消毒范围。消毒时,消毒区内不能留有空白,已接触污染部位的消毒纱球不能再返擦清洁部位,更不能来回涂擦。(30 分)

3) 待碘酊干后,用 70%乙醇脱碘 2～3 遍。(5 分)

4) 铺皮肤巾,由手术护士将每块的一边折叠 1/4,分次递给第一助手,铺巾的顺序一般有两种方法,若第一助手未穿无菌手术衣先铺病人相对不干净的一侧,腹部手术一般先铺会阴侧,最后铺第一助手面前的一侧,4块皮肤巾均铺好后,用4把巾钳分别夹住皮肤巾的4个交角处,防止滑动;若第一助手已穿无菌手术衣,铺巾的方法则相反,即先铺第一助手面前的一侧,最后铺病人相对不干净的一侧。手术护士传递折叠1/4的皮肤巾时,应注意使第一助手铺巾时顺手。(25分)

5)铺中单,由手术护士和第一助手或其他医生共同完成,两人分立于病人两侧,手术护士将中单对折面翻开,将中单的一端递给医生,手术护士持另一端,将中单完全打开,一边平手术切口放下,另一边以中单角裹住自己的手,向外展开后松手,使中单自然下垂,铺头侧一块时应盖住麻醉架。(10分)

6)铺大洞单(又称剖腹单),先将大洞单有标志的一端即短端朝向病人头侧,开孔处对准切口部位放在病人身上,翻开对折面,然后与穿好手术衣的医生一起,一手压住大洞单尾端即足端,另一手掀起头端展开并盖过麻醉架松手,使之下垂,再压住已展开的大洞单上部将其尾端铺向床尾,两侧和足端应下垂超过手术台边缘以下30 cm。(5分)

最后集中,先由学生评价、小结,然后老师再点评、总结。

实训六　麻醉病人的护理

【目的】

1. 学会对拟手术病人进行麻醉耐受力评估。

2. 了解麻醉方法。

3. 熟悉麻醉常用急救用品、麻醉前用药护理、麻醉并发症观察与护理。

【方法与过程】

1. 临床见习　分组见习麻醉过程及麻醉后护理。

2. 多媒体教学　重点围绕麻醉方法介绍、麻醉前用药、麻醉并发症观察与护理。

3. 技能实训　学生角色模拟进行麻醉前耐受力评估;识别麻醉常用急救用品。

4. 病例分析　结合案例或请教师提供更多的病例资源,让学生从经验与教训中认识到全面评估、充分准备的重要意义(属态度性目标),掌握麻醉耐受力评估的要点(属知识性目标),并能以角色扮演等方式表明已初步学会该护理评估(属能力性目标)。

【评价】

多媒体教学、临床见习、病例分析可通过书写实训报告进行评价;技能实训主要根据操作过程评价。此实训评价则应根据具体的麻醉方法设定标准。

最后集中,先由学生评价、小结,然后老师再点评、总结。

实训七　更换敷料(换药)

【目的】

1. 熟悉常用换药用品名称、用途及换药用品的管理原则。

2. 学会一般换药的操作技术。

【方法与过程】

1. 临床见习

(1)见习换药室主要设施;换药工作台、换药车用品的管理;换药室主要工作制度及无菌原则;污物的处理途径与要求。

（2）在教师指导下,分组采集事先预约者的损伤及感染病史,了解换药等处理经历,观察当前临床表现。

（3）带教老师换药操作示教。

（4）各小组针对各自不同见习内容进行整理分析,写出实践报告。

2. 多媒体教学

3. 更换敷料操作实训　分组在伤口模型或实验动物伤口上练习换药。

【评价】

更换敷料实训评价其评分参考标准:

1. 首先让学生讲述

（1）换药顺序:应先清洁伤口、再污染伤口、后感染伤口换药。特异性感染伤口,如破伤风、气性坏疽的伤口,应专人换药,严格消毒。（5分）

（2）换药的次数:根据伤口情况而定,一期缝合伤口术后 2～3 日换药 1 次,如无感染至拆线时再换药;分泌物不多,肉芽组织生长良好的伤口,每日或隔日换药 1 次;脓性分泌物多、感染重的伤口,每日 1 次或数次。（5分）

2. 操作过程

（1）换药前准备（20分）

1）环境准备:换药操作要求在安静和清洁的环境中进行,因此安排在晨间护理之前为宜。不宜在铺床扫地、查房治疗、进餐探视等时间换药。

2）病人准备:向病人做好解释工作,以取得配合。协助病人取舒适体位,充分暴露伤口,便于操作。严重损伤或大面积烧伤的病人,必要时在换药前应用镇静止痛剂,减轻病人痛苦。

3）换药者准备:换药者应事先了解病人伤口情况,戴好帽子和口罩,换药前后洗手,防止交叉感染。

4）常规物品准备:无菌换药碗 2 只,内放乙醇棉球和盐水棉球若干、敷料数块、镊子 2 把等。另备胶布、剪刀、汽油、棉签、弯盘、橡胶单和治疗巾等物品。

（2）换药方法（70分）

1）揭去污敷料:外层绷带和敷料用手取下,内层敷料用镊子揭去。揭敷料的方向应与伤口纵轴方向平行,如内层敷料因分泌物干结与创面粘贴紧密时,可用生理盐水棉球湿润后再轻轻揭下,避免损伤肉芽组织和引起病人疼痛。

2）清理伤口:是换药中的主要步骤。要用双手持镊操作法,即右手持镊接触伤口,左手持镊从换药碗中夹取无菌物品并传递给右手的镊子,两镊不可相触触。用乙醇棉球消毒伤口周围皮肤两次,一般伤口由创缘向外消毒,脓液较多的伤口由外向创缘消毒。后用盐水棉球清洗伤口,根据伤口情况放置引流物或外敷药物纱布。

3）覆盖无菌敷料:伤口处理完毕,用无菌敷料覆盖,胶布粘贴固定,胶布粘贴方向应与肢体或躯干长轴垂直,胶布不易固定时可用绷带包扎。

（3）换药后整理:换药完毕应妥善处理污染的器械和敷料。污敷料倒入污物桶内,换药碗、弯盘及器械冲洗后送供应室处理。特殊感染的敷料应全部烧毁,用过的器械单独消毒、灭菌。

最后集中,先由学生评价、小结,然后老师再点评、总结。

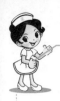

实训八　外科感染病人的护理

【目的】

1. 学会对外科感染病人进行护理评估,根据护理评估,能够提出主要的护理诊断及合作性问题,并拟定护理计划。

2. 熟悉感染病人的护理措施,掌握脓肿切开引流的护理技能。

【方法与过程】

1. 临床见习　可结合其他教学内容,如清创术,安排 2 学时临床见习。

2. 多媒体教学　在理论讲授过程中穿插进行,重点围绕常见软组织急性化脓性感染及破伤风的身体状况、治疗和护理过程。

3. 技能实训　在实训室借助多功能模型,模拟脓肿切开引流的护理操作,进一步强化系统化护理工作程序;从护理评估到落实护理计划能独立进行,并采取角色扮演的方式表达护理过程中护士、病人及其家属之间良好沟通,开展互动性的健康教育。

4. 病例分析　结合案例、适当拓展,让学生熟悉外科感染病人的护理评估,能制定和实施合理的护理计划。

【评价】

多媒体教学、临床见习、病例分析可通过书写实训报告进行评价;技能实训主要根据操作过程评价。

实训九　外科体液失衡病人的护理

【目的】

1. 学会对体液代谢失衡病人进行护理评估,根据护理评估,能够提出主要的护理诊断及合作性问题,并初步拟定液体疗法的护理计划。

2. 熟悉静脉输液常用的各种液体的性质和用途。

3. 学会缺水病人 24 小时液体出入量的观察与记录。

4. 熟悉缺水病人补液量的估算、输液反应观察及其防治措施。

【方法与过程】

1. 临床见习　可结合其他学习内容,如休克单元,安排 2 学时临床见习。

2. 多媒体教学　重点围绕三种类型缺水、低钾血症、代谢性酸中毒病人的临床表现和救治、护理过程。部分内容可穿插于理论讲授过程中演示。

3. 技能实训

(1) 辨认常用的各种液体,并能说出其性质和用途。

(2) 在实训室经输液模型或同学之间模拟操作,进一步强化系统化护理工作程序;从护理评估到落实护理计划,能独立进行,并以角色扮演的方式表达输液过程中护士、病人及其家属之间的良好沟通,重视输液反应的观察,开展避免并发症的健康教育。

4. 病例分析　结合案例,适当拓展,让学生熟悉缺水病人补液量的估算,拟定液体疗法计划。

【评价】

多媒体教学、临床见习、病例分析可通过书写实训报告进行评价;技能实训主要根据操作过程评价。

实训十 休克病人的护理

【目的】

1. 学会对休克病人进行护理评估，并能发现不同时期的休克病人主要的护理诊断及合作性问题。

2. 针对不同的护理诊断，能初步拟定休克病人的护理计划。

3. 掌握扩容疗法的护理要点。

【方法与过程】

结合学校教学实际情况，建议采用的方法包括：临床见习、多媒体教学、病例分析等。

1. 临床见习　应注意进行学生职业素质的培养，鼓励学生结合病例观察护理，分析病历资料中护理脉络与规律，如发现疑点，敢于提出自己的观点，促进学生主动思考和创新能力的培养。

2. 多媒体教学　重点展示休克病人的身体状况评估、辅助动态监测、急救与护理过程。

3. 病例分析　结合所列案例，教师可补充和拓展，让学生从经验与教训中加深对休克的认识、提高护理评估和发现护理诊断及合作性问题的能力。

【评价】

多媒体教学、临床见习、病例分析可通过书写实训报告进行评价；技能实训主要根据操作过程评价。

实训十一 颅脑损伤病人的护理

【目的】

1. 学会对脑损伤病人进行护理评估，并能提出护理诊断及合作性问题，拟定主要的护理计划。

2. 通过对意识及瞳孔的观察，了解病情变化的规律，在进行治疗时做好护理措施的配合；熟悉脑脊液漏的护理方法及降低颅内压的主要护理措施。

【方法与过程】

1. 临床见习　在带教老师指导下，依据护理程序对病人进行观察、沟通及必要的体检，记录评估要点，进一步熟悉已实施了的护理过程及具体方法。了解护理环境，感受职业道德及素质要求，树立救死扶伤的职业理念。针对护理评估的结果，进行资料整理、分析，提出护理诊断及合作性问题，拟定护理计划。

2. 多媒体教学　围绕颅底骨折、脑损伤病人的身体状况及护理，观看相关影像资料。

3. 技能训练

（1）熟练掌握意识及瞳孔的观察方法，书写好护理记录。

（2）在实训室，通过模拟人或同学之间进行脑脊液漏的护理操作，进一步强化护理程序，做到能够独立完成相关的护理操作。

（3）熟悉降低颅内压的临床常用器械及用具，如：冰袋、冰帽，冬眠药品和脱水药的剂型、剂量、使用方式、方法、禁忌、副作用等。

4.病例分析　启发学生独立思考,提高评判能力和理论指导实践的运用能力。

【评价】

多媒体教学、临床见习、病例分析可通过书写实训报告进行评价;技能实训主要根据操作过程评价。

实训十二　甲状腺功能亢进外科治疗病人的护理

【目的】

1.学会对甲状腺功能亢进病人进行术前护理评估,根据护理评估,能够提出主要护理诊断,并拟定护理措施。

2.学会对甲状腺功能亢进病人基础代谢率(BMR)测定及程度的评估。

3.掌握术前碘剂准备的方法。

4.熟悉术后并发症的观察和护理。

【方法与过程】

1.临床见习

2.技能实训

(1)在实训室同学相互进行基础代谢率的测定,并计算得出结果。在操作中应强调基础代谢率测定的注意事项。

(2)以角色扮演的方式进行术前碘剂准备的相关护理。

3.多媒体教学

4.病例分析　结合案例、适当拓展,让学生熟悉甲状腺大部切除术后病人并发症的观察与护理。

【评价】

多媒体教学、临床见习、病例分析可通过书写实训报告进行评价;技能实训主要根据操作过程评价。

实训十三　乳癌病人的护理

【目的】

1.学会对乳癌术后病人的护理评估,针对病人具体情况,能初步拟定适合的护理计划。

2.学会乳癌病人术后患肢功能锻炼方法,并能指导病人正确进行功能锻炼。

3.能指导病人正确进行健侧乳房自我检查。

【方法与过程】

1.临床见习

2.多媒体教学

3.技能实训　要求方法正确并能指导病人正确进行。

4.病例分析　结合案例,教师可适当拓展,让学生学会乳癌病人手术前后护理评估、并能实施基本的护理措施。

【评价】

多媒体教学、临床见习、病例分析可通过书写实训报告进行评价;技能实训主要根据操作过程评价。

实训十四 胸部疾病病人的护理

【目的】

1. 学会运用护理程序对胸外科病人手术后进行护理评估,提出主要的护理诊断及合作性问题,并制订相应的护理计划。

2. 熟悉胸腔闭式引流的装置,学会胸腔闭式引流的护理,在操作中注意遵守无菌原则,动作轻巧、规范。

【方法与过程】

1. 技能实训 示教并组织学生练习胸腔闭式引流的护理。可在实训室分组训练。实践学时不足时,可与其他引流管护理操作训练合并进行。

2. 临床见习

3. 多媒体教学

4. 病例分析 向学生提供病例资料,组织学生分组讨论,学生结合已学过的理论知识,对病人进行护理评估,提出护理诊断,制订相应的护理计划。

【评价】

多媒体教学、临床见习、病例分析可通过书写实训报告进行评价;技能实训主要根据操作过程评价。

实训十五 急性腹膜炎与腹部损伤病人的护理

【目的】

1. 学会腹腔穿刺术的护理,能与医生协调配合,并能进行穿刺术后的观察及处理。

2. 熟悉胃肠减压的装置,能熟练进行胃肠减压的护理操作,在操作中表现出认真细致的工作态度。

3. 学会腹腔引流的护理,能规范进行引流的护理操作,并表现出严格的无菌观念和认真负责的态度。

【准备】

用物准备

1. 无菌腹腔穿刺包。

2. 治疗盘内置 2.5% 碘酊、70% 乙醇、棉签、无菌乳胶引流管、一次性引流袋、止血钳(管夹)、绷带(用于固定)。

3. 一次性胃肠减压器、治疗盘内盛液体石蜡、棉签、纱布、胶布。

【方法与过程】

1. 临床见习

2. 多媒体教学

3. 技能实训 在实训室利用模型人进行模拟操作,教师示教并组织学生练习胃肠减压的护理、腹腔穿刺的护理、腹腔引流的护理。练习前或练习过程中,可有选择性地观看录像,有助于指导操作。练习结束后,各组通过代表演示、发言等方式展示,接受其他组同学和老师的修正意见。

4. 病例分析

【评价】

多媒体教学、临床见习、病例分析可通过书写实训报告进行评价;技能实训主要根据操作过程评价。

实训十六　胃肠外科疾病病人的护理

【目的】

学会对腹外疝、胃十二指肠疾病、急性阑尾炎、肠梗阻病人进行护理评估,提出主要的护理诊断及合作性问题,并制定相应的护理措施。

【方法与过程】

1. 临床见习

2. 多媒体教学

3. 病例分析　向学生提供病例资料,组织学生分组讨论,学生结合已学过的理论知识,对病人进行护理评估,提出护理诊断,制定相应的护理计划,课堂上分组反馈并接受其他同学和老师的修正意见。

【评价】

多媒体教学、临床见习、病例分析可通过书写实训报告进行评价;技能实训主要根据操作过程评价。

实训十七　结肠造口病人的护理

【目的】

1. 学会护理结肠造口病人的方法。

2. 训练护患沟通和健康教育的能力。

【方法与过程】

本单元课堂实践教学时间为 1 学时,教师可根据实际情况,选择或组合以下实践教学方案。

1. 临床见习

2. 多媒体教学

3. 技能实训　在实训室借助人工肛门模型,训练结肠造口的护理操作。口述结肠造口术后不同阶段护理步骤,并采用模拟病人或角色扮演的方式训练护理过程中护士、病人及其家属之间的良好沟通能力,进行相关健康教育。

4. 病例分析　结合案例、适当拓展,让学生熟悉结直肠癌病人手术前后的护理。

【评价】

多媒体教学、临床见习、病例分析可通过书写实训报告进行评价;技能实训主要根据操作过程评价。

实训十八　肝胆疾病病人的护理

【目的】

1. 学会对肝胆疾病病人进行护理评估,根据护理评估,能够提出主要的护理诊断及合作性问题和相应的护理计划。

2. 学会 T 形管引流护理。

【方法与过程】

1. 临床见习

2. 多媒体教学

3. 病例分析　向学生提供病例资料,组织学生分组讨论,学生结合已学过的理论知识,对病人进行护理评估,提出护理诊断,制订相应的护理计划。分组反馈并接受老师和其他同学的修正意见。

4. 技能实训　利用资源进行实训,可进行 T 形管引流护理实训。

【评价】

多媒体教学、临床见习、病例分析可通过书写实训报告进行评价;技能实训主要根据操作过程评价。

T 形管引流护理评分参考标准:

1. 首先让学生讲述:(20 分)

T 形管引流的主要目的是什么?

(1) 引流胆汁和减压,防止因胆汁排出受阻而致胆管内压力增高、胆汁外漏而引起胆汁性腹膜炎。

(2) 引流残余结石,使胆管内残余结石,尤其是泥沙样小结石通过 T 管排出体外。

(3) 支撑胆管,防止胆总管切口处瘢痕狭窄、管腔变小。

(4) 术后可经 T 管治疗或造影检查等。

2. 操作过程(80 分,不易操作时可描述。)

(1) 妥善固定:术后除用缝线将 T 管固定于腹壁外,一般还应在皮肤上加胶布固定。连接管不宜太短,严防因翻身、起床活动时牵拉导致脱落。

(2) 保持引流通畅:T 形管不可受压、扭曲、折叠。有阻塞时,可由近向远挤捏引流管,保持引流通畅。如有阻塞,应用无菌生理盐水低压冲洗。

(3) 观察记录胆汁引流量、颜色及性状:观察记录胆汁引流的量、颜色、性状、有无鲜血、结石及沉淀物。正常成人每日的胆汁分泌量为 800～1 200 ml,呈黄色或黄绿色、清亮、无沉淀物。术后 24 小时内引流量为 300～500 ml,恢复饮食后,可增至每日 600～700 ml,以后逐渐减少至每日 200 ml 左右。引流量过少可能因 T 形管阻塞或肝功能衰竭所致,引流量过多应考虑胆总管下端不通畅可能。颜色过淡或过于稀薄,说明肝功能不佳;混浊表示有感染;有泥沙样沉淀物,说明有残余结石。

(4) 预防感染:每日更换无菌引流袋,严格无菌操作。长期带 T 形管者,应定期冲洗,每日更换无菌引流袋。引流管周围皮肤每日以 75％乙醇消毒,管周垫无菌纱布,防止胆汁浸润皮肤引起炎症。

(5) 拔管:T 管一般放置 2 周左右,无特殊情况可以拔管。若 T 管引流出的胆汁色泽正常,且引流量逐渐减少,在术后12天左右,试行夹管1~2天,夹管期间,病人若无腹痛、畏寒发热、黄疸等症状,可经T管作胆管造影,证实胆管通畅、胆管无狭窄、结石、异物等异常情况,在持续开放T管24小时充分引流造影剂后,可即拔管。拔管后残留窦道用凡士林纱布填塞,引流口如有少量胆汁流出,为暂时现象,2日后窦道即可闭合;如有大量胆汁外溢应报告医生处理。

最后集中,先由学生评价、小结,然后老师再点评、总结。

实训十九　泌尿及男生殖系统疾病病人的护理

【目的】

1. 学会泌尿系损伤、泌尿系结石、良性前列腺增生症病人的护理评估;初步学会泌尿外科护理常规。

2. 学会膀胱冲洗、膀胱造瘘引流管、肾盂支架引流管等护理。

【方法与过程】

1. 临床见习　重点关注泌尿系损伤、泌尿系结石、良性前列腺增生病人的护理评估、常见护理诊断及合作性问题、主要护理措施。

2. 多媒体教学　重点观看泌尿系损伤、泌尿系结石、良性前列腺增生病人身体状况、治疗及护理措施。

3. 技能实训　在教师示教下,分组进行膀胱冲洗、膀胱造瘘引流管、肾盂支架引流管操作训练。也可在实验室利用模型人进行技能实训。

4. 病例分析　向学生提供病例资料,组织学生分组讨论,学生结合已学过的理论知识,对病人进行护理评估,提出护理诊断,制订相应的护理计划。课堂内各小组学习讨论后,展示讨论结果,其他同学评价,老师最后总结。

实训二十　泌尿外科常用引流管的护理

【目的】

1. 熟练掌握泌尿外科常用引流管的护理技术及操作方法。

2. 学会对泌尿外科病人进行护理评估。

【准备】

1. 病人准备　准备6~8个多功能模拟人。

2. 用物准备　导尿包、气囊导尿管、膀胱造瘘引流管、肾盂支架引流管、膀胱冲洗装置及用品、气囊导尿管、注射器、消毒及固定用品、弯盘、纱布、盛尿瓶、绒毯或浴巾、屏风、输液架、污物桶、无菌生理盐水30 ml、输液袋(含冲洗液)、引流袋、调节器等。

3. 环境准备　关好门窗,用屏风遮挡。

4. 学生准备　服装整洁,按无菌操作原则要求戴好帽子口罩,洗净双手,仪表大方,举止端庄。

【操作步骤】

1. 方法　先在外科实验室利用模拟人进行技能实训,之后再通过多媒体教学、见习及实习等进一步掌握此项技术。

外科实验室教学设计：

（1）集中讲解本次实践课的内容、步骤、要求及注意事项。

（2）带教老师示教。

（3）学生分6～8组操作练习，带教老师巡回辅导。

（4）分别评价。

2. 外科实验室操作练习过程

（1）首先由老师集中讲解本次实践课的内容、步骤、要求及注意事项，然后演示与病人的交流、沟通，再演示耻骨上膀胱造瘘管、肾盂支架引流管、留置导尿管等引流管的连接、固定、引流袋的安置，保持引流通畅，清洁及消毒，保护周围皮肤等。

（2）演示膀胱冲洗（包括密闭式和开放式）。

（3）演示拔管。

（4）学生分6～8组进行操作练习。

【注意事项】

1. 学生操作时首先要做好准备工作，并与病人沟通，向病人解释操作目的和过程，并安慰病人，争取得到病人的配合。

2. 操作过程中强调无菌操作。

【评价】

在每个学生操作练习时，由本组其他同学评价记分。

评分参考标准：

1. 学生准备（15分）

（1）服装整洁，戴好帽子口罩，洗净双手，仪表大方，举止端庄。（10分）

（2）准备好需要使用的物品。（老师协助，5分）

2. 操作（85分）

（1）准备好用物，与病人沟通，向病人解释操作目的和过程，并安慰病人，争取得到病人的配合；（10分）

（2）在模拟人上进行耻骨上膀胱造瘘管、肾盂支架引流管、留置导尿管等引流管的连接、固定、引流袋的安置等操作，要求保持引流通畅，清洁及消毒，注意保护周围皮肤等；（35分）

（3）膀胱冲洗；（包括密闭式和开放式，30分）

（4）拔管；（5分）

（5）整理。（5分）

最后集中，先由学生评价、小结，然后老师再点评、总结。

实训二十一　骨关节损伤病人的护理

【目的】

1. 能主动配合医生进行石膏固定、小夹板固定、皮牵引、骨牵引操作。

2. 能正确的搬动病人；独立观察和协助医生处理石膏、小夹板固定及各种牵引的并发症。

【方法与过程】

1. 技能实训

（1）骨折病人搬运：训练不同骨折病人的正确搬动方法。老师先示教，后将学生分成3～5人一组，轮流1人扮演病人，其余同学进行搬运操作，在操作过程中老师给予指导，最后抽出一组表演，让同学指出不正确的操作，带教老师加以纠正。

搬动病人的主要流程为：① 向病人做好解释工作；② 上肢骨折者，先做小夹板固定，一人双手扶住患肢，先让病人坐起，再站立行走到推车旁，上车平卧；③ 下肢骨折者，先做暂时固定，一人扶住患侧下肢，其余人扶肩、臀平抬，放于推车或床上；④ 脊柱骨折者，一人搬动，保持头与躯干一致滚动到担架或硬板上。多人搬动，3～4人平抬病，保持头与躯干一致，平放于担架硬板或床上。主要注意事项：搬动时，动作应轻柔、稳准、用力得当；脊柱骨折搬动时，避免扭曲、折叠、坐起、站立行走；用力应与病人用力同步。

（2）外固定的配合：选择学生模拟病人，教师示范石膏固定、小夹板固定、皮牵引过程，指明护士配合要点。

2. 临床见习

3. 多媒体教学

4.病例分析

（田　彪）

附录二

教学大纲（参考）

一、课程任务

外科护理是一门重要的临床护理专业主干课程。本课程的主要任务是使学生树立"以人的健康为中心"的护理理念，掌握外科护理的基本理论、基本知识和基本技能，能运用护理程序为外科病人进行整体护理，为护理对象提供减轻痛苦、促进康复、保持健康的服务。

二、课程目标

（一）基本知识教学目标

1. 掌握外科常见病病人的护理评估、护理措施的主要内容。

2. 熟悉外科病人的护理评估的方法，能够对外科常见病病人进行护理评估。

3. 了解外科常见病病人常用的护理诊断及合作性问题、有关疾病的概述。

（二）能力培养目标

1. 具有对外科常见病病人的病情变化、治疗反应进行分析的能力，能够初步提出病人现存或潜在的主要护理问题。

2. 能够应用外科护理的基本理论、基本知识、基础护理技术及外科常用专科护理技术，初步解决外科护理过程中的实际问题，对常见病病人实施整体护理。

3. 掌握外科常见急危重症病人的救护原则和方法，在教师的指导下，具有对病人进行初步应急处理和配合抢救的能力，对外科常见病病人的处理能做好配合工作。

4. 熟悉手术室基本工作内容，遵循无菌技术原则，具有初步管理手术室和配合常见手术的能力。

5. 具有运用外科疾病预防保健知识和人际沟通技巧，向个体、家庭及社区人群提供健康促进服务的能力。

（三）职业道德培养目标

1. 培养良好的护士职业素质和行为习惯，在外科护理实践中，养成自觉地关心、尊重、爱护护理对象；具有全心全意为护理对象服务的观念和行为意识。

2. 养成爱岗敬业、吃苦耐劳、热情耐心、严谨求实的工作态度和作风。

3. 具有团队意识及协作精神；在外科护理的学习、工作过程中，具有研究新理论、新方法、新技术的创新意识。

三、教学时间分配

教 学 内 容	学 术		
	理论	实践	合计
绪论	1	0	1
一、外科无菌技术	4	6	10
二、损伤病人的护理	6	4	10
三、伤口护理	1	1	2
四、麻醉病人的护理	4	1	5
五、围手术期病人的护理	6	6	12
六、外科感染病人的护理	6	2	8
七、外科体液失衡病人的护理	3	1	4
八、外科病人营养支持与护理	1	0	1
九、外科休克病人的护理	3	1	4
十、肿瘤病人的护理	2	0	2
十一、移植病人的护理	1	0	1
十二、断肢（指）再植病人的护理	1	0	1
十三、颅脑外科疾病病人的护理	6	1	7
十四、颈部疾病病人的护理	3	1	4
十五、乳房疾病病人的护理	3	1	4
十六、胸部疾病病人的护理	7	2	8
十七、急性腹膜炎与腹部损伤病人的护理	3	2	5
十八、腹外疝病人的护理	3	1	5
十九、胃十二指肠疾病病人的护理	4	3	7
二十、肠疾病病人的护理	8	5	13
二十一、直肠肛管良性疾病病人的护理	5	1	6
二十二、肝胆外科疾病病人的护理	8	6	14
二十三、胰腺外科疾病病人的护理	2	0	2
二十四、外科急腹症病人的护理	2	1	3
二十五、周围血管疾病病人的护理	3	1	4
二十六、泌尿及男生殖系统疾病病人的护理	7	5	12
二十七、骨与关节疾病病人的护理	10	6	16
二十八、小儿常见外科疾病病人的护理	2	1	3
机　动	3	3	6
合　计	118	62	180

四、教学内容和要求

单 元	教 学 内 容	教学要求	教学活动与参考	参考学时 理论	参考学时 实践
绪论	（一）外科护理与外科学	熟悉	理论讲授	1	
	（二）外科护理的发展	了解			
	（三）学习外科护理的指导思想	熟悉			
	（四）外科护士应具备的素养	熟悉			
一、外科无菌技术	（一）无菌技术与无菌观念	掌握	理论讲授	4	6
	1. 无菌技术		多媒体教学		
	2. 消毒与灭菌		实训		
	3. 树立无菌观				
	（二）手术野污染的预防	熟悉			
	1. 手术野受污染的途径及预防措施				
	2. 器械物品的无菌处理				
	3. 手术人员的无菌处理				
	4. 病人手术区的无菌处理				
	5. 污染手术的隔离技术				
	6. 手术室的清洁与消毒				
	（三）手术过程中的无菌原则	熟悉			
二、损伤病人的护理	（一）概述		理论讲授	6	4
	1. 分类	熟悉	多媒体教学		
	2. 临床表现	掌握	讨论		
	（二）机械性损伤病人的护理		病例分析		
	1. 创伤修复	熟悉	实训		
	2. 创面处理	掌握			
	3. 护理评估	了解			
	4. 护理诊断				
	5. 护理措施	掌握			
	（三）烧伤病人的护理				
	1. 概述	熟悉			
	2. 护理评估	掌握			
	3. 护理诊断及合作性问题				
	4. 护理措施	掌握			
	（四）冷伤病人的护理	了解			
	1. 概述				
	2. 护理				
	3. 护理诊断及合作性问题				
	4. 护理措施				
	（五）咬伤病人的护理	熟悉			
	1. 蛇咬伤				
	2. 犬咬伤				

续　表

单　元	教　学　内　容	教学要求	教学活动与参考	参考学时 理论	参考学时 实践
三、伤口护理	1. 换药室的设备和管理	了解	理论讲授	1	1
	2. 伤口评估		多媒体教学		
	3. 换药的原则和方法		实训		
四、麻醉病人 的护理	（一）概述	了解	理论讲授	4	1
	1. 麻醉的概念和理想麻醉的要求		多媒体教学		
	2. 麻醉的分类		讨论		
	（二）麻醉前护理		实训		
	1. 评估病人对麻醉的耐受力				
	2. 心理护理				
	3. 饮食护理	掌握			
	4. 麻醉前用药的护理	掌握			
	（三）局部麻醉病人的护理				
	1. 常用局麻药和麻醉方法				
	2. 护理评估	熟悉			
	（四）椎管内麻醉病人的护理				
	1. 概述				
	2. 蛛网膜下隙阻滞麻醉及护理				
	3. 硬脊膜外麻醉及护理	熟悉			
	（五）全身麻醉病人的护理				
	1. 概述				
	2. 护理评估	熟悉			
五、围手术期 病人的护理	（一）概述		理论讲授	6	6
	1. 概念	了解	多媒体教学		
	2. 手术分类及特点	熟悉	讨论		
	（二）手术前病人的护理		技能实训		
	1. 护理评估	掌握			
	2. 护理诊断及合作性问题	了解			
	3. 护理措施	掌握			
	（三）手术室工作和术中病人的护理				
	1. 手术室概况	了解			
	2. 手术室管理	熟悉			
	3. 器械护士工作	掌握			
	4. 巡回护士工作	熟悉			
	（四）手术后期病人的护理				
	1. 护理评估	掌握			
	2. 护理诊断及合作性问题	了解			
	3. 护理措施	掌握			

单 元	教 学 内 容	教学要求	教学活动与参考	参考学时 理论	参考学时 实践
六、外科感染病人的护理	（一）外科感染概述 1. 外科感染的特点及分类 2. 发展及转归 （二）化脓性感染病人的护理 1. 化脓性感染概述 2. 常见浅表软组织化脓性感染病人的护理 3. 手部急性化脓性感染 4. 全身化脓性感染 （三）特异性感染病人的护理 1. 破伤风 2. 气性坏疽	熟悉 掌握 掌握	理论讲授 病例分析 技能实训 多媒体教学 讨论	6	2
七、外科体液失衡病人的护理	第一节 缺水病人的护理 一、疾病概要 二、护理评估 三、护理诊断及合作性问题 四、护理措施 第二节 钾代谢失衡病人的护理 一、疾病概要 二、护理评估 三、护理诊断及合作性问题 四、护理措施 第三节 低钙血症病人的护理 一、疾病概要 二、护理评估 三、护理诊断及合作性问题 四、护理措施 第四节 酸碱失衡病人的护理 一、疾病概要 二、护理评估 三、护理诊断及合作性问题 四、护理措施	掌握 掌握 熟悉	理论讲授 多媒体教学 病例分析 技能实训 讨论	3	1
八、外科病人的营养支持与护理	（一）概述 1. 外科病人营养状态评估方法 2. 营养支持的方法 （二）护理 1. 护理评估 2. 护理诊断及合作性问题 3. 护理措施 4. 健康指导	了解 熟悉	理论讲授 讨论	1	

单　元	教　学　内　容	教学要求	教学活动与参考	参考学时 理论	参考学时 实践
九、外科休克病人的护理	（一）概述		理论讲授 多媒体教学 讨论	3	1
	1. 休克的分类				
	2. 病理生理	了解			
	3. 治疗原则	熟悉			
	（二）外科休克病人的护理				
	1. 护理评估	掌握			
	2. 护理诊断及合作性问题				
	3. 护理措施	掌握			
十、肿瘤病人的护理	（一）概述	熟悉	理论讲授 多媒体教学 病例分析 讨论	2	
	1. 病因				
	2. 病理				
	3. 治疗				
	4. 预防				
	（二）肿瘤病人的护理				
	1. 护理评估	掌握			
	2. 护理诊断及合作性问题	了解			
	3. 护理措施				
	（1）心理护理	熟悉			
	（2）营养支持				
	（3）疼痛护理	掌握			
	（4）手术治疗的护理				
	（5）放射治疗病人的护理	熟悉			
	（6）化学治疗病人的护理	熟悉			
	（7）健康指导				
十一、移植病人的护理	（一）概述	了解	理论讲授 讨论	1	
	1. 移植的分类				
	2. 排斥反应及分类				
	3. 排斥反应的防治				
	（二）皮肤移植病人的护理				
	1. 分类				
	2. 护理				
	（三）肾移植病人的护理				
	1. 肾移植术前病人的护理				
	2. 肾移植术后病人的护理				
十二、断肢（指）再植病人的护理	1. 病人残肢（指）的急救	熟悉	理论讲授 讨论	1	
	2. 断肢（指）的处理和转送				
	3. 断肢（指）再植手术前护理				
	4. 断肢（指）再植手术后护理				

单 元	教 学 内 容	教学要求	教学活动与参考	参考学时 理论	实践
十三、颅脑疾病病人的护理	（一）颅内压增高和脑疝	掌握	理论讲授	6	1
	1. 疾病概要		多媒体教学		
	（1）颅内压增高		讨论		
	（2）脑疝		病例分析		
	2. 评估护理				
	3. 护理诊断及合作性问题				
	4. 护理措施				
	（二）颅脑损伤病人的护理				
	1. 头皮损伤病人的护理				
	2. 颅骨损伤病人的护理				
	3. 脑损伤病人的护理				
	（三）颅内肿瘤病人的护理	熟悉			
	1. 疾病概要				
	2. 护理评估				
	3. 护理诊断及合作性问题				
	4. 护理措施				
十四、颈部疾病病人的护理	（一）解剖生理概要		理论讲授	3	1
	（二）甲状腺功能亢进外科治疗病人的护理	掌握	讨论		
	1. 疾病概要		多媒体教学		
	2. 护理评估		病例分析		
	3. 护理诊断及合作性问题		技能实训		
	4. 护理措施		见习		
	（三）单纯性甲状腺肿病人的护理	了解			
	1. 疾病概要				
	2. 护理评估				
	3. 护理诊断及合作性问题				
	4. 护理措施				
	（四）甲状腺肿瘤病人的护理	了解			
	1. 疾病概要				
	2. 护理评估				
	3. 护理诊断及合作性问题				
	4. 护理措施				

单 元	教 学 内 容	教学要求	教学活动与参考	参考学时	
				理论	实践
十五、乳房疾病病人的护理	（一）概述		理论讲授	3	1
	1. 乳房解剖生理概要		多媒体教学		
	2. 乳房的评估		见习		
	（二）急性乳房炎病人的护理	掌握	技能实训		
	1. 疾病概要				
	2. 护理评估				
	3. 护理诊断及合作性问题				
	4. 护理措施				
	（三）乳房良性肿块病人的护理	了解			
	1. 乳房纤维瘤				
	2. 乳管内乳头状瘤				
	3. 乳房囊性增生病				
	（二）乳癌病人的护理	掌握			
	1. 疾病概要				
	2. 护理评估				
	3. 护理诊断及合作性问题				
	4. 护理措施				
十六、胸部疾病病人的护理	（一）解剖生理概要		理论讲授	7	2
	（二）胸部损伤病人的护理	掌握	讨论		
	1. 肋骨骨折		多媒体教学		
	（1）疾病概要		病例分析		
	（2）护理		见习		
	2. 损伤性气胸				
	（1）疾病概要				
	（2）护理				
	3. 损伤性血胸				
	（1）疾病概要				
	（2）护理				
	（三）脓胸病人的护理	熟悉			
	1. 疾病概要				
	2. 护理				
	（四）胸膜腔闭式引流病人的护理	掌握			
	（五）肺癌病人的护理	掌握			
	1. 疾病概要				
	2. 护理评估				
	3. 护理诊断及合作性问题				
	4. 护理措施				
	（六）食管癌病人的护理	掌握			
	1. 疾病概要				
	2. 护理评估				
	3. 护理诊断及合作性问题				
	4. 护理措施				

单 元	教 学 内 容	教学要求	教学活动与参考	参考学时 理论	参考学时 实践
十七、急性腹膜炎与腹部损伤病人的护理	（一）急性腹膜炎病人的护理		理论讲授	3	2
	1. 解剖生理		多媒体教学		
	2. 疾病概要	掌握	讨论		
	3. 护理	熟悉	病例分析		
	（二）腹腔脓肿病人的护理	熟悉	见习		
	1. 膈下脓肿				
	2. 肠间脓肿				
	3. 盆腔脓肿				
	（三）腹部损伤病人的护理	熟悉			
	1. 疾病概要				
	2. 护理				
	（四）胃肠减压病人的护理				
十八、腹外疝病人的护理	（一）概述	掌握	理论讲授	3	1
	1. 解剖概要		多媒体教学		
	2. 病因		病例分析		
	3. 病理解剖		讨论		
	4. 临床类型		见习		
	5. 治疗原则				
	（二）常见腹外疝病人的护理				
	1. 腹股沟斜疝	掌握			
	2. 腹股沟直疝	熟悉			
	3. 股疝				
	4. 脐疝				
	5. 切口疝				
	（三）腹外疝病人的护理				
	1. 护理评估	掌握			
	2. 护理诊断及合作性问题				
	3. 护理措施	掌握			
十九、胃十二指肠疾病病人的护理	（一）解剖生理概要		理论讲授	4	3
	1. 胃的解剖		病例分析		
	2. 胃的生理		多媒体教学		
	3. 十二指肠的解剖和生理		病例分析		
	（二）胃十二指肠溃疡外科治疗病人的护理		讨论		
	1. 疾病概要	了解			
	2. 护理评估	掌握			
	3. 护理诊断及合作性问题				
	4. 护理措施	掌握			
	（三）胃癌病人的护理	熟悉			
	1. 疾病概要				
	2. 护理评估				
	3. 护理诊断与合作性问题				
	4. 护理措施				

单　元	教　学　内　容	教学要求	教学活动与参考	参考学时	
				理论	实践
二十、肠疾病病人的护理	（一）急性阑尾炎病人的护理	掌握	理论讲授	8	5
	1. 阑尾解剖生理概要		病例分析		
	2. 疾病概要		多媒体教学		
	3. 护理评估		讨论		
	4. 护理诊断及合作性问题		见习		
	5. 护理措施				
	（二）肠梗阻病人的护理	掌握			
	1. 疾病概要				
	2. 护理评估				
	3. 护理诊断及合作性问题				
	4. 护理措施				
	（三）大肠癌病人的护理	掌握			
	1. 疾病概要				
	2. 护理评估				
	3. 护理诊断及合作性问题				
	4. 护理措施				
	（四）肠瘘病人的护理	了解			
	1. 疾病概要				
	2. 护理评估				
	3. 护理诊断及合作性问题				
	4. 护理措施				
二十一、直肠肛管良性疾病病人的护理	（一）解剖生理概要		理论讲授	5	1
	（二）痔病人的护理	掌握	多媒体教学		
	1. 疾病概要		病例分析		
	2. 护理评估		讨论		
	3. 护理诊断及合作性问题				
	4. 护理措施				
	（三）肛裂病人的护理	掌握			
	1. 疾病概要				
	2. 护理评估				
	3. 护理诊断及合作性问题				
	4. 护理措施				
	（四）直肠肛管周围脓肿病人的护理	熟悉			
	1. 疾病概要				
	2. 护理评估				
	3. 护理诊断及合作性问题				
	4. 护理措施				
	（五）肛瘘病人的护理	掌握			
	1. 疾病概要				
	2. 护理评估				
	3. 护理诊断及合作性问题				
	4. 护理措施				
	（六）直肠脱垂病人的护理	了解			
	1. 疾病概要				
	2. 护理评估				
	3. 护理诊断及合作性问题				
	4. 护理措施				
	（七）直肠肛管检查配合与护理	了解			

单 元	教 学 内 容	教学要求	教学活动与参考	参考学时 理论	参考学时 实践
二十二、肝胆外科疾病病人的护理	（一）解剖生理概要 1. 肝的形态、位置与毗邻 2. 肝的生理 3. 肝外胆管应用解剖 （二）门静脉高压症病人的护理 1. 疾病概要 2. 护理评估 3. 护理诊断及合作性问题 4. 护理措施 （三）细菌性肝脓肿病人的护理 1. 疾病概要 2. 护理评估 3. 护理诊断及合作性问题 4. 护理措施 （四）肝癌病人的护理 1. 疾病概要 2. 护理评估 3. 护理诊断及合作性问题 4. 护理措施 （五）胆石症病人的护理 1. 疾病概要 2. 护理评估 3. 护理诊断及合作性问题 4. 护理措施 （六）胆囊炎病人的护理 1. 疾病概要 2. 护理评估 3. 护理诊断及合作性问题 4. 护理措施 （七）急性梗阻性化脓性胆管炎病人的护理 1. 疾病概要 2. 护理评估 3. 护理诊断及合作性问题 4. 护理措施 （八）胆管蛔虫病病人的护理 1. 疾病概要 2. 护理评估 3. 护理诊断及合作性问题 4. 护理措施	熟悉 了解 熟悉 掌握 掌握 掌握 熟悉	理论讲授 多媒体教学 病例分析 讨论 见习	8	6
二十三、胰腺外科疾病病人的护理	（一）急性胰腺炎病人的护理 1. 疾病概要 2. 护理评估 3. 护理诊断及合作性问题 4. 护理措施 （二）胰腺癌病人的护理 1. 疾病概要 2. 护理评估 3. 护理诊断及合作性问题 4. 护理措施	熟悉 掌握	理论讲授 多媒体教学 病例分析	2	

续　表

单　元	教　学　内　容	教学要求	教学活动与参考	参考学时 理论	参考学时 实践
二十四、外科急腹症病人的护理	1. 疾病概要 2. 护理评估 3. 护理诊断及合作性问题 4. 护理措施	了解 掌握 掌握	理论讲授 病例分析 讨论	2	1
二十五、周围血管疾病病人的护理	（一）单纯性下肢静脉曲张病人的护理 1. 疾病概要 2. 护理评估 3. 护理诊断及合作性问题 4. 护理措施 （二）下肢深静脉血栓形成病人的护理 1. 疾病概要 2. 护理评估 3. 护理诊断及合作性问题 4. 护理措施 （三）血栓闭塞性脉管炎病人的护理 1. 疾病概要 2. 护理评估 3. 护理诊断及合作性问题 4. 护理措施	 熟悉 掌握 了解 掌握 熟悉 掌握	理论讲授 多媒体教学 讨论 病例分析 见习	3	1
二十六、泌尿及男生殖系统疾病病人的护理	（一）常见症状及诊疗操作的护理 1. 排尿改变病人的护理 2. 尿液改变病人的护理 3. 诊疗操作病人的护理 （二）泌尿系统损伤病人的护理 1. 肾损伤病人的护理 2. 膀胱损伤病人的护理 3. 尿道损伤病人的护理 （三）泌尿系结石病人的护理 1. 疾病概要 2. 护理评估 3. 护理诊断及合作性问题 4. 护理措施 （四）良性前列腺增生症病人的护理 1. 疾病概要 2. 护理评估 3. 护理诊断及合作性问题 4. 护理措施 （五）泌尿系统结核病人的护理 1. 疾病概要 2. 护理评估 3. 护理诊断及合作性问题 4. 护理措施 （六）泌尿系统肿瘤病人的护理 1. 疾病概要 2. 护理评估 3. 护理诊断及合作性问题 4. 护理措施	熟悉 掌握 掌握 掌握 熟悉 掌握	理论讲授 多媒体教学 病例分析 讨论 见习	7	5

单 元	教 学 内 容	教学要求	教学活动与参考	参考学时 理论	参考学时 实践
二十七、骨与关节疾病病人的护理	（一）骨折病人的护理 1. 概述 2. 护理评估 3. 护理诊断及合作性问题 4. 护理措施	掌握	理论讲授 多媒体教学 病例分析 讨论 见习	10	6
	5. 常见骨折病人的护理 （二）关节脱位病人的护理 1. 概述 2. 常见关节脱位病人的护理	掌握			
	（三）脊髓损伤病人的护理	熟悉			
	（四）颈肩痛和腰腿痛病人的护理 1. 概述 2. 颈椎病病人的护理	掌握			
	3. 肩关节周围炎病人的护理 （1）疾病概要 （2）护理评估 （3）护理诊断及合作性问题 （4）护理措施	熟悉			
	4. 腰椎间盘突出症病人的护理	掌握			
	5. 腰椎管狭窄症病人的护理 （五）骨与关节化脓性感染病人的护理	了解			
	1. 化脓性脊髓炎病人的护理	熟悉			
	2. 化脓性关节炎病人的护理 （六）骨与关节结核病人的护理 1. 疾病概要 2. 常见的骨与关节结核病人的护理	熟悉 掌握			
	（七）骨肿瘤病人的护理 1. 概述 2. 常见的骨肿瘤	熟悉			
二十八、小儿常见外科疾病病人的护理	（一）先天性肥厚性幽门狭窄病儿的护理 1. 疾病概要 2. 护理评估 3. 护理诊断及合作性问题 4. 护理措施	熟悉	理论讲授 多媒体教学 病例分析 讨论 见习	2	1
	（二）先天性巨结肠病儿的护理 1. 疾病概要 2. 护理评估 3. 护理诊断及合作性问题 4. 护理措施	熟悉			
	（三）尿道下裂病儿的护理 1. 疾病概要 2. 护理评估 3. 护理诊断及合作性问题 4. 护理措施	熟悉			
	（四）隐睾病儿的护理 1. 疾病概要 2. 护理评估 3. 护理诊断及合作性问题 4. 护理措施	熟悉			

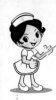

五、关于教学大纲的说明

1. 本教学大纲主要供高职五年一贯制卫生职业教育护理专业教学使用,也可供其他学制其他专业教学使用。

本课程总学时为 180 学时,其中理论讲授为 118 学时,实践教学为 62 学时,带"＊"内容为选学内容。

2. 本课程对理论部分要求分为掌握、熟悉、了解三个层次。掌握:指对基本知识、基本理论有较深刻的认识,并能综合、灵活地运用所学的知识解决实际问题。熟悉:指能够领会概念、原理的基本含义,解释护理现象。了解:指对基本知识、基本理论能有一定的认识,能够记忆所学的知识要点。

3. 本课程强调"护理",重点突出以能力为本位的教学理念。在实践技能方面分为熟练掌握和学会两个层次。熟练掌握:指能独立、正确按照护理程序的工作方法解决相应的护理实际问题,规范且熟练地完成所涉及的外科护理技术操作。学会:指在教师的指导下能初步按照护理程序要求实施整体护理,正确完成所涉及的外科护理技术操作。

4. 建议在教学活动中充分利用多媒体、视频、课件、网络等现代教育教学技术,灵活运用理论讲授、病例分析、模拟实训、见习参观、实习等多种教学方法或教学模式,达到最佳的教学效果。

附录三

试题(一)

一、选择题

1. 成年男性体液总量占体重的百分比为 （　　）
A. 45% B. 50% C. 55%
D. 60% E. 65%

2. 细胞内液中主要的阳离子是 （　　）
A. Fe^{2+} B. Mg^{2+} C. K^+
D. Na^+ E. Ca^{2+}

3. 输入大量库存血易发生 （　　）
A. 低钾血症 B. 高钾血症 C. 高钠血症
D. 高钙血症 E. 低镁血症

4. 手术人员穿上无菌手术衣、戴好无菌手套后,属于无菌区的为 （　　）
A. 肩部 B. 胸部 C. 背部
D. 颈部 E. 面部

5. 属于闭合性损伤的是 （　　）
A. 爆震伤 B. 裂伤 C. 撕脱伤
D. 火器伤 E. 擦伤

6. 幽门梗阻的病人长期胃肠减压可引起 （　　）
A. 高氯性碱中毒 B. 低氯低钾性碱中毒 C. 低氯高钾性碱中毒
D. 代谢性酸中毒 E. 酮症酸中毒

7. 术后恶心、呕吐的最常见原因是 （　　）
A. 胃酸过多 B. 腹胀 C. 切口疼痛
D. 麻醉反应 E. 肠蠕动恢复

8. 上腹部手术后出现顽固性呃逆,首先考虑的原因是 （　　）
A. 膈下感染 B. 胃潴留 C. 腹膜后血肿
D. 肠粘连 E. 手术造成膈神经损伤

9. 急性感染病程多在 （　　）
A. 1周以内 B. 2周以内 C. 3周以内

D. 1个月以内　　　　　　E. 2个月以内

10. 良性肿瘤的性质中不包括　　　　　　　　　　　　　　（　　）

A. 生长速度较慢　　　　B. 多有完整包膜　　　C. 无转移

D. 多呈浸润性生长　　　E. 一般不危及病人生命

11. 乳癌好发的部位是　　　　　　　　　　　　　　　　　（　　）

A. 内下象限　　　　　　B. 内上象限　　　　　C. 外下象限

D. 外上象限　　　　　　E. 乳晕区

12. 测得基础代谢率是＋40％,其甲状腺功能为　　　　　　（　　）

A. 正常　　　　　　　　B. 轻度甲状腺功能亢进　C. 中度甲状腺功能亢进

D. 重度甲状腺功能亢进　E. 甲状腺功能减退

13. 急性乳房炎的主要病因是　　　　　　　　　　　　　　（　　）

A. 全身抵抗力下降　　　B. 乳汁淤积　　　　　C. 乳房组织发育不良

D. 哺乳次数过多　　　　E. 乳房分泌障碍

14. 最常见的腹外疝是　　　　　　　　　　　　　　　　　（　　）

A. 斜疝　　　　　　　　B. 直疝　　　　　　　C. 股疝

D. 切口疝　　　　　　　E. 脐疝

15. 疝内容物被嵌顿时间较久,发生血液循环障碍而坏死称为　（　　）

A. 难复性疝　　　　　　B. 嵌顿性疝　　　　　C. 绞窄性疝

D. 易复性疝　　　　　　E. 滑动性疝

16. 疝内容物与疝囊发生粘连而不能完全回纳入腹腔的疝是指　（　　）

A. 易复性疝　　　　　　B. 难复性疝　　　　　C. 滑动性疝

D. 嵌顿性疝　　　　　　E. 绞窄性疝

17. 急性腹膜炎发生休克的主要原因是　　　　　　　　　　（　　）

A. 剧烈腹痛　　　　　　B. 大量呕吐而失液　　C. 腹胀使呼吸功能不全

D. 胃肠道渗出液刺激　　E. 毒素吸收及血容量减少

18. 原发性腹膜炎与继发性腹膜炎的主要区别在于　　　　　（　　）

A. 腹痛性质　　　　　　B. 疾病严重程度　　　C. 腹肌紧张程度

D. 病原菌的种类　　　　E. 腹腔是否有原发病灶

19. 不属于开放性损伤的是　　　　　　　　　　　　　　　（　　）

A. 擦伤　　　　　　　　B. 挫伤　　　　　　　C. 刺伤

D. 割伤　　　　　　　　E. 枪弹伤

20. 可引起高血钾的情况是　　　　　　　　　　　　　　　（　　）

A. 静脉输入大量葡萄糖溶液

B. 严重呕吐腹泻　　　　C. 禁食3日

D. 长期应用糖皮质激素　E. 严重挤压伤

21. 幽门梗阻病人,反复呕吐半个月,应考虑合并　　　　　　（　　）

A. 代谢性酸中毒　　　　B. 代谢性碱中毒　　　C. 呼吸性酸中毒

D. 呼吸性碱中毒　　　　E. 代谢性酸中毒并呼吸性酸中毒

22. 各型休克的共同特点是　　　　　　　　　　　　　　　（　　）

A. 血压下降　　　　　　B. 脉压下降　　　　　C. 中心静脉压下降

D. 微循环灌流不足　　　　E. 尿量减少

23. 以下哪一项不是休克早期的临床表现　　　　　　　（　　）

A. 精神兴奋　　　　　　B. 面色苍白　　　　C. 血压下降

D. 脉搏细速　　　　　　E. 尿量减少

24. 休克病人血压和中心静脉压均低,提示　　　　　　　（　　）

A. 血容量严重不足　　　B. 血容量相对不足　　C. 血容量相对过多

D. 心功能不全　　　　　E. 血管过度收缩

25. 关于休克护理,下列哪项不妥　　　　　　　　　　　（　　）

A. 平卧位　　　　　　　B. 给予热水袋保暖　　C. 观察每小时尿量

D. 每 15 分钟测血压、脉搏 1 次　　　　　　　　E. 常规吸氧

26. 急性肠梗阻易引起的休克是　　　　　　　　　　　（　　）

A. 失血性休克　　　　　B. 过敏性休克　　　　C. 神经性休克

D. 心源性休克　　　　　E. 低血容量性休克

27. 硬膜外麻醉最严重的并发症是　　　　　　　　　　（　　）

A. 血压下降　　　　　　B. 血管扩张　　　　　C. 尿潴留

D. 呼吸变慢　　　　　　E. 全脊髓麻醉

28. 胃肠道手术,术前禁食的主要目的是　　　　　　　（　　）

A. 避免手术困难　　　　　　　　　　B. 避免手术后腹胀

C. 预防麻醉中呕吐造成窒息　　　　　D. 防止术后吻合口瘘

E. 早期恢复肠蠕动

29. 能预防局麻药中毒的术前用药是　　　　　　　　　（　　）

A. 氯丙嗪　　　　　　　B. 异丙嗪　　　　　　C. 阿托品

D. 哌替啶　　　　　　　E. 苯巴比妥钠

30. 腰麻术后去枕平卧 6 小时是为了　　　　　　　　　（　　）

A. 防止呕吐后误吸　　　B. 减轻伤口疼痛　　　C. 防止术后脑缺血

D. 防止术后低血压　　　E. 防止术后头痛

31. 以 1‰普鲁卡因作局部浸润麻醉,一次最大用量是　　（　　）

A. 30 ml　　　　　　　　B. 50 ml　　　　　　　C. 100 ml

D. 200 ml　　　　　　　E. 300 ml

32. 手术护士和巡回护士共同的职责是　　　　　　　　（　　）

A. 协助麻醉师做好病情观察

B. 协助病人安置好手术体位

C. 给病人铺巾

D. 打开无菌物品包

E. 共同清点器械、敷料

33. 为骨科手术病人备皮中哪项措施是错误的　　　　　（　　）

A. 术前 3 天开始准备皮肤

B. 术前 2～3 天每日用肥皂水冲洗

C. 备皮范围要超过切口边缘 35 cm

D. 术前 1 日剃净毛发

E. 备皮后用 70％乙醇消毒,无菌巾包扎

34. 手术后肺部感染与肺不张的护理中,哪项措施是错误的　　　　　　　　（　　）

A. 气管切开

B. 痰液黏稠不易咳出者,每日雾化吸入 4 次

C. 指导病人有效排痰咳嗽

D. 遵医嘱给予抗生素及祛痰药物

E. 保持室内正常的温度及湿度

35. 以下外科感染的特点不正确的描述是　　　　　　　　（　　）

A. 局部症状明显　　　　B. 与手术无关　　　　C. 多数是混合性感染

D. 多数与创伤有关　　　E. 病变常较局限,可引起组织化脓坏死

36. 挤压面部危险三角区的疖引起感染加重是因为　　　　　　　　（　　）

A. 感染扩散　　　　　　B. 面部感染　　　　　　C. 呼吸困难

D. 心率加快　　　　　　E. 颅内感染

37. 对丹毒的评估不正确的是　　　　　　　　（　　）

A. 好发于下肢　　　　　B. 常引起化脓　　　　　C. 易复发

D. 有接触传染性　　　　E. 皮损边界清楚

38. 破伤风发病早期出现的症状多是　　　　　　　　（　　）

A. 苦笑面容　　　　　　B. 颈项强直　　　　　　C. 张口困难

D. 角弓反张　　　　　　E. 手足抽搐

39. 易致急性肾衰竭的创伤是　　　　　　　　（　　）

A. 扭伤　　　　　　　　B. 挤压伤　　　　　　　C. 冲击伤

D. 裂伤　　　　　　　　E. 挫伤

40. 烧伤休克期常发生在伤后　　　　　　　　（　　）

A. 8 h 以内　　　　　　B. 12 h 内　　　　　　C. 24 h 内

D. 48 h 内　　　　　　E. 72 h 内

41. 7 岁小儿双下肢(包括臀部)和左上肢被烧伤,其面积是　　　　　　　　（　　）

A. 55％　　　　　　　　B. 50％　　　　　　　　C. 46％

D. 41％　　　　　　　　E. 37％

42. 恶性肿瘤 TNM 分类中 M 表示　　　　　　　　（　　）

A. 原发肿瘤　　　　　　B. 恶性程度　　　　　　C. 区域淋巴结

D. 远处转移　　　　　　E. 预后情况

43. 诊断恶性肿瘤最可靠的依据是　　　　　　　　（　　）

A. 实验室检查　　　　　B. B 超　　　　　　　　C. 放射性核素检查

D. 病理检查　　　　　　E. X 线造影检查

44. 颅底骨折病人,禁忌堵塞鼻腔和耳道的目的是　　　　　　　　（　　）

A. 防止颅内感染　　　　B. 防止脑疝形成　　　　C. 防止颅内血肿

D. 防止颅内压增高　　　E. 防止颅内压降低

45. 重症颅脑损伤病人如果没有休克,应取哪种卧位　　　　　　　　（　　）

A. 平卧　　　　　　　　B. 头高卧位,将床头抬高 15～30 cm

C. 仰卧　　　　　　　　D. 头高卧位,将床头抬高 30～45 cm

E. 头低脚高位

46. 不符合脑震荡表现的是 （　　）

A. 意识障碍不超过 30 分钟

B. 逆行性遗忘　　　　　C. 颅内压增高

D. 脑脊液检查无异常　　E. 神经系统检查无异常

47. 格拉斯哥昏迷计分法的依据是 （　　）

A. 生命体征、感觉　　　B. 瞳孔、反射、感觉　　　C. 头痛、呕吐、视神经

D. 睁眼、语言、运动反应　E. 感觉、运动、语言

48. 急性乳房炎病人,最初的症状是 （　　）

A. 局部硬结　　　　　　B. 排乳不畅　　　　　　C. 高热、寒战

D. 乳房胀痛　　　　　　E. 同侧腋窝淋巴结肿大

49. 乳癌最早出现的症状是 （　　）

A. 乳房增大　　　　　　B. 乳头凹陷　　　　　　C. 无痛性肿块

D. 橘皮样改变　　　　　E. 两侧乳头不对称

50. 乳癌术后的护理措施下列哪项不正确 （　　）

A. 保持引流管通畅　　　B. 术后取平卧位　　　　C. 功能锻炼

D. 做好化疗或放疗的护理

E. 观察术侧上肢皮肤颜色和温度

51. 多根多处肋骨骨折的急救原则是 （　　）

A. 止痛　　　　　　　　B. 应用呼吸兴奋剂　　　C. 吸氧

D. 胸腔闭式引流　　　　E. 控制反常呼吸运动

52. 食管癌的典型症状是 （　　）

A. 营养不良　　　　　　B. 进行性吞咽困难　　　C. 食管内异物感

D. 食后呕吐　　　　　　E. 胸背部疼痛

53. 检查胸腔闭式引流是否通畅,最简便的方法是 （　　）

A. 引流管是否受压　　　B. 引流管是否过长　　　C. 引流管有无扭曲

D. 水封瓶内长玻璃管中水柱有无波动

E. 水封瓶放置位置

54. 食管癌术后最严重的并发症是 （　　）

A. 出血　　　　　　　　B. 吻合口瘘　　　　　　C. 乳糜胸

D. 胸腔内感染　　　　　E. 电解质紊乱

55. 胸部手术后病人气管分泌物增多,应首先采取 （　　）

A. 鼓励病人咳嗽排痰　　B. 吸氧　　　　　　　　C. 下床活动

D. 雾化吸入　　　　　　E. 气管切开

56. 开放性气胸的急救原则是 （　　）

A. 吸氧　　　　　　　　B. 输液、输血　　　　　C. 应用抗生素

D. 封闭伤口　　　　　　E. 胸腔闭式引流

57. 体温每升高 1 ℃,每千克体重应多补水 （　　）

A. 1～3 ml　　　　　　　B. 3～5 ml　　　　　　　C. 5～7 ml

D. 7～9 ml　　　　　　　E. 9～10 ml

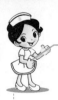

58. 确诊脓肿的依据是　　　　　　　　　　　　　　　　　　　　　　（　　）

　　A. 穿刺抽出脓液　　　　　B. 有波动感　　　　　　C. 功能障碍

　　D. 局部红肿明显　　　　　E. 局部有深压痛

59. 抗休克的基本措施是　　　　　　　　　　　　　　　　　　　　　　（　　）

　　A. 纠正酸中毒　　　　　　B. 改善心功能　　　　　C. 吸氧

　　D. 应用血管活性药　　　　E. 扩充血容量

60. 预防破伤风效果最好的方法是　　　　　　　　　　　　　　　　　　（　　）

　　A. 注射 TAT　　　　　　　B. 注射青霉素　　　　　C. 注射维生素

　　D. 正确处理伤口　　　　　E. 注射类毒素

61. 甲状腺大部切除术后最危急的并发症是　　　　　　　　　　　　　　（　　）

　　A. 呼吸困难和窒息　　　　B. 喉上神经损伤　　　　C. 喉返神经损伤

　　D. 甲状旁腺损伤　　　　　E. 手足抽搐

62. 肿瘤局部表现中最重要的是　　　　　　　　　　　　　　　　　　　（　　）

　　A. 疼痛　　　　　　　　　B. 出血　　　　　　　　C. 溃疡

　　D. 梗阻　　　　　　　　　E. 肿块

63. 下列哪项不是手术后切口感染的表现　　　　　　　　　　　　　　　（　　）

　　A. 术后 24 小时内切口剧烈疼痛

　　B. 术后三日切口处疼痛剧烈

　　C. 术后三日体温上升至 38 ℃以上

　　D. 切口红肿热痛

　　E. 术后白细胞总数持续上升

64. 脑疝早期症状不包括　　　　　　　　　　　　　　　　　　　　　　（　　）

　　A. 体温升高　　　　　　　B. 频繁呕吐　　　　　　C. 烦躁不安

　　D. 脉搏渐慢　　　　　　　E. 呼吸慢而深

65. 下列哪种浅平肉芽创面需用手术剪将其剪平，以利创缘新生上皮生长　（　　）

　　A. 健康肉芽组织　　　　　B. 肉芽生长过度　　　　C. 肉芽水肿

　　D. 慢性溃疡面肉芽　　　　E. 脓腔伤口肉芽

66. 肉芽组织水肿的处理应选用　　　　　　　　　　　　　　　　　　　（　　）

　　A. 蒸馏水湿敷　　　　　　B. 5％～10％盐水湿敷　C. 凡士林纱布敷盖

　　D. 等渗盐水湿敷　　　　　E. 乙醇纱布敷盖

67. 口渴、尿少、比重高、皮肤弹性差是发生了　　　　　　　　　　　　（　　）

　　A. 高渗性脱水　　　　　　B. 低渗性脱水　　　　　C. 等渗性脱水

　　D. 高血钾症　　　　　　　E. 低血钾症

68. 轻度甲亢病人基础代谢率多在　　　　　　　　　　　　　　　　　　（　　）

　　A. ＋10％～＋20％　　　　B. ＋20％～＋30％　　　C. ＋30％～＋40％

　　D. ＋40％～＋50％　　　　E. ＋50％～＋60％

69. 下列哪一种是闭合性损伤　　　　　　　　　　　　　　　　　　　　（　　）

　　A. 擦伤　　　　　　　　　B. 刺伤　　　　　　　　C. 挫伤

　　D. 切割伤　　　　　　　　E. 裂伤

70. 浅Ⅱ度烧伤的深度是 （　　）

A. 深至皮肤角质层　　　　B. 达真皮深层　　　　C. 深至皮肤生发层

D. 达真皮浅层,部分生发层健在　　　　E. 深至皮肤全层

71. 张先生,52 岁,食管癌手术后第三天拔除胃管后口服流质,第五天体温升高 39 ℃,呼吸困难、胸痛、脉速,胸透发现手术侧胸腔积液,应首先考虑并发 （　　）

A. 肺炎　　　　B. 胸膜炎　　　　C. 切口感染

D. 食管吻合口瘘　　　　E. 癌肿播散

72. 某病人,男性,22 岁,外伤后呼吸困难,发绀。查体:右侧胸壁可见一面积 2 cm×3 cm 的伤口,呼吸时可听到空气出入的嘶嘶声。伤侧叩诊呈鼓音,听诊呼吸音减弱。应首先考虑为 （　　）

A. 血胸　　　　B. 多根多处肋骨骨折　　　　C. 开放性气胸

D. 闭合性气胸　　　　E. 张力性气胸评估

73. 某病人,男性,20 岁,背部出现一片稍隆起的紫红色浸润区,界限不清,表面有突出的脓点,疼痛剧烈。5 天后脓肿破溃,呈蜂窝状,同时病人伴有畏寒、发热、食欲减退等症状。应首先考虑 （　　）

A. 疖　　　　B. 痈　　　　C. 急性蜂窝织炎

D. 急性淋巴管炎　　　　E. 网状淋巴管炎

74. 某病人,男性,30 岁,因车祸引起右胸部损伤,极度呼吸困难,发绀,呼吸音消失,并有严重的皮下气肿,现场急救应立即采取 （　　）

A. 吸氧　　　　B. 快速静脉输液　　　　C. 输血

D. 气管切开　　　　E. 胸腔穿刺排气

75. 某病人,男性,35 岁,胸腔手术后行胸膜腔闭式引流,不慎引流管自胸壁伤口脱出,首要的措施是 （　　）

A. 急呼医生处理　　　　B. 将引流管重新插入胸腔

C. 立即捏紧引流口皮肤,勿使气体进入

D. 急送手术室　　　　E. 到换药室用凡士林纱布阻塞引流口

76. 某病人,男性,25 岁,因吸入性损伤入院。入院后查动脉血气分析显示:PaO_2 50 mmHg,$PaCO_2$ 55 mmHg。X 线:双肺可见密度增高的大片状阴影。临床诊断为 ARDS。该病人最主要的护理措施是 （　　）

A. 吸氧　　　　B. 机械通气　　　　C. 维持有效循环

D. 抗感染　　　　E. 营养支持

77. 某病人,男性,20 岁,石块击伤头部,头皮裂开 12 小时,伤口无明显污染。处理的办法是 （　　）

A. 包扎伤口　　　　B. 清创,一期缝合　　　　C. 清创缝合,置引流片

D. 清创后,开放伤口　　　　E. 清创后,延期缝合

78. 某病人,女性,18 岁,上唇疖,因用力挤压后出现眼部及其周围组织的进行性红肿、寒战、发热、头痛、呕吐。应考虑为 （　　）

A. 脑脓肿　　　　B. 全身感染　　　　C. 急性蜂窝织炎

D. 颅内感染　　　　E. 脓毒症

79. 某病人,男性,45 岁,突然出现畏寒、发热、头痛。查体:体温达 40 ℃,小腿下段出现片状红斑,边界清楚并隆起伴有烧灼样疼痛,2 天后红斑中央较淡。应考虑为 （　　）

A. 痈　　　　　　　　B. 丹毒　　　　　　　C. 疖

D. 急性淋巴管炎　　　E. 急性蜂窝织炎

80. 某病人,女性,27 岁,产后 20 天出现右侧乳房胀痛,全身畏寒、发热。查体:右侧乳房局部皮肤红肿、热痛,同侧腋窝淋巴结肿大。该病人应首先考虑为 （　　）

A. 乳房癌　　　　　　B. 乳房纤维腺瘤　　　C. 急性淋巴结炎

D. 急性乳房炎　　　　E. 乳房囊性增生病

81. 某病人,女性,26 岁,足月顺产后出院。为预防乳房炎,护士对其进行健康教育时,最关键的内容是 （　　）

A. 避免乳汁淤积　　　B. 保持乳头清洁　　　C. 防止乳头破损

D. 纠正乳头内陷　　　E. 养成良好的哺乳习惯

82. 某病人,男性,29 岁。车祸造成多发性损伤,应首先处理的情况是 （　　）

A. 开放性骨折　　　　B. 休克　　　　　　　C. 窒息

D. 脾破裂　　　　　　E. 骨盆骨折

83. 某病人,男性,17 岁。踢球时不慎扭伤踝关节,2 小时后来就诊。可采取的处理措施是 （　　）

A. 局部按摩　　　　　B. 热水泡脚　　　　　C. 局部使用热水袋

D. 局部用冰袋　　　　E. 局部理疗

84. 某患儿,男,4 岁,双下肢(包括臀部)Ⅱ度烫伤,其烧伤面积为 （　　）

A. 30%　　　　　　　B. 38%　　　　　　　C. 42%

D. 46%　　　　　　　E. 48%

85. 某病人,男性,20 岁,头面颈部、双手及右前臂深Ⅱ度烧伤,其烧伤面积为 （　　）

A. 17%　　　　　　　B. 20%　　　　　　　C. 27%

D. 30%　　　　　　　E. 37%

86. 某病人,女性,68 岁,因颅内压增高,头痛逐渐加重,行腰椎穿刺脑脊液检查。术后突然呼吸停止,血压下降。该病人最可能发生了 （　　）

A. 小脑幕切迹疝　　　B. 枕骨大孔疝　　　　C. 大脑镰疝

D. 脑干缺血　　　　　E. 脑血管意外

87. 某病人,男,外伤后发生肋骨骨折入院,右胸壁可见反常呼吸运动。首要的急救措施是 （　　）

A. 加压给氧　　　　　B. 气管插管　　　　　C. 剖胸探查

D. 固定胸壁　　　　　E. 气管切开

88. 某病人,女,56 岁,为左侧乳房癌根治术后第 2 天,左上肢康复训练中正确的是 （　　）

A. 做转绳运动　　　　B. 手指爬墙运动　　　C. 让病人用左手洗脸、梳头

D. 下床时用吊带托扶左上肢

E. 扶住病人左上肢下床活动

89. 某病人,男性,39 岁,体重 60 kg,双上肢及躯干深Ⅱ度烧伤。该病人第 1 个 24 小时补液总量为 （　　）

A. 4 000 ml   B. 5 000 ml   C. 6 000 ml

D. 7 000 ml   E. 8 000 ml

90. 某病人,双手烧伤,局部有水疱,基底红润,肿胀剧痛,估计烧伤深度为   (   )

A. Ⅰ度   B. 浅Ⅱ度   C. 深Ⅱ度

D. Ⅲ度   E. Ⅳ度

91. 某女性,48 岁,主诉:卵圆窝处有胀痛感,站立时卵圆窝处有半球形肿块,可回纳,诊断为股疝。正确的处理是   (   )

A. 尽早手术治疗   B. 观察生命体征   C. 观察包块的大小

D. 观察有无腹痛、腹膜刺激征

E. 观察有无呕血、发热、腹胀

92. 某病人,女性,30 岁,全麻下开颅手术,术后已清醒,应采取的体位是   (   )

A. 半卧位   B. 平卧位   C. 头高斜坡位

D. 平卧头转向一侧   E. 侧卧位

93. 某病人,女性,30 岁,右侧乳癌根治术后,出院时,提示病人掌握了正确健康教育内容的描述是   (   )

A. "我出院后要穿几周紧身衣保持体形"

B. "在我化疗期间,我要坚持吃素"

C. "我要注意避孕,2 年内我不能怀孕"

D. "我要坚持右侧上肢的功能锻炼"

E. "我下个月准备去做乳房再造术"

94. 某病人,女性,34 岁,为左侧乳房癌根治术后第 2 天,左上肢康复训练中正确的是   (   )

A. 让病人用左手洗脸、梳头   B. 手指爬墙运动

C. 做转绳运动   D. 下床时用吊带托扶左上肢

E. 扶住病人左上肢下床活动

95. 某病人,女性,40 岁,近 2 个月间断出现左侧乳头溢血性液,挤捏乳头时血性溢液增多,无痛,乳房内未扪及肿块。首先考虑的疾病是   (   )

A. 乳房纤维腺瘤   B. 乳房囊性增生病   C. 急性乳房炎

D. 乳癌   E. 乳管内乳头状瘤

96. 王某,33 岁,因车祸撞伤头部,出现脑脊液耳漏,不让其堵塞外耳道的目的是   (   )

A. 预防颅内血肿   B. 降低颅内压力   C. 避免脑疝形成

D. 减少脑脊液外漏   E. 预防颅内感染

97. 某病人,男性,25 岁,"颅脑外伤"入院,护士对处于昏迷状态的病人评估后,确认病人存在以下健康问题,其中应优先解决的问题是   (   )

A. 大便失禁   B. 沟通障碍   C. 活动无耐力

D. 皮肤完整性受损   E. 清理呼吸道无效

98. 某病人,女性,60 岁,乳癌病人,其乳房皮肤出现"酒窝征",是因为   (   )

A. 肿瘤与皮肤粘连   B. 肿瘤与胸肌粘连   C. 肿瘤侵犯 Cooper 韧带

D. 肿瘤侵犯筋膜   E. 肿瘤堵塞淋巴管

99. 为颅内压增高病人进行脱水治疗时,20%甘露醇 250 ml 应在多长时间内滴完   (   )

A. 15 分钟　　　　　　B. 30 分钟　　　　　　C. 45 分钟

D. 60 分钟　　　　　　E. 90 分钟

100. 某病人,女性,59 岁,车祸导致剧烈头痛,夜间加重,并有喷射性呕吐,不能进食,查体:视神经乳头水肿。该病人每日输液量应为　　　　　　　　　　　　　　　（　　）

A. 1 000～1 500 ml　　B. 1 000～2 000 ml　　C. 1 500～2 000 ml

D. 1 500～2 500 ml　　E. 2 000～2 500 ml

101. 某病人,男性,20 岁,20 分钟前因车祸发生昏迷,现已清醒,诉头痛、头晕、恶心。医生询问其受伤前的情况病人不能回忆,但对往事记忆清楚。应考虑为　　　　　（　　）

A. 脑震荡　　　　　　B. 脑挫裂伤　　　　　　C. 头皮血肿

D. 颅盖骨折　　　　　E. 颅底骨折

102. 某病人,男性,27 岁,因车祸头部受伤,伤后当即昏迷 1 小时,清醒后诉头痛,有呕吐,入院后诊断为脑挫裂伤。护士为该病人测生命体征的顺序是　　　　　　　　（　　）

A. 脉搏、呼吸、血压　　B. 血压、脉搏、呼吸　　C. 脉搏、血压、呼吸

D. 呼吸、血压、脉搏　　E. 呼吸、脉搏、血压

103. 朱某,20 岁,因车祸撞伤头部,昏迷 20 分钟后清醒,2 小时后再度昏迷,检查右侧瞳孔散大,对光反应消失。该病人可能发生了　　　　　　　　　　　　　　　（　　）

A. 脑震荡　　　　　　B. 脑挫裂伤　　　　　　C. 脑内血肿

D. 硬脑膜外血肿　　　E. 硬脑膜下血肿

104. 某女,30 岁,因乳癌做根治术,并经化疗,出院前进行健康指导。以下哪项对预防复发最重要　　　　　　　　　　　　　　　　　　　　　　　　　　　　　（　　）

A. 加强营养　　　　　　B. 参加体育活动增强体质

C. 五年内避免妊娠　　　D. 经常自查乳房　　　E. 定期来院复查

105. 某女,50 岁,右乳癌根治术后上肢活动受限。护士指导其患侧肢体康复锻炼,应达到的目的是　　　　　　　　　　　　　　　　　　　　　　　　　　　　　（　　）

A. 手能摸到同侧耳朵　　B. 肩能平举　　　　　C. 肘能屈伸

D. 手摸到对侧肩部　　　E. 手经头摸到对侧耳朵

106. 梁女士,45 岁,右侧乳房发现一无痛性肿块,生长速度快,质硬,与周围分界不清,同侧腋窝淋巴结肿大。应考虑　　　　　　　　　　　　　　　　　　　　　　（　　）

A. 急性乳房炎　　　　　B. 乳癌　　　　　　　C. 乳房囊性增生病

D. 乳房纤维腺瘤　　　　E. 乳管内乳头状瘤

107. 侯女士,26 岁,一个月前顺产一男婴,乳房肿痛,体温 38.9 ℃,患侧腋窝淋巴结肿大,表面光滑,有明显压痛。该病人可能发生了　　　　　　　　　　　　　　　（　　）

A. 乳癌　　　　　　　　B. 急性乳房炎　　　　C. 乳房肿块

D. 乳房纤维腺瘤　　　　E. 乳管内乳头状瘤

(108～110 题)共用题干

某男,50 岁,有慢性便秘多年,每次排便必须十分用力。近半年来发现,站立劳动时阴囊出现肿块,呈梨形、平卧时可还纳,局部检查,触诊发现外环扩大,嘱病人咳嗽指尖有冲击感,手指压迫内环处,站立咳嗽,肿块不再出现。拟诊腹外疝,准备手术治疗。

108. 本病例属于哪种腹外疝　　　　　　　　　　　　　　　　　　　　　　　（　　）

A. 腹股沟斜疝　　　　　B. 腹股沟直疝　　　　C. 股疝

D. 脐疝 　　　　　E. 切口疝

109. 下列哪项术前处理可避免术后疝的复发　　　　　　　　　　(　　)

A. 治疗便秘 　　　　B. 备皮 　　　　　C. 排尿

D. 灌肠 　　　　　　E. 麻醉前用药

110. 术后预防血肿的措施是　　　　　　　　　　　　　　　　(　　)

A. 仰卧位 　　　　　B. 保持敷料清洁、干燥 　　C. 托起阴囊、伤口砂袋压迫

D. 应用抗生素 　　　E. 不可过早下床活动

(111～113 题)共用题干

某男性病人,25 岁,因车祸撞伤腹部,病人诉腹痛难忍,伴恶心、呕吐,X 线腹透,见膈下游离气体,拟诊为胃肠道外伤性穿孔。

111. 下列对诊断胃肠道穿孔最有意义的表现是　　　　　　　　(　　)

A. 腹膜刺激征 　　　B. 肠鸣音亢进 　　　C. 腹腔穿刺抽出浑浊液体

D. 白细胞计数增高 　E. 感染中毒症状

112. 对该病人处理不正确的是　　　　　　　　　　　　　　　(　　)

A. 禁食,输液 　　　　B. 胃肠减压 　　　　C. 应用大剂量抗生素

D. 给予吗啡止痛 　　E. 尽快术前准备

113. 可减少腹腔毒素吸收的体位是　　　　　　　　　　　　　(　　)

A. 平卧位 　　　　　B. 侧卧位 　　　　　C. 俯卧位

D. 半卧位 　　　　　E. 头低足高位

(114～116 题)共用题干

某女,35 岁,患原发性甲状腺功能亢进。入院后在清晨未起床前测病人脉率每分钟 115 次,血压 80/140 mmHg,拟在服用复方碘化钾溶液等术前准备后,择期行甲状腺大部切除术。

114. 按简便公式计算,该病人的基础代谢率(BMR)为　　　　　(　　)

A. 50% 　　　　　　B. 59% 　　　　　　C. 69%

D. 80% 　　　　　　E. 89%

115. 术前服用碘剂的作用是　　　　　　　　　　　　　　　　(　　)

A. 抑制甲状腺素合成 　B. 对抗甲状腺素作用 　　C. 促进甲状腺素合成

D. 抑制甲状腺素释放 　E. 控制甲状腺症状

116. 未达到手术前准备标准的是　　　　　　　　　　　　　　(　　)

A. 脉率小于 100 次/分 B. BMR 小于＋20% 　　C. 情绪稳定,睡眠好转

D. 甲状腺体缩小 　　　E. 甲状腺体变硬

(117～119 题)共用题干

某女,48 岁,未婚,左侧乳房出现无痛性肿块,边界不清,质地坚硬,直径为 4cm,同侧腋窝 2 个淋巴结肿大,无粘连,诊断为乳癌,需手术治疗。

117. 该病人的乳癌分期为　　　　　　　　　　　　　　　　　(　　)

A. 第一期 　　　　　B. 第二期 　　　　　C. 第三期

D. 第四期 　　　　　E. 晚期

118. 此病人术前备皮范围是　　　　　　　　　　　　　　　　(　　)

A. 胸部、同侧腋下 　　B. 胸部、背部 　　　C. 胸部、同侧腋下及上臂

D. 胸部、上臂 　　　　E. 胸部、颈部及上臂

119. 上述病人乳癌根治术后,为预防皮下积液及皮瓣坏死的主要措施是　　　　　(　)

A. 半卧位　　　　　B. 加压包扎伤口　　　　C. 抬高同侧患肢

D. 引流管持续负压吸引　　E. 加强营养、应用抗菌药物

(120～121 题)共用题干

某男,30 岁,腹股沟斜疝,拟行疝修补术。

120. 术前准备错误的是　　　　　　　　　　　　　　　　　　　(　)

A. 术前灌肠　　　　　B. 备皮剃破皮肤,可涂碘酒,不影响手术

C. 术前排空膀胱　　　D. 治疗呼吸道感染　　　E. 治疗感冒

121. 术后切口部位放置沙袋的目的是　　　　　　　　　　　　(　)

A. 改善局部血液循环　　B. 防止复发　　　　C. 防止切口渗血

D. 防止腹内压增高　　　E. 防止伤口感染

(122～124 题)共用题干

某病人,女性,38 岁,洗澡时无意发现左侧乳房肿块、无痛。入院后查体:肿块直径为 2 cm、质硬、不易推动,左侧腋下可扪及淋巴结肿大。

122. 该病人最可能的诊断是　　　　　　　　　　　　　　　　(　)

A. 急性乳房炎　　　　B. 乳管内乳头状瘤　　　C. 乳房囊性增生病

D. 乳癌　　　　　　　E. 乳房脓肿

123. 该病人宜选择的手术方法是　　　　　　　　　　　　　　(　)

A. 脓肿切开引流　　　B. 单纯乳房切除　　　　C. 乳癌根治术

D. 乳癌改良根治术　　E. 乳癌扩大根治术

124. 针对该病人的术后护理措施,错误的是　　　　　　　　　(　)

A. 避免在患侧肢体测血压、抽血

B. 患侧皮瓣加压包扎　　　　　　C. 保持引流管通畅

D. 术后 1～3 天活动肩部　　　　　E. 抬高患侧上肢

(125～127 题)共用题干

某病人,男性,28 岁,在一次斗殴中被人用铁棍击伤头部后立即昏迷,送医院途中清醒,并可与家人谈话,但头痛、呕吐明显,入院后又进入昏迷状态,右侧肢体无自主运动。

125. 该病人最有可能的诊断为　　　　　　　　　　　　　　　(　)

A. 脑挫裂伤　　　　　B. 原发性脑干损伤　　　C. 急性硬膜下血肿

D. 急性硬膜外血肿　　E. 急性脑内血肿

126. 针对上述情况,应立即使用的药物是　　　　　　　　　　(　)

A. 20%甘露醇　　　　B. 氨甲环酸　　　　　C. 地塞米松

D. 苯巴比妥　　　　　E. 呋塞米

127. 下列处理措施中错误的是　　　　　　　　　　　　　　　(　)

A. 手术清除血肿　　　B. 腰椎穿刺降低颅内压　　C. 脑室引流

D. 应用地塞米松　　　E. 20%甘露醇快速静滴

(128～129 题)共用题干

某男性,头部外伤后昏迷 2 h,曾呕吐数次。入院时测血压 80/150 mmHg,脉搏 60 次/分,呼吸 12 次/分。考虑"脑挫裂伤",给予非手术治疗。

128. 降低颅内压的主要措施是　　　　　　　　　　　　　　　(　)

A. 床头抬高 15～30 cm　　B. 限制每日输液量　　C. 按时使用甘露醇

D. 吸氧、物理降温　　E. 加强营养、应用抗菌药物

129. 为及时发现小脑幕切迹疝,应重点观察　　　　　　　　　　　　　　(　　)

A. 瞳孔、肢体活动　　B. 血压、脉搏、尿量　　C. 意识、肌张力

D. 呼吸、体温、血压　　E. 血压、脉搏、意识

(130～132 题)共用题干

某女性,38 岁,因右上腹持续性疼痛阵发性加重 2 天来诊。查体:见巩膜黄染,体温 39.5 ℃,右上腹压痛明显,触及肿大之胆囊。以往有类似发作史,诊断为胆总管结石入院,准备手术治疗。

130. 首选的检查方法是　　　　　　　　　　　　　　　　　　　　　　(　　)

A. 口服胆囊造影　　B. 静脉胆管造影　　C. B超

D. PTC　　E. ERCP

131. 为了及时发现重症胆管炎,应重点观察　　　　　　　　　　　　　　(　　)

A. 意识、血压　　B. 呼吸、脉搏　　C. 腹痛性质

D. 黄疸程度　　E. 墨菲征

132. 手术前护理,错误的是　　　　　　　　　　　　　　　　　　　　　(　　)

A. 禁食、禁饮　　B. 肌注维生素 K　　C. 胃肠减压

D. 输液、应用抗生素　　E. 清洁灌肠

二、填空题

1. 水封瓶橡胶瓶塞上安装长短 2 根玻璃管,长玻璃管上端连接胸腔引流管,下端应插入瓶内水面下_____cm。

2. 补液总量的组成包括:_____、_____、_____。

3. 手术室内部布局可分为三个区域:_____、_____、_____。

4. 常用的手术体位有_____、_____、_____、_____。

5. 外科刷手,按顺序两侧依次交替从_____刷至肘上_____cm,刷洗_____遍,共约_____分钟。

6. 破伤风发病需具备的三个条件是:①_____;②_____;③_____。

7. 伤口的类型有_____、_____、_____。

8. 颅内压增高"三主征"即_____、_____、_____。

9. 甲亢术后发生呼吸困难和窒息的常见原因有:①_____;②_____;③_____;④_____。

10. 胸膜腔积血主要来自:①_____;②_____;③_____。

11. 急性乳房炎好发于_____妇女,尤其以_____多见。

12. 腹膜刺激征是急性腹膜炎的主要体征,包括_____、_____、_____。

三、名称解释

1. 有效循环血量

2. 复合麻醉

3. 脓毒症

4. 大面积烧伤

5. 纵隔扑动

6. Cushing 反应

四、问答题

1. 静脉补钾的原则有哪些?

2. 手术前应为病人做好哪些胃肠道准备?

3. 乳癌病人乳房外形可有哪些改变?

参考答案

一、选择题

1. D　2. C　3. B　4. B　5. A　6. B　7. D　8. A　9. C　10. D　11. D　12. C

13. B　14. A　15. C　16. B　17. E　18. E　19. B　20. E　21. B　22. D　23. C

24. A　25. B　26. E　27. E　28. C　29. E　30. E　31. C　32. A　33. C　34. A

35. B　36. E　37. B　38. C　39. B　40. D　41. B　42. D　43. D　44. A　45. B

46. C　47. D　48. D　49. C　50. B　51. E　52. B　53. D　54. B　55. A　56. D

57. B　58. A　59. E　60. E　61. A　62. E　63. A　64. A　65. B　66. B　67. A

68. B　69. C　70. D　71. D　72. C　73. B　74. E　75. C　76. B　77. B　78. D

79. B　80. D　81. A　82. C　83. D　84. B　85. A　86. B　87. D　88. D　89. C

90. B　91. A　92. C　93. D　94. A　95. E　96. E　97. E　98. C　99. B　100. C

101. A　102. E　103. D　104. C　105. E　106. B　107. E　108. A　109. A　110. C

111. C　112. D　113. D　114. B　115. D　116. A　117. B　118. C　119. D　120. B

121. C　122. D　123. C　124. D　125. D　126. A　127. B　128. C　129. A　130. C

131. A　132. E

二、填空题

1. 3~4

2. 生理需要量　累积丧失量　额外损失量

3. 非限制区　半限制区　限制区

4. 仰卧位　侧卧位　俯卧位　截石位　半坐卧位

5. 指尖　10　3　10

6. 病原菌侵入伤口　伤口内形成缺氧环境　病人抵抗力低下

7. 清洁伤口　污染伤口　感染伤口

8. 头痛　呕吐　视神经乳头水肿

9. 切口内出血压迫气管　喉头水肿　术后气管塌陷　痰液堵塞

10. 肺组织裂伤出血　肋间血管或胸廓内血管破裂出血　心脏或大血管破裂出血

11. 产后3~4周哺乳期　初产妇

12. 压痛 反跳痛 腹肌紧张

三、名词解释

参考答案见教材

四、问答题

参考答案见教材

（田 彪）

附录四

试题（二）

一、选择题

1. 瘢痕性幽门梗阻术前最重要的准备是 （　　）

A. 心理护理　　　　　B. 补碱性药　　　　　C. 皮肤准备

D. 备血、皮试　　　　E. 每晚温水洗胃

2. 原发性下肢静脉曲张的原因是 （　　）

A. 深静脉阻塞　　　　B. 下肢深静脉瓣膜功能不全

C. 下肢浅静脉瓣膜发育不良

D. 先天性深静脉瓣缺如综合征

E. 先天性动静脉瘘

3. 间歇性跛行是由于 （　　）

A. 肌无力　　　　　　B. 静脉血栓形成　　　C. 动脉栓塞

D. 动脉痉挛、供血不足　E. 维生素 D 缺乏

4. 手术治疗门静脉高压症合并食管静脉曲张的最主要目的是 （　　）

A. 降低门静脉的压力　B. 预防上消化道出血　C. 提高抵抗力

D. 减轻腹水　　　　　E. 防止肝功能衰竭

5. 上消化道大出血伴休克时的首要护理措施是 （　　）

A. 安定病人情绪　　　B. 准备急救用品　　　C. 建立静脉通路

D. 迅速配血　　　　　E. 按医嘱采取止血措施

6. 胃大部切除术后第 1 天应注意观察的并发症是 （　　）

A. 吻合口破裂　　　　B. 吻合口出血　　　　C. 吻合口梗阻

D. 十二指肠残端瘘　　E. 倾倒综合征

7. 腹部手术病人清醒，血压平稳，应采取的体位是 （　　）

A. 半卧位　　　　　　B. 侧卧位　　　　　　C. 平卧位

D. 去枕平卧　　　　　E. 头高斜坡卧位

8. 护理阑尾切除术后病人，第一天应注意观察的并发症是 （　　）

A. 内出血　　　　　　B. 盆腔脓肿　　　　　C. 肠粘连

D. 门静脉炎　　　　　E. 切口感染

9. Charcot 三联征的表现是 （　　）

A. 畏寒、发热、呕吐　　　　B. 腹痛、黄疸、胆囊肿大　　C. 腹痛、寒战高热、黄疸

D. 腹痛、寒战高热、低血压　　　　　　　　　　　　　E. 腹痛、黄疸、休克

10. 粪臭样呕吐物提示 （　　）

A. 腹膜炎致肠麻痹　　　　B. 幽门梗阻　　　　C. 高位肠梗阻

D. 低位肠梗阻　　　　E. 肠绞窄

11. 关于血栓闭塞性脉管炎病人的护理,不正确的是 （　　）

A. 患肢用热水袋加温　　　　B. 指导病人做抬腿运动　　　　C. 止痛,禁烟

D. 保持患肢干燥　　　　E. 测皮温、观察疗效

12. 某男性病人,35 岁,突发右下腹绞痛,向会阴部放射,并出现尿频和尿痛,尿常规检查见大量红细胞,可能是 （　　）

A. 膀胱结石　　　　B. 输尿管结石　　　　C. 肾结石

D. 前尿道结石　　　　E. 后尿道结石

13. 某男性病人,行胆总管切开取石、T 管引流术。术后第 3 天,护士查房时发现 T 管无胆汁流出,病人诉腹部胀痛。首先应 （　　）

A. 用无菌生理盐水冲洗 T 管　　　　　　　　B. 准备 T 管造影

C. 用注射器抽吸 T 管　　　　　　　　D. 检查 T 管是否受压扭曲

E. 继续观察,暂不处理

14. 最常见的腹腔脓肿是 （　　）

A. 膈下脓肿　　　　B. 盆腔脓肿　　　　C. 肠间脓肿

D. 肝脓肿　　　　E. 髂窝脓肿

15. 急性阑尾炎最重要的病因是 （　　）

A. 阑尾腔梗阻　　　　B. 阑尾损伤　　　　C. 神经反射

D. 全身感染　　　　E. 急性腹膜炎扩散

16. 腹部损伤后,一段肠管脱出腹腔外,现场急救处理应 （　　）

A. 立即送回腹腔　　　　B. 冲洗后送回腹腔　　　　C. 冲洗后包扎

D. 生理盐水纱布覆盖后,架空包扎　　　　　　　　E. 立即送往医院处理

17. 大肠癌最好发于 （　　）

A. 升结肠　　　　B. 横结肠　　　　C. 降结肠

D. 乙状结肠　　　　E. 直肠

18. 膀胱镜检查后病人的护理中不正确的是 （　　）

A. 适当应用止痛药　　　　B. 鼓励病人多饮水　　　　C. 适当休息

D. 常规留置导尿管　　　　E. 适当应用抗菌药物

19. 最常见的腹外疝是 （　　）

A. 腹股沟斜疝　　　　B. 腹股沟直疝　　　　C. 切口疝

D. 股疝　　　　E. 脐疝

20. 瘢痕性幽门梗阻最典型的表现是 （　　）

A. 大量呕吐宿食　　　　B. 上腹部胀痛　　　　C. 营养不良

D. 上腹部膨隆　　　　E. 便秘

21. 一位 6 岁男孩,排尿时突感疼痛,尿流中断,用手牵拉阴茎,啼哭不止,变换体位后疼

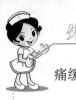

痛缓解,并可继续排尿,可能是（　）

A. 尿道损伤　　　　　B. 尿道结石　　　　　C. 尿道狭窄

D. 膀胱结石　　　　　E. 输尿管结石

22. 急性阑尾炎病人出现寒战、高热、黄疸时,可能是发生了（　）

A. 盆腔脓肿　　　　　B. 膈下脓肿　　　　　C. 脓毒血症

D. 化脓性胆管炎　　　E. 化脓性门静脉炎

23. 对消化性溃疡急性穿孔非手术治疗病人,最重要的护理措施是（　）

A. 禁饮食　　　　　　B. 取半卧位　　　　　C. 有效的胃肠减压

D. 按医嘱及时应用抗菌药物　　　E. 输液

24. 倾倒综合征常发生在病人进食高渗性食物后（　）

A. 1～2分钟　　　　　B. 3～5分钟　　　　　C. 5～10分钟

D. 10～20分钟　　　　E. 30～60分钟

25. 结肠造口病人出院后可以进食的蔬菜是（　）

A. 芹菜　　　　　　　B. 韭菜　　　　　　　C. 洋葱

D. 辣椒　　　　　　　E. 菜花

26. 急性阑尾炎病人的典型症状是（　）

A. 恶心、呕吐　　　　B. 转移性右下腹痛　　C. 里急后重

D. 腹泻或便秘　　　　E. 发热

27. 下列腹膜炎病人取半卧位的目的中,哪项是错误的（　）

A. 有利于呼吸　　　　B. 有利于循环　　　　C. 有利于炎症局限于盆腔

D. 减轻中毒症状　　　E. 加快肠蠕动恢复

28. 急性腹膜炎最主要的症状是（　）

A. 腹痛　　　　　　　B. 呕吐　　　　　　　C. 发热

D. 腹膜刺激征　　　　E. 腹肌紧张

29. 对疑有直肠癌的病人首先应做（　）

A. 化验检查　　　　　B. 内镜检查　　　　　C. X线钡剂灌肠检查

D. 直肠指检　　　　　E. 癌胚抗原检查

30. 小儿肠套叠大便的特点是（　）

A. 果酱样血便　　　　B. 黏液便　　　　　　C. 脓血便

D. 白陶土便　　　　　E. 柏油样便

31. 当腹内压力突然增加时,尿液不随意流出,属于（　）

A. 压力性尿失禁　　　B. 充盈性尿失禁　　　C. 真性尿失禁

D. 假性尿失禁　　　　E. 急迫性尿失禁

32. 怀疑肠梗阻的病人在观察期间护理不正确的是（　）

A. 禁食　　　　　　　B. 胃肠减压　　　　　C. 半卧位

D. 应用吗啡止痛　　　E. 纠正电解质紊乱

33. 骨关节结核最多见的部位是（　）

A. 膝关节　　　　　　B. 髋关节　　　　　　C. 肘关节

D. 肩关节　　　　　　E. 脊柱

34. 结直肠癌最早出现的症状是 （　　）

A. 腹部肿块　　　　　　B. 发病隐痛　　　　　C. 排便习惯改变

D. 发热　　　　　　　　E. 肠梗阻

35. 单纯性肠梗阻与绞窄性肠梗阻的主要区别是 （　　）

A. 梗阻的病因　　　　　B. 梗阻的部位　　　　C. 梗阻的严重程度

D. 肠管壁有无血运障碍　E. 梗阻的时间

36. 直肠癌手术能否保留肛门，主要取决于 （　　）

A. 肿瘤的恶性程度　　　B. 肿瘤与肛门的距离　C. 肿瘤的分期

D. 肿瘤是否有远处转移　E. 肿瘤的病理类型

37. 结直肠癌术前最重要的护理是 （　　）

A. 术日晨留置胃管和导尿管

B. 输血以纠正贫血　　　　　　　　　　　　　C. 备皮

D. 高热量高蛋白饮食　　　　　　　　　　　　E. 充分的肠道准备

38. 直肠癌根治术后,在结肠造口开放时,病人宜取 （　　）

A. 平卧位　　　　　　　B. 半卧位　　　　　　C. 左侧卧位

D. 右侧卧位　　　　　　E. 俯卧位

39. 由直肠上下静脉丛相互吻合扩张、迂曲形成的是 （　　）

A. 内痔　　　　　　　　B. 外痔　　　　　　　C. 前哨痔

D. 混合痔　　　　　　　E. 直肠息肉

40. 关于肛门坐浴的作用,下列哪项错误 （　　）

A. 有止血作用　　　　　B. 能增进局部血运

C. 缓解肛门括约肌痉挛

D. 清洁作用　　　　　　E. 促进炎症吸收

41. 肛裂的主要身体状况是 （　　）

A. 无痛性便血　　　　　B. 肛门部下坠感　　　C. 疼痛和便血

D. 肛周脓肿　　　　　　E. 黏液脓血便

42. 肛瘘常继发于下列哪种疾病 （　　）

A. 肛裂　　　　　　　　B. 直肠肛管周围脓肿　C. 内痔

D. 血栓性外痔　　　　　E. 直肠脱垂

43. 胆管蛔虫病的临床特点是 （　　）

A. 阵发性"钻顶样"剧烈绞痛　　　　　　　　　B. 剑突下左侧深压痛

C. 剧烈呕吐蛔虫　　　D. 畏寒高热　　　　　　E. 肝肿大并具有压痛

44. 腰椎间盘突出症局部注射药物治疗的目的不包括 （　　）

A. 镇痛　　　　　　　　B. 消肿　　　　　　　C. 减轻粘连

D. 预防感染　　　　　　E. 减轻肌痉挛

45. 在我国,引起门静脉高压症的最常见的原因是 （　　）

A. 门静脉先天畸形　　　B. 门静脉血栓形成　　C. 门静脉炎

D. 肿瘤压迫　　　　　　E. 肝硬化

46. 门静脉高压症病人,对生命威胁最大的是 （　　）

A. 腹水　　　　　　　　B. 脾肿大　　　　　　C. 脾功能亢进

D. 食管胃底曲张静脉破裂出血　　　　　　　E. 肝大

47. 出现夏柯三联征的常见疾病是　　　　　　　　　　　　　　　　　　（　　）

A. 肝外胆管结石并感染　　B. 急性胆囊炎　　　　　C. 肝内胆管结石

D. 胆管蛔虫病　　　　　　E. 胆囊结石并慢性胆囊炎

48. 墨菲征是用来检查　　　　　　　　　　　　　　　　　　　　　　　（　　）

A. 急性腹膜炎　　　　　　B. 急性胆管炎　　　　　C. 急性胆囊炎

D. 胆囊结石　　　　　　　E. 胆管结石

49. 胆管手术后放置 T 管的时间至少是　　　　　　　　　　　　　　　（　　）

A. 2 天　　　　　　　　　B. 5 天　　　　　　　　C. 1 周

D. 2 周　　　　　　　　　E. 1 个月

50. 胆管疾病病人出现上腹痛时,一般不能应用的药物是　　　　　　　（　　）

A. 阿托品　　　　　　　　B. 布桂嗪　　　　　　　C. 山莨菪碱

D. 哌替啶　　　　　　　　E. 吗啡

51. 胰腺癌多发生于胰腺的　　　　　　　　　　　　　　　　　　　　（　　）

A. 头部　　　　　　　　　B. 体部　　　　　　　　C. 尾部

D. 全胰腺　　　　　　　　E. 体部和尾部

52. 前列腺切除术后早期护理的重点应是　　　　　　　　　　　　　　（　　）

A. 观察和防治出血　　　　B. 防止感染　　　　　　C. 防止尿道狭窄

D. 防止血栓形成　　　　　E. 防止尿失禁

53. 胰腺癌病人术前护理错误的是　　　　　　　　　　　　　　　　　（　　）

A. 做好心理护理　　　　　B. 改善凝血功能　　　　C. 做好肠道准备

D. 高热量、高脂肪饮食　　E. 注意保肝治疗

54. 决定大隐静脉曲张病人能否手术的检查是　　　　　　　　　　　　（　　）

A. 直腿抬高加强试验　　　B. 交通静脉瓣膜功能试验

C. 浅静脉瓣膜功能试验　　D. 肢体抬高试验　　　　E. 深静脉通畅试验

55. 骨折与脱位都会出现的特有体征是　　　　　　　　　　　　　　　（　　）

A. 畸形　　　　　　　　　B. 弹性固定　　　　　　C. 反常活动

D. 骨擦音　　　　　　　　E. 关节部位空虚

56. 下列哪项是骨折病人发生关节僵硬的主要原因　　　　　　　　　　（　　）

A. 合并肌肉损伤　　　　　B. 合并血管损伤　　　　C. 关节内骨折

D. 缺乏功能锻炼　　　　　E. 骨折较严重并有肌肉嵌入骨折端

57. 关于静脉肾盂造影前的护理,下列不正确的是　　　　　　　　　　（　　）

A. 检查前一日普食　　　　B. 检查前一日服缓泻剂　　C. 检查前排空膀胱

D. 检查前一日做碘过敏试验　　　　　　　　　　　　E. 检查日晨禁食并排便

58. 闭合性骨折转运前最重要的救治措施是　　　　　　　　　　　　　（　　）

A. 使用止痛药　　　　　　B. 抬高患肢　　　　　　C. 做好手法复位

D. 伤肢固定　　　　　　　E. 保持肢体功能位

59. 关于小夹板固定病人的护理措施中以下哪项不妥　　　　　　　　　（　　）

A. 松紧度以上下不能移动为宜

B. 抬高患肢

C. 指导病人早期进行患肢功能锻炼

D. 肢端疼痛、发绀等应立即复诊

E. 前1周内应随时调整缚带松紧度

60. 在护理骨牵引病人时,如牵引过度可引起　　　　　　　　　　　　　　( )

 A. 肌肉萎缩　　　　　　　B. 骨愈合障碍　　　　　C. 肢体畸形

 D. 剧烈疼痛　　　　　　　E. 骨质脱钙

61. 急性血源性骨髓炎的好发部位是　　　　　　　　　　　　　　　　　( )

 A. 骨髓腔　　　　　　　　B. 骨皮质　　　　　　　C. 骨膜下

 D. 骨骺　　　　　　　　　E. 长骨干骺端

62. 赵先生,40岁。车祸致左股骨开放性骨折,局部畸形,骨折端外露,伤口有活动性出血。不妥的现场急救措施是　　　　　　　　　　　　　　　　　　　　( )

 A. 将外露骨折端现场复位

 B. 用清洁布类加压包扎伤口

 C. 就地取材固定患肢

 D. 检查有无其他合并伤

 E. 迅速送往附近医院

63. 某女,44岁,胃溃疡穿孔合并急性慢性腹膜炎,手术后5天体温39 ℃,每日大便次数7~8次,有排不完感,下列哪项可能性最大　　　　　　　　　　　　　　( )

 A. 肠炎　　　　　　　　　B. 细菌性痢疾　　　　　C. 肠粘连

 D. 盆腔脓肿　　　　　　　E. 肠间隙脓肿

64. 某男,25岁,诊断为化脓性阑尾炎。病人出现腹肌紧张,说明炎症刺激了　( )

 A. 阑尾肌层　　　　　　　B. 阑尾腔粘膜　　　　　C. 脏层腹膜

 D. 壁层腹膜　　　　　　　E. 盲肠

65. 韩女士,60岁。跌倒致右股骨颈骨折,现给予持续皮牵引处理。该病人最易发生的并发症是　　　　　　　　　　　　　　　　　　　　　　　　( )

 A. 休克　　　　　　　　　B. 髋关节创伤性关节炎　C. 骨化性肌炎

 D. 右坐骨神经损伤　　　　E. 右股骨头缺血坏死

66. 某男,胃大部切除术后10小时。病人正在静脉输液,出现面色苍白,四肢湿冷,脉细速,胃肠减压瓶内有600 ml鲜红色液体。护士首先应采取的措施是　　( )

 A. 配血,做好术前准备

 B. 经胃管注入去甲肾上腺素

 C. 病人平卧,加快输液速度

 D. 静脉滴注止血剂

 E. 立即手术

67. 某男,24岁,胃穿孔并发弥漫性腹膜炎手术后6天,出现发热、寒战,右上腹疼痛,伴有呃逆,首先考虑　　　　　　　　　　　　　　　　　　　　( )

 A. 膈下脓肿　　　　　　　B. 切口感染　　　　　　C. 门静脉炎

 D. 肝脓肿　　　　　　　　E. 盆腔脓肿

68. 某女士,50岁,患胆石症多年,3天前因腹痛、寒战、高热和黄疸发作,经门诊用抗生素输液治疗无效今日住院,护理中发现病人神志不清,血压80/50 mmHg,应考虑　( )

  A. 胆管蛔虫伴感染   B. 急性坏疽性胆囊炎   C. 胆总管结石症

  D. 胆囊穿孔腹膜炎   E. 急性梗阻性化脓性胆管炎

  69. 一病人右腰部被重物击伤,自觉疼痛,查体见右腰部压痛、叩击痛,血压、脉搏正常,尿液镜检红细胞 10～15 个/高倍视野,应考虑   (   )

  A. 腰部挫伤   B. 肾挫伤   C. 肾部分裂伤

  D. 肾全层裂伤   E. 肾蒂裂伤

  70. 某先生,20 岁,从三米高处跌下骑跨于木杆上,经检查阴茎、会阴和下腹壁青紫肿胀,排尿困难,尿道口滴血,应考虑为   (   )

  A. 会阴部挫伤   B. 下腹部挫伤   C. 前尿道损伤

  D. 后尿道损伤   E. 膀胱损伤

  71. 某病人,男性,28 岁,运动后突发右下腹阵发性剧痛向同侧大腿根部放射,镜下血尿"+",应初步考虑为   (   )

  A. 急性阑尾炎   B. 右侧腹膜炎   C. 急性胆囊炎

  D. 右侧输尿管结石   E. 右侧结肠梗阻

  72. 某病人,女性,42 岁,右下腹突发性绞痛,右肾区酸胀、恶心、呕吐,伴肉眼血尿,入院诊断为肾结石,拟行保守治疗,下列治疗措施中错误的是   (   )

  A. 应用解痉止痛药   B. 做跳跃运动   C. 每日饮水量 1 000 ml 左右

  D. 必要时使用抗生素   E. 根据结石成分适当调整饮食结构

  73. 某病人,男性,33 岁,因右肾结石行肾实质切开取石及肾部分切除术,术后需绝对卧床休息   (   )

  A. 1 周   B. 2 周   C. 3 周

  D. 4 周   E. 5 周

  74. 某病人,男性,36 岁。因右腰部撞击伤后右腰部疼痛 2 小时入院。查体:右腰部可扪及包块,肉眼血尿,神志淡漠,脉搏细速,血压 80/60 mmHg,应初步考虑为   (   )

  A. 急性腹膜炎   B. 尿道损伤   C. 膀胱损伤

  D. 肾损伤   E. 尿潴留

  75. 某病人,男性,50 岁。因车祸后出现血尿 3 小时入院。查体:下腹部疼痛,骨盆挤压试验阳性,试插导尿管顺利,膀胱注水实验提示进出水量差异较大,应考虑为   (   )

  A. 肾损伤   B. 输尿管损伤   C. 膀胱损伤

  D. 前尿道损伤   E. 后尿道损伤

  76. 某病人,男性,18 岁,会阴部被踢伤 4 小时入院。检查发现:会阴、阴囊、阴茎肿胀和淤血,排尿困难,尿道口流血,试插导尿管失败,应考虑为   (   )

  A. 肾损伤   B. 膀胱损伤   C. 输尿管损伤

  D. 后尿道损伤   E. 前尿道损伤

  77. 某男,35 岁,长期吸烟,右下肢反复发作静脉炎,并有间歇性跛行,最可能的诊断是   (   )

  A. 雷诺病   B. 动脉栓塞   C. 大动脉炎

  D. 血栓闭塞性脉管炎   E. 动脉硬化性闭塞症

  78. 某男性病人,56 岁,工人,患右下肢静脉曲张 20 年,在门诊行大隐静脉高位结扎,加

小腿静脉分段结扎。术后 2 小时起立行走时,小腿处伤口突然出血不止。紧急处理应为 ( )

A. 指压止血   B. 用止血带   C. 钳夹结扎

D. 就地包扎   E. 平卧,抬高患肢,加压包扎

79. 某女性病人,50 岁,化脓性胆管炎手术后 10 天,多次下肢静脉输液并发血栓性静脉炎,下列措施哪项禁忌 ( )

A. 停止在患处静脉输液   B. 抬高患肢   C. 局部制动

D. 局部按摩   E. 局部硫酸镁湿热敷

80. 某女性病人,72 岁,1 个月来大便带血,消瘦,拟行直肠镜检查,应采用的卧位是 ( )

A. 膝胸卧位   B. 左侧卧位   C. 截石位

D. 蹲位   E. 平卧位

81. 某男,55 岁,外伤性肠穿孔修补术后 2 天,肠蠕动未恢复,腹胀明显,其护理哪项最重要 ( )

A. 半卧位   B. 禁食、输液   C. 胃肠减压

D. 肛管排气   E. 针刺穴位

82. 某男,44 岁,行胆总管切开取石、"T"管引流术。术后第 3 天,护士查房时发现"T"管无胆汁流出,病人诉腹部胀痛。首先应 ( )

A. 用无菌生理盐水冲洗"T"管   B. 检查"T"管是否受压扭曲

C. 用注射器抽吸"T"管   D. 准备"T"管造影   E. 继续观察,暂不处理

83. 某病人,女性,40 岁,胰腺癌术后第 4 天,病人出现心慌、出冷汗,测血糖为 3.2 mmol/L,护士正确的处理是 ( )

A. 加快输液   B. 输注血浆   C. 补充葡萄糖

D. 减慢输液   E. 增加胰岛素用量

84. 某病人,女性,56 岁,诊断胰头癌入院。住院行胰头十二指肠切除术,术后出现高血糖。出院饮食指导原则正确的是 ( )

A. 低脂、低糖、低蛋白   B. 高脂、低糖、高蛋白   C. 高脂、低糖、低蛋白

D. 低脂、低糖、高维生素   E. 低脂、高糖、高维生素

85. 某病人,女性,59 岁,近一个月来多次排黏液血便,疑为直肠癌,最有效而可靠的检查是 ( )

A. 直肠指检   B. 大便隐血试验   C. 内镜检查

D. 血清癌胚抗原测定   E. X 线钡剂灌肠

86. 某病人,男性,40 岁,血尿 3 天,膀胱镜见膀胱底部有一个 1.5 cm×1.0 cm 新生物,有蒂,活检为 T1 期,首选治疗方法是 ( )

A. 经尿道行电切除术   B. 膀胱部分切除   C. 化疗

D. 膀胱全切除   E. 放疗

87. 某病人,女性,17 岁,怀疑左股骨骨肉瘤,确诊应根据 ( )

A. 临床表现   B. X 线片   C. 血管造影

D. 活组织检查   E. 血碱性磷酸酶测定

88. 某病人,女性,59 岁,胰腺癌根治术后第 6 天,体温 39.1 ℃,脉搏 106 次/分,主诉腹

痛。查体:右上腹压痛、反跳痛、肌紧张,T形管引流量突然减少,并可见腹壁伤口处溢出胆汁样液体。该病人可能发生了 （ ）

A. 出血　　　　　　　B. 胰漏　　　　　　　C. 感染

D. 胆漏　　　　　　　E. 引流管脱落

89. 某病人,男性,63岁,反复发生黏液稀便、腹泻、便秘4个月,左下腹部隐痛不适,腹平软,无压痛,粪便隐血试验(＋)。应考虑该病人为 （ ）

A. 左半结肠癌　　　　B. 右半结肠癌　　　　C. 肠息肉

D. 肠结核　　　　　　E. 直肠癌

90. 某病人,男性,45岁,近3个月来排便次数增多,每天3～4次,黏液脓血便,有里急后重感。首选的检查方法是 （ ）

A. 直肠指检　　　　　B. X线钡剂灌肠　　　C. CEA测定

D. 直肠镜　　　　　　E. 大便潜血试验

91. 某病人,女性,14岁,左小腿上段肿胀疼痛4个月,近一个月来肿胀增长较快,夜间疼痛明显。查体:左胫骨上端肿胀严重,压痛明显,浅静脉怒张,扪及一6 cm×8 cm硬性肿块,固定,边界不清。X线片示左胫骨上端呈虫蚀状溶骨性破坏,骨膜反应明显,可见Codman三角。最可能的临床诊断是 （ ）

A. 左胫骨慢性骨髓炎　B. 左胫骨干结核　　　C. 左胫骨骨肉瘤

D. 左胫骨骨巨细胞瘤　E. 左腓骨骨软骨瘤

92. 某男,60岁,结肠癌肠切除手术后7天未排便,下列哪项措施错误 （ ）

A. 肥皂水灌肠　　　　B. 甘油栓剂通便　　　C. 鼓励起床活动

D. 增加饮水　　　　　E. 暂可不予处理

93. 某女,50岁,胃大部切除术后2周,病人进食10～20分钟后出现上腹饱胀、恶心呕吐,头晕,心悸,出汗,腹泻等。应考虑并发了 （ ）

A. 吻合口炎症　　　　B. 吻合口梗阻　　　　C. 倾倒综合征

D. 低钾血症　　　　　E. 代谢性酸中毒

94. 陆先生,70岁,胃癌根治术后第八天,咳嗽时腹部切口裂开,部分小肠脱出,应首先采取的措施是 （ ）

A. 用蝶形胶布固定　　　　　　　　　B. 用干净碗或盆覆盖包扎

C. 将脱出肠管还纳腹腔　　　　　　　D. 立即将病人送往手术室

E. 静脉滴注抗生素

95. 董女士,45岁,行毕Ⅱ式胃大部切除术后第10天,突发上腹部剧痛,呕吐频繁,每次量少,不含胆汁,呕吐后症状不缓解。查体:上腹部偏右有压痛,可触及包快。考虑病人并发 （ ）

A. 倾倒综合征　　　　B. 输出段肠襻梗阻　　C. 输入段肠襻梗阻

D. 十二指肠残端破裂　E. 吻合口梗阻

96. 某女性病人,58岁,无痛性全程肉眼血尿反复发作2个多月,B超示左肾增大,膀胱镜检查见左输尿管口喷血。最大的可能是 （ ）

A. 肾结核　　　　　　B. 肾癌　　　　　　　C. 肾结石

D. 输尿管结石　　　　E. 肾损伤

97. 周先生,37岁。病人排便或久站、咳嗽、劳累、负重时痔核脱出,需用手还纳。该病

人可能为 （　　）
    A. Ⅰ度内痔   B. Ⅱ度内痔   C. Ⅲ度内痔
    D. Ⅳ度内痔   E. 外痔

98. 一建筑工人,男,36岁,从高处跌落,骑跨在脚手架上,感到疼痛伴尿道出血,不能排尿,损伤的部位可能是 （　　）
    A. 尿道阴茎部   B. 尿道球部   C. 尿道膜部
    D. 尿道前列腺部   E. 后尿道

99. 某病人,为年轻女性,因肛瘘行瘘管切除术,护士指导病人最合适的术后卧位是
    （　　）
    A. 侧卧位   B. 平卧位   C. 半坐位
    D. 头低足高   E. 抗休克体位

100. 某病人,男,因颈椎病入院手术治疗。术前锻炼的项目不包括 （　　）
    A. 颈部前屈   B. 颈部后伸   C. 颈部侧屈
    D. 颈部侧转   E. 头上加压

101. 某病人,男,因下肢不适6个月来院就诊,被诊断为下肢静脉曲张,护士最可能观察到的典型临床表现是 （　　）
    A. 皮肤溃疡   B. 足部水肿   C. 下肢酸胀乏力
    D. 下肢静脉迂曲、隆起   E. 足部皮肤苍白、发冷、肌肉萎缩

102. 某病人,男,诊断为膀胱结石,行碎石术后,护士发现膀胱冲洗液颜色较红时正确的处理是 （　　）
    A. 用冰盐水冲洗   B. 尽快输新鲜血   C. 加快冲洗速度
    D. 立即送手术室   E. 手动高压冲洗

103. 发生细菌性肝脓肿时,细菌侵入肝脏最主要的途径是 （　　）
    A. 肝动脉   B. 胆管系统   C. 肝静脉
    D. 门静脉   E. 十二指肠

104. 血栓闭塞性脉管炎最常见的病变部位是 （　　）
    A. 上肢大动脉   B. 上肢大静脉   C. 下肢大动脉
    D. 下肢中、小动静脉   E. 上肢中、小动静脉

105. 某病人,男,胆囊结石,明天即将做胆囊切除术。护士应首选哪个主题与病人交谈
    （　　）
    A. 吸烟的危害   B. 规律饮食的重要性   C. 鼓励病人战胜疾病
    D. 术前健康指导   E. 止痛的方法

(106～107题)共用题干
某病人,男性,40岁,上腹部隐痛3月余,伴肾区叩击痛,镜下血尿。B超示双肾各有一结石,大小为0.8 cm×0.9 cm。IVU示肾功能正常,双侧输尿管通畅。

106. 目前适宜的治疗方法是 （　　）
    A. 中药排石   B. 多饮水   C. 体外冲击波碎石
    D. 经皮肾镜取石   E. 肾切开取石

107. 上述治疗后病人应取的体位是 （　　）
    A. 平卧24小时   B. 患侧卧位24～48小时   C. 健侧卧位24～48小时

D. 患侧卧位 48～72 小时　E. 健侧卧位 48～72 小时

(108～110 题)共用题干

某病人,男性,66 岁,进行性排尿困难 1 年,夜尿 3～5 次,直肠指诊见前列腺明显肿大,中央沟消失,无压痛。

108. 该病人最有可能的诊断是　　　　　　　　　　　　　　　　　　　　(　　)

A. 膀胱炎　　　　　　　B. 尿道狭窄　　　　　　C. 膀胱癌

D. 膀胱结石　　　　　　E. 前列腺增生

109. 该病人夜间睡眠时有尿液从尿道流出,此为　　　　　　　　　　　(　　)

A. 真性尿失禁　　　　　B. 充溢性尿失禁　　　　C. 压力性尿失禁

D. 急迫性尿失禁　　　　E. 尿瘘

110. 此病人若发生急性尿潴留,应选择的处理方法是　　　　　　　　　(　　)

A. 留置导尿管　　　　　B. 耻骨上膀胱穿刺抽吸尿液

C. 诱导排尿　　　　　　D. 膀胱造瘘　　　　　　E. 开放手术

(111～112 题)共用题干

某病人,男性,28 岁,1 年前出现血便,常见便纸上有血迹,并伴肛门肿块脱出,平卧时可自行回纳。

111. 应考虑该病人为　　　　　　　　　　　　　　　　　　　　　　　(　　)

A. Ⅰ期内痔　　　　　　B. Ⅱ期内痔　　　　　　C. Ⅲ期内痔

D. 血栓性外痔　　　　　E. 混合痔

112. 术后针对该病人的护理措施,错误的是　　　　　　　　　　　　　(　　)

A. 术后 1～2 天内可适当给予止痛剂

B. 术后 3 天内给予流质饮食

C. 术后 3 天后便秘者可给予灌肠

D. 便后用 1∶5 000 高锰酸钾温水坐浴

E. 及时处理尿潴留

(113～114 题)共用题干

某病人,男性,16 岁,肛门右侧皮肤反复破溃、流脓 3 个月,体检发现肛门右侧约 3 cm 处有一乳突状突起。

113. 挤压时有脓液流出,应考虑为　　　　　　　　　　　　　　　　　(　　)

A. 肛门周围脓肿　　　　B. 内痔　　　　　　　　C. 外痔

D. 混合痔　　　　　　　E. 肛瘘

114. 常见原因是　　　　　　　　　　　　　　　　　　　　　　　　　(　　)

A. 肛门周围脓肿　　　　B. 内痔　　　　　　　　C. 外痔

D. 肛窦炎　　　　　　　E. 肛裂

(115～116 题)共用题干

某病人,男性,40 岁,右上腹痛、高热 1 周。查体:急性病容,右上腹压痛伴肝大。白细胞 $18×10^9/L$,中性粒细胞 0.95。B 型超声波检查提示肝内有液性病灶。

115. 应考虑该病人为　　　　　　　　　　　　　　　　　　　　　　　(　　)

A. 原发性肝癌　　　　　B. 胆管感染　　　　　　C. 细菌性肝脓肿

D. 阿米巴性肝脓肿　　　E. 急性肝炎

116. 为预防脱水,应保证该病人每天至少摄入的液体量为　　　　　　　　　　(　)

A. 500 ml B. 1000 ml C. 1 500 ml

D. 2 000 ml E. 4 000 ml

(117～120 题)共用题干

某男,56 岁,1 天前右下腹有转移性腹痛,麦氏点有固定的压痛,现腹痛突然加重,范围扩大,下腹部有肌紧张。

117. 该病人应考虑是　　　　　　　　　　　　　　　　　　　　　　　　(　)

A. 单纯性阑尾炎 B. 化脓性阑尾炎 C. 坏疽性阑尾炎

D. 阑尾周围脓肿 E. 阑尾穿孔

118. 护理该术后的病人,嘱咐早期起床活动,主要是为了防止　　　　　　　　(　)

A. 内出血 B. 盆腔脓肿 C. 肠粘连

D. 切口感染 E. 肠瘘

119. 如果手术后 4 天,病人诉伤口疼痛;检查伤口红、肿、有波动感,其首先应处理的是

(　)

A. 局部理疗 B. 静脉滴注抗生素 C. 立即拆除缝线引流

D. 禁食、卧床休息 E. 半卧位

120. 如果该病人手术后第 3 天,体温升高达 39 ℃,伴大便次数增多,里急后重,黏液便,伤口不痛,无咳嗽,考虑哪项可能性最大　　　　　　　　　　　　　　　　(　)

A. 切口感染 B. 菌痢 C. 肠炎

D. 盆腔脓肿 E. 肺炎、肺不张

(121～122 题)共用题干

某病人,男性,52 岁,近 4 个月来排便次数增加,每天 3～4 次,伴里急后重感,大便表面带血及黏液。

121. 该病人可能患

A. 肠梗阻 B. 肠扭转 C. 结肠癌

D. 肛门周围脓肿 E. 直肠癌

122. 有助于确诊上述疾病的方法是　　　　　　　　　　　　　　　　　　(　)

A. 直肠指检 B. X 线钡剂灌肠 C. CEA 测定

D. 直肠镜 E. 大便隐血测定

(123～125 题)共用题干

某病人,男,56 岁,因间歇性全程肉眼血尿半年余入院。排血尿时伴有不规则小血块及轻度膀胱刺激症状;不发热;发病以来体重减轻约 3 kg。查体:体温 36.6 ℃,血压120/80 mmHg。膀胱 B 型超声检查发现:膀胱左侧壁有两个肿块,其中一个肿块直径约4 cm,侵犯膀胱壁几乎达全层,另一个肿块直径约 2 cm,左输尿管上段扩张。

123. 最有助于诊断膀胱癌的检查是　　　　　　　　　　　　　　　　　　(　)

A. 膀胱镜检查 B. 静脉尿路造影 C. 尿细菌培养

D. 尿脱落细胞学检查 E. 放射性核素检查

124. 该病人最适宜的治疗方法是　　　　　　　　　　　　　　　　　　　(　)

A. 经尿道膀胱癌电切术 B. 膀胱部分切除术

C. 膀胱内灌注治疗

D. 经尿道膀胱肿瘤激光切除术

E. 膀胱全切,尿流改道术

125. 膀胱癌病人的预后评估主要取决于 （　　）

A. 临床分期 　　　B. 肿瘤生长部位 　　　C. 病程长短

D. 血尿严重程度 　　E. 肿瘤大小

(126～129题)共用题干

某患儿,4岁,右前臂骨折后石膏管型固定,2小时后出现手部苍白、发凉。桡动脉搏动减弱,不让人碰右手手指,一碰大哭不止。

126. 此时应警惕该患儿是否出现了 （　　）

A. 压疮 　　　　　B. 石膏综合征 　　　　C. 化脓性皮炎

D. 骨折断端移位 　　E. 骨筋膜室综合征

127. 此时护理中最重要的评估内容是 （　　）

A. 心理社会反映 　　B. 固定是否确切 　　　C. 肢体血运情况

D. 生活自理能力 　　E. 既往身体状况

128. 在确诊后,对此并发症最有效的处理措施是 （　　）

A. 给予止痛剂 　　　B. 患肢保暖 　　　　　C. 抬高前臂

D. 松懈石膏或切开减压 　E. 病人功能锻炼

129. 若并发症不能及时有效处理,很可能导致病人出现 （　　）

A. 关节僵硬 　　　　B. 骨化性肌炎 　　　　C. 缺血性肌痉挛

D. 缺血性骨坏死 　　E. 创伤性关节炎

(130－132题)共用题干

某病人,女,被撞伤左上腹,自述心慌、胸闷、腹疼。查体:神志清,面色苍白,血压为90/60mmHg,腹部稍胀,左上腹压疼明显。以腹部闭合性损伤。皮肤挫裂伤收入院。

130. 观察期间不正确的做法是 （　　）

A. 尽量少搬运病人 　　B. 禁饮食 　　　　　C. 随时做好手术前准备

D. 绝对卧床休息 　　E. 疼痛剧烈时,及时应用止疼剂

131. 半小时后,病人全腹压疼,左下腹抽出不凝血,需急症手术。术前准备的内容不包括 （　　）

A. 注射破伤风抗毒素 　　B. 皮肤准备 　　　C. 交叉配血

D. 皮肤过敏试验 　　　E. 留置胃管、导尿管

132. 术后第一天,病人自述痰多不易咳出。护士应协助其 （　　）

A. 少量饮水 　　　　B. 翻身、叩背 　　　　C. 口含润喉片

D. 通知医师 　　　　E. 应用止咳化痰药

二、填空题

1. 急性阑尾炎按病理变化和临床表现可分为 _____ 、_____ 、_____ 和 _____。

2. 雷诺(Reynolds)五联征包括 _____ 、_____ 、_____ 、_____ 和 _____。

3. 典型的腹外疝由 _____ 、_____ 、_____ 、_____ 组成。

4. 前尿道损伤常因 _____ 伤所致,多位于 ____ 部;后尿道损伤常因 _____ 所致,多

位于_____部。

5. 桡骨下端骨伸直型骨折(Colles 骨折),侧面呈_____畸形,正面呈_____畸形。

6. 机械性肠梗阻的主要原因包括:① _____;② _____;③ _____
___。

7. 骨折的治疗原则是_____、_____、_____。

8. 胃大部切除术的切除范围是胃远侧 2/3～3/4,包括胃体的_____,_____,____
____和_____的近胃部分。

9. 胆结石根据胆石所在部位可分为:_____、_____、_____三种。

10. 颈椎病常见类型有:_____、_____、_____、_____。

三、名词解释

1. 转移性右下腹痛
2. 肛裂三联征
3. Murphy(墨菲)征阳性
4. 膀胱刺激征
5. Dugas 征阳性
6. Charcot 三联征

四、简答题

1. 简述结肠造口病人的局部护理要点。
2. 简述静脉尿路造影病人的护理要点。
3. 简述对骨科牵引病人,保持有效牵引应注意的事项。

参考答案

一、选择题

1. E 2. C 3. D 4. B 5. C 6. B 7. A 8. A 9. C 10. D 11. A 12. B
13. D 14. B 15. A 16. D 17. E 18. D 19. A 20. A 21. D 22. E 23. C
24. D 25. E 26. B 27. E 28. A 29. D 30. A 31. A 32. D 33. E 34. C
35. D 36. B 37. E 38. C 39. D 40. A 41. C 42. B 43. A 44. B 45. E
46. D 47. A 48. C 49. D 50. E 51. A 52. A 53. D 54. E 55. A 56. D
57. A 58. D 59. A 60. E 61. E 62. C 63. D 64. C 65. E 66. C 67. A
68. E 69. B 70. C 71. D 72. C 73. B 74. D 75. C 76. E 77. D 78. E
79. D 80. B 81. C 82. B 83. C 84. D 85. C 86. A 87. D 88. D 89. A
90. A 91. C 92. A 93. C 94. B 95. E 96. B 97. C 98. B 99. B 100. E
101. D 102. A 103. B 104. D 105. C 106. C 107. D 108. E 109. B 110. A
111. B 112. C 113. E 114. A 115. C 116. D 117. E 118. C 119. C 120. D
121. E 122. D 123. A 124. E 125. A 126. E 127. C 128. D 129. C 130. E
131. A 132. B

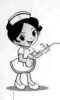

二、填空题

1. 急性单纯性阑尾炎　急性化脓性阑尾炎　坏疽性及穿孔性阑尾炎　阑尾周围脓肿
2. 腹痛　寒战高热　黄疸　休克　中枢神经系统受抑制表现(意识障碍)
3. 疝环　疝囊　疝内容物　疝外被盖
4. 骑跨伤　球　骨盆骨折　膜
5. "餐叉"状　"枪刺刀"状
6. 肠腔堵塞　肠管受压　肠壁病变
7. 复位　固定　康复治疗
8. 远侧部分　整个胃窦部　幽门　十二指肠球部
9. 胆囊结石　肝外胆管结石　肝内胆管结石
10. 神经根型　脊髓型　交感型　椎动脉型

三、名词解释

参考答案见教材

四、简答题

参考答案见教材

(田　彪)

主要参考文献

［1］胡忠亚.外科护理技术.南京:东南大学出版社,2006.

［2］吴再德.外科学.第7版.北京:人民卫生出版社,2008.

［3］曹伟新.外科护理.第4版.北京:人民卫生出版社,2006.

［4］党世民.外科护理.第2版.北京:人民卫生出版社,2011.

［5］2012全国护士执业资格考试指导.北京:人民卫生出版社,2012.

［6］黄家驷.外科学.第7版.北京:人民卫生出版社,2008.

［7］田 彪.外科护理.南京:东南大学出版社,2009.

［8］赵小义.外科护理.西安:第四军医大学出版社,2011.

［9］严鹏霄,王玉升.外科护理.北京:人民卫生出版社,2008.

［10］陈孝平.外科学.北京:人民卫生出版社,2003.

［11］熊云新.外科护理.第2版.北京:人民卫生出版社,2006.

［12］徐淑秀.护理学基础.南京:东南大学出版社,2005.